脑卒中防治适宜技术

急性缺血性脑卒中血管内再通技术

Endovascular Recanalization Techniques for Acute Ischemic Stroke

主　编　李天晓
副主编　朱良付　刘建民　焦力群　施海彬
编　委　(以姓氏笔画为序)
　　　　马青峰　王守春　王丽娜　王梅云　史怀璋　朱武生　乔宏宇
　　　　任力杰　刘　圣　孙振双　李　迪　李晓青　何毅华　张　猛
　　　　张永巍　张利勇　陆正齐　陈　健　陈文伙　邵秋季　易婷玉
　　　　周志龙　周腾飞　赵文利　钟　书　徐浩文　殷聪国　高　鹏
　　　　曹　雷　彭　亚　韩如泉　韩红星　温昌明　蔡艺灵　蔡西国
　　　　缪中荣　潘速跃　霍晓川
插　图　陈红莹

人民卫生出版社
·北京·

版权所有，侵权必究！

图书在版编目（CIP）数据

急性缺血性脑卒中血管内再通技术 / 李天晓主编. —北京：人民卫生出版社，2024.4（2025.5重印）
ISBN 978-7-117-36204-7

Ⅰ.①急… Ⅱ.①李… Ⅲ.①急性病—脑缺血—脑血管疾病—诊疗 Ⅳ.①R743.31

中国国家版本馆CIP数据核字(2024)第073367号

| 人卫智网 | www.ipmph.com | 医学教育、学术、考试、健康，购书智慧智能综合服务平台 |
| 人卫官网 | www.pmph.com | 人卫官方资讯发布平台 |

急性缺血性脑卒中血管内再通技术
Jixing Quexuexing Naocuzhong Xueguannei Zaitong Jishu

主　　编：李天晓
出版发行：人民卫生出版社（中继线 010-59780011）
地　　址：北京市朝阳区潘家园南里 19 号
邮　　编：100021
E - mail：pmph @ pmph.com
购书热线：010-59787592　010-59787584　010-65264830
印　　刷：北京建宏印刷有限公司
经　　销：新华书店
开　　本：787×1092　1/16　印张：21
字　　数：485 千字
版　　次：2024 年 4 月第 1 版
印　　次：2025 年 5 月第 2 次印刷
标准书号：ISBN 978-7-117-36204-7
定　　价：149.00 元

打击盗版举报电话：010-59787491　E-mail：WQ @ pmph.com
质量问题联系电话：010-59787234　E-mail：zhiliang @ pmph.com
数字融合服务电话：4001118166　E-mail：zengzhi @ pmph.com

主编简介

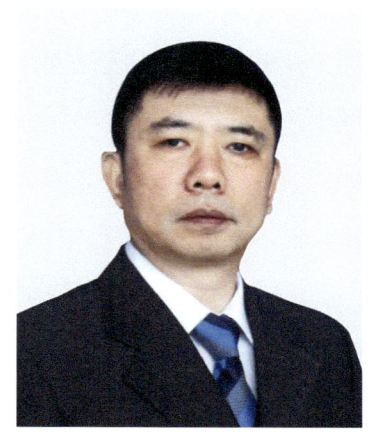

李天晓

主任医师、二级教授，博士研究生导师。享受国务院政府特殊津贴。河南省人民医院国家高级卒中中心主任，河南省脑血管病医院常务副院长、河南省介入治疗中心主任。主要学术兼职：中国卒中专科联盟副主席、中国医师协会介入医师分会副会长兼神经介入专业委员会主任委员、国家卫生健康委能力建设和继续教育中心神经介入专业委员会副主任委员、中国卒中学会神经介入专业委员会副主任委员、河南省医学会介入治疗专业委员会首任主任委员、河南省医师协会神经介入专业委员会主任委员等；担任 Journal of Interventional Medicine 杂志主编，Frontiers in Neurology 执行主编，《介入放射学杂志》副主编，《中华介入放射学电子杂志》副总编辑。国家"十三五"重点研发计划课题"颅内未破裂动脉瘤自然转归与干预治疗研究"课题组组长，牵头完成了多项全国神经介入多中心临床研究，设计的"国产新型颅内血栓取栓装置"等专利成功完成转化并获得国家药品监督管理局和欧洲 CE 认证上市。发表 SCI 和核心期刊论文 200 余篇。曾担任《中国颈动脉狭窄介入诊疗指导规范》编写组组长，主持和参加了十余部中国脑血管病指南和共识的制定。主编和主译了《PED 在颅内动脉瘤中的临床应用》《牛津脑血管神经外科经典病例》《脑血管疾病多学科评估与治疗》和《恶性肿瘤介入治疗学》等著作，参编了《中国脑卒中防治指导规范（合订本）》《中国脑卒中防治指导规范（第 2 版）》《中华影像医学·介入放射学卷》和《介入医学》等十余部专著。获得河南省科技进步奖一等奖 1 项、二等奖 2 项，所领导的河南省介入治疗中心曾获得"全国卫生系统先进集体"称号。

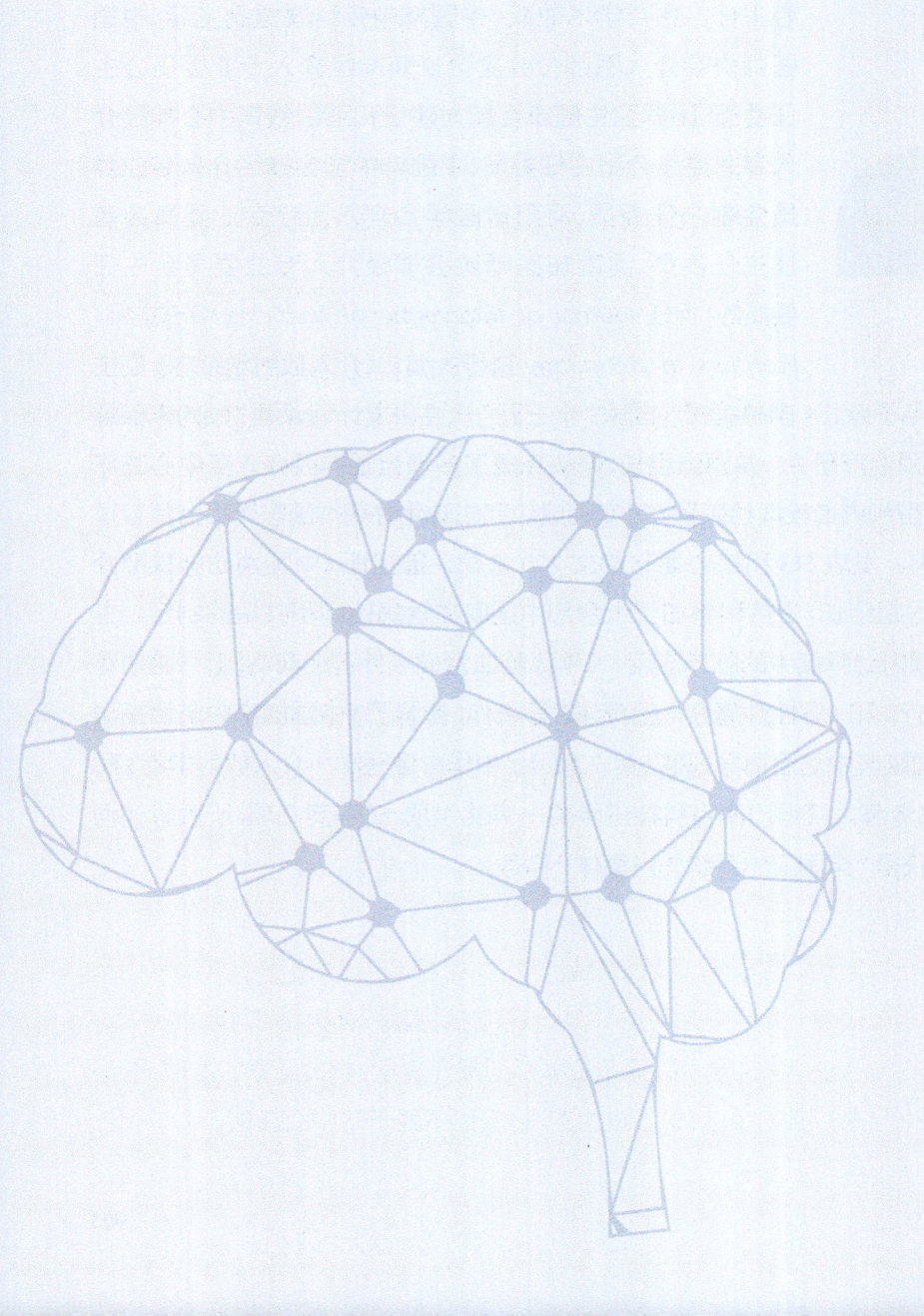

序 一

一渠绕群山，天河灌良田

——给天晓的序

接到天晓让我写序的任务，立夏的炎热已然扑面而来，但我拿着这本书稿，却如感受到一股凉爽的清风。

天晓是河南人，河南最让我感动的就是红旗渠。在 20 世纪 60 年代我就知道，在河南林县有一群不怕苦、不怕死的人民，靠自己的双手花了整整 10 年的时间，在太行山的半山腰人工开凿了一条 70 多公里的水渠，把漳河的水引入林县，解决了林县人畜饮水和庄稼灌溉的问题，被誉为世界第八大奇迹！

所以我一直认为，凡是河南人想办的事，下定决心总是能办成的！

天晓刚开始学习神经介入的时候，总是到我这里来谈论未来要在河南把脑血管病的防治做成什么样的模式。我看着他一步步学成、带徒、组织班底，直至建成专科医院。如今，国家卫生健康委百万减残工程专家委员会委托他领衔主编的《急性缺血性脑卒中血管内再通技术》一书已顺利完成，难道不是在初夏的炎热中一缕让人欣慰的清风吗？

脑卒中是我国居民死亡的首位病因，其发病率还在以每年 8% 的速度上升。我国的脑卒中防治任务艰巨，加强缺血性脑卒中的防治对进一步降低我国脑卒中残死率至关重要。这对我们所有做脑血管病防治的医护人员来说，真是如芒刺背啊！

10 余年来，国家卫生健康委脑卒中防治工程委员会在王陇德院士的领导下，做了大量的工作，建立了 1 000 多个脑血管病防治基地医院和卒中中心，收集了 500 多万例病例数据，出版了 20 多本脑血管病的防治手册或书籍。特别是近年来致力于推广脑卒中防治适宜技术，把适宜技术的提升作为卒中中心建设的内涵之一。其中，血管内再通技术也是重点推广的脑卒中防治适宜技术。

缺血性脑卒中是一大组疾病的总称，就是供应脑组织的血管堵住了，而脑组织就像一片急需灌溉的土地，一刻也离不了血运，一旦发生缺血，就会出现偏瘫、失语、失明等严重的神经功能障碍，甚至死亡。多年来，全世界的医师和工程师们都在探索，寻找最好的器械、最好的药物、最佳的途径，去开通人脑的"红旗渠"，其中的艰辛，也不亚于开凿红旗渠。

终于，自2015年以来，国际上陆续报道一些大型临床试验的结果证实，用一些特殊的器械，特别的血管内介入技术，可以将堵塞的血管再通，显著改善此类患者的预后！该项技术作为临床指南首选推荐的治疗方案在我国得到了快速地推广发展，越来越多的中心和医师投身到了介入取栓的工作中。

但是人脑就是一个小宇宙，人脑的血管不同于山上的水渠，其精细和复杂程度是以毫发之差来形容的！什么样的患者适合取栓？什么样的血管可以取栓？取栓后的脑组织会有什么反应？如何应对？脑卒中是一个复杂的疾病过程，大脑又是一个极其娇嫩的组织，缺血时间稍长就会产生不可挽回的后果。感谢国家卫生健康委百万减残工程专家委员会委托河南省人民医院的李天晓教授领衔编写这本《急性缺血性脑卒中血管内再通技术》，该书的编者所在单位涵盖了全国诸多一线的高容量取栓中心，编者均有着丰富的取栓经验、很好的学术造诣和强大的责任心和使命感，他们在繁忙的临床工作之余，倾心编写了本书。本书注重实战技术，不仅对血管内再通治疗描述详尽，还有不少编委团队自己的宝贵经验和创造发明；而且非常注重对于系统诊疗理念的阐述。血管内再通技术代表了现代经典医学的部分，是针对具体问题解决因果关系的技术。但脑卒中患者的预后和生死取决于诸多环节和要素，唯技术论是远远不够的。本书所有的八章内容，除了对再通技术进行描述外，还重点强调了急性缺血性脑卒中血管内再通治疗的流程建设、术前评估、围手术期管理、术后康复及取栓治疗的质量控制、培训等多方面内容，的确是涉及了整体的方方面面。本书参编作者和单位虽多，但全书浑然天成，整体性和一致性很好，可读性强，足见主编的协调能力。

10年时间，河南省造就了人间天河——红旗渠，使得"一渠绕群山，天河灌良田"，解决的是水源灌溉问题；而我们河南及全国的神经介入的医师们，要解决的是大脑的灌溉问题。如何才能让大脑血管再通或者血管永通呢？再有10年、20年……可否创造出全脑血管畅通无阻的妙方？是否还会有更先进且无创的技术或药物，如纳米技术、微机器人、基因改造等。红旗渠体现的是中国人自力更生、艰苦创业、团结协作、无私奉献的精神，也体现了我们中国人的聪明才智和创造发明。同为中国人，我相信我们也能在不久的将来，使人类大脑永不枯竭，尽力保障它的血管畅通无阻！

凌 锋

首都医科大学宣武医院首席专家

2024年5月于北京

序 二

脑卒中是导致我国居民残死率第一的原因，严重威胁到了人民群众的生命健康。急性缺血性脑卒中血管内再通技术作为跨世纪技术极大地改善了脑血管病的疗效，一系列的研究均证实了该技术的安全性和有效性，成为循证医学证据级别最高的一种神经介入技术。近年来，该技术迅速在世界范围内的介入放射科、神经外科及神经内科等专业得到应用推广。

然而，该技术在应用推广的过程中尚面临着诸多问题和挑战，如流程延误、技术人才储备不够、规范培训经验不足、取栓装置费用昂贵及高再通率与良好预后不同步等。我们常说：做事情，人首先是决定性的因素。技术人才的规范培养对我国血管内再通技术的应用推广无疑是至关重要的。也正是基于此，国家卫生健康委百万减残工程专家委员会委托河南省人民医院的李天晓教授牵头主编了《急性缺血性脑卒中血管内再通技术》一书，并定位该书为取栓培训的重要参考书。

李天晓教授系国内最早从事神经介入放射专业的专家之一，其在脑卒中的诊疗和介入学科建设领域均取得了巨大的进步。由其组织编写的该书涵盖了急性脑卒中血管内再通技术的流程建设、围手术期评估、技术操作、围手术期管理、术后康复、技术培训及质量控制等内容。其中，技术操作为该书的核心内容，对技术的解析深度和精度实为业内罕有，客观权威、图文并茂、实用性强。该书参编人员包括介入放射科、影像科、神经内科、神经外科、麻醉科、康复科等诸多学科专家，且均来自业内耳熟能详的高容量取栓中心，均有丰富的诊疗经验和良好的学术素养。该书的编写过程，堪称是介入诊疗技术推进学科融合提升的一个典范。本书的出版也必将推动急性缺血性脑卒中血管内再通技术的规范化、同质化发展，为国家的脑卒中筛查与防治工程、国家百万减残工程及健康中国规划作出应有的贡献。

滕皋军

中国科学院院士

2024 年 5 月于南京

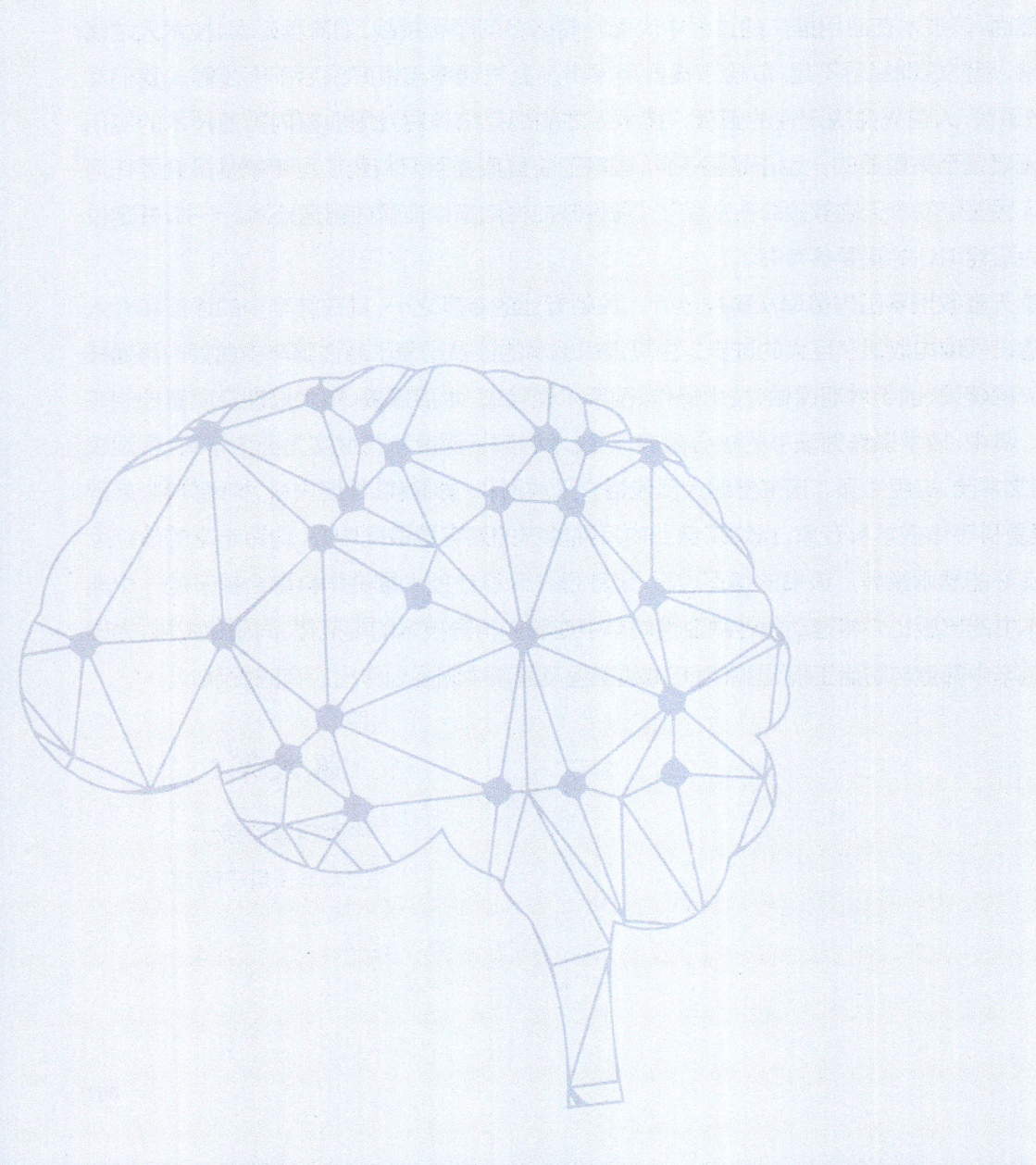

序 三

进入 21 世纪以来，脑卒中一直是我国居民第一位死亡原因，也是成年人残疾的首位病因，我国已成为脑卒中终生风险最高和疾病负担最重的国家，脑卒中终身患病风险高达 39.3%。健康是人民幸福的重要基石，若大量劳动人口由于脑卒中而早死或残疾，将对我国社会经济发展产生严重影响。

党和政府高度重视脑卒中防治工作。国家卫生健康委等部门印发了《加强脑卒中防治减少百万新发残疾工程综合方案的通知》《健康中国行动—心脑血管疾病防治行动实施方案（2023—2030 年）》等一系列重要文件，明确提出到 2025 年，所有地市及 30 万人口以上的县，至少有 1 家二级综合医院或中医医院常规开展静脉溶栓技术和取栓技术。到 2030 年，所有设立卒中中心的二级以上综合医院、中医医院及相关的专科医院常规开展静脉溶栓技术及取栓技术。截至 2024 年 3 月，我国已建成达标的三级医院卒中中心 623 家，二级医院卒中中心 1 358 家，地市覆盖率为 89%，区、县覆盖率为 45%。

2023 年，国家卫生健康委成立国家卫生健康委员会百万减残工程专家委员会，持续深入开展脑卒中防治工作，指导和协助全国各级医疗卫生机构提高相关技术水平，促进脑卒中防治工作与技术的推广普及。

据全国卒中中心建设管理信息系统数据显示，目前我国急性缺血性脑卒中血管内再通呈现明显的中心化趋势，无法满足脑卒中急性期救治技术广覆盖的需求。同时，各地区具备资质的手术医师及医疗机构分布不均衡，直接导致脑卒中患者良好预后率差异明显。因此，持续开展技术规范培训，培养具备脑卒中救治技术能力的医务人员，有效提升脑卒中患者救治的可及性，改善患者预后，已经成为当务之急。

溶栓、取栓是急性缺血性脑卒中首选的有效治疗手段。介入取栓对操作人员有严格的技术要求，以确保疗效和尽可能低的围手术期并发症。为了进一步推动介入取栓的开展，急需较全面的资料、系统培训和考核大纲。由李天晓教授联合国内众多知名专家共同组织编写的《急性缺血性脑卒中血管内再通技术》，涵盖了急性缺血性脑卒中血管内再通技术的流程建设、围手术期评估、技术操作、围手术期管理、术后康复、技术培训及质量控制等内容，弥补了这一空缺。相信本书的出版定会助力脑卒中防治适宜技术的推广，为脑卒中防治适宜技术人才队伍建设提供有力支持，为脑卒中防治与百万减残工程目标早日实现作出积极贡献。

吉训明

中国工程院院士

2024 年 5 月于北京

前 言

在全世界范围内,脑卒中是首要致残和次要致死病因,据世界卫生组织统计,全世界每 6 个人中就有 1 个人可能罹患脑卒中。在我国,脑卒中已成为居民第一位死亡原因,是人民群众生命健康的第一杀手。随着诊断技术的发展及人口的老龄化,我国急性脑卒中的新发患者数量逐年上升,到 2030 年,中国预计将有 3 100 万脑卒中患者,其中 80% 是缺血性脑卒中。目前超早期采用重组组织型纤溶酶原激活物(recombinant tissue-type plasminogen activator, rt-PA)静脉溶栓是治疗急性缺血性脑卒中(acute ischemic stroke, AIS)最有效的治疗手段之一,已被我国和许多国家指南推荐,但目前 AIS 溶栓治疗的比例仍然很低,在我国仅有 2.4% 的 AIS 患者能够接受溶栓治疗。除了时间窗限制,静脉溶栓对于大血管闭塞性脑卒中的血管再通率相对有限,并且随着血管负荷量的增加再通率会进一步降低。近年来,在 AIS 血管内再通治疗方面取得了重大的突破性进展。2015 年发表的一系列以第二代取栓装置为主的临床研究(MR CLEAN、ESCAPE、EXTEND-IA、SWIFT PRIME 及 REVASCAT 等)均证实了血管内再通技术的安全性和有效性,奠定了血管内再通治疗在 AIS 救治中的关键地位。随后,DAWN 和 DEFUSE3 研究证实,经过严格筛选的患者取栓治疗时间窗可延长至 16 小时,甚至达到 24 小时。

随着我国卒中中心建设的深入开展及脑卒中防治适宜技术的推广普及,AIS 血管内再通技术在国内得到快速推广,开展该技术的各级卒中中心数量不断增加,取栓量从 2017 年的 4 000 余例增加到 2020 年的 41 615 例(31 802 例为高级卒中中心和高级卒中中心建设单位上报),预计 2021—2025 年急诊取栓数量的复合增长率将达到 42.84%。血管内再通技术则由原来单一的支架取栓、导管抽栓扩展到个体化单用、联合应用及多模式复流,取栓操作则由最初的放射介入科医师参与到多学科参与,并促进了一系列国产血管内再通工具的研发上市。

虽然取栓技术在国内得到认可和推广,AIS 血管内再通技术依然面临着诸多问题和挑战。首先,由于广大群众对脑卒中的识别和救治知晓率低、院间转诊和院内救治流程欠通畅等诸多因素,目前获得及时救治的患者比例仍较低,使很多患者错过了接受机械取栓治疗的最佳时机;其次,我国神经介入学科起步较晚,该领域的储备人才不足,目前血管内诊疗技术的发展大多局限于高级卒中中心,基层医疗单位开展该项技术较为困难,对于少数开展血管内再通技术的基层单位，其技术有待规范提高；再次，血管内再通技术作为神经介入技术的一部分，取栓装置器材和治疗理念更新速度很快，要求从事神经介入领域的医师不断更新知识和技能；最后，在全球范围内，急性大血管闭塞性脑卒中已获得较高的再通比例，但临床良好预后仍有很大的改善空间，需要在脑卒中救治的各个环节进一步制定和完善相应的制度和规范，指导各级医疗机构的临床一线工作。

近年来国家卫生健康委脑卒中防治工程委员会（简称"脑防委"）一直致力于脑卒中防治适宜技术特别是血管内再通技术的培训和推广工作，以满足我国各级卒中中心对血管内再通相关人才和技术不断增长的需求。本书受国家卫生健康委百万减残工程专家委员会委托成立编写委员会，组织30余名来自全国高容量取栓中心脑卒中防治领域的专家执笔，经过近百次讨论和修改，历时1年编撰完成，涵盖了AIS血管内再通技术的流程建设、围手术期评估、技术操作、围手术期管理、术后康复、技术培训及质量控制等内容。国家卫生健康委百万减残工程专家委员会规划将本书作为AIS血管内治疗培训的主要参考资料，希望本书的出版，能为推广AIS血管内再通技术规范化、同质化、常态化作出贡献，能为广大从事脑卒中救治的同道提供规范、翔实的参考和指导，以保障更多的脑卒中患者获得及时和规范的治疗。

AIS病理生理深邃复杂，血管内再通技术日新月异，本书尚有诸多不足，期待同道们批评指正。

李天晓

2024年5月

目　录

001　第一章
流程建设与急性缺血性脑卒中血管内再通

第一节　院外流程建设　001
　　一、脑卒中公众认知教育　001
　　二、及时入院　003
　　三、区域性卒中中心建设　003
　　四、卒中急救地图建设与管理　004
　　五、急救转运对急性缺血性脑卒中再通的支持和联系　010
　　六、移动卒中单元对急性缺血性脑卒中再通的支持和联系　011
　　七、远程医疗对急性缺血性脑卒中再通的支持和联系　014

第二节　院内流程建设　021
　　一、院内流程建设的要素和质量控制　021
　　二、影像学检查流程建设　030
　　三、一站式多模态脑卒中影像救治平台在脑卒中诊疗中的应用　035
　　四、介入手术室建设　035

039　第二章
急性缺血性脑卒中血管内再通适应证

第一节　临床影像学筛选概述　039
　　一、大血管闭塞急性缺血性脑卒中血管内再通的基础　039
　　二、大血管闭塞急性缺血性脑卒中血管内再通需考虑的基本因素　040

第二节　急性缺血性脑卒中血管内再通前影像学评估　041
  一、脑血管影像学评估　041
  二、脑组织学评估　045
  三、血栓影像学评估　049

第三节　大梗死核心灶急性缺血性脑卒中患者的血管内再通　052
  一、大梗死核心灶的定义及取栓研究影像学评估进展　053
  二、大梗死核心灶现有研究证据　054
  三、大梗死核心灶取栓面临的风险　055
  四、大梗死核心灶取栓术后管理进展　056
  五、大梗死核心灶取栓研究进展　056

第四节　后循环急性缺血性脑卒中血管内再通适应证　059
  一、临床症状判断及量表评估　059
  二、后循环急性缺血性脑卒中的病因学分析　060
  三、影像学检查　060
  四、血管内再通方法　061
  五、后循环急性缺血性脑卒中血管内再通的主要筛选标准　062

第五节　颅内远端中等血管急性闭塞血管内再通　063
  一、颅内远端中等血管急性闭塞脑卒中流行病学及常见原因　063
  二、远端中等血管闭塞血管内再通的研究结果进展　064
  三、远端中等血管内再通技术方式　066

第六节　低NIHSS评分急性缺血性脑卒中的血管内再通　071
  一、低NIHSS评分的前循环大血管急性闭塞　072
  二、低NIHSS评分的后循环大血管急性闭塞　075

081　第三章
缺血性脑卒中的桥接治疗

第一节　桥接治疗的历史与演变　081
  一、静脉溶栓治疗的发展历史　081
  二、AIS桥接治疗的发展历史　083

第二节　桥接治疗的现状与限制　085
  一、桥接治疗是部分急性缺血性脑卒中患者的标准疗法　085

二、桥接治疗带来的争议与探索　　087
三、桥接治疗与直接治疗的选择　　089

092　第四章
急性缺血性脑卒中血管内再通技术

第一节　缺血性脑卒中血管内再通技术概述　　092
一、我国大血管急性闭塞缺血性脑卒中血管内再通技术现状　　092
二、大血管急性闭塞缺血性脑卒中血管内再通技术　　093

第二节　缺血性脑卒中急性期脑血管造影术　　098
一、缺血性脑卒中急性期脑血管造影的术前准备　　098
二、脑血管造影术术中管理　　099
三、脑血管造影术注意事项　　102

第三节　缺血性脑卒中动脉溶栓治疗　　104
一、适应证和禁忌证　　104
二、治疗方法　　105
三、并发症预防和处理　　106
四、疗效评估　　107

第四节　支架型取栓装置取栓治疗　　108
一、临床常用的取栓支架结构及相关研究　　108
二、支架取栓技术操作流程　　116

第五节　缺血性脑卒中血管内抽吸技术　　125
一、抽吸技术的起源　　125
二、抽吸技术成功因素　　126
三、抽吸技术操作流程（以Penumbra抽吸导管为例）　　127
四、ADAPT技术的操作步骤　　129
五、抽吸技术的争议　　132
六、抽吸取栓材料　　132
七、抽吸技术展望　　133

第六节　支架取栓联合抽吸技术　　136
一、操作步骤及注意事项　　137
二、Solumbra技术、SWIM技术及相关衍生技术　　144

三、并发症预防和处理　　147

第七节　急性缺血性脑卒中急诊支架血管成形术　　150
　　一、概述　　150
　　二、急诊支架血管成形术在急性缺血性脑卒中血管内再通
　　　　中的应用　　152

第八节　急性缺血性脑卒中血管内再通中的非急性闭塞再通操作　　158
　　一、评估　　160
　　二、急性缺血性脑卒中血管内再通中的非急性闭塞再通操作　　163

第九节　急性缺血性脑卒中血管内再通中球囊指引导管的应用　　169
　　一、球囊指引导管的由来　　170
　　二、球囊指引导管的体外研究　　170
　　三、支持球囊指引导管的临床研究　　170
　　四、不支持球囊指引导管的临床研究　　172
　　五、球囊指引导管在机械取栓中的重要作用　　172
　　六、球囊指引导管的操作要点　　173

第十节　串联闭塞急性缺血性脑卒中的血管内再通　　175
　　一、串联闭塞的定义、流行病学、病因和发病机制　　175
　　二、串联闭塞急性缺血性脑卒中的血管内再通　　176

第十一节　颅内动脉粥样硬化性疾病所致急性缺血性脑卒中的
　　　　　　血管内再通　　185
　　一、概述　　185
　　二、影像学诊断　　186
　　三、急诊再通策略　　188
　　四、急诊再通的特殊病例　　194

第十二节　颅内外动脉夹层所致急性大血管闭塞的血管内再通　　201
　　一、流行病学　　201
　　二、病因学　　202
　　三、临床表现　　202
　　四、影像学表现　　203
　　五、治疗　　204

第十三节　合并颅内动脉瘤的缺血性脑卒中的血管内再通　　209
　　一、对于合并颅内动脉瘤的缺血性脑卒中的认识　　209
　　二、合并颅内动脉瘤的缺血性脑卒中的血管内再通　　210

第五章
急性缺血性脑卒中血管内再通并发症的预防和处理

第一节　入路相关并发症　　214
  一、动脉夹层　　215
  二、假性动脉瘤　　215
  三、动静脉瘘　　216
  四、腹膜后血肿　　216
  五、急性下肢远端缺血　　217
  六、神经压迫综合征　　217
  七、穿刺部位感染　　218

第二节　器械相关并发症　　218
  一、支架脱载及导丝导管断裂　　219
  二、动脉夹层　　220
  三、动脉穿孔　　221
  四、颈内动脉海绵窦瘘　　224
  五、其他流域栓塞/异位栓塞　　224
  六、血管痉挛　　226
  七、靶血管再闭塞　　226
  八、再灌注损伤　　227
  九、颅内出血或蛛网膜下腔出血　　229

第三节　其他并发症　　230

第六章
缺血性脑卒中血管内再通围手术期管理

第一节　缺血性脑卒中血管内再通的麻醉管理　　232
  一、局部麻醉/清醒镇静和全身麻醉在急性缺血性脑卒中患者
    行血管内再通中的应用　　233
  二、麻醉方案实施　　237

第二节　急性缺血性脑卒中血管内再通围手术期抗凝治疗　243
一、凝血过程及抗凝药物分类　243
二、急性缺血性脑卒中血管内再通围手术期的抗凝治疗　245
三、抗凝药物的并发症及其处理　248

第三节　急性缺血性脑卒中血管内再通围手术期抗血小板治疗　250
一、急性缺血性脑卒中血管内再通围手术期抗血小板治疗现状　250
二、常用的抗血小板药　251
三、急性缺血性脑卒中血管内再通围手术期抗血小板治疗研究进展　252
四、抗血小板治疗后监测及并发症处理　253

第四节　急性缺血性脑卒中血管内再通后的血压管理　256
一、概述　256
二、急性缺血性脑卒中血管内再通后的血压管理　257

第五节　急性缺血性脑卒中血管内再通后的渗透性治疗　262
一、渗透性治疗的常用药物及作用机制　262
二、对渗透性治疗的认识误区　264
三、渗透性治疗的临床效果　264
四、现有关于急性缺血性脑卒中血管内再通渗透性治疗的指南或共识　265
五、如何正确使用渗透性治疗　265
六、脑水肿和高颅压的处理流程　266

第六节　急性缺血性脑卒中血管内低温脑保护治疗进展　268
一、低温与脑保护　268
二、低温治疗在急性缺血性脑卒中基础研究领域的进展　268
三、低温治疗在急性缺血性脑卒中临床研究领域的进展　270
四、低温治疗的具体方式　270

第七节　急性缺血性脑卒中血管内再通后的镇静镇痛治疗　273
一、血管内再通患者镇静镇痛治疗的目的及监测　274
二、血管内再通患者镇静镇痛治疗在目标导向治疗中的应用　275
三、镇静镇痛药物选择　276
四、镇静镇痛药物在血管内再通后低温治疗中的应用　276

第八节　大灶梗死急诊去骨瓣减压术　278
一、治疗机制　278
二、幕上大灶梗死　279
三、幕下大灶梗死　281

285　第七章
急性缺血性脑卒中的早期康复治疗

第一节　脑卒中早期的康复功能评定　286
　　一、运动功能评定　286
　　二、临床神经功能缺失程度评分和病情严重程度评定　286
　　三、日常生活活动能力评定　286
　　四、吞咽、语言功能评定　287
　　五、认知功能评定　287
　　六、心理评定　287

第二节　脑卒中早期康复治疗　288
　　一、言语康复训练　288
　　二、吞咽功能训练　288
　　三、运动康复训练　288
　　四、痉挛治疗　291
　　五、情绪障碍管理　291
　　六、康复治疗新技术　291

第三节　脑卒中早期并发症的康复防治　292
　　一、良肢位管理　293
　　二、吞咽障碍管理　293
　　三、深静脉血栓防治　297

301　第八章
急性缺血性脑卒中血管内再通医疗质量控制与规范化培训

第一节　急性缺血性脑卒中血管内再通医疗质量现状　301
　　一、基于全国医疗质量数据抽样调查的急性缺血性脑卒中
　　　　血管内再通数据现状分析　301
　　二、基于医院质量监测系统的急性缺血性脑卒中血管内
　　　　再通医疗质量安全情况分析　302

第二节	急性缺血性脑卒中血管内再通医疗质量控制指标	304
第三节	急性缺血性脑卒中血管内再通医疗质量控制体系及平台	308
	一、急性缺血性脑卒中血管内再通医疗质量控制体系	308
	二、国家卒中中心建设管理平台—卒中中心直报系统质量控制体系	309
	三、中国急性缺血性脑卒中血管内再通质量控制登记平台	313
第四节	急性缺血性脑卒中血管内再通的规范化培训	314
	一、院前急救	314
	二、院内流程管理	314
	三、公众健康教育	314
	四、神经介入医师培训	315
	五、脑卒中防治适宜技术规范化培训	315

视频目录

视频1	股动脉消毒铺巾穿刺置鞘	100
视频2	SWIM技术操作步骤1：明确闭塞部位	145
视频3	SWIM技术操作步骤2：建立通路及微导管定位	145
视频4	SWIM技术操作步骤3：支架输送	145
视频5	SWIM技术操作步骤4：支架定位	145
视频6	SWIM技术操作步骤5：支架释放	145
视频7	SWIM技术操作步骤6：中间导管进一步上行将支架回拉	145
视频8	SWIM技术操作步骤7：取栓后操作	145
视频9	BADDASS技术演示	172
视频10	微导管首过效应现象	187

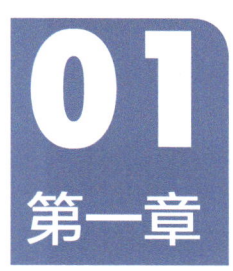

第一章

流程建设与急性缺血性脑卒中血管内再通

第一节 院外流程建设

一、脑卒中公众认知教育

脑卒中是一组常见的急性脑血管病，其发病率高、致残率高及死亡率高，是危害人类生命健康的重大公共卫生问题。近年来，随着静脉溶栓（intravenous thrombolysis, IVT）、血管内再通及卒中单元的发展，脑卒中已有公认有效的再灌注治疗方法，但其疗效有严格的时间窗，狭窄的时间窗给脑卒中的救治带来了更多难题。

急性救治可分为院前和院内两个阶段，延误多发生在脑卒中治疗的院前阶段。院前延误导致急性缺血性脑卒中（acute ischemic stroke, AIS）患者不能在时间窗内到达可开展溶栓治疗的医疗机构，是导致 AIS 救治慢、救治少及溶栓率低下的最重要原因。中国心血管病报告显示，我国只有 21.5% 的 AIS 患者在发病 3 小时内到达急诊科，其中仅 12.6% 适合溶栓治疗，而最终只有 2.4% 的患者进行了溶栓治疗，接近 98% 的脑卒中患者没有接受溶栓治疗。由于缺乏对脑卒中早期信号的识别及急救意识，导致 AIS 院前延误时间过长。因此，为保证有更多患者能得到及时治疗，应加强院前管理，缩短院前延误时间。

（一）公共认知教育现状

1. 国外脑卒中公众认知教育项目的研究现状

（1）英国：自 2009 年起，英国卫生部在全国启动名为"FAST"的大众媒体运动。"FAST"的字面意思为"快速"，"FAST"中四个字母又分别代表了脑卒中的典型症状及期望的行为反应，分别为 F- 面神经无力（facial weakness）、A- 手臂无力（arm weakness）、S- 语言错乱（speech disturbance）和 T- 时间（time），表示若发现以上任一症状，应快速启动急救反应系统。该运动利用电视、海报、收音机及网络作为传播媒介,定期宣传脑卒中典型症状的图片(口角歪斜、上肢无力、语言障碍),以提高公众对脑卒中症状及快速启动急救反应系统的认知。英国的"FAST"运动已被多项研究证实能够提高公众对脑卒中的认知水平,增加脑卒中患者的急诊入院率及溶栓率。但是这一运动也有局限性,"FAST"能使公众快速识别脑卒中,却没有告诉他们在发现后如何及何时呼叫急救体系,因此在实际应用中存在一定难度。

(2)美国:美国的公众脑卒中认知教育项目是根据不同人群的文化程度、年龄等进行有的放矢地设计。例如,针对中小学生则进行将嘻哈音乐与脑卒中相关的歌词、舞蹈及叙事性卡通片融合的"嘻哈卒中"教育项目及进行"德州意识木偶试验"的角色扮演和模拟演练。这些针对不同人群的教育项目的实践性及公众参与度远远高于其他类型,但常耗时良久,需要大量的社会资源。

(3)韩国:在英国的公众媒体宣传和美国的社区教育的引导下,韩国利用发达的通信市场,开发了可用于智能手机及其他智能终端的应用程序,将其作为公众脑卒中认知教育方法。这些应用程序包含脑卒中筛查相关量表,能对脑卒中高危人群进行患病风险评估及持续监测,并根据使用者的不同需求进行适当调整。较前两种教育方法,智能设备宣教既能节约时间及经济成本,又具有较强的传播性,但这一教育方法的有效性目前尚缺少研究报道。

2. 国内脑卒中公众认知教育研究现状　自2007年起,我国两所医院分别对长沙市及北京市的两个社区近10万人开展为期4年的脑卒中认知教育项目研究。主要通过多媒体途径、主题演讲和张贴海报这三种形式宣传,以达到缩短公众脑卒中院前延误时间、提高救护车呼叫比例的目的。

2017年复旦大学附属闵行医院将"FAST"卒中识别工具定义的卒中典型症状与中国的医疗急救电话号码120关联起来,提出"中风120"宣传标语及配套视频教材,其中"120"三个数字分别代表:"1-看1张脸""2-查2只胳膊""0-聆听语言"。这一项依据我国国情而生的脑卒中公众认知教育新形式,已被研究证明显著提高了国内中学生及社区医师等对于公众脑卒中症状的识别能力。这一教育形式在受教育程度低的地区同样可以开展,并被认为较"FAST"更适合在中国推广。

(二)公众认知教育面临的问题及展望

目前脑卒中公众认知教育项目最常见的短板是教育有效性持续时间较短,公众对脑卒中的积极认识通常只能保留数周至数月。澳大利亚在近10年中开展了多达12项的脑卒中公众认知项目,其中主要通过一系列脑卒中急救途径及流程的多媒体广告对各地区进行公众认知教育,研究发现这些地区的脑卒中急救医疗服务使用率提升近10%,然而这一成功是短暂的,这种影响仅持续了约一个季度。同样,在日本东北部,通过电视广告进行公众教育以减少脑卒中患者的院前延误时间,这一影响在1年内会逐渐消失。尽管电视广告等在一定程度上有助于脑卒中公共教育,现阶段仍需要持续或反复的教育干预,以维持公众的激励意识。

我们不仅要考虑公共教育的效率,还要考虑其成本效益。人们越来越多地使用社交媒体和流媒体,因此在大众媒体习惯不断变化的时代,我们必须开发更有效的宣传活动和更具成本效益的方法。最具成本效益的宣传活动可能是多方面的。国外主要的脑卒中认知教育项目包括公众媒体宣传、社区教育及智能设备宣教,而我国由于在脑卒中预防和公众健康教育方面的关注和投入不足,尚未建立起完整的脑卒中照护体系,在政策制定、资源分配等各环节中存在一定的难度。我国人口众多,普通公众、高危患者、急救医疗技术人员、学生等都是教育对象,可通过将教育对象进行多样化划分来进行有针对性的教育。

脑卒中公众认知教育对公众的认知、行为等方面有着不同程度的影响,是减少脑卒中患者院前延误的主要措施,其在发达国家实施较早且将教育项目与各国国情相结合,形成极具国家特色的教育项目。目前,我国主要仍以社区教育为主,在下一阶段中应探索适合我国国情的教育项目,进一步提高我国公众对脑卒中的识别和应对能力,以减少院前延误时间,降低脑卒中患者的残死率。

二、及时入院

我国每年有接近200万人死于脑卒中,在脑卒中患者中约80%为AIS,早期恢复缺血脑组织血流供应即再灌注治疗,对患者的预后有重大影响。目前由于院前和院内的延误,中国脑卒中患者的溶栓率仅为2%,远低于发达国家的10%~33%。脑卒中急救流程可概括为"8D生存链",具体包括:识别(detection,识别脑卒中的症状和体征)、派遣(dispatch,拨打急救电话,急救中心优先派遣)、转运(delivery,迅速转运至医院)、到院(door,立即急诊分诊)、数据[data,迅速评估,进行实验室和计算机体层成像(computed tomograph,CT)检查]、决策(decision,诊断并确定最佳治疗方案)、药物干预(drug,给予适当的药物和其他干预措施)及安置(disposition,及时收入卒中单元、重症监护室或转诊)8个环节,其中,识别、派遣和转运属于院前环节,是最不受控制的阶段。依靠医院能够改善的主要问题是院内延误问题,而由于公众对脑卒中认识不足、院前急救体系不完善等导致的院前延误问题则是我国脑卒中救治体系改革的重点。造成院前延误的原因大致有两个方面:一是患方原因,主要包括公众对脑卒中认识不足、不清楚脑卒中的紧急救治流程、家庭因素等;二是院前急救体系不完善,包括有溶栓资质的卒中医院数量少、患者二次转运等。我们主要通过加强脑卒中公众认知教育来纠正患方的延误(见本节"一、脑卒中公众认知教育"部分),下文主要介绍如何通过改善脑卒中院前急救体系来实现脑卒中患者的及时入院。

三、区域性卒中中心建设

(一)建设区域性卒中中心的必要性

区域性卒中中心的建设可为脑卒中患者提供高效的急诊救治、标准化诊疗、康复随诊等服务;为健康人群普及脑卒中防治、识别、急救等知识,还可通过规范脑卒中医疗服务流程,改善脑卒中的医疗服务质量,达到提升脑卒中科研、教育的水平,最终降低脑卒中的发病率、致残率和死亡率。因此,建立区域性卒中中心,对改善我国脑卒中的防治现状大有帮助。

研究表明,具有认证资格的卒中中心可降低脑卒中患者的死亡率,并克服区域内小型医院应对脑卒中患者经验不足的缺点。以深圳市为例,区域性卒中中心的建设,缩短了脑卒中患者的院前延误时间。依据 2016 年初至 2019 年底收集到的数据,深圳缺血性脑卒中患者发病至入院时间（onset to door time, ODT）从 126.69 分钟缩短至 93.92 分钟;发病至用药时间（onset to needle, ONT）从 185.96 分钟明显缩短至 161.08 分钟;接受 IVT 的患者比例从 8.30% 增加至 9.86%,接受血管内再通的患者比例从 0.88% 增加至 1.67%。

（二）目前我国卒中中心建设模式

卒中中心是指在卫生健康行政部门的统筹规划下,将医院的神经内科、神经外科、神经介入科、急诊科、重症医学科、影像科、康复科等学科进行整合,以"患者为中心",通过多学科协作对脑卒中专病开展高质量、全流程、标准化的诊疗与管理。我国卒中中心的建设模式是由政府主导和推进,由各级医疗机构参与,该模式符合中国特色,是以"两级四层"为特点的卒中中心建设规划道路。两级指的是高级卒中中心和防治卒中中心,其中高级卒中中心分为示范高级卒中中心和高级卒中中心两层,防治卒中中心分为综合防治卒中中心和防治卒中中心两层。

（三）中国区域性卒中中心建设进展及若干建议

因中国地域宽广,卒中中心数量不均衡、建设水平参差不齐等现象依然存在,建设区域性卒中中心的任务依然任重而道远,下述建议有助于加快构建区域性卒中中心。

1. 根据我国的地域人口密度及分布、交通条件、医疗水平等因素综合考虑,并借鉴国外成功案例,打造有我国特色的区域性卒中中心。

2. 充分利用互联网等信息技术手段,开发辅助脑卒中管理的远程通信工具,便于医师快速共享脑卒中患者的临床和神经影像等数据,优化区域内脑卒中患者的呼救和转运模式,使患者能够及时被送院救治。

3. 加强区域内卒中中心与社区卫生服务中心的合作联动,在提高双方医疗服务水平的同时,加强对区域内卒中中心患者的健康管理。

4. 关注对公众及脑卒中高危患者的教育　由于识别脑卒中与正确处理脑卒中之间仍存在很大差异,因此还需要针对不同目标人群制定不同的全国性脑卒中教育计划,这类计划不仅要关注对于脑卒中的识别,也要关注脑卒中发生时的适当反应和处理。

5. 在做到脑卒中"防"和"治"的同时,可充分结合信息化系统建设,促进"医"和"研"的结合。

四、卒中急救地图建设与管理

（一）卒中急救地图建设

我国的卒中救治体系建设起步较晚,卒中单元是在 21 世纪初引入的。2010 年,中国医院协会明确了中国卒中中心的划分,分为高级卒中中心和初级卒中中心,并初步设立了建设标准。截至2018年12月31日，国家卫生健康委脑卒中防治工程委员会（后简称"国家脑防委"）共认证310家高级卒中中心和127家防治卒中中心，我国卒中中心建设取得了重大进展。如何将卒中中心与院前急救系统紧密对接，缩短派遣和转运时间，避免二次转运的延误，是我国卒中救治体系急需解决的问题。

在此背景下，2016年深圳发布了"溶栓地图"，当时的"溶栓地图"在深圳形成了具有深圳城市特色的"救命地图"，并在全国范围内广泛推广，后由国家脑防委统一将"溶栓地图"改名为"卒中急救地图"。卒中急救地图是整合了具有急性脑卒中救治能力的医院（简称地图医院）、院前急救系统、初级卒中中心、高级卒中中心及政府相关机构和资源，由政府卫生行政部门主导，由医院提供技术支持的卒中救治网，由覆盖各区的定点医院和急救中心串联而成，对患者进行实时的时空定位，实现精准快速转运。至2019年12月，全国共有100个城市建立了卒中急救地图，1200余家医疗机构成为中国卒中急救地图网络医院。目前，地图发布地区基本完成了"脑卒中3个1小时黄金救治圈"的建设目标，即发病至呼救时间小于1小时；院前运输时间小于1小时；入院至开始血管内再通治疗时间小于1小时。同时，卒中急救地图与卒中移动单元、卒中远程会诊等结合，进一步完善卒中院前救治体系。

中国卒中急救地图的建设工作应在国家脑防委的领导下、在各地政府的关心指导和政策支持下，由市级卫生健康委协调组织区域内具有急性脑卒中救治能力的医院（包括高级卒中中心和防治卒中中心）、院前急救系统、健康宣教机构等共同开展。

（二）卒中急救地图建设核心

卒中急救地图建设的核心是高效整合区域内的卒中救治机构、合理配置各种救治资源，以实现流程间的无缝链接，达到将急性脑卒中患者快速送达最适当的医疗机构，提升救治效率的目标。须做到以下几点：①当地卫生健康行政部门要发挥主管作用，整合当地医疗资源，遴选符合资质的医疗机构，明确120急救系统及医疗机构间的工作分工及衔接配合机制，建立区域卒中急救工作网络；②结合实际情况，建设信息化工作平台，通过院前急救系统与医院系统的有效对接，实现患者信息及时、顺畅交互，缩短院前转运时间；③建立健康宣传教育长效工作机制，通过各种形式宣传、普及脑血管病的急救知识。通过卒中急救地图建设，为区域开展心脑血管病等危及国民健康的疾病急救体系建设提供参考模式。

（三）卒中急救地图建设分工及职责

1. 国家脑防委 成立"国家卒中急救地图工作委员会"，制定《中国卒中急救地图建设与管理办法》，创建全国统一的信息化平台，指导全国卒中急救地图建设和管理。

（1）成立国家卒中急救地图工作委员会：委员由积极开展卒中急救地图建设工作的各地卫生健康行政管理部门领导及区域地图内主要的技术牵头单位的专家组成。

（2）国家卒中急救地图工作委员会负责制定《中国卒中急救地图建设与管理办法》，组织专家对各地卒中地图建设开展现场抽查和质量控制等工作。

（3）搭建全国统一的信息化工作平台。

2. 各级卫生计生行政部门 按照国家卫生计生委发布的《关于提升急性心脑血管疾

病医疗救治能力的通知》（国卫办医函〔2015〕189号），组织区域内国家高级卒中中心、120急救系统等单位制订本地区卒中防治急救地图建设方案及管理考评方案。

（1）组织实施本区域卒中急救地图建设工作：确定本地区的技术牵头单位，按照《中国卒中急救地图建设管理办法》中医院入选标准遴选区域卒中急救地图医院。

（2）组织成立本区域卒中急救地图督导专家组：对各卒中急救地图参与机构开展督导评估，对地图医院实行有进有出的动态化管理。

（3）成立专人管理的办公室，负责督导、协助卒中急救地图建设相关工作。

3. **医疗机构**　各高级卒中中心应积极配合当地卫生健康行政管理部门做好本区域卒中急救地图建设工作。区域内二级及以上医疗机构均应按照国家卫生计生委《医院卒中中心建设与管理指导原则（试行）》和《国家卫生计生委办公厅关于提升急性心脑血管疾病医疗救治能力的通知》中的工作要求，整合医院急诊和脑血管病诊疗资源，优化急诊脑血管病患者诊疗流程，开展急性脑血管病规范化诊疗；积极与院前急救机构联合建立工作机制，为急性脑血管病患者提供规范高效的全流程诊疗服务。

4. **急救单位**

（1）按照2013年12月发布的《院前医疗急救管理办法》（国家卫生计生委第3号令）将院前医疗急救网络纳入当地医疗机构设置规划，按照就近、安全、迅速、有效的原则设立，统一规划、统一设置、统一管理。

（2）急救中心（站）和急救网络医院应当根据评估结果，按照就近原则，兼顾患者意愿，将急性脑血管病患者转运至适宜的地图医院救治。

（3）联合区域内高级卒中中心对院前医疗急救专业人员开展心脑血管病早期识别及急救知识的规范化培训，提高急救系统对脑卒中的紧急医疗救援能力与水平。

（四）卒中急救地图建设内容

卒中急救地图建设的核心目标是"以患者为中心，开展高效有序的卒中急救规范化诊疗服务，探索建立区域心脑血管病一体化救治工作网络"，应在国家及各级卫生健康行政管理部门的统一指挥下开展各项建设工作。内容包括以下几个方面。

1. **组织管理**　城市卒中急救地图须由当地卫生健康委组织120急救中心（紧急救援指挥中心）、区域高级卒中中心及符合资质的医疗机构（卒中防治中心等）联合开展。

（1）发挥行政管理职能，要求区域内二级以上医疗机构都积极开展脑血管病急救工作，并将其纳入绩效考核指标等，推动工作落实。

（2）明确各参与单位的工作要求、分工和职责。

（3）建立定期培训机制，由当地卫生健康委和高级卒中中心牵头定期举办卒中救治的学习班，开展规范化培训。所有地图医院都应经规范培训，具备开展急性脑血管病溶栓治疗的技能，最大限度使区域急性脑血管病救治服务水平同质化。

（4）按照"以人为本"的原则，各地图医院应根据实际情况规定团队人员组成和工作职责，制定相关政策，保障好团队成员的各项权利，提升工作效率。

（5）建立定期会议制度，商讨并解决卒中急救地图建设工作中遇到的实际问题和困难。

（6）建立常态化质量控制工作机制，由卫生健康委成立或委派专门机构开展地图建设的质量控制工作。依据卒中急救地图质量控制管理细则，定期对医疗机构、急救机构及宣传部门的工作开展督导质量控制，以工作实效检验工作落实情况。

（7）统一部署信息管理平台：该工作可委托高级卒中中心完成，以卒中专病信息平台建设为突破口，实现区域内120急救系统及参与建设医院的急诊医疗信息系统无缝对接。

（8）加强对民众的急性脑血管病救治知识宣传及教育工作，将科学的防治知识普及到千家万户，提高地图的使用频次和利用效率。

2. 构建黄金一小时救治时空圈 卒中急救地图建设应注意纳入医院的合理布局，综合考虑人口密度、交通状况等因素，做到城市和周边农村全覆盖，区域内所有急性脑血管病患者在1小时内至少可以到达一所地图医院，打造区域急性缺血性脑血管病黄金时间窗（"静脉溶栓4.5小时，动脉取栓6小时"）内联合救治网络。由当地卫生健康委与交管部门商定，采取借用公交专用车道、优先通行、不受红绿灯限制等措施，保障脑卒中急救车辆在公路上的绿色通道，不让急救车"梗阻"在救治途中。所有地图医院须在急诊门前划出专用的停车位置，保证120救护车能便捷停车。

3. 建立区域专病联合救治信息工作平台

（1）区域专病医联体联合防治的基础是信息联网，需由当地卫生健康行政部门牵头，将120急救中心（紧急救援指挥中心）的信息平台与所有地图医院的院内急救信息系统进行无缝对接，打造卒中专病院前急救信息系统，即区域卒中院前急救信息一体化建设。实现区域防治卒中中心与高级卒中中心的专病信息平台无缝对接，在有条件的情况下实现患者电子病历共享。

（2）发现疑似脑卒中患者时，能第一时间通过120急救系统转运至卒中中心医院，120急救车载系统可实现智能导航择院，集成院前急救信息系统，并与院内信息互通，以便实时了解医院的急诊抢救室资源占用情况、手术室占用情况、ICU床位使用情况、影像设备占用和特殊药物储备等情况，实现科学分诊。

（3）急救人员到达现场后，患者的院前病情评估信息，以及车辆轨迹、患者病史及救治情况等信息，会在第一时间传至医院的急诊分诊台和卒中救治中心。在转运途中，即可对家属和/或患者开展IVT和桥接取栓等相关救治技术的知识普及和宣教工作，以提高家属到院后签署知情同意的决策速度。

（4）院内医护人员在实时接收上述信息的同时，积极做好急诊接诊准备。病情评分也可实时传递至目标医院的急诊信息端，急诊要有经过专业培训的护士负责接收卒中急救信息，并将患者的病情和预计到院时间等信息通过院内信息平台通知卒中多学科团队。

（5）卒中患者送达急诊之后，采取整合挂号、初诊、分诊、检验、影像检查、取药、交费、治疗和会诊等环节的一站式绿色通道服务。

4. 完善卒中急救地图功能

（1）通过微信公众号及手机APP动态发布全国各城市卒中急救地图入网医院信息。

（2）全国卒中急救地图可以为患者及家属提供周边最近的、具有脑卒中急救能力的医疗机构权威信息。包括入网医院的地理位置、卒中中心的认证情况、急诊治疗能力（溶栓、介入)、急诊值班电话等。

（3）提供简单的卒中评估方法和脑卒中救治知识，不断提升广大民众对于卒中症状的早期识别能力，减少脑卒中从发病至决定送往医院救治期间的时间延误。

（4）推荐距离患者最近的卒中中心，推荐最快到达路径并计算预计需要时间，方便患者、家属及急救人员协商决定。

（5）卒中急救地图APP包括两个模块：120急救系统（院前）和急诊绿色通道系统（院内）。主要功能包括院前预通知、确定卒中中心转运和质量控制三个方面。通过院前120急救系统收集的相关信息，按患者实际情况及时开展分诊，确保患者能及时转运到具备救治能力的医院。目标医院在接收到相关信息后可提前完成相关准备，急救团队成员可以登录手机APP，在集成的卒中急救地图中看到救护车实时位置及患者生命体征等基本参数，并可通过信息平台与跟车医师对话互联，对途中检查、救治给予专业化的指导，为下一步院内救治策略提供信息依据。

（五）卒中急救地图管理

1. 申报条件和要求

（1）高级卒中中心取得当地政府或卫生主管部门支持卒中急救地图建设的批复/意见。

（2）与当地医疗急救中心及相关医疗机构签署合作协议，共同建设卒中急救地图。

（3）按照《国家卒中急救地图建设管理办法》，制定符合本地区实际的地图工作方案、地图医院的入选标准、培训方案及质量控制细则。

2. 申报流程

（1）高级卒中中心联合区域卫生健康行政管理部门向国家卒中急救地图工作委员会提交申报表。同时推荐一名专家（原则上为高级卒中中心负责人）申报国家卒中急救地图工作委员会委员。

（2）国家卒中急救地图工作委员会组织专家审核申请材料，反馈审核意见。

（3）地图建设申报单位须及时与中国卒中数据中心沟通，搭建信息化平台。

（六）卒中急救地图考核质量控制

1. 考核质量控制工作方案

考核质量控制委员会由国家卒中急救地图工作委员会领导，国家级考核质量控制专家组领衔（城市地图考核委员会专家），并以市为单位下设市级考核与质量控制小组。国家级考核质量控制专家组主要负责以城市卒中急救地图为中心的整体考核，市级考核质量控制小组主要负责区域性各卒中中心医院和二级医院的考核。考核对象为当年度该城市卒中急救地图体系，包括各家医院及各家医院与市内120急救系统的联动模式。考核标准依医院等级有所差异，如区域性各卒中中心医院和二级医院的考核标准就不一样。国家级别以1年为一个考核周期，各市级考核小组可根据工作情况需要适当增加市内考核频率。考核方法采取打分制，70分以下者责令限期整改，3个月后复评，如复评仍未达70分，将取消该地图医院当年的资质。无资质的医院再次申请加入时考核标准同入选标准。以市为单位完成市级考核小组报告及年度各基地医院报告，并进行数据分析和进行整改建议；国家级考核专家组参考上述报告汇总呈现。

2. 考核内容：以地图医院为主的联动模式

（1）院前、院内衔接：在符合准入条件的基础上，设立分级负责制度，实现专人负责 AIS 溶栓项目，并负责此项目与急救中心的协调沟通。推广移动电子化平台并保证 24 小时响应能力，建议设置专用的接诊电话，保证其 24 小时呼叫畅通；如有相关微信公众平台、手机 APP 或智能数字化监护传输系统则建议 24 小时开放通信。卒中网络之间的协调合作需要有足够的机动能力，即独立且固定的"120"急救系统合作模式，包括详细流程、纸质文书、有明确的急救转运人员名单及联系途径等。全年 24 小时接收"120 急救系统"送诊的（疑似）脑血管病患者，并保证优先通知、优先处理、优先反馈。维持快速绿色生命通道畅通，即急诊科（室）门前设置特定停车位（有显著标识牌），对"120 急救系统"转运的疑似脑卒中患者的急救车安排优先停放。急救科室进行硬件配备并引进先进设备，设置急诊科（室）显著指示标识，并确保有病床（担架床）用于患者转运。

（2）医院机构资质：同准入条件。

（3）科室及人员配置：在满足准入条件的基础上，建议为卒中急救需求配备亚专科人才。主要考核不同科室是否有交叉方向的医护人员，如开展神经急诊、神经影像及针对性的脑卒中康复等。涉及科室包括但不限于急诊科、影像科、神经内科、神经外科、重症医学科、麻醉科、检验科、护理部、心理治疗科、康复科等。

（4）医疗设备设施：①应重视设备和药品支持，实现急救所需的心电图、心电监护仪、除颤仪、复苏器材、氧气、药品等的配备。②在辅助检查支持方面，需要配备 CT（24 小时 /7 天）、急诊检验（24 小时 /7 天）、核磁共振、超声（经颅多普勒）等所需必要设备；已建立可以传输、接收心电图、头颅 CT 影像等医疗信息的数据传输系统等；配备神经介入治疗室及相关设备。③在急诊抢救室支持方面，需要在急诊科或者神经内科设立脑卒中患者留观室和抢救室，同时配备卒中救治急诊包和所需的检查工具、评估表格及必要药品，例如降压药。此外，在急诊包里 / 急诊药局配备高效溶栓药物（rt-PA 或尿激酶）。

（5）人员配备：24 小时 /7 天值班的脑卒中小组，小组成员包括神经内科医师、神经外科医师、急诊科医师、专科护士等。对于院内卒中小组的成员进行技术和质量控制培训。

（6）技术能力：重视医院与院前急救系统紧密联动能力，实现到院后 10 分钟内完成美国国立卫生研究院卒中量表（National Institutes of Health Stroke Scale, NIHSS）评分和初步病情评估；紧急卒中团队成员在 15 分钟内到场；CT 检查和阅片在 30 分钟内完成；实验室检查报告（血常规、血生化及凝血谱）在 45 分钟内可见。在医院迅速诊断能力方面，要求能够开展 MR 检查、CT 血管成像（computed tomography angiography, CTA）、CT 灌注成像（computed tomography perfusion imaging, CTP）、脑血管造影、超声心动图、头颈部血管彩色多普勒超声等检查。

（7）管理制度

1）重视院内分级管理制度的完善：要设立急性脑卒中医疗救治绿色通道及制度。医院急性脑卒中医疗救治领导小组组长由院长或主管院长担任，相关科主任和护士长担任质量和安全责任人。

2）院内脑卒中管理制度和责任制度的完善：建立完整的溶栓工作流程；设有急性脑卒

中溶栓和介入手术登记本；保存健全的溶栓和介入手术知情同意书、病历档案。

3）溶栓数据库的建立与数据维护：设有急性脑卒中病例数据库，能够进行病例登记和持续的质量改进；建立、健全完善的患者随访资料。

4）推荐意见：①考核方法采取打分制，不及格者责令限期整改，3个月后复评，如复评仍未及格，当年取消地图医院资质；②卒中急救地图考核是以地图医院为主的联动模式，考核内容包括院前、院内衔接；医疗机构资质；科室设置；医疗设备、设施；人员；技术能力及管理制度措施。

五、急救转运对急性缺血性脑卒中再通的支持和联系

（一）急救转运背景

对于脑卒中患者来说，时间就是大脑。本章前文所述的脑卒中急救流程"8D生存链"（识别、派遣、转运、到院、数据、决策、药物干预、安置）对于我国患者的预后有重要影响。其中，位于院前阶段的识别、派遣和转运是对脑卒中患者的治疗与预后有着重要影响的独立因素。如何减少院前急救的时间是目前急需解决的问题。救护车是目前院前急救应用最多、最广的转运方式，但总体普及率很低，目前国内患者应用急救车转运的比例仅为18.9%。在美国和韩国，脑卒中患者通过急救车到达医院的比例分别是63.7%和33.0%，因此相比于国外，我国公众采用急救车转运的比例较低，仍有很大提升空间。

（二）急救转运模式

院前急救人员应将疑似脑卒中的患者在最短时间内转运至最近的有资质的卒中中心或可开展IVT和/或血管内再通的医院这一点已达成共识。由于地区间医疗资源分布差异大，可根据地区实际情况合理选择的转运模式主要有以下三种。

1. 逐级转运模式（drip-and-ship approach） 这种转运模式首先将患者送至就近的初级卒中中心，给予IVT治疗后，如果怀疑或经影像学证实存在大血管闭塞，再转运至可开展血管内再通的高级卒中中心。对于大血管闭塞性脑卒中，目前的指南仍建议"如果患者同时满足IVT与动脉取栓的要求，推荐进行IVT-动脉取栓桥接治疗模式，不推荐越过IVT直接进行血管内处理"。逐级转运模式能使患者在最短时间内接受IVT治疗。对于仅需要IVT治疗的非大血管闭塞的脑卒中患者，这一模式可以缩短院前延误；而对于需要桥接治疗的大血管闭塞患者，早期全身应用阿替普酶可能在一定程度上能够软化/缩小血栓，提高首次再通率。此外，在SWIFT-PRIME和EXTEND-IA两项研究中，分别有7.1%和11.0%的患者在经IVT治疗后实现血管内再通。因此，在距离综合卒中中心较远的区域，可考虑选择逐级转运模式。

2. 直接转运模式（mothership approach） 直接转运模式是将疑似大血管闭塞的脑卒中患者直接转运至具有血管内再通能力的高级卒中中心，避免了院间转运所延误的时间。尽管会延迟IVT，但能够显著提前血管内再通的启动时间。根据美国118家医疗机构

的报道表明,相较于经过初级卒中中心转运到具有开展血管内再通能力的综合卒中心的患者,直接将患者转运到综合卒中心的死亡率低,但运输距离越远,死亡风险越高。对于神经功能缺损较重的在 IVT 时间窗内的患者,选择哪种模式并无定论。美国 2013 年的一项政策声明指出,如果转运距离的增加不超过 15～20 分钟车程,可以直接送至高级卒中中心。我国各地区医疗水平和医疗资源差异较大,应当根据发病时间、各级医院的距离、初级救治机构的效率进行个体化选择。

3. 会诊支援模式(drip and drive approach) 对于已经初步开展神经介入工作但处理脑卒中急性期血管内再通技术尚不成熟的初级卒中中心,在接诊大血管闭塞的脑卒中患者时,时间的节约源于介入医师的"转运"与患者的院内转运、术前准备可以同时进行。这种模式也有利于普及血管内再通技术和培养更多的综合卒中中心。但是,初级卒中中心仍需在术前准备、术后护理等方面积累足够的经验才能保证患者全程救治的可靠性。

(三)新时代的急救转运

近些年,我国救护车装备有了较大升级,如车载心电图、移动 CT、信息化系统患者诊断检查及治疗的设备,通过远程医疗连接实现院前和院内的实时信息共享,甚至可实现卒中车内溶栓,相比传统的普通救护车是将患者运送至院内才进行 CT 扫描等一系列操作,大大提高了患者的溶栓率和在最佳时间内得到救治的患者占比。

卒中急救地图更是确保高效转运脑卒中患者的电子导航急救地图。深圳率先开展卒中急救地图,通过联合 120 急救系统和各级卒中中心,做到合理调配,减少了不必要的时间损耗,也为脑卒中移动医疗救治的"远程医疗"新模式(即数字化成像诊断、个体化治疗计划制定和网络化远程会诊一体)打下了良好的基础。

(四)小结与展望

将脑卒中救治的战线从医院前移至院前,构建快速有效的院前急救体系已成为当前脑卒中救治的迫切需要。在卫生行政部门的领导下,通过整合卒中中心、基层医疗单位和 120 急救系统,形成区域救治网络。按照卒中中心的分布和开展救治的能力进行分层管理,通过健康教育、协调转运系统、定期开展专项培训、标准化处理流程、优化卒中救治平台、督导奖惩体系等举措,使国内脑卒中患者得到及时救治和转运,改善患者预后。新时代新视野下,应用新科技完善区域救治网络,使院前急救工作跟上信息化时代的步伐。

六、移动卒中单元对急性缺血性脑卒中再通的支持和联系

AIS 患者救治的关键是使闭塞血管及时再通和复流,主要疗法有 IVT 和血管内再通治疗。研究证实,尽早实现血管内再通能明显改善患者的预后。但我国 AIS 患者在时间窗内接受 IVT 治疗率低,最主要的原因是治疗的延误。我国 80% 的患者不能在发病 3 小时内抵达医院,98% 的患者不能在黄金时间内接受溶栓治疗,即使在美国也仅有 1%～8% 的 AIS 患者能在时间窗内接受 IVT 治疗。尽管各个中心通过一系列脑卒中医疗质量改进项

目,持续优化脑卒中的诊疗模式来努力缩短脑卒中救治时间,如欧洲赫尔辛基卒中诊疗模式通过远程医疗及院内快速转运等方式将 DNT 降低到 20 分钟,将患者发病至治疗时间缩短至 115 分钟,提高了患者的溶栓率。但溶栓治疗决策基于影像学,即需要排除出血或其他溶栓禁忌证,有研究显示将患者转运至急诊获得影像检查将花费 1 小时甚至更久,故院前影像学检查确定脑卒中性质的瓶颈不得到突破,发病 1 小时内 IVT 者很难超过 1%,溶栓获益仍较小。除此以外,大血管闭塞的 AIS 患者也很难从更短的闭塞血管内再通时间中获益。

移动卒中单元(mobile stroke unit,MSU)由救护车、移动 CT、车载生化检查设备、远程医疗系统等组成,可对患者在院前急救现场行 CT 及生化等检查,进而减少治疗延误,改善患者预后。MSU 的出现使脑卒中定性和溶栓治疗延伸至院前,实现了在院外环境下的治疗及转运决策,提高了院前分诊的速度和精准度,实现了 AIS 超早期治疗的关口前移。

(一)移动卒中单元可缩短发病至溶栓时间,实现"DNT 0 时代"

2008 年,世界上首台 MSU 在德国投入运行,随后西方国家陆续建立 MSU。2017 年 7 月,我国首台 MSU 落户河南省人民医院,2018 年 8 月 1 日该院应用 MSU 完成了中国首例 AIS 的院前 IVT。国外相关研究示 MSU 能将脑卒中的 DNT 平均缩短 25~40 分钟,DNT 中位数时间为 72 分钟,将溶栓比例从 21% 提高至 33%,将发病 90 分钟内接受 IVT 的患者比例由 37% 提高至 58%。BEST-MSU 试验是一项观察性、前瞻性、多中心、每周交替试验,对急性脑卒中发病后 4.5 小时内接受 MSU 或者传统急救系统(emergency medical services,EMS)进行溶栓治疗的两种模式进行对比,结果提示 MSU 组从脑卒中发作至给予 t-PA 的中位数时间为 72 分钟,EMS 组为 108 分钟;在符合 t-PA 治疗指征的患者中,MSU 组 90 天的效用加权功能预后优于 EMS 组,90 天改良 Rankin 评分为 0 或 1 分者在 MSU 组为 55.0%,在 EMS 组为 44.4%。河南省人民医院也报道了 2018 年 11 月—2019 年 4 月在河南省人民医院卒中中心荥阳市分中心应用 MSU 进行院前 IVT 的情况,结果显示在观察期内,MSU 一共出诊 250 次,使用 MSU 接诊缺血性脑卒中患者的溶栓率为 10.4%(14/134)。从接到呼叫至 IVT 的时间及从发病至 IVT 的时间,MSU 溶栓组均显著短于常规溶栓组(59.25 分钟 vs. 92.04 分钟,$P=0.001$;73.00 分钟 vs. 114.54 分钟,$P=0.002$);开始 CT 检查至 IVT 的时间,MSU 溶栓组显著短于常规溶栓组(15.57 分钟 vs. 38.58 分钟,$P<0.001$)。在 90 天良好预后率和安全性指标比较上,MSU 溶栓组和常规溶栓组相比均未见统计学差异($P>0.05$)。首先,在该研究中 MSU 的运行地点是以县级市为中心展开工作,在更大级别的城市使用 MSU 的经验有待探索;其次,河南省人民医院运行 MSU 基本是在普通救护车的协助下完成的,因此 MSU 的出车模式有待进一步探索;最后,MSU 的运行成本较常规救护车显著增加,其成本效益有待进一步评估。

MSU 将溶栓治疗带至院前,将传统的 DNT 时间转变为接诊患者至 IVT 时间(meet to needle time,MNT)。汉堡和克利夫兰 MSU 的 MNT 中位数时间分别为 26.0 分钟和 31.5 分钟;在纽约关于 MSU 信息整合系统的研究报道中,MNT 为 14.0 分钟;我国首例 MSU 救治患者的 MNT 为 7 分钟,使"DNT 0 时代"在中国成为现实。

(二)移动卒中单元可缩短接诊至动脉穿刺时间

对于急性大血管闭塞的 AIS 患者,影响血管内再通预后的主要相关因素有治疗时间窗、梗死体积等,越早获得影像学资料则能越早实施血管内再通,临床预后可能就越好。

对于急性大血管闭塞的 AIS 患者,配备 CTA 的 MSU 可在急救现场直接协助确诊,再结合临床表现和量表评估脑卒中的严重性后确定是否需要行血管内再通并提前预警接诊医院,可明显缩短脑卒中患者的接诊至动脉穿刺时间。Czap A.L 等人将 44 名在急救现场接受 MSU 车载 CTA 扫描的患者与同期进行 MSU 车载 CT 扫描的患者的临床资料进行对比,研究发现:在急救现场使用 MSU 配备 CTA 扫描的患者,其接诊至动脉穿刺的中位数时间可缩短 53.5 分钟(41.0 分钟 vs. 94.5 分钟,$P < 0.001$),且 25% 的患者接诊至动脉穿刺时间 < 30 分钟。尽管现场行 CTA 扫描可能增加影像检查时间及延迟院内预警,但整体的接诊至动脉穿刺时间仍明显缩短。

(三)移动卒中单元可改变传统脑卒中救治模式

MSU 的投入,对依托初级卒中单元、综合卒中单元进行脑卒中急救的救治模式及其疗效形成了新的挑战。特别是 IVT 模式,既往患者不到医院就无法进行影像学检查,无法确定其脑卒中性质和溶栓策略,MSU 的出现将院内诊疗移到院前,使传统意义上的 DNT 随之消亡,使更多的脑卒中患者在发病后能在最短时间内接受 IVT,具有划时代意义(图 1-1)。

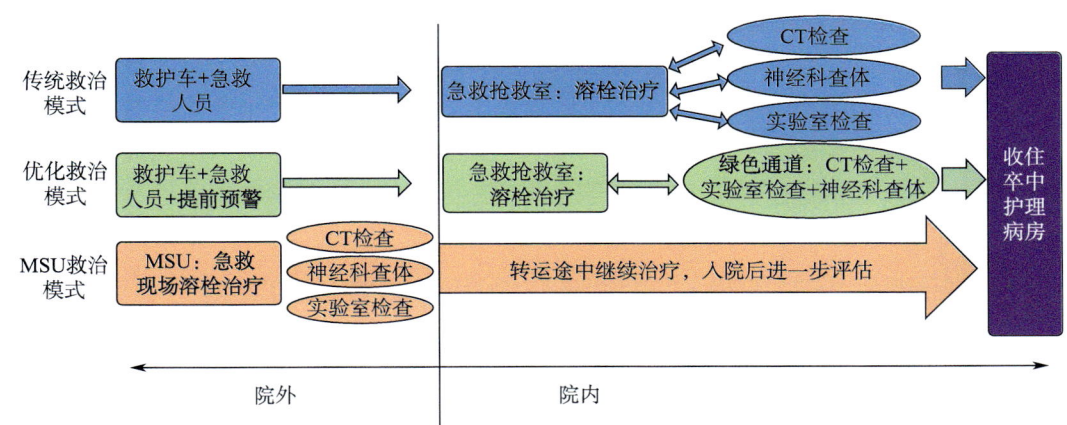

图 1-1 移动卒中单元(MSU)救治模式与传统救治模式及优化救治模式对比

对于急性大血管闭塞的 AIS 患者的传统救治模式有两种:①初级卒中中心转诊至有血管内诊疗能力的综合卒中中心;②综合卒中中心直接接诊(患者自行来院或者综合卒中中心救护车运来)。

传统救治模式中关键的几个时间点包括:①患者呼救后急救中心出车至初级卒中中心接诊的时间;②接诊至 CT 检查的时间;③初级卒中中心转运至综合卒中中心的时间;④从综合卒中中心接诊至接受血管内再通的时间。

当 MSU 推行后,一项比较使用 MSU 和两种传统模式对于血管内再通的影响的研究显示：使用 MSU 后，其接诊患者至血管内再通时间比传统的初级卒中中心转诊模式和综合卒中中心直接就诊模式分别平均缩短了 107 分钟（93 分钟 vs. 200 分钟）和 47 分钟（93 分钟 vs. 140 分钟）。

MSU 可在急救现场识别和救治急性大血管闭塞，潜在提高了 AIS 患者的桥接治疗效率，提高了院前分诊的速度和精准度，实现了 AIS 患者的快速合理转运，进而明显缩短患者从接诊至有效治疗的时间。可以预见，MSU 的使用可以创立"大血管急性闭塞的 AIS 患者的抢救跨越急诊科"的新模式，减少血管内再通前的延误，通过最大限度缩短血管内再通时间从而改善脑卒中预后。

（四）移动卒中单元为偏远地区脑卒中患者的早期救治提供机会

由于农村、山区等偏远地区交通等基础设施差，医疗点分布不密集，急救车转运困难等原因，延长了院外救治的时间，常导致 AIS 患者错过获得溶栓等急性再灌注治疗措施的黄金时间窗。研究显示，在澳大利亚，只有 3% 的农村患者能够及时进入卒中单元，而城市患者则为 77%。在美国，患者到达农村医院是与溶栓治疗失败相关的因素之一。为了给偏远地区的 AIS 患者提供相关治疗，医疗中心需要多学科融合的卒中专家、相关设施和技术资源。MSU 可将卒中救治团队在短时间内带到病发现场和患者身边，具有可移动性和可及性的优势，在医疗资源缺乏的农村及偏远地区设置 MSU 救护站点，甚至形成救护网络，根据地形及条件适当选用 MSU 提高救治及转运效率，在一定程度上可以缩短院外救治的时间，提高时间窗内得到救治的患者数量，使溶栓、取栓等血管内再通的获益人群增加，降低脑卒中的致残率和致死率。

2022 年，欧洲卒中组织（ESO）发布了院前卒中管理的移动式卒中单元指南，指南建议使用 MSU 对疑似脑卒中的患者进行院前评估。如果诊断为缺血性脑卒中，MSU 可以有助于快速开始治疗，包括溶栓治疗、转诊至合适的医院、及时接受取栓治疗等。

七、远程医疗对急性缺血性脑卒中再通的支持和联系

（一）背景

我国医疗优质资源目前集中于大城市，农村与乡镇的医疗资源明显不足，急性脑卒中患者大部分首诊在二级医院，但是许多二级医院没有卒中专科医师，许多患者无法在第一时间得到优质的医学资源指导。随着现代网络信息技术的更新发展，以及人们对医疗保健需求的不断提高，传统的医疗服务模式也与时俱进，催生出远程医疗（telemedicine）这种新型的医疗服务模式。除了加快卒中中心建设以外，脑卒中远程医疗是改善我国脑卒中救治现状的有力武器之一。

（二）远程医疗对急性缺血性脑卒中救治的重要性

远程医疗可以理解为综合应用信息技术在异地之间进行医学信息传输和远距离交流，

它将医学、计算机技术和通信技术融为一体,包含一系列医疗医护活动:远程监护、远程诊断、远程会诊、远程病例讨论、远程教学、远程手术等。远程医疗在卒中领域的应用可称为远程卒中(telestroke),这个概念最早是在1999年由Levine和Gorman提出的。通过计算机和网络通信技术,远程卒中可以实时传输患者资料和检查结果,让卒中专家通过视频交流的形式会诊远距离的患者,并远程监测和指导现场医师进行诊治。远程卒中有助于解决偏远地区医疗资源欠缺的问题,有效缩短AIS患者的发病至入院时间(ODT)及入院至溶栓时间(DNT),提高溶栓率,改善患者结局。《中国脑血管病临床管理指南》将"智能手机、平板电脑等通信工具可辅助神经专科医师评估院前患者脑卒中严重程度"和"远程卒中可缩短AIS患者静脉溶栓时间并提高溶栓率"作为Ⅰ类推荐A级证据,极大地肯定了远程卒中在AIS救治中的作用。

(三)远程卒中的研究进展及现状

远程卒中在发达国家有着广泛的研究和应用,许多团队从法律法规、管理模式、人员调配、技术攻关层面上不断改进远程卒中的应用模式。佐治亚医学院开展的AIS远程评估(REACH)项目,将2003—2006年进入REACH项目的AIS患者与同期在本院急诊科和其他医院就诊的AIS患者相比,结果显示项目组与其余两组的发病至治疗时间(ONT)有显著差异,使用REACH的ONT时间为127.6分钟,同院急诊科为145.9分钟,其他医院为147.8分钟。2010年,在澳大利亚农村地区开展的维多利亚远程卒中计划(Victorian stroke telemedicine,VST)经历了五个阶段:预实施阶段的准备;试点应用阶段的模拟;修改阶段的完善程序;临床实施阶段的数据分析;可持续发展阶段的五年项目成果评估。实践结果表明,这项计划的实施可以使多方获益,不仅有助于脑卒中患者的治疗,提高当地的脑卒中溶栓率,还可以提高临床医师的诊疗水平,帮助医院改进其脑卒中救治流程,并为澳大利亚地区制定有效的脑卒中救治计划提供依据。德国巴伐利亚州开展的卒中一体化远程医疗项目(TEMPiS)是由2个卒中中心和15个地方医院组成的远程卒中网络,其通过视频会议和传输影像图像等手段对患者进行远程会诊,统计分析得出2003—2012年的10年里,应用TEMPiS救治脑卒中和短暂性脑缺血发作患者的比例从19%大幅度增加到78%,IVT治疗的缺血性脑卒中患者的比例从2.6%增加到15.5%,发病至治疗中位数时间从150分钟降至120分钟,入院至溶栓时间(DNT)从80分钟降至40分钟,表明了远程卒中是具有长远效益的。

我国在2012年出台了《远程医疗信息系统基本功能规范》,2014年建成了国家远程卒中中心,但与欧美发达国家相比,国内对远程卒中的研究起步较晚,总体研究质量及实践规模与国外相比也存在一定的差距。我国对远程卒中的研究焦点聚集在其应用价值上,其中苟亚军等在探讨远程医疗会诊在区域化网络协同诊治AIS患者的研究中显示,与对照组(只采用区域化网络协同诊治)相比,观察组(采用远程医疗会诊联合区域化网络协同诊治)在诊疗时效上,即入院至行CTA检查时间、ONT、DNT都明显缩短,且DNT≤60分钟达标率、溶栓率、住院时间、并发症及临床结局均优于对照组。陈瑶等在探讨区域化远程卒中医疗在基层医院开展IVT诊疗的应用价值时,分析得出开展区域化远程卒中医疗后AIS患者的溶栓比例增加,DNT明显缩短,说明区域远程卒中医疗是缩短基层医院AIS患者救治时间的一种全新有效的医疗模式。中国人民解放军南部战区总医院在探讨扁鹊飞救系统对急性脑卒中患者院前急救的作用及应用效果时,发现应用扁鹊飞救远程急救系统后,患者自救开始时间、院前开始急救时间、院外救治时间较对照组明显缩短,差异有统计学意义,其病死率和致残率较对照组显著降低,该系统具有一定的应用价值。

(四)远程卒中的实施建议

美国医师学会(American College of Physicians, ACP)认为,平衡好远程医疗的益处和患者的风险很重要,建立一个协调、周全的远程医疗体系,可发挥出远程医疗的巨大潜力。因此,ACP 提出了远程医疗在开展和报销政策方面的相关建议:①支持远程医疗用作加强患者-医师合作的医疗保健方法,以促进患者健康、降低医疗成本;②医师要提供专业可靠的远程医疗服务,必须先与患者建立起有效的医患关系;③远程医疗的应用应方便不同文化层次和经济水平的公民,即远程医疗的文件材料的易懂性、硬件及网络设施的可得性、界面设计及语言的简单通用性;④支持联邦基金承诺投入资金建设宽带基础设施;⑤医师应判断所处情况是否适合采用远程医疗;⑥医师在提供远程医疗服务的过程中应遵守安全法、隐私法;⑦医师应采用与现场会诊一样的标准来为患者进行远程会诊,有必要制定循证和临床指南来规范远程医疗服务;⑧医师应尽量避免出现医疗纠纷,其医疗责任范围涵盖远程医疗服务;⑨支持医师通过简化的流程获得多个医疗许可证,以助于跨州提供远程医疗服务;⑩支持取消地理位置的限制,让偏远地区的患者享受到医疗报销等。

《加拿大卒中最佳实践指南》提出远程卒中的服务建议,包括:①建立卒中网络,以提供超急性期和急性期脑卒中评估、诊断和治疗;②在脑卒中的超急性期,需要标准化的、以时间为导向的方案来协调和提供脑卒中治疗服务,以促进在转诊地点提供先进的脑卒中治疗;③转诊站点需要明确的标准和方案来指导脑卒中咨询过程;④顾问医师应由受过超急性期脑卒中管理专业培训的医师担任,并且必须在远程卒中咨询期间及时获得高质量的神经、血管图像(如脑 CT、CTA);⑤应建立实时双向视听通信,以便专家对患者进行远程临床评估;⑥顾问医师要求的所有实验室检查和诊断结果应在咨询期间随时可获得;⑦转诊医师应遵循再通治疗的纳入、排除标准,并须获得转诊和咨询站点的一致同意;⑧参与急性脑卒中会诊的转诊医师和护理人员最好接受 NIHSS 评分方面的培训;⑨转诊站点的医师责任重大,所作出的决策应与转诊站点的医务人员、患者及其家属及具有脑卒中专业知识的咨询医师共同商量来确定;⑩当患者有临床指征和需要神经外科干预时,应制定将患者转移至高级卒中中心的标准;⑪应根据医院流程、司法法规和监管机构制定标准化文件等。

国外对远程卒中的探索为 AIS 再通治疗带来了新的机会,拓宽了整体医疗技能,并为如何进行远程治疗患者提供了新的策略。王陇德等人认为,学习和借鉴发达国家远程医疗服务特点、流程、制度等成熟模式,对进一步完善与建设我国远程医疗服务具有指导意义。

据调查显示,目前影响我国远程医疗发展的因素主要有:资金投入少、领导重视程度不够、相关法律法规不完善等。因此,统筹规划、专项资金投入、完善法律法规、健全配套制度,将有利于我国远程医疗系统的可持续发展。此外,我国远程卒中的不足之处还在于经济落后地区及文化水平低的人群不相信或不愿轻易尝试远程会诊,互联网速度不稳定造成通信延迟,以及相关学术研究缺乏等。而针对这些问题的对策有:①普及远程医疗服务相关知识,转变基层患者就医观念;②发展技术基础设施建设;③培养同时掌握医疗知识及计算机多媒体技术双方面的人才;④建议将远程医疗服务费用纳入医保报销范围;⑤优化改进远程医疗的运营模式,从而降低实施成本等。

(五)展望

随着一系列现代化信息技术和设备的推广应用,远程卒中对AIS患者的救治作用越来越受到公众的广泛重视。2020年,全球新型冠状病毒感染大流行使得全球范围内脑卒中院前延误的情况更为突出,远程卒中将会得到快速发展和广泛应用,展现出前所未有的广阔前景。我国应该解决应用远程卒中的法律、法规、技术和文化障碍等问题,充分发挥远程医疗在脑卒中救治中的潜力,使其成为造福于患者、医师和整个社会的保健系统。

(任力杰　姜诗睿　蔡婧婧　杨巧玲　李嘉华　李　俊　肖　坤　胡诗雨
刘　煊　张　强　王丽娜　周腾飞　朱良付　苏　颖　雷志浩)

参考文献

[1] GBD 2019 DISEASES AND INJURIES COLLABORATORS.Global burden of 369 diseases and injuries in 204 countries and territories, 1990-2019: a systematic analysis for the Global Burden of Disease Study 2019[J]. Lancet, 2020, 396(10258): 1204-1222.

[2] HERPICH F,RINCON F. Management of acute ischemic stroke[J]. Crit Care Med, 2020, 48(11):1654-1663.

[3] FASSBENDER K, WALTER S, GRUNWALD I Q, et al. Prehospital stroke management in the thrombectomy era[J]. Lancet Neurol, 2020, 19(7): 601-610.

[4] WANG Y, LIAO X, ZHAO X, et al.Using recombinant tissue plasminogen activator to treat acute ischemic stroke in China[J]. Stroke, 2011, 42(6): 1658-1664.

[5] NOR A M,MCALLISTER C,LOUW S J, et al.Agreement between ambulance paramedic- and physician-recorded neurological signs with face arm speech test (fast) in acute stroke patients[J]. Stroke, 2004, 35(6):1355-1359.

[6] BRAY J E, MOSLEY I, BAILEY M, et al. Stroke public awareness campaigns have increased ambulance dispatches for stroke in Melbourne, Australia[J]. Stroke, 2011, 42(8):2154-2157.

[7] MELLON L, HICKEY A, DOYLE F, et al. Can a media campaign change health service use in a population with stroke symptoms? Examination of the first Irish stroke awareness campaign [J]. Emerg Med J, 2014, 31(7):536-540.

[8] WOLTERS F J, PAUL N L, LI L, et al. Sustained impact of UK FAST-test public education on response to stroke: a population-based time-series study[J]. Int J Stroke, 2015, 10(7):1108-1114.

[9] FLYNN D, FORD G A, RODGERS H, et al. A time series evaluation of the FAST national stroke awareness campaign in England[J]. PLoS One, 2014, 9(8):e104289.

[10] BODEN-ALBALA B, EDWARDS D F, ST CLAIR S, et al. Methodology for a community-based stroke preparedness intervention: the acute stroke program of interventions addressing racial and ethnic disparities study[J]. Stroke, 2014, 45(7): 2047-2052.

[11] WILLIAMS O, LEIGHTON-HERRMANN Q E, TERESI J, et al. Improving community stroke preparedness in the HHS (hip-hop stroke) randomized clinical trial[J]. Stroke, 2018, 49(4) :972-979.

[12] SHARKEY S, DENKE L, HERBERT M A. Using puppets to teach schoolchildren to detect stroke and call 911[J]. J Sch Nurs, 2016, 32(4): 228-233.

[13] SEO W K, KANG J, JEON M, et al. Feasibility of using a mobile application for the monitoring and management of stroke-associated risk factors[J]. Journal of Clinical Neurology, 2015, 11(2):142-148.

[14] SUN X G, ZHANG N, WANG T, et al. Public and professional education on urgent therapy for acute ischemic stroke: a community-based intervention in Changsha[J]. Neurological Sciences, 2013, 34(12): 2131-2135.

[15] CHEN S, SUN H, ZHAO X, et al. Effects of comprehensive education protocol in decreasing pre-hospital stroke delay among Chinese urban community population[J]. Neurol Res, 2013, 35(5): 522-528.

[16] ZHAO J, LIU R. Stroke 1-2-0: a rapid response programme for stroke in China[J]. Lancet Neurol, 2017, 16(1): 27-28.

[17] BRAY J E, FINN J, CAMERON P, et al. Temporal trends in emergency medical services and general practitioner use for acute stroke after Australian public education campaigns[J]. Stroke, 2018, 49(12): 3078-3080.

[18] BRAY J E, STRANEY L, BARGER B, et al. Effect of public awareness campaigns on calls to ambulance across Australia[J]. Stroke, 2015, 46(5): 1377-1380.

[19] NISHIJIMA HARUO, UENO TATSUYA, KON TOMOYA, et al. Effects of educational television commercial on pre-hospital delay in patients with ischemic stroke wore off after the end of the campaign[J]. J Neurol Sci, 2017, 381: 117-118.

[20] WANG W, JIANG B, SUN H, et al. Prevalence, incidence, and mortality of stroke in China: Results from a nationwide population-based survey of 480 687 adults[J]. Circulation, 2017, 135(8): 759-771.

[21] 楼敏. 我国卒中管理进入新时代 2015 年我国卒中中心建设指南发布 [J]. 浙江医学, 2015, 37(14):1185-1186.

[22] JAUCH E C, SAVER J L, ADAMS H P Jr, et al. Guidelines for the early management of patients with acute ischemic stroke: a guideline for healthcare professionals from the American Heart Association/American Stroke Association[J].Stroke,2013,44(3):870-947.

[23] MAN S, SCHOLD J D, UCHINO K. Impact of stroke center certification on mortality after ischemic stroke[J]. Stroke, 2017, 48(9):2527-2533.

[24]《中国脑卒中防治报告 2019》编写组.《中国脑卒中防治报告 2019》概要 [J]. 中国脑血管病杂志, 2020,17(5):272-281.

[25] 国家卫生和计划生育委员会神经内科医疗质量控制中心. 中国卒中中心建设指南 [J]. 中国卒中杂志, 2015,10(6):499-507.

[26] MARTINS S C O, WEISS G, Almeida A G, et al. Validation of a smartphone application in the evaluation and treatment of acute stroke in a comprehensive stroke center[J]. Stroke,2020, 51(1):240-246.

[27] LI S, CUI L Y, ANDERSON C, et al. Public awareness of stroke and the appropriate responses in China[J]. Stroke, 2019, 50(2):455-462.

[28] 王伊龙, 王拥军, 周永, 等. 亟待建立中国卒中中心网络 [J]. 中国卫生质量管理, 2010,17(1):27-30.

[29] 曹雷, 涂文军, 王陇德, 等. 中国卒中中心网络体系的建设 [J]. 国际生物医学工程杂志, 2019, 42(5): 363-366.

[30] REN L J, LI C, LI W, et al. Fast-tracking acute stroke care in China: Shenzhen Stroke Emergency Map[J]. Postgrad Med J, 2019,95(1119):46-47.

[31] 赵洁, 常红, 王佳妹, 等. 社区人群对缺血性脑卒中早期症状识别及溶栓治疗决策的现状调查 [J]. 中国急救复苏与灾害医学杂志, 2017,(11):1069-1072.

[32] 刘江华, 张剑锋, 雷卓青, 等. 不同院前急救方式对急性脑卒中救治的影响研究 [J]. 中国全科医学, 2010,(32):3663-3665.

[33] 王亚冰, 焦力群, 王亚东, 等. 北京市三甲医院急性脑血管病患者发病至治疗延迟时间分布[J]. 中国神经精神疾病志, 2009,(1):22-25.

[34] 中国卒中学会急救医学分会. 脑卒中院前急救专家共识[J]. 中华急诊医学杂志, 2017,(10).1107-1114.

[35] ZHOU M G, WANG H D, ZHU J, et al.Cause-specific mortality for 240 causes in China during 1990-2013: a systematic subnational analysis for the global burden of disease study 2013[J]. Lancet,2016, 387(10015): 251-272.

[36] FASSBENDER K,GROTTA J,WALTER S, et al.Streamlining of prehospital stroke management: the golden hour[J].Lancet Neurol, 2013,12(6) :585-596.

[37] PÉREZ DE LA OSSA N, CARRERA D, GORCHS M, et al. Design and validation of a prehospital stroke scale to predict large arterial occlusion: The rapid arterial occlusion evaluation scale[J]. Stroke, 2014, 45(1):87-91.

[38] MERETOJA A,KESHTKARAN M,SAVER J L,et al.Stroke thrombolysis: Save a minute, save a day[J]. Stroke, 2014, 45(4):1053-1058.

[39] BRANDLER E S, SHARMA M, SINERT R H, et al.Prehospital stroke scales in urban environments: A systematic review[J]. Neurology, 2014, 82(24):2241-2249.

[40] WALTER S,KOSTOPOULOS P,HAASS A, et al.Diagnosis and treatment of patients with stroke in a mobile stroke unit versus in hospital: a randomised controlled trial[J]. Lancet Neurol, 2012, 11(5):397-404.

[41] BLADIN C, BRAY J E,COUGHLAN K, et al. Paramedic diagnosis of stroke: examining long-term use of the Melbourne Ambulance Stroke Screen (MASS) in the field[J]. Stroke, 2010, 41(7):1363-1366.

[42] MEDEGHRI Z,SCHNEIDER D, MACHNIG T ,et al.Thrombolysis with alteplase 3 to 4.5 hours after acute ischemic stroke[J]. N Engl J Med, 2008, 359(13):1317-1329.

[43] GUMBINGER C, REUTER B, STOCK C, et al. Time to treatment with recombinant tissue plasminogen activator and outcome of stroke in clinical practice: retrospective analysis of hospital quality assurance data with comparison with results from randomised clinical trials[J]. BMJ,2014,348: g3429.

[44] HACKE W, DONNAN G, FIESCHI C, et al. Association of outcome with early stroke treatment: pooled analysis of ATLANTIS, ECASS, and NINDS rt-PA stroke trials[J]. Lancet,2004, 363(9411):768-774.

[45] WANG Y, LIAO X, ZHAO X, et al. Using recombinant tissue plasminogen activator to treat acute ischemic stroke in China: analysis of the results from the Chinese National Stroke Registry (CNSR)[J]. Stroke , 2011,42(6): 1658-1664.

[46] MERETOJA A, STRBIAN D, MUSTANOJA S, et al. Reducing in-hospital delay to 20 minutes in stroke thrombolysis[J]. Neurology, 2012,79(4): 306-313.

[47] MERETOJA A, WEIR L, UGALDE M, et al. Helsinki model cut stroke thrombolysis delays to 25 minutes in Melbourne in only 4 months[J]. Neurology, 2013,81(12): 1071-1076.

[48] TONG D, REEVES MJ, HERNANDEZ AF, et al. Times from symptom onset to hospital arrival in the get with the guidelines: stroke program 2002 to 2009: Temporal trends and implications[J]. Stroke, 2012,43(7): 1912-1917.

[49] REEVES MJ, ARORA S, BRODERICK JP, et al. Acute stroke care in the US: results from 4 pilot prototypes of the Paul Coverdell National Acute Stroke Registry[J]. Stroke, 2005,36(8):1232-1240.

[50] FASSBENDER K, WALTER S, LIU Y, et al. "Mobile stroke unit" for hyperacute stroke treatment[J]. Stroke, 2003, 34(6): e44.

[51] 朱良付, 李天晓, 燕重远, 等. 我国首次应用移动卒中单元行院前静脉溶栓治疗急性缺血性脑卒中一例[J]. 中国脑血管病杂志, 2018,15(06):316-318.

[52] EBINGER M, WINTER B, WENDT M, et al. Effect of the use of ambulance-based thrombolysis on time to thrombolysis in acute ischemic stroke: a randomized clinical trial[J]. JAMA, 2014, 311(16): 1622-1631.

[53] WALTER S, KOSTOPOULOS P, HAASS A, et al. Diagnosis and treatment of patients with stroke in a mobile stroke unit versus in hospital: a randomised controlled trial[J]. Lancet Neurol, 2012,11(5): 397-404.

[54] 周腾飞, 朱良付, 李天晓, 等. 应用移动卒中单元对急性缺血性脑卒中院前静脉溶栓的初步探索[J]. 中国卒中杂志, 2020,15(03):263-268.

[55] ZHOU T, ZHU L, WANG M. Application of mobile stroke unit in prehospital thrombolysis of acute stroke: Experience from China[J]. Cerebrovasc Dis, 2021, 50(5):520-525.

[56] GROTTA J C, YAMAL J M, PARKER S A, et al. Prospective, multicenter, controlled trial of mobile stroke units[J]. NEW ENGL J MED, 2021, 385(11):971-981.

[57] TAQUI A, CEREJO R. ITRAT A. et al. Reduction in time to treatment in prehospital telemedicine evaluation and thrombolysis[J]. Neurology, 2017,88(14): 1305-1312.

[58] KUMMER B R, LERARIO M P, NAVI B B, et al. Clinical information systems integration in New York city's first mobile stroke unit[J]. Appl Clin Inform, 2018,9(1): 89-98.

[59] CZAP A L, SINGH N, BOWRY R, et al. Mobile stroke unit computed tomography angiography substantially shortens door-to-puncture time[J]. Stroke, 2020,51(5):1613-1615.

[60] CEREJO R, JOHN S, BULETKO A B, et al. A mobile stroke treatment unit for field triage of patients for intraarterial revascularization therapy[J]. J Neuroimaging, 2015, 25(6): 940-945.

[61] MESSÉ S R, KHATRI P, REEVES M J, et al. Why are acute ischemic stroke patients not receiving IV tPA? Results from a national registry[J]. Neurology, 2016,87(15):1565-1574.

[62] PRABHAKARAN S, RUFF I, BERNSTEIN R A. Acute stroke intervention: A systematic review[J]. JAMA,2015,313(14):1451-1462.

[63] 杨玉梅, 李刚. 脑卒中院外延迟的社区健康教育及救治方案构建[J]. 健康教育与健康促进, 2016, (4):311-313.

[64] WALTER S, AUDEBERT H J, KATSANOS A H, et al. European Stroke Organisation(ESO) guidelines on mobile stroke units for prehospital stroke management[J]. Eur Stroke J, 2022, 7(1):XXVII-LIX.

[65] CRAIG J, PATTERSON V. Introduction to the practice of telemedicine[J]. J Telemed Telecare, 2005, 11(1): 3-9.

[66] 徐庐生, 唐慧明. 从信息技术看我国远程医疗的发展[J]. 中国医疗器械信息, 2006, 12(1): 33-37.

[67] LEVINE S R, GORMAN M. "Telestroke": the application of telemedicine for stroke[J]. Stroke,1999, 30(2): 464-469.

[68] ASAITHAMBI G, CASTLE A L, SPERL M A, et al. The door to needle time metric can be achieved via telestroke[J]. Neurohospitalist, 2017, 7(4): 188-191.

[69] SWITZER J A, HALL C, GROSS H, et al. A web-based telestroke system facilitates rapid treatment of acute ischemic stroke patients in rural emergency departments[J]. J Emerg Med, 2009, 36(1): 12-18.

[70] BAGOT K L, BLADIN C F, VU M, et al. Exploring the benefits of a stroke telemedicine programme: An organisational and societal perspective[J]. J Telemed Telecare, 2016, 22(8): 489-494.

[71] CADILHAC D A, MOLOCZIJ N, DENISENKO S, et al. Establishment of an effective acute stroke telemedicine program for Australia: protocol for the Victorian Stroke Telemedicine project[J]. Int J Stroke, 2014, 9(2): 252-258.

[72] MULLER-BARNA P, HUBERT G J, BOY S, et al. TeleStroke units serving as a model of care in rural areas: 10-year experience of the TeleMedical project for integrative stroke care[J]. Stroke,2014, 45(9): 2739-2744.

[73] 苟亚军, 胡俊, 李迎春, 等. 远程医疗会诊在区域化网络协同诊治急性缺血性脑卒中的应用研究[J]. 第三军医大学学报, 2020, 42(19): 1965-1970.

[74] 潘凤梅, 唐柚青, 林梵, 等. 扁鹊飞救远程急救系统在脑卒中院前急救中的应用效果 [J]. 中国数字医学, 2019, 14(05): 103-105.

[75] DANIEL H, SULMASY L S, HEALTH A P P C. Policy recommendations to guide the use of telemedicine in primary care settings: An American college of physicians position paper[J]. Ann Intern Med, 2015, 163(10): 787-789.

[76] BLACQUIERE D, LINDSAY M P, FOLEY N, et al. Canadian stroke best practice recommendations: Telestroke best practice guidelines update 2017[J]. Int J Stroke, 2017, 12(8): 886-895.

[77] 王陇德, 刘建民, 杨弋, 等. 我国脑卒中防治仍面临巨大挑战——《中国脑卒中防治报告 2018》概要 [J]. 中国循环杂志, 2019, 34(02): 105-119.

[78] 宋爱玲, 宗文红. 我国公立医院远程医疗系统的现状调查与分析 [J]. 中国卫生信息管理杂志, 2015, 12(05): 492-497.

[79] 朱义如, 刘延锦, 郭丽娜. 远程医疗在农村地区脑卒中健康管理中的研究进展 [J]. 全科护理, 2020, 18(5): 529-532.

[80] MARKUS H S, BRAININ M. COVID-19 and stroke: a global world stroke organization perspective[J]. Int J Stroke, 2020, 15(4): 361-364.

第二节 院内流程建设

一、院内流程建设的要素和质量控制

脑卒中是我国居民死亡原因的首要因素,也是成年人致残的主要原因。AIS 治疗的关键在于尽早开通阻塞的血管。IVT 是目前改善 AIS 结局最有效的药物治疗措施之一,已被我国指南和国际指南所推荐。但因其具有显著的时间依赖性,即治疗越早患者获益越大且风险越小,因而实际应用受限。IVT 在美国急性脑卒中患者中的执行率高达 60% ~ 70%,而在我国仅有不到 3% 的缺血性脑卒中患者接受 IVT,这一比例远低于欧美高收入国家。

《中国急性缺血性脑卒中诊治指南 2018》指出,由于 AIS 治疗时间窗窄,及时评估患者病情和快速诊断至关重要,医院应建立脑卒中诊治的快速通道,尽可能优先处理和收治脑卒中患者。

为了使 IVT 这一有效治疗手段在我国得到更好、更广泛的应用,使患者不至于错过最佳治疗时机,建立并完善院内卒中绿色通道(简称绿色通道),尽可能减少院内延误,是推广 IVT、扩大脑卒中获益人群的重要措施,是提高 AIS 急性期救治率的最有效途径。

(一)院内急性缺血性脑卒中绿色通道建设

脑卒中急救流程可概括为"8D 生存链":识别、派遣、转运、到院、数据、决策、药物干预、安置(具体见本章第一节)。院内救治环节包括患者入院、急诊分诊、医师接诊、影像学及实验室检查、溶栓决策、知情同意和给药,这些环节紧密相连,环环相扣,任何一个环节耗时过多都会导致救治时间的延误,进而影响脑卒中急救的顺利进行。

1. 我国绿色通道运行现状 我国脑血管病的流行分布地域差别较大,各地医疗体系复

杂多样，医疗资源分配不均，医疗质量良莠不齐。虽然很多医院已经建立了卒中绿色通道，但仍存在布局不合理、设备欠完善，人员配置不足、流程运行不畅等各种问题。完善的绿色通道不仅包括设备设施、人员配备等硬件投入，还包括管理理念、管理制度、流程制定和执行规范等软件建设。

在传统卒中绿色通道模式下，囿于陈旧的急救体系、滞后的院前院内急救衔接、低效的医院流程等，我国接受规范化IVT和血管内再通患者的比例较低，仅有20%左右的脑卒中患者在发病3小时内到达医院，约12.6%的患者适合溶栓治疗，而最终接受溶栓治疗的脑卒中患者比例仅为2.4%，其中1.6%的脑卒中患者接受IVT治疗。

2. 绿色通道建立的关键　建立AIS绿色通道的目的是缩短院内脑卒中救治时间，提高脑卒中急救的效率，为患者赢得更理想的预后。院内绿色通道的建立和完善需要院级领导重视，可称之为"一把手"工程，即在医院政策和院领导的支持下，将全院脑卒中救治相关优质医疗资源整合，建立起一个一切以脑卒中患者为中心、脑卒中急性期救治功能于一体的多部门、多学科的协作体系，形成相对独立的急性脑卒中患者诊疗单元，实现高效、规范的救治。

卒中绿色通道建设不是以神经内科为主体的卒中单元的扩大版，也不是神经内/外科与相关学科传统形式的会诊合作的"物理拼接"。绿色通道建设不能过于循规蹈矩，而是要敢于改变常规，打破医院内部各学科间的壁垒，免去众多规矩条例的束缚，真正意义上实现体系内各部门、各专业的"化学融合"。与急性脑卒中救治相关的科室和部门，不仅包括急诊科、神经内科、神经外科、介入科、麻醉科、重症医学科、康复科、医学影像科、导管室、检验科、药剂科等诸多临床医技科室，还包括护理部、医务处、信息中心、后勤部门等诸多行政科室和部门。如何更有效地组织这些科室、部门紧密合作，使绿色通道更高效地运转，决定了绿色通道建设水平能否提升到一个新的台阶。进而，最大幅度减少院内环节的延误，提高脑卒中急救的效率。

3. 绿色通道建立的要素　基于"时间就是大脑"的理念，我国卒中中心建设标准中提出了对卒中绿色通道的建设要求，即绿色通道建设要素。

（1）医院布局及硬件设施：二、三级综合医院或相关专科医院，须开辟卒中绿色通道、设有脑卒中宣传专栏和明显标识，配备满足脑卒中患者救治需求的设备、设施。①设有急诊科、神经内科和/或神经外科、重症医学科和/或具备满足重症脑卒中患者救治标准的重症监护病房、麻醉科、医学影像科（有神经影像学组）、医学检验科（有急诊检验）等与急性脑卒中诊疗相关的科室。②设有24小时/7天值班的脑卒中小组，包括神经内科医师和/或神经外科医师，介入科、急诊科医师及溶栓专科护士等。③在急诊科设脑卒中患者留观室，设置抢救室，配备脑卒中救治急诊包，配备所需检查工具、评估表格及必要药物（如降压药）。在急诊包/急诊药房配备高效溶栓药物（rt-PA或尿激酶）。④能够开展CT和/或CTA和CTP，能够开展MR（包括T_1、T_2、FLAIR、DWI及增强扫描等）、数字减影血管造影（digital subtraction angiography, DSA）等检查。⑤绿色通道医师接诊疑似AIS患者时有专用的诊室/空间，以便于对进入绿色通道的患者进行检查前评估、采血、给药及监测生命体征。如怀疑为大血管病变的脑卒中患者，尽量提供专用导管室/或随时可使用的导管室。⑥进入绿色通道的患者可收入脑卒中病房或留观病房，具备满足重症脑卒中患者救治标准的神经科 ICU 或综合 ICU。需要进行血管内再通的脑卒中患者，如条件允许，可设置专用的转运电梯、转运通道。

我国大部分综合医院建设年代较早，与脑卒中急救相关的科室部门，如急诊科、影像检查室、导管室、卒中病房之间的布局常不合理，部门之间的距离往往较远，成为院内转运不可逾越的瓶颈，导致院内脑卒中急救效率低下。医院在设备和硬件布局上需考虑脑卒中急救的时效性，对现有设备和硬件布局进行优化改进是必要的。有研究显示，仅对急诊CT重新布局这一项改动即可大幅缩短 DNT 时间近 15 分钟。此外，随着脑卒中救治技术的发展，尤其是血管内再通技术的蓬勃发展，确定是否合并大血管闭塞及可挽救的脑组织面积大小变得非常重要。依据 NIHSS 评分判断是否合并大血管闭塞的传统模式正不断被多模式影像评估方法所替代，急诊 CT 灌注成像和急诊 CT 血管增强造影成为开展卒中绿色通道建设的标准配置。越来越多的医院开始依赖多模式影像评估，如有条件，可在急诊科或邻近区域安装多模式影像引导手术系统，可最大限度地缩短脑卒中患者在院内的转运时间，该系统将 CT、MR 和 DSA 等技术有机地整合为一体，实现了脑卒中急救"一站式"理念，是将院内绿色通道 DNT 缩短的终极武器。该"一站式"评估系统可让患者到达医院后直接抵达导管室，完全绕行急诊室，但由于此系统极度昂贵，因而限制了其推广使用。医疗机构如果在硬件布局上遵循一站式理念，改善就诊布局，缩短检查距离，将 CT、MR 和 DSA 等检查设备尽量靠近安装，实现急性脑卒中患者就近检查、诊断，亦可显著提高脑卒中的救治效率。此外，其他细节也可以改进，如绿色通道（检查、转运）的路况必须改善，达到流畅平顺、顺利转运的标准。

（2）团队建设 + 岗位职责：建立多学科协作 AIS 绿色通道团队，即脑卒中救治小组，由具备资质的神经内科或神经外科医师负责（副主任医师及以上），小组成员由经过脑卒中相关培训的神经内科、神经外科、介入科、急诊科、医学影像科等多个科室的医师，以及经过专业培训的护理团队等组成。

绿色通道团队的基本要求：卒中救治团队专员需快速反应，业务熟练，能够为脑卒中患者提供规范的评估、准确的判断、及时的救治。必要时，应安排患者转运至地图医院，为争取急救时间窗提供规范、快速的诊疗服务（表 1-1）。

表 1-1 急性缺血性脑卒中绿色通道团队各岗位职责

岗位	职责
分诊护士/溶栓护士	初筛和分诊疑似脑卒中患者；启动绿色通道和通知绿色通道医师（包括急诊一线医师及溶栓一、二线医师）；采血和留置套管针，记录患者重要生命体征；开放静脉通道；配药、给药
急诊一线医师/溶栓一线医师	接诊疑似脑卒中患者；启动绿色通道；进行溶栓前评估；开通绿色通道专属检验及检查；获得家属知情同意；开药；溶栓过程全程监测；需血管内再通时通知神经介入医师
溶栓二线医师	进行溶栓决策；获得家属知情同意；协调患者进入卒中病房；进行重症脑卒中患者治疗决策；指导溶栓一线医师及溶栓助理工作
绿色通道助理	协调患者血样送检，协助疏导家属缴费和快速完善患者检查；陪同患者检查；协助记录脑卒中患者数据；日常文件管理等

（3）绿色通道管理制度、文件及数据管理

1）绿色通道管理制度

A. 建立 AIS 绿色通道管理制度，成立 AIS 绿色通道管理委员会/管理小组，由院长或主管院长主持，成员包括相关科室主任或部门负责人。绿色通道团队实行岗位责任制，需责任到人。

B. 绿色通道运行制度：参考国家/国际指南制定诊疗规范、技术操作规范，建立 AIS 绿色通道路径，建立完整的溶栓工作流程，并定期审核、修订。制定相关协作科室（如检验科、影像科）的交接制度，制定质量控制指标，选派专人对通道的各个环节进行跟踪和记录。

C. 强调岗位责任制：包括急诊工作制度、首诊负责制、交接班制度、抢救制度、护理制度、病历书写制度、值班制度、急救器材和药品管理制度等，以及绿色通道负责人职责、医师职责、护士职责、医技科室人员职责等。

D. 人员培训和考核制度：脑卒中绿色通道团队成员需持续学习和培训，制定人员培训和考核制度，根据标准进行各级人员的定期培训、定期考核，定期组织绿色通道医护人员进行演练。制定应急预案，并严格执行各项预案，定期派人外出参加脑卒中学习班培训学习，提升相关知识水平。

E. 建立多学科联合查房制度、会诊制度及双向转诊制度：该制度的建立能够为患者提供最佳治疗方案。

2）绿色通道文件及数据管理

A. 急性脑卒中文件管理制度：妥善保存与绿色通道相关文件，如规章制度、溶栓/介入知情同意书、会议记录等。建立《急性缺血性脑卒中绿色通道手册》（纸质版或电子版），内容包括绿色通道登记表格（绿色通道流程每一关键环节时间节点的登记）、绿色通道患者评估表格[基本信息、病史、NIHSS 评分量表（溶栓前、后）、辅助检查结果、知情同意书（CTA 知情同意书、IVT 知情同意书、血管内再通知情同意书）]等，可以自然月/年妥善保存，可于质量控制检查时使用。

B. 脑卒中急救病历要按照急诊病历书写管理有关规定，采用标准的脑卒中急救病历格式，应用专用脑卒中急救 APP 进行诊疗数据采集，明确救治各时间节点，并结合专科特点，开展脑卒中急救病历信息化建设。

C. 建立急性脑卒中病例数据库：目前，美国最具有规模的两个脑卒中数据库是"跟着指南走"（get with the guidelines, GWTG）和美国 Paul Coverdell 急性脑卒中登记（Paul Coverdell national acute stroke registry, Paul Coverdell）。建立脑卒中数据库的目的是收集急性脑卒中医疗质量指标，研究脑卒中的病因、诊断、治疗和预后，指导脑卒中的规范化防治，合理分配医疗资源，确保脑卒中诊疗持续的质量改进，以便达到降低脑卒中发病率、病死率和致残率的目标。急性脑卒中病例数据库需能够进行急性脑卒中病例相关诊疗信息登记，记录溶栓和/或介入手术的病例资料，建立患者随访系统，能够进行数据统计及数据分析。必要时能够直接对接国家卫生健康委员会脑卒中防治专病数据库等，实现信息互通，为全国及区域脑卒中防治的工作规划、资源配置优化及临床质量持续改进等提供数据支持，使质量评估的覆盖范围更为广泛和便捷。

（4）绿色通道运行流程的建立及改进：急性脑卒中患者进入医院后能够迅速接受到科学规范的诊治，除了需要人力保障、制度保障和设备保障以外，还需要突破传统的学科划分和科室壁垒造成的院内延误瓶颈，形成各学科、各部门之间真实有效的融合和合作，建设和优化以患者为中心、组织化、精细化管理的绿色通道运行流程，是为患者提供每周7天、每天24小时畅通无阻的科学规范的院内急救治疗的有效措施。

许多脑卒中救治水平的先进国家，近20年来一直在努力缩短发病至治疗时间。在美国，通过国家脑卒中医疗质量改进Target:Stroke项目，通过完善脑卒中救治网络及优化院内流程，缩短脑卒中DNT。Target:Stroke项目提出十项有助于脑卒中绿色通道建设和急性脑梗死急救效率提高的最佳实践，具体包括：①院前通知急诊医疗服务体系；②立即分诊并通知脑卒中小组；③为整个脑卒中小组提供单线呼叫或寻呼；④使用脑卒中工具包，包括临床决策支持、脑卒中专用命令集、指南、医院专用决策、重要途径、NIHSS量表及其他工具；⑤快速进行脑成像检查并分析；⑥迅速进行实验室检查；⑦重组组织型纤溶酶原激活剂（rt-PA）预混合；⑧在急诊室或影像检查室快速静脉给予rt-PA；⑨建立基于团队的方法；⑩快速向脑卒中小组反馈每一例患者的DNT和其他数据。Target:Stroke十项最佳实践将脑卒中患者DNT由77分钟降低至67分钟，使DNT＜60分钟的患者比例由2009年第四季度的29.6%上升至2013年第三季度的53.3%，使DNT中位数由干预前的74分钟缩短至干预后的59分钟、AIS全因死亡率由9.93%下降至8.25%、36小时症状性颅内出血由5.68%下降至4.68%，显著改善了脑卒中患者的预后。由此可见，流程改进可以显著缩短院内救治时间，提高AIS超早期治疗的急救效率。

1）院内绿色通道流程的目标时间：目前，我国及国际指南均倡导DNT应争取在60分钟内，有条件应尽量缩短DNT。美国心脏协会/美国卒中协会（American Heart Association/American Stroke Association, AHA/ASA）则提出应将超过50%的IVT患者的DNT缩短至60分钟以内。相比改变医院布局、整合多部门人员，改进绿色通道流程环节亦可有效缩短DNT。

我国卒中中心建设指南中提出，卒中绿色通道需能与院前急救系统紧密联动，做到：①急性脑卒中患者到院后10分钟内完成NIHSS评分和初步病情评估；②15分钟内脑卒中急救团队成员到场；③CT检查及阅片在30分钟内完成（即患者到院至CT阅片、出具报告在45分钟内完成）；④患者到院45分钟可见实验室检查报告（血常规、血生化及凝血项目）；⑤能进行IVT，DNT应小于60分钟（表1-2）。

表1-2 急性缺血性脑卒中治疗目标时间

项目	目标时间
筛查、急诊科/神经内科医师接诊、评估、开放静脉、采血	10分钟内
患者到院至开始进行急诊CT检查	25分钟内
患者到院至出具血液标本化验报告	35分钟内
患者到院至CT阅片、出具报告	45分钟内
患者入院至溶栓时间	60分钟内

2）常见院内延误原因：既往多项研究提示绿色通道运行不通畅的因素如下。①脑卒中专业团队人力不足；②溶栓前检验及检查耗时长；③解释病情、获取知情同意耗时长；④IVT药物报销困难等；⑤值得注意的是，医师本身对IVT治疗的保守态度也可能影响溶栓决策和DNT；⑥亚学科间无法实时有效沟通；⑦院内流程的运行及改进缺乏客观准确的数据支撑。

传统的串联式绿色通道流程（图1-2）运行不畅，救治流程中多处出现时间延误，信息沟通渠道欠灵活，各流程环节之间存在信息盲点。

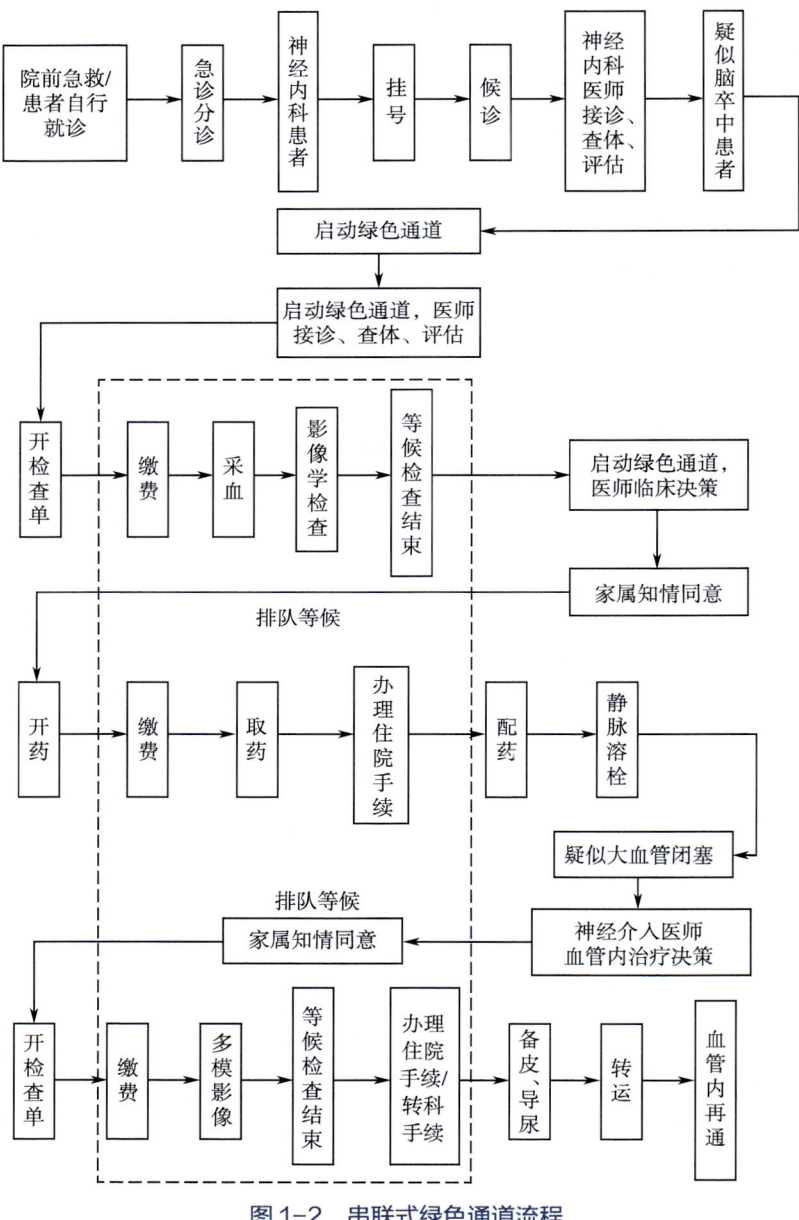

图1-2 串联式绿色通道流程

3）以"并联"替代"串联"式流程改进：脑卒中DNT代表了患者院内救治过程中的时间消耗，而针对其中流程环节的改进工作是近年来发展迅速的脑卒中研究内容。卒中绿色通道流程的建设和优化涉及诸多环节，具体包括分诊、接诊、影像学检查、血液样本检验、相关学科会诊、缴费、住院、转运等就诊环节和急诊/抢救室布局、设备、手术室/导管室布局等。

建议在绿色通道管理委员会的协调下，将绿色通道的运行流程由"串联"调整为"并联"（图1-3）。关键改进环节包括以下几点：①绿色通道启动迅速。患者到院后迅速启动绿色通道并呼叫脑卒中救治小组到位。②绿色通道团队采取多科室并联诊治模式。分诊护士启动绿色通道的同时通知急诊科/神经内科一线医师、溶栓一线医师、必要时通知介入科/神经外科医师，提前做好血管内再通术前准备。③医护联动。神经内科一线/溶栓一线医师评估患者开检查单的同时，脑卒中团队护士/抢救室护士留取血标本、留置套管针、开通静脉通道。④"一站式"检查。疑似大血管闭塞的脑卒中患者，可进行"一站式"头颅CT平扫、CTA及CTP检查，无须反复上、下检查床，或行头颅CT平扫检查后回诊室等候结果，待医师决策后再次返回CT检查室。⑤检验项目优化。开具绿色通道专属检验，避免无特殊必要的血液学检查。⑥脑卒中救治小组医师全程陪同。查体、评估、检查、诊疗"一条龙"，各环节均可"见缝插针"地开展工作，如在CT检查完成后，绿色通道医师及放射科医师直接在CT室完成联合阅片，无须等候报告，即刻现场决策，取得家属知情同意。⑦在知情同意环节，为了尽快让家属了解AIS早期治疗的迫切性，尽快取得家属的知情同意，除医师口头介绍治疗方案外，可采用多种形式（如展板、手册、视频等），陪同检查的医师亦可在检查间隙即刻与家属沟通，让家属快速直观地了解溶栓治疗的必要性和重要性，以尽快取得家属的配合。⑧溶栓治疗地点前移。溶栓地点是影响AIS患者DNT的关键点之一，因此一旦确定为适合行IVT的脑卒中患者，可在办理入院前给予IVT药物，如急诊室/抢救室设置IVT专用药箱，或急诊药房提供备药，在获得家属知情同意后，由脑卒中团队护士第一时间给予IVT药物，或作出溶栓决策后在CT检查床上给予溶栓药物。⑨提前进行血管内再通术前准备。如疑为大血管闭塞拟进行血管内再通的脑卒中患者，急诊室护士可提前进行备皮、导尿等术前准备，启动绿色通道时需提前呼叫介入科/神经外科医师、技师、导管室护士、麻醉师准备，宁可团队等候患者，不可让患者等候团队。此外，即使在未完成IVT的情况下，也可开始转运患者至导管室；⑩明确绿色通道专属标识。对进入绿色通道的患者进行标识（无电子系统的可在检查申请单、检验单上进行盖章标识，电子病历系统可直接标识患者信息），经绿色通道标识后方成为进入绿色通道的急性脑卒中患者，可享有即刻优先处理的权利。如诊疗中发现患者不符合绿色通道标准则需及时退出绿色通道。脑卒中团队工作人员可佩戴绿色通道标识，以便工作顺利开展；在急诊科、检查科室、转运通道上设置绿色通道专属标识，提示绿色通道患者优先，避免不必要的纠纷；醒目的绿色通道标识除了可以指引患者及家属就诊，还可以避免患者及家属因标识不清而产生焦虑。⑪其他因素还包括在药物选择上，应依照指南，在溶栓时间窗内尽早应用rt-PA，如果没有rt-PA或出于医保报销和经济原因，亦可以选择尿激酶溶栓治疗。⑫绿色通道流程的改进需注意简化单个环节。绿色通道改进除了简化整个流程外，还可在技术上更加精细化，简化各科室的诊疗流程，缩短单个环节用时长度，使脑卒中患者的诊疗、检查时间达到最短，使效率和质量达到最优。

由于并联式绿色通道流程改进可实现先救治后挂号、先检查后缴费、先给药后缴费、无须排队、优先就诊、优先化验、优先检查、优先决策、诊治后及时完善医疗文书，因此有望实现大幅度缩短DNT（图1-3）。

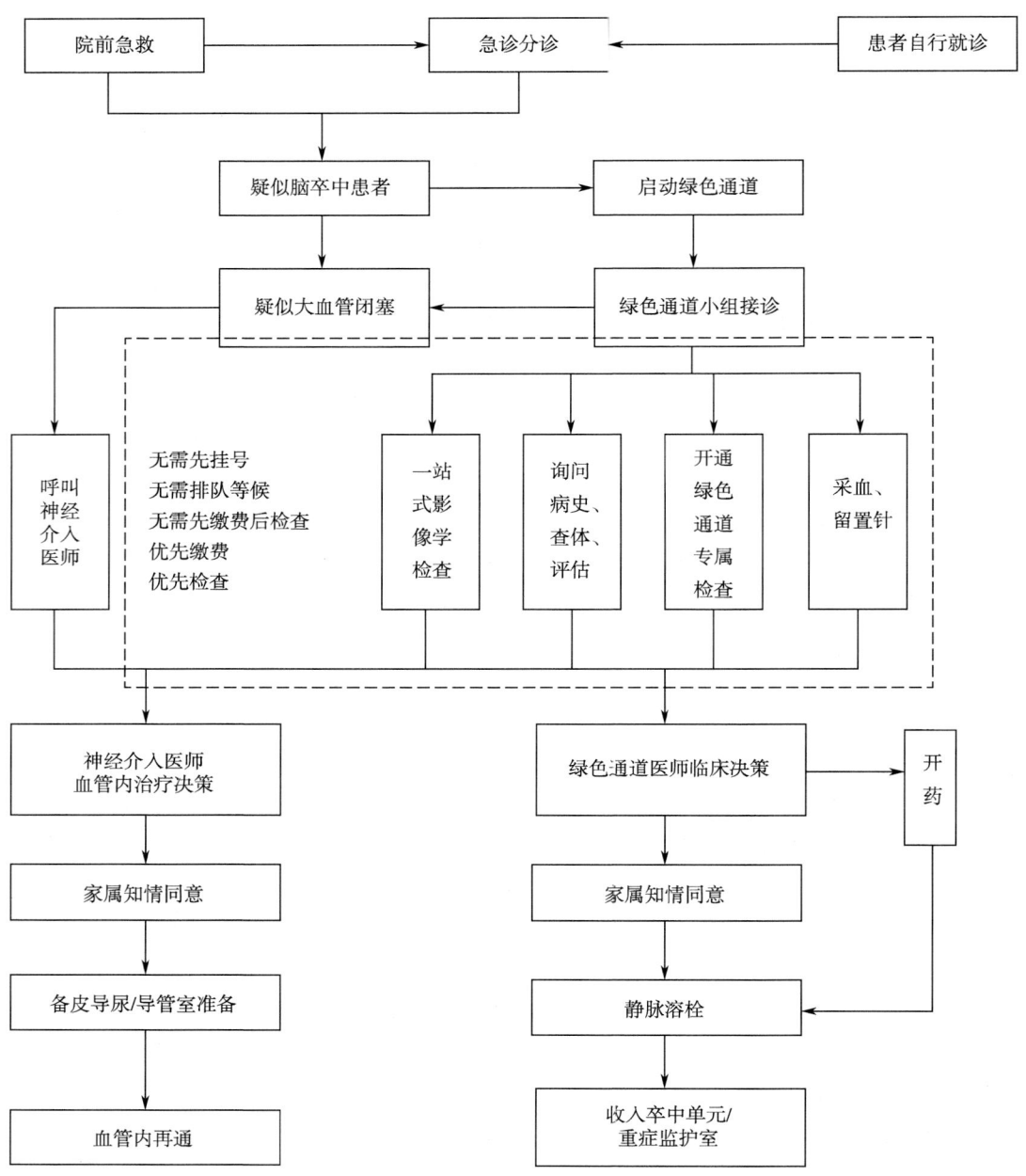

图1-3　并联式绿色通道流程

4）院内绿色通道流程扩展：可协同区域卒中救治网络建立。

A. 院前急救联盟方面：本院与所能辐射到的周边无溶栓能力的医院建立院前急救联盟，通过院前急救工作网络呼叫或设立专属绿色通道的急救电话。此外，疑似脑卒中的患者院前急救即可提前通知脑卒中救治小组成员。

B. 院间转运策略方面：转运策略需遵循就近转运及分级转运的策略，需要介入取栓等桥接治疗的患者，因各种原因在 IVT 结束后不能实施血管内再通的，须在 30 分钟内转至能开展血管内介入手术的医院。可开展桥接治疗的医院，也应对下级医院转诊过来的需桥接治疗的患者开辟绿色通道。

4. 绿色通道质量控制与改进　2003 年，AHA/ASA 启动了 GWTG 项目，该项目是院内连续质量改进系统，主要用于改善心血管和脑卒中的预防效果，其中脑卒中是其监测与改进的重点病种。在过去的 10 年中，该项目的实施使美国脑卒中医疗服务质量得到了显著改进。在这个项目的基础上，进一步向精细化质量改进的方向努力，启动了 Target:Stroke 项目，旨在改善 AIS 患者的 DNT，增加时间窗内及时获得溶栓治疗的患者数量，开展一套包括时间跟踪在内的完整的临床和决策支持工具。Target:Stroke 干预后，平均每个季度 DNT 时间在 ≤ 60 分钟的患者数量的增长率为 6.2%。干预后临床预后也显示出明显改善，包括住院期间全因死亡率降低，且不伴有颅内出血风险增加。

按照卫健委脑卒中临床诊疗规范和医疗质量控制要求，规范院内绿色通道质量控制：①需建立脑卒中绿色通道质量控制中心／委员会，设专人负责。②通过规范化培训等质量改进手段，实现医疗质量评估的最终目的——促进医疗质量持续改进。③如实记录绿色通道相关数据，包括记录绿色通道运行中各环节时间点、患者医疗信息记录等。④定期召开绿色通道质量控制例会，统计绿色通道运行流程中各环节所用时间，对于不符合规定的或出现延误的环节，分析问题，提出改进建议。⑤总结进入绿色通道患者的临床信息，讨论评估、决策、治疗方式等，总结经验教训，持续改进质量。⑥关注数字化建设，推动急性脑卒中数据库的建立。为提高脑卒中相关数据的针对性、有效性，可通过调整数据收集方式，如人工登记改为扫码记录，手写评估量表改为嵌入电子病历。⑦对脑卒中急救过程实现精细化管理（包括哪位患者、哪个医护岗位、在什么地点、做了什么事、结果如何、指南依从性怎么样），可自动提取与手工确认相结合，客观、准确地获取诊疗过程数据，为临床质量控制与改进提供关键依据。有效的数据才可实现有效管理，有效的数据方可实现质量控制、改进。

（二）我国绿色通道建设成就

国家卫生行政部门推动建立全国卒中救治网络体系，给予系统化的制度及政策支持，近年来我国在卒中绿色通道的改进工作方面取得了较大进展。2015 年，中国卒中中心建设工作启动，将院内卒中急诊绿色通道建设作为卒中中心建设的重要内容，明确了院内卒中绿色通道的建设要求，发布统一标志，院内卒中绿色通道的建设已成为高级卒中中心考核的重要指标之一。卒中绿色通道与卒中救治团队的建设工作在许多医院（各级卒中中心医院）广泛开展，《中国卒中中心报告（2019）》中的调研数据显示，2014 年 172 家高级卒中中心院内卒中绿色通道仅有 50% 的建成率，到 2018 年院内卒中绿色通道建成率达 100%。326 家卒中中心 DNT 开始明显缩短，中位数达到 57 分钟，65% 的卒中中心绿色通道指标达到国际标准。近些年来，随着广大民众对脑卒中溶栓治疗知识的了解越来越多、相关部门不遗余力地推广宣传、卫生医疗人员溶栓技能的稳步提高，能够接受溶栓治疗的 AIS 患者数量逐年明显增加，从 2017 年的 1.95 万例增长到 2018 年的 5.19 万例。总体上，虽然中国脑卒中救治现状同美国等发达国家仍存在不小的差距，但基于现有医疗体制和资源条件，我国已经取得了重大成就，2015 年以来 IVT 在临床实践中应用越来越多，中国医师正谨慎地将 IVT 和血管内介入治疗应用于更广泛的符合条件的脑卒中患者中。

综上所述，AIS 绿色通道的建立和不断完善能有效缩短急性脑卒中患者的救治时间，有助于提高静脉溶栓率，为进一步血管内再通提供基础，可以改善脑卒中患者的预后，提高患者的生活质量。

（马青峰）

二、影像学检查流程建设

（一）背景及概述

脑卒中是一种重大的致残和致死性疾病。在 AIS 的急诊救治中，快速、精准的影像学评估可以排除出血性病变，识别责任血管狭窄或闭塞的部位，评估梗死核心灶、缺血性半暗带及侧支循环，为 AIS 患者的临床治疗决策提供依据。因此，建设标准化卒中中心影像单元，制定规范的脑卒中影像学评估流程，在 AIS 的快速救治过程中就显得尤为重要。本部分内容将就卒中中心分级（高级卒中中心、防治卒中中心）、脑卒中治疗时间窗（< 6 小时、6～24 小时）及影像学评估手段（CT、MRI）等方面阐述卒中中心影像学流程的建设。

（二）急性缺血性脑卒中影像学评估技术介绍

1. CT 检查模式及其用途

（1）CT 平扫（noncontrast CT, NCCT）：除外出血和其他非缺血性病变；明确是否有新鲜的梗死灶及其部位、范围。

（2）CT 血管成像（CTA）：显示颈内动脉（internal carotid artery, ICA）、大脑中动脉（middle cerebral artery, MCA）、大脑前动脉（anterior cerebral artery, ACA）、大脑后动脉（posterior cerebral artery, PCA）、基底动脉（basilar artery, BA）和椎动脉（vertebral artery, VA），判断本次缺血性脑卒中相关的责任血管情况，评估侧支循环情况。

（3）CT 灌注成像（CT perfusion, CTP）：显示梗死核心灶和缺血性半暗带，评估血 – 脑脊液屏障的破坏情况，以扩大 6 小时前循环动脉治疗时间窗；用于筛选发病时间不明的脑卒中患者及醒后脑卒中患者，以便其接受血管内再通。

2. MR 检查模式及其用途

（1）MR 平扫：排除颅内出血及其他非缺血性病变，明确有无新鲜梗死灶及其梗死部位、范围。

（2）MR 血管成像（MR angiography, MRA）：采用时间飞跃（time of flight, TOF）技术，显示 ICA 颅内段、MCA、ACA、PCA、BA、VA，判断本次缺血性脑卒中相关的责任血管情况。

（3）磁共振灌注加权成像（magnetic resonance perfusion weighted imaging, MR-PWI）：显示梗死核心灶和缺血性半暗带，扩大 6 小时前循环动脉治疗时间窗；用于筛选发病时间不明的脑卒患者及醒后脑卒中患者，以便其接受血管内再通。

（三）卒中中心影像单元建设标准

1. 高级卒中中心影像单元建设标准 设立在三级甲等综合医院或相关专科医院的高级卒中中心，在急性脑卒中的急诊影像学检查流程中，先诊疗后付费与脑卒中医师陪检制度是绿色通道的基本要求。脑卒中医师在陪检过程中起到安全保障、与影像医师协商并及时制定治疗决策、获得患者家属的知情同意及人员协调等重要作用。

（1）影像单元建设要求

1）卒中中心影像检查区域的规划以方便、快速为第一原则，急诊影像检查区域最好建在急诊区域内，或至少应该尽量靠近急诊区域。

2）高级卒中中心推荐配置 64 排及以上级别的高端 CT，具备实现多时相 CTA 和全脑 CT 灌注成像的扫描能力，后处理平台能够对侧支循环和脑灌注状态进行分析。以 MR 作为影像评估手段之一的高级卒中中心，推荐配置 1.5T 及 1.5T 以上场强的 MR 扫描仪，能够完成液体抑制反转恢复序列（fluid attenuated inversion recovery sequence, FLAIR sequence）、弥散加权成像（diffusion weighted imaging, DWI）、磁敏感加权成像（susceptibility weighted imaging, SWI）、磁共振血管成像（magnetic resonance angiography, MRA）、灌注加权成像（perfusion weighted imaging, PWI）等扫描序列。

3）配置处理脑卒中或影像检查相关并发症的急救药品和器械。

4）配置影像学技术、影像学诊断和护理岗位。

（2）影像单元服务要求

1）能够 24 小时 ×7 天提供 CT 影像检查及诊断服务。保证脑卒中患者优先进行 CT 或 MR 检查。

2）面向 AIS 急诊绿色通道，常规开展 CTA/CTP 或 MRA/PWI 检查。

3）影像诊断医师能熟练完成 CTA/CTP 或 MRA/PWI 的后处理和图像分析。

4）诊断岗位需要与溶栓、取栓医师共同完成图像判断，规范化地完成影像学诊断报告。

5）脑卒中影像诊断质量控制医师应定期参加卒中中心质量控制会议，持续改进影像学检查和诊断流程。

6）脑卒中影像学诊断质量控制医师应积极参与脑卒中患者的临床随访，关注 AIS 患者血管内介入治疗后的影像学评估。

7）高级卒中中心能够通过多种途径，为下级卒中中心提供远程会诊。

8）高级卒中中心影像科需要指导下级卒中中心影像学检查和诊断体系的建立，规范脑卒中患者的诊疗工作。

2. 防治卒中中心卒中中心影像单元建设标准 在二级甲等综合医院或相关专科医院设立防治卒中中心。急性脑卒中患者的急诊影像学检查流程中,先诊疗后付费及脑卒中医师陪检制度是绿色通道的基本要求。脑卒中医师在陪检过程中起到安全保障、与影像医师协商并及时制定治疗决策、获得患者家属的知情同意及人员协调等重要作用。

(1) 影像单元建设要求

1) 医院布局合理,开辟脑卒中影像学检查绿色通道,急诊影像检查区域最好建在急诊区域内,或至少应该尽量靠近急诊区域。

2) 防治卒中中心推荐配置16排及以上级别的CT,具备实现头颈部CTA的扫描能力,后处理平台能够对颅内大血管状态进行分析。以MR作为影像评估手段的防治卒中中心,推荐配置至少1.5T场强的MR扫描仪,能够完成FLAIR、DWI、SWI、MRA等扫描序列。影像学检查为IVT患者及其后续转诊提供支持。

3) 配置处理脑卒中或影像学检查相关并发症的急救药品和器械。

4) 配置影像学技术、影像学诊断和护理岗位。

(2) 影像单元服务要求

1) 能够24小时×7天提供CT影像学检查及诊断服务。脑卒中患者优先进行CT或MR检查。

2) 在急诊诊疗过程中,至少完成CT平扫。推荐开展CTA或MRA,为转诊提供支持。

(四) 卒中中心影像学检查流程及质量控制指标

1. 急性脑卒中影像学检查推荐流程 急性脑卒中影像学检查流程是在卒中救治流程的基础上制定的(图1-4),目的是使影像科医务工作者对急性脑卒中救治进行系统性学习及梳理,帮助其在工作中对扫描技术及诊断进行合理的决策。目前,急性脑卒中救治流程的一些具体环节尚无定论或存在争议。本部分内容推荐的流程以《中国急性缺血性脑卒中指南(2021)》作为参考,结合笔者单位的实际运行情况编写,各单位还需根据相关指南及其更新情况,结合自己所在医院的实际情况进行相应调整。

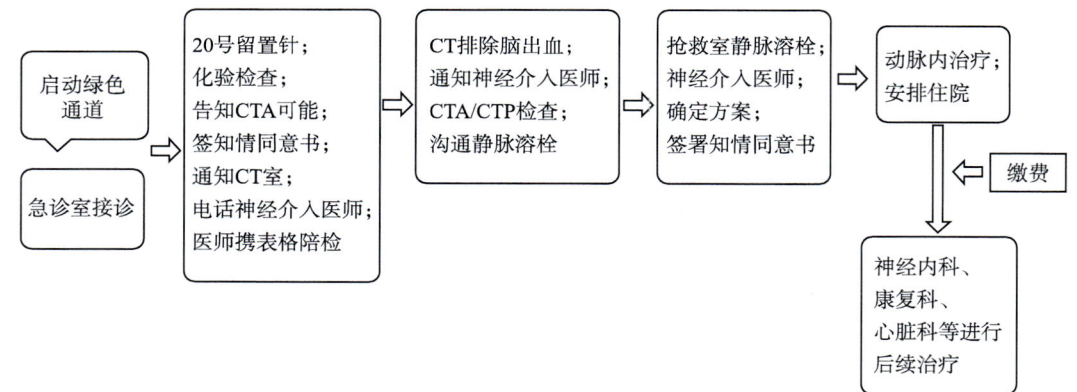

图1-4 卒中中心急性缺血性脑卒中患者卒中救治流程

CTA:CT血管成像;CTP:CTP灌注成像。

2. 卒中中心影像单元相关质量控制指标

（1）检查时间：脑卒中患者（尤其是发病6小时内到达医院的急性缺血性脑卒中患者）到达急诊后至开始做影像学检查的时间。

（2）CT及MRI图像检查成功率：主要是CTA/CTP和MRA/PWI检查的成功率。重点关注图像质量。

（3）影像学诊断报告规范化：推荐按照《中国脑卒中血管影像检查指导规范》内的结构式诊断报告模板完成报告。

3. 急诊影像学技术的规范化应用

针对AIS患者的影像学检查模式主要分为三种：CT模式、MR模式及CT/MR混合模式。三种模式均可准确检出颅内出血、判断责任血管及缺血性半暗带。目前，CT模式可适用于几乎所有患者，有检查时间短、可进行快速一站式检查的特点；MR模式对梗死核心灶（特别是后循环梗死灶）的评估显著优于CT平扫，但扫描时间较CT模式长，对患者的配合度要求更高；混合模式一般为患者在CT平扫快速排除颅内出血后，再进入MR检查流程进行关于AIS的评估。目前对以CT检查为基础或以MR检查为基础的影像学评估选择尚无定论。疑似急性大动脉闭塞缺血性脑卒中患者可选择的影像学检查流程如下（图1-5）。

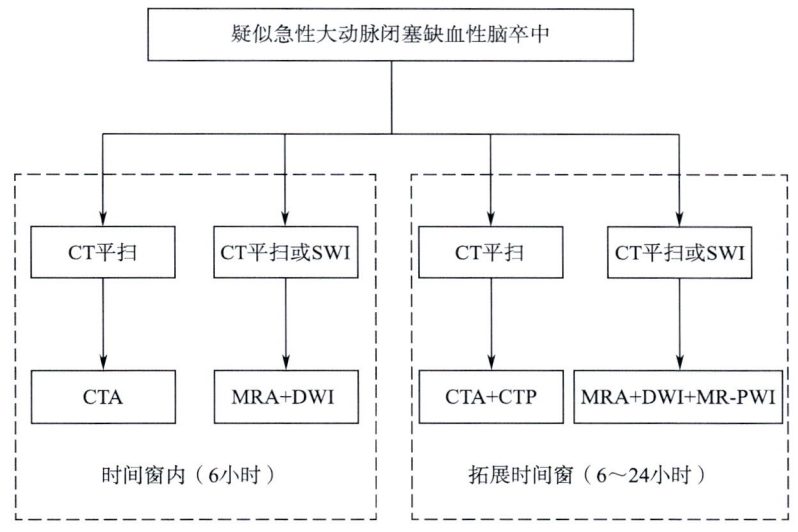

图1-5　疑似急性大动脉闭塞缺血性脑卒中患者可选择的影像学检查流程

SWI：磁敏感加权成像；CTA：CT血管成像；MRA：MR血管成像；DWI：弥散加权成像；CTP：CT灌注成像；MR-PWI：磁共振灌注加权成像。

以下关于影像学评估流程的几点说明。

（1）时间窗内急性缺血性脑血管病影像学检查流程

1）时间窗定义：前循环动脉内治疗时间窗为6小时（发病至股动脉穿刺开始时间）。

2）对于发病6小时内的拟采取动脉内治疗的患者，在已行CTA或MRA检查明确存在大血管闭塞后，不推荐再行灌注成像检查（CTP或MR-PWI）。

3）如防治卒中中心无条件完成 CTA 扫描，强烈推荐在完成头颅 CT 平扫并排除出血或其他非脑卒中病变后，尽快向上一级卒中中心转诊。

4）如有条件，高级卒中中心建议采用多期 CTA 扫描方式，这将有利于对侧支循环进行准确评估，帮助临床判断预后。

（2）超时间窗、不明发病时间的急性缺血性脑血管病影像学检查流程

1）对于前循环大动脉闭塞的 AIS 患者，如果超时间窗（6～24 小时）或发病时间不明，则强烈推荐采用灌注成像（CTP 或 MR-PWI）评估梗死核心灶和缺血性半暗带，帮助筛选适合进行动脉内治疗的患者。

2）考虑到大部分 AIS 责任血管的部位在 ICA 颅底段及颅内血管，为节约检查时间、减少对患者的辐射及对比剂用量，在设备及后处理软件支持的情况下，推荐采用 CTP 数据重建头颅 CTA，其图像质量可以满足急诊对 AIS 的诊断需求。

3）当 CTP 后处理显示为明确的脑组织低灌注改变，但 CTP 重建的头颅 CTA 并未显示颅内大血管异常，则提示责任血管可能为颅外段 ICA，这时建议在 CTP 检查后，再进行一次头颈部 CTA 检查，或者结合临床情况直接进行 DSA 检查。

4）对于具备硬件条件的高级卒中中心，推荐采用一站式 CTA 联合 CTP 的检查方案，缩短多模式 CT 的检查时间。

5）防治卒中中心可仅完成头颈部 CTA 扫描，并在确定有大血管闭塞后，尽快向上一级卒中中心转诊；如无 CTA 扫描条件，至少要完成 CT 平扫并排除颅内出血或其他非脑卒中病变后，再尽快向上一级卒中中心转诊。

在临床实践中，可根据各医院卒中绿色通道的设置情况进行影像学检查模式的选择。由于快速、准确及广泛应用等因素，笔者推荐采用一站式 CT 检查模式作为 AIS 的一线影像学检查手段。笔者所在的江苏省人民医院对于疑似急性大动脉闭塞缺血性脑卒中的一站式影像流程见图 1-6。

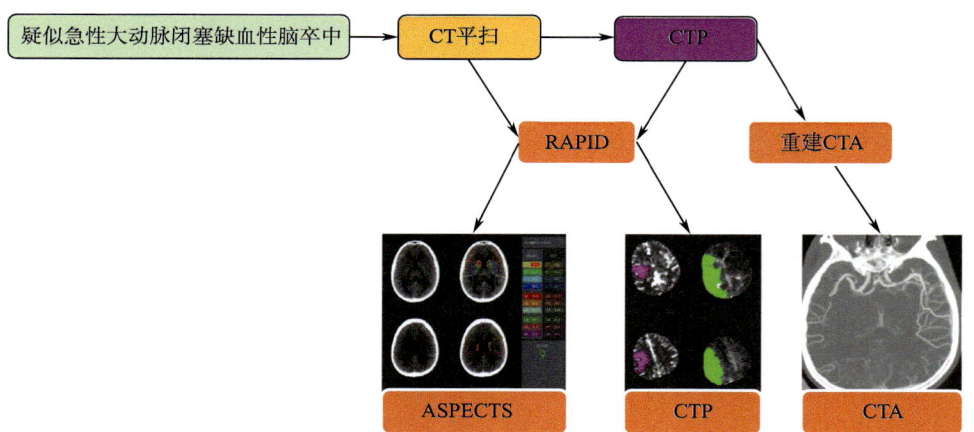

图 1-6　疑似急性大动脉闭塞缺血性脑卒中的一站式影像学检查流程

CTP：CT 灌注成像；RAPID：RAPID 影像软件处理；CTA：CT 血管成像；
ASPECTS：Alberta 卒中项目早期 CT 评分。

三、一站式多模态脑卒中影像救治平台在脑卒中诊疗中的应用

过去传统的诊疗流程是：AIS 患者首先被转运至急救中心接受神经功能检查，将其中可疑为脑卒中的患者运送到影像中心接受影像学检查，再将其转移至急救中心，对于需要接受取栓治疗的患者则再次转移至导管室接受取栓治疗。由于在该流程中患者从入院至接受取栓治疗要经过多次长距离转运，因此导致其入院至穿刺时间过长。

一站式多模态脑卒中影像救治平台将术前影像学检查设备和手术操作设备融为一体，实现在同一个空间内完成术前影像学检查、取栓手术和术后相关检查的功能，这种检查与治疗一体化的组合将大大缩短患者影像学检查至穿刺开始的时间。一站式多模态脑卒中影像救治平台融合了 CT、磁共振及 DSA 设备于一体，在一个空间里将三者结合起来，使用同轨道传送患者在不同设备间转移，同时配备有脑卒中医师、溶栓护士、影像操作技师等，使脑卒中患者可以接受一站式诊疗过程，包括入院后患者神经功能的检查、抽血化验、术前影像学评估、IVT、机械取栓、术后影像学评估等。河南省人民医院在 2019 年 8 月建成了亚太地区首个一站式多模态影像卒中救治平台。对于提前预警的脑卒中患者（如经外院转诊、区域内急救中心转诊的患者）及院内发病患者可绕过急救中心直接将患者转运至一站式多模态脑卒中影像救治平台，在一站式平台内进行相关术前评估及影像学检查，对于适合行机械取栓术的患者进行快速取栓操作。同时，一站式多模态脑卒中影像救治平台配备有先进的影像学评估设备，可以对患者进行充分地影像学评估，特别是对于超时间窗取栓患者进行多模式影像学评估，用于指导患者的取栓治疗。

四、介入手术室建设

（一）背景及概述

介入手术室是 AIS 救治绿色通道中一个非常重要的场所。血管内机械取栓治疗的安全、标准、高效开展，极大程度上依赖于介入手术室的硬件设施、人员配置及管理规程。

（二）介入手术室的一般建设要求

1. **位置** 介入手术室可设在影像学中心、医院外科手术室或独立设计。在 AIS 的救治中，介入手术室应尽量靠近急诊区域，以方便患者转运、缩短救治时间。

2. 如果介入手术室在布局上为独立的单元系统，其内应严格分为三区：即一般工作区、清洁区和无菌区，或称为非限制区、半限制区和限制区。限制区包括机房、无菌物品放置间；半限制区包括控制室、洗手间、导管存放间、敷料器械准备间；非限制区包括更衣室、办公室、候诊室、污物处理间。非限制区应设在入口处，与限制区、半限制区有门隔离。人员不得随意进入限制区和半限制区，以利于介入手术室的无菌及管理。更衣室设在非限制区，男女分设，更衣后可直接进入限制区和半限制区，卫生间设在更衣室内。为保证介入手术室的无菌

要求,应严格限制人员出入。

3. DSA手术间应根据机器运行要求及射线防护标准建设。手术间内放置必备的设备,如血管造影诊断床、手术器械台、壁柜(无菌包)、急救车(放置急救药品、物品)、氧气、吸引器、心电监护、除颤仪、吊式无影灯、吊式铅屏、高压注射器、温湿度计等。

4. 无菌物品库房应设在紧靠机房的限制区内,内置各种介入手术器械。室内装有紫外线灯管,定期消毒。

5. 计算机机房必须保持低温干燥,除维修人员外,限制其他人员入内。

(三) 介入手术室管理规程

1. **手术室协调机制** 介入手术室除可为专科使用,也可为多个科室共享使用,需做不同科室之间的手术协调,以及择期手术与急诊手术之间的协调。AIS属于临床急症,对于救治时间要求极高,各个中心应根据各自手术室配置做好应急预案。当有脑卒中患者进入绿色通道后,急诊手术室应做好接诊准备。如无正在进行的手术,应首先推迟下一台择期手术的开始时间,等待绿色通道患者的检查结果;如果手术室有正在进行的手术,应在手术完成后,快速做好脑卒中手术准备。

2. **患者接送制度** ①接送患者一律用平车,防止其坠床,并有医师及脑卒中护士陪送;②接患者时,严格查对患者信息,检查患者生命体征及术前医嘱的执行情况,病历物品当面交清,严格遵循交接手续;③患者进入手术间后,卧于手术床上,应有专人看护,防止患者烦躁坠床;④治疗后的患者由医师陪同送回病房;到病房后详细交代患者术后注意事项,交清病历和治疗情况,作好管路、用药、皮肤等交接。

3. **人员配置规范化** 除手术医师及助手外,脑卒中介入手术还应配置手术护士、脑卒中护士和放射技师。①手术护士除具备常规介入手术护理知识外,还应熟练掌握神经介入治疗器械的名称、用途、规格,熟练掌握术中常规用药,并能应对术中突发情况和可能出现的并发症;②脑卒中护士应能配合手术护士完成术中护理,做好绿色通道关键指标记录;③放射技师应熟练掌握血管造影机的操作,熟悉紧急故障情况下的处理措施,并协助护士做好手术准备及术中情况的处理;④非工作时间段护士及技师应能在接到急诊手术通知后20分钟内到达手术室。

4. **患者处置流程** ①患者在到达手术室前,手术护士根据手术预案准备手术器械,并在无菌手术台面准备好基本器械;②技师在患者到达手术室前应确认血管造影机运转正常,准备好高压注射器,提前做好病例信息登记工作;③患者到达导管室后,护士应严格进行身份识别,手术安全核查,确保手术安全;④护士连接心电监护、给予患者吸氧;⑤医护应做好患者的心理护理,向患者简单介绍手术目的和手术方式;⑥如患者烦躁,可予以肢体约束;⑦术中护士根据介入手术操作程序,积极、主动配合医师手术,注意观察患者的意识、血压及心电变化,准确记录术中用药及介入手术材料;⑧术后护士要做好患者离开手术室时的交接工作,并告知术后注意事项。

5. **镇静与麻醉** AIS手术可以常规在局部麻醉下完成,也可以在全身麻醉下实施,但是介入手术室应具有实施急诊全身麻醉手术的能力与应急机制,因此需要满足:①介入手术室应配备专用麻醉机；②麻醉科具备实施镇静或急诊麻醉的管理制度；③不能因为等待麻醉延误手术时机。

6. 介入手术室医院感染管理　①介入手术室的设置和布局应科学、合理，其中非限制区、半限制区和限制区应划分明显，有实际隔断措施；②手术操作室的空气可采用紫外线消毒和空气净化装置消毒等方法，每个月进行一次空气培养，其结果应为菌落数 ≤200cfu/m^3；③导管室手术器具及物品必须一人一用一灭菌，使用有效期内标识齐全的无菌手术器械包、敷料包及一次性使用无菌医疗用品；严禁重复使用一次性使用无菌医疗用品。

7. 人员防辐射保护　①介入手术室防护设备应符合国家规定的安全要求，并做到定期检查；从事介入手术室工作的各级人员应接受放射保护的教育，其健康状况应符合从事介入手术室工作所要求的条件；②介入手术室工作人员在操作中应严格遵守操作规程，在安全条件下完成；③由于 AIS 介入手术中可能出现多种紧急情况，如患者烦躁不能配合手术、患者呕吐和心跳呼吸骤停等，因此手术护士及技师可能随时需对患者的紧急情况进行处理，故在手术过程中护士及技师应全程穿着铅防护服，以便在术中对紧急情况进行处理。

（刘　圣　贾振宇　施海彬）

参考文献

[1] ZHOU M, WANG H, ZENG X, et al. Mortality, morbidity, and risk factors in China and its provinces, 1990–2017: a systematic analysis for the Global Burden of Disease Study 2017[J]. Lancet, 2019,394(10204): 1145-1158.

[2] ZHANG T, LIU X, ZHANG S, et al. Stroke in China: advances and challenges in epidemiology, prevention, and management[J]. Lancet Neurol, 2019, 18(4): 394-405.

[3] WANG Y, LIAO X, ZHAO X, et al. Using recombinant tissue plasminogen activator to treat acute ischemic stroke in China: analysis of the results from the Chinese National Stroke Registry (CNSR)[J]. Stroke, 2011, 42(6): 1658-1664.

[4] FONAROW G C, SMITH E E, SAVER J L, et al. Improving door-to-needle times in acute ischemic stroke: the design and rationale for the American Heart Association/American Stroke Association's Target: Stroke initiative[J]. Stroke, 2011,42(10): 2983-2989.

[5] FONAROW G C, ZHAO X, SMITH E E, et al. Door-to-needle times for tissue plasminogen activator administration and clinical outcomes in acute ischemic stroke before and after a quality improvement initiative[J]. JAMA, 2014,311(16): 1632-1640.

[6] 国家卫生健康委脑卒中防治工程委员会. 中国脑血管病影像指导手册[M]. 国家卫生健康委脑卒中防治工程委员会, 2019.

[7] 中华医学会神经病学分会, 中华医学会神经病学分会脑血管病学组. 中国急性缺血性脑卒中诊治指南 2018[J]. 中华神经科杂志, 2018,51(9):666-682.

[8] 急性缺血性脑卒中急诊急救中国专家共识 2018[J]. 中国卒中杂志. 2018, 13(09):956-967.

[9] POWERS W J, RABINSTEIN A A, ACKERSON T, et al. 2018 guidelines for the early management of patients with acute ischemic stroke: A guideline for healthcare professionals from the American Heart Association/American Stroke Association[J]. Stroke, 2018,49(3):e46-e110.

[10] PIEROT L, JAYARAMAN M V, SZIKORA I, et al. Standards of practice in acute ischemic stroke intervention: international recommendations[J]. J Neurointerv Surg, 2018,10(11):1121-1126.

[11] NORBASH A, KLEIN L W, GOLDSTEIN J, et al. The neurointerventional procedure room of the future: predicting likely innovations in design and function[J]. J Neurointerv Surg, 2011,3(3):266-271.

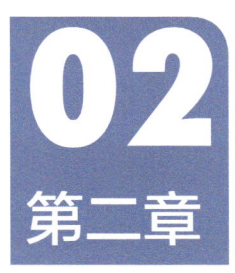

第二章

急性缺血性脑卒中血管内再通适应证

第一节 临床影像学筛选概述

一、大血管闭塞急性缺血性脑卒中血管内再通的基础

AIS治疗的目的是最大限度地挽救缺血性半暗带，核心措施包括改善循环和脑保护两个方面。使闭塞血管及时再通复流是最有效的改善循环措施。由于急性大血管闭塞所导致的缺血性脑卒中，病灶大、症状重，因此保守治疗预后差。虽然IVT是AIS首选的治疗方法，但其受严格的时间窗限制，且对急性大血管闭塞的再通率低。血管内再通（临床通常称取栓）可显著提高急性大血管闭塞的再通率，改善患者的预后，是近年来AIS抢救的焦点和热点。血管内再通是高度个体化的。AIS是一组疾病的总称，其分型按血液循环分布可分为前、后两个循环；按闭塞血管大小可以分为主干、边支、穿支三种模型；按英国牛津郡卒中项目（Oxfordshire community stroke project,OCSP）临床分型可分为完全前循环梗死（total anterior circulation infarct,TACI）、部分前循环梗死（partial anterior circulation infart,PACI）、后循环梗死（posterior circulation infarct,POCI）和腔隙性脑梗死（lacunar infarct,LACI）四个类型；按梗死灶大小可以分为大、中、小及腔隙性脑梗死；按改良TOAST分型可以分为动脉粥样硬化血栓形成（atherosclerosis,AT）、心源性脑栓塞（cardioembolism,CE）、小动脉病变（small-artery disease,SAD）、其他明确的卒中病因（stroke of other determined etiology,SOD）和卒中原因不明（stroke of undetermined etiology,SUD）五大类。发病机制包括诸多因素，如栓塞、原位血栓形成、低灌注和/或血栓清除率下降等。上述分型是AIS血管内再通的病理生理基础，也是及时识别存在急性大血管闭塞的依据。

二、大血管闭塞急性缺血性脑卒中血管内再通需考虑的基本因素

1. **年龄** 18岁以上,这是基于既往临床研究多将入组患者最低年龄限制在18岁的原因,但年龄是相对的,年龄低于18岁者经筛选同样可获益于血管内再通(尤其是心源性栓塞者),对年龄高限没有设定,需结合患者的病因和全身综合状态。

2. **发病时间** 对具有血管内再通适应证的患者应尽早治疗。时间窗概念固然重要,但是脑窗的概念更重要。前循环闭塞发病6小时以内,推荐行血管内再通;前循环闭塞发病6~24小时,多需经多模式影像筛选后推荐行血管内再通;后循环闭塞发病在24小时以内,可行血管内介入治疗。上述前循环再通时间推荐6~24小时是基于DEFUSE 3和DAWN的研究结果。DAWN研究报道,对发病超过24小时的患者经严格筛选后行血管内再通,患者仍可获益。

3. **是否为大血管闭塞** 影像学检查可证实是否存在大血管闭塞。头颅影像排除出血性疾病且临床表现(OCSP临床分型)为TACI、PACI者多为前循环大血管闭塞。其中,TACI常见的闭塞类型为:M1主干闭塞;较粗大的M2闭塞;多个M2血管同时闭塞;颈内动脉颅外段或颅内段闭塞(尤其是前交通没有开放、侧支不足者);颈内动脉串联闭塞者;少数既往MCA慢性闭塞或重度狭窄的患者,若同侧ACA急性闭塞临床表现也可为TACI。PACI常见的闭塞类型为:M2或以远大血管闭塞;M1主干闭塞但侧支循环比较好;ACA主干闭塞;分水岭脑梗死等。大血管闭塞所致POCI常见的闭塞部位为:基底动脉、椎动脉颅内闭塞;基底动脉串联闭塞;椎动脉颅内外串联闭塞等。

4. **临床症状严重程度** 血管内再通通常用于大血管闭塞所致中、重度AIS。多数临床试验和中心选择NIHSS评分在8分以上的患者作为筛选对象。其中,前循环NIHSS评分在30分以上的患者通常不入选。后循环NIHSS评分通常不设严重性上限。

前循环CT ASPECTS需>6分、术前DWI示前循环深部白质的大病灶及体积>72ml以上者无效复流发生率高,但近年来文献报道的结果和高容量中心的再通经验显示,术前大核心病灶患者并不都是再通治疗的禁忌证,如果对具有下列特点的患者进行严格筛选和谨慎操作,这些患者仍有可能获益于再通治疗:年龄较小;发病时间较早;MRI显示的DWI信号混杂而不是均质高亮;基底节区为非缺血受累范围或受累不明显;侧支循环显示比较好等;但此类患者再通治疗后因无效复流率高和有可能症状性出血发生率高,需获得家属绝对的知情同意。

对后循环大血管急性闭塞患者严重性不设上限,是因为这类患者意识障碍后通常评分高,保守治疗的预后极差,而且后循环大血管闭塞患者再通后症状性出血发生率通常明显低于前循环大血管闭塞患者。但需注意的是,后循环大血管闭塞患者脑干指数>4分者要慎重行再通治疗(尤其是术前脑桥和/或中脑有横贯性缺血病灶形成者),以降低或避免再通后无效复流,减少和避免闭锁综合征、植物状态等极端不良预后的发生。

最近,有关低NIHSS评分的急性大血管闭塞患者的血管内再通研究显示,多数患者可获益于再通治疗。但现实工作中,临床中需考虑此类患者再通的利弊,需结合所在中心的血管内再通的安全性谨慎进行再通。对预期有致残性的轻型脑卒中和急性期有波动或进展趋

势的患者，血管内再通干预可能更积极。

5. **是否有禁忌证** 头颅影像需排除存在颅内出血、蛛网膜下腔出血等（CT 应用为多）；若进行动脉溶栓，需排除动脉溶栓禁忌证；无严重心、肝、肾功能不全等。

6. **知情同意** 急诊血管内再通需要获得知情同意书。需要和患者或法定代理人交流好血管内再通的费用、面临的风险和可能的获益，以及围手术期监护和管理的费用及预后（包括无效复流可能）等。

（朱良付）

第二节 急性缺血性脑卒中血管内再通前影像学评估

AIS 血管内再通的术前影像学评估至关重要，建立合适的影像学评估方案有助于筛选可以从血管内再通中获益的患者。近年来，五项大型的血管内再通随机对照研究最终证实，支架取栓治疗可以改善发病早期前循环大血管闭塞导致的 AIS 患者的预后。研究之所以能够取得阳性结果，除了选用了新一代取栓装置外，还离不开术前对患者进行的严格的影像学筛选。随后发表的 DAWN 和 DEFUSE 3 研究结合多模式影像学筛选下将取栓时间窗延长至 16～24 小时。术前影像学评估一般包括对脑血管及脑组织的评估，血管影像学评估包括大血管病变情况及侧支循环等方面；脑组织评估主要包括对梗死核心灶和缺血性半暗带的评估；此外，血栓或血栓负荷量、形态、通透性、质地、病理构成也可以通过影像学检查进行术前评估，以此筛选通过血管内再通可能获得良好预后的患者。

一、脑血管影像学评估

早期识别由大血管闭塞引起的 AIS 患者对血管内再通尤为必要，一旦明确存在大血管闭塞，应进一步评估可挽救的脑组织的范围，以便对患者进行血管内再通评估。缺血的脑组织在闭塞动脉再通前依赖侧支循环而生存，因此，侧支循环的好坏在一定程度上反映了可挽救脑组织的多少。侧支循环在不同个体之间具有明显的差异，并且能够显著影响梗死进展的速度。急性缺血性脑卒中术前血管影像学检查对于大血管闭塞和侧支循环的评估对识别大血管闭塞患者及预测患者预后至关重要。

（一）大血管闭塞评估

近期发表的血管内治疗 RCT 试验都使用了无创血管影像学检查手段对患者进行术前评估。及时识别大血管闭塞，可以使这类患者尽快接受血管内再通挽救缺血的脑组织，减少时间延误。通常认为的大血管是包括颅外段及颅内段在内的颈内动脉（internal carotid artery, ICA）、椎动脉（vertebral artery, VA）V1～V4 段、基底动脉（basilar artery, BA）、大脑后动脉（posterior cerebral artery，PCA）P1 段、大脑前动脉（anterior cerebral artery，ACA）A1 段及大脑中动脉（middle cerebral artery，MCA）M1、M2 等。目前研究已经证实，前循环（包括颈内动脉颅内段、大脑中动脉近端）闭塞的患者，可以从血管内再通中获益。对于颈内动脉颅外段、大脑中动脉 M2、大脑前动脉及基底动脉闭塞的血管内再通，证据尚不充分。基于 5 大研究荟萃分析的 HERMES（highly effective reperfusion evaluated in multiple endovascular stroke，HERMES）研究汇总了 1 287 例前循环闭塞行急诊血管内再通的 AIS 患者（颅内段 ICA 闭塞 274 例，MCA M1 闭塞 887 例，M2 闭塞 94 例），其中 46% 的患者 90 天功能预后良好（mRS 0～2 分）；亚组分析结果表明机械取栓能够使 ICA、MCA M1 闭塞的患者获益；而对于 MCA M2，机械取栓和内科治疗预后无显著差异。一项针对 MCA M2EVT 的荟萃分析纳入 8 项临床研究，630 例 AIS 患者接受了包括机械取栓或血栓抽吸在内的血管内治疗，成功再通率（mTICI 分级 2b 级或 3 级）均为 78%，3 个月 mRS 0～1 分的比例为 40%、mRS 0～2 分的比例为 62%；死亡率为 11%，术后颅内出血的发生率为 14%，但目前缺乏相关 RCT 研究。2009 年的一项前瞻性注册登记研究结果未能显示出血管内治疗的有效性及安全性，68% 的患者预后不良。2016 年，GORY 等人发表的一项系统综述共纳入 16 项研究 334 例患者，均为在发病 4.5 小时内接受 IVT 的基础上行血管内再通的急性后循环 AIS 患者，血管内再通率（mTICI ≥ 2b 级或 3 级）为 81%，90 天良好功能预后（mRS 0～2 分）率为 42%，病死率为 30%，症状性颅内出血率为 4%。2019 年，我国学者发表了关于后循环取栓的 RCT 研究（BEST 研究），该研究旨在探讨机械取栓治疗对基底动脉急性闭塞患者的疗效，可以在发病 8 小时内完成，将符合试验标准的患者随机分配到机械取栓 + 标准药物治疗组或标准药物治疗组（对照组），结果显示两组患者良好预后比例没有差异。研究结果可能受到分组依从性低和提前终止试验、样本量不足的影响。同样，关于 6 小时时间窗内基底动脉闭塞的基底动脉国际合作研究（BASICS），IVT 联合血管内再通的随机对照试验的结果显示，血管内介入和药物治疗在患者的良好功能结局方面没有显著差异。但 BASILAR（acute basilar artery occlusion study）的研究纳入了来自中国 15 个省 47 家卒中中心接受取栓治疗的患者。取栓组术后 90 天获得良好预后（mRS 0～3 分）的比例较对照组更高（32.0% vs. 9.3%；$P < 0.001$；$aOR = 4.70$；95% 可信区间为 2.53～8.75；$P < 0.001$），死亡率较对照组更低（46.2% vs. 71.4%；$P < 0.001$；$aOR = 2.93$；95% 可信区间为 1.95～4.40；$P < 0.001$）。取栓组血管内再通率为 80.7%。该研究反映了真实世界中基底动脉闭塞患者接受取栓治疗的实际情况，也为取栓治疗应用于基底动脉闭塞患者的治疗进一步增添了证据。对于发病在 6～24 小时之间的急性基底动脉闭塞患者，取栓组患者 90 天时达到良好功能预后（mRS 0～3 分）的比例高于对照组（药物治疗组），取栓治疗能显著改善患者临床结局。BAOCHE 研究结果为后循环大血管闭塞的血管内取栓治疗提供了新的高级别循证医学证据。

大血管闭塞最常用的无创检查包括 CTA 和 MRA，有创检查包括 DSA 等。在 CT 或者磁共振平扫成像时，某些征象也可以间接地反映大血管闭塞。在 NCCT 上，可见血管走行区域内密度升高（77～89 Hu），即所谓的动脉高密度征，介于正常血管（35～60 Hu）与钙化斑之间（114～321 Hu），是动脉阻塞的早期征象，通过 NCCT 发现的动脉高密度征是提示大血管闭塞的影像学评估方法之一。磁敏感加权成像（susceptibility weighted imaging，SWI）上的磁敏感血管征（susceptibility vessel sign, SVS）也是评估血管闭塞的征象之一。

1. **CT 血管成像** CTA 能够快速无创地评估颅内外血管形态，明确是否存在大血管狭窄或闭塞。CTA 评估颅内大动脉狭窄或闭塞的特异度很高，在部分研究中其敏感度甚至超过数字减影血管造影（digital subtraction angiography,DSA）。CTA 识别颅内动脉闭塞的灵敏度为 92%～100%，特异度为 82%～100%。CTA 除了能够快速明确血管闭塞的位置外，还能够确定是否合并血管狭窄、钙化斑块，以及弓上血管的入路路径是否迂曲，为血管内再通选择适合的材料和技术方案提供参考依据。

2. **磁共振血管成像** MRA 是常用的磁共振血管检查技术，常用的方法包括时间飞跃法（time of flight,TOF）、相位对比法（phase contrast,PC）和对比增强 MRA（contrast enhancement MRA,CEMRA）。超早期 AIS 患者采用三维时间飞跃法（three dimensions time of flight, 3D-TOF），不需要对比剂即可清晰地显示颅内大血管及分支。与 DSA 及 CTA 相比，MRA 无创、简便且更为安全，还可避免肾毒性造影剂和电离辐射。MRA 能够显示大脑动脉环及其邻近的颈动脉和各主要分支，可显示 AIS 的责任血管，评测血管有无狭窄、闭塞及病变的程度。但是，MRA 容易将次全闭塞诊断成完全闭塞，容易过度评估血管狭窄的程度。此外，因为检查设备的限制，幽闭恐惧、心律失常、体内有金属物置入（除颤器、关节置换等）的患者无法行 MRA 检查。

3. **数字剪影血管造影** 全脑 DSA 能够清晰直观地判断闭塞血管及侧支循环的情况，指导血管内再通的操作。但其为有创检查，有一定的风险和禁忌证，不作为大血管闭塞的常规评估操作。当客观条件受限，无法快速有效地实施无创血管影像学检查，而进行 DSA 检查较为迅速时，可在行 NCCT 排除颅内出血后，直接进行 DSA 检查判断大血管情况，研究显示 NIHSS 评分≥8 分时则高度怀疑大血管闭塞。转运到院的患者有 CT 及无创血管影像，符合血管内再通标准及时间窗预行血管内再通时，可直接送往导管室行血管影像学评估及治疗。

（二）侧支循环评估

脑侧支循环是指当大脑的供血动脉严重狭窄或闭塞时，血流通过其他血管（侧支或新形成的血管吻合）到达缺血区，从而使缺血组织得到不同程度的灌注代偿。按照不同的血流代偿途径，脑侧支循环可以分为三级：一级侧支循环是指通过大脑动脉环的血流代偿；二级侧支循环是指通过眼动脉、软脑膜吻合支及其他相对较小的吻合支之间的血流代偿；三级侧支循环属于新生血管，通常在缺血一定时间后才会形成，因此三级侧支循环在急性缺血性脑卒中机械取栓中难以发挥有效作用。急性缺血性脑卒中早期主要依赖一级和二级侧支循环。缺血的脑组织在闭塞的动脉再通前依赖侧支循环而生存，因此侧支循环的好坏在一定程度上反映了可挽救脑组织的多少，并且能够显著影响梗死的进展速度。研究显示，侧支循环的状态能够决定急性脑卒中患者能否从再通治疗中获益，良好的侧支循环更容易从血管内再通中获益，而侧支循环较差的患者则预示着预后不良及较高的术后出血转化风险。在 MR CLEAN 研究结果中显示基于术前 CTA 的侧支循环较好的患者从血管内再通中获益最大；侧支循环差（0、1 级）的患者获益最少，甚至不获益。AIS 患者临床常用的侧支循环评估方法包括：基于经颅多普勒超声、CT 的多模式影像学评估，如传统 CTA（单时相）、多时相 CTA/动态 CTA；基于 MRA 和 DSA 的血管评估方法。

1. **经颅多普勒超声** 经颅多普勒超声（transcranial Doppler,TCD）能够直接测量血流速度、观察侧支情况及血管舒缩反应；主要反映前、后交通动脉，眼动脉及软脑膜动脉的侧支血流情况。其中判断是否存在前交通动脉的灵敏度为 95%，特异度为 100%；在评估基底动脉的侧支循环时灵敏度为 87%，特异度为 95%。TCD 成像的质量受多种因素影响，如操作技术、骨窗厚度等，对侧支循环的评估作用十分有限，但作为一项简便易行、费用低廉、可重复操作、能够提供脑血流信息的无创性检查方法，仍可用于缺血性脑卒中患者侧支循环代偿能力的初步筛查手段。

2. **基于计算机断层扫描的多模式影像学评估** 传统（单时相）CTA 已被广泛应用于评估缺血性脑卒中的侧支循环。比较常用的是源图像和最大密度投影（maximum intensity projection,MIP）图像，应用单时相 CTA 评估侧支循环的量化方法计评分系统很多，为了能够更加客观和详细地进行侧支循环评估，其中分区软膜（regional leptomeningeal, rLMC）评分系统参照 ASPECT 分区方法，将 MCA 供血区分为 M1～M6 共 6 个区域，加上 ACA 供血区和基底节区共 8 个区域，每个区域的软膜支与对侧同一区域进行比较，评分 0～2 分（0：无；1：少于；2：等于或多于）；侧裂区的软膜支则根据与对侧对比的结果，评分 0 分、2 分或 4 分。所有区域最高合计 20 分。与以往的简易评分系统相比，该评分系统具有更好的评估者间一致性，对临床预后的预测能力也更强。

单时相 CTA 仅能提供某一时间点的血管充盈状态，而多时相 CTA 能够更好地动态评估侧支循环状态。多时相 CTA 对 AIS 的侧支循环评估与脑血管造影的一致性好，能提供侧支血流的动态信息。通过比较各个时间点的软膜支充盈情况，可以分别找到两侧半球的最佳充盈时间点，从而准确评估血管的充盈程度。多时相 CTA 具有更高的可信度，在临床治疗决策制定及临床预后评判中具有一定的优势，逐渐成为脑卒中再灌注治疗前侧支循环评估的重要方法。利用多时相 CTA 评估侧支循环的量化方法为 6 分制评分系统，具体评分标准如下。

0 分：与对侧半球相比，缺血区域任何时相均无可见血管。

1 分：与对侧半球相比，缺血区域任何一个时相有血管可见。

2 分：与对侧半球相比，软膜支血管的充盈有 2 个时相的延迟且充盈血管数减少，或有 1 个时相的延迟且部分区域无血管充盈。

3 分：与对侧半球相比，软膜支血管的充盈有 2 个时相的延迟，或有 1 个时相的延迟，但充盈血管数显著减少。

4 分：与对侧半球相比，软膜支血管的充盈程度正常，有 1 个时相的延迟。

5 分：与对侧半球相比，软膜支血管的充盈程度正常，没有延迟。

3. **基于磁共振成像的血管评估** MRA 是探测大脑动脉环解剖结构灵敏度较高的技术。在 MRA 原始图像上，可显示的最小血管直径为 1 mm，而 MIP 方法较原始图像特异度更高。研究显示，MRA 评估前交通动脉的灵敏度为 89.2%，评估后交通动脉的灵敏度为 81.3%。然而，MRA 无法清晰显示远端软膜支，对二级以上侧支循环难以评估，且目前缺少基于 MRA 的侧支循环评估量化标准。

4. **基于数字减影血管造影的全脑血管造影** 侧支循环评估的金标准是基于 DSA 的全

脑血管造影,该检查方法既能显示血管形态,又能反映血流动力学,既有时间分辨率,又有极高的空间分辨率。目前,国际上大多数的临床研究均采用美国介入和治疗性神经放射学学会/美国介入放射学会(American Society of Interventional and Therapeutic Neuroradiology/Society of Interventional Radiology, ASITN/SIR)制定的血流分级方法对侧支循环进行分级:0～1级代表侧支循环较差;2级为侧支循环中等;3～4级为侧支循环较好(图2-1)。

0级:没有侧支血流到达缺血区域。
1级:缓慢的侧支血流到达缺血周边区域,伴持续的灌注缺损。
2级:快速的侧支血流到达缺血周边区域,伴持续的灌注缺损,仅有部分到达缺血区域。
3级:静脉晚期可见缓慢但是完全的血流到达缺血区域。
4级:通过逆行灌注,血流快速而完全地灌注到整个缺血区域。

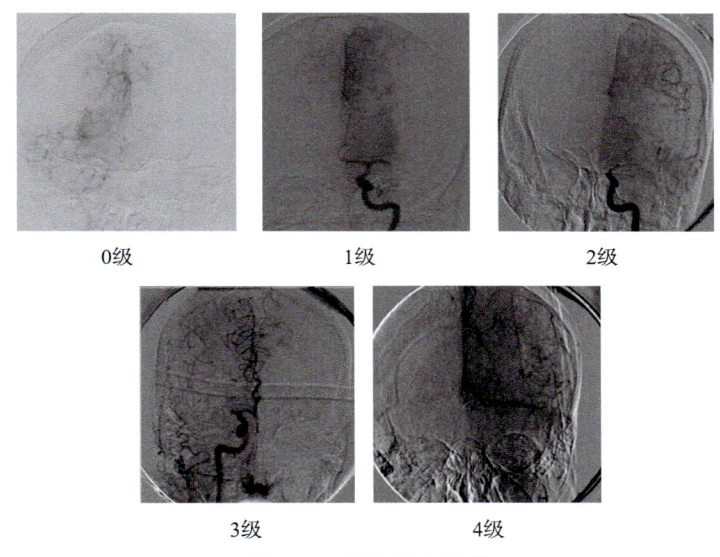

图 2-1 侧支循环分级

二、脑组织学评估

影像学技术对脑组织学的评估主要包括两个部分:梗死核心灶的评估和缺血性半暗带的评估。对于筛选血管内介入治疗的适应证,首要利用梗死核心灶的范围来评估血管内介入治疗的风险,其次通过缺血性半暗带的范围来预测患者的获益。尤其是对于发病时间较长的患者,相对梗死核心灶小、缺血性半暗带大者更可能从血管内再通中获益且出血风险更小。

(一)梗死核心灶

梗死核心灶即发生了不可逆性损伤的脑组织,指的是与正常脑组织相比,即便脑组织恢复血流再灌注,依然无法得到挽救的脑组织。梗死核心灶的大小与患者的临床预后密切相关。评估梗死核心灶体积的方法有:CT平扫、MRI-DWI和脑血流灌注成像等。梗死核心灶通常有以下评估方法和参数:① NCCT显示低密度区域;② DWI早期显影区域;③相比对侧半球 CBF ＜ 30%；④ CBV 参数图显示明显低 CBV 区域（CBV ＜ 2.0ml/100g）等。研究显示梗死核心灶越小，患者预后良好的可能性就越大。准确评估梗死核心灶有助于筛选出适合血管内再通的脑卒中患者。

严重缺血组织在 NCCT 上表现为低密度，这是由于离子性水肿引起的含水量增加，这些低密度区被称为核心灶。评估梗死核心灶的影像学指标主要为 Alberta 脑卒中项目早期 CT 评分（acute stroke prognosis early ct score，ASPECTS）。ASPECTS 是一种简单而系统的方法，它是基于 NCCT 评估 MCA 区域早期缺血改变。将 MCA 供血区的各主要功能区分别赋分 [（4 个皮层下区：尾状核（C）、豆状核（L）、内囊（IC）、岛叶（I）；6 个皮层区（M1 ～ M6）]（图 2-2），共计 10 分，每累及一个区域减去 1 分，即正常脑 CT 为 10 分，MCA 供血区广泛梗死则为 0 分。在此基础上，建立了评估后循环 AIS 预后的早期 CT 评分（PC-ASPECTS），用于评估后循环梗死患者早期梗死情况。PC-ASPECTS 总分也是 10 分：双侧丘脑和小脑各 1 分，双侧大脑后动脉供血区各 1 分，中脑和脑桥各 2 分（图 2-3）。基于 NCCT-ASPECT 是一种半定量评估梗死核心灶的方法，以区分活组织和梗死核心组织。但 CT 密度值受到血管性水肿、部分容积均值和缺血持续时间的影响，同时也容易受到评估者评估差异的影响。

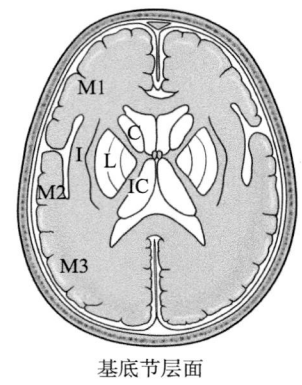
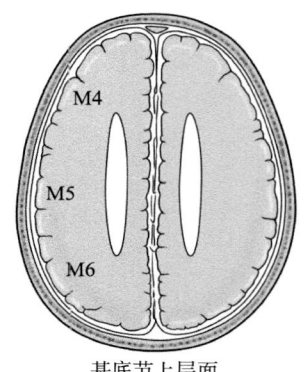

基底节层面　　　　　　基底节上层面

图 2-2　前循环 ASPECTS

C：尾状核；L：豆状核；IC：内囊；I：岛叶；M1 ～ M6 分别代表 6 个皮层区。

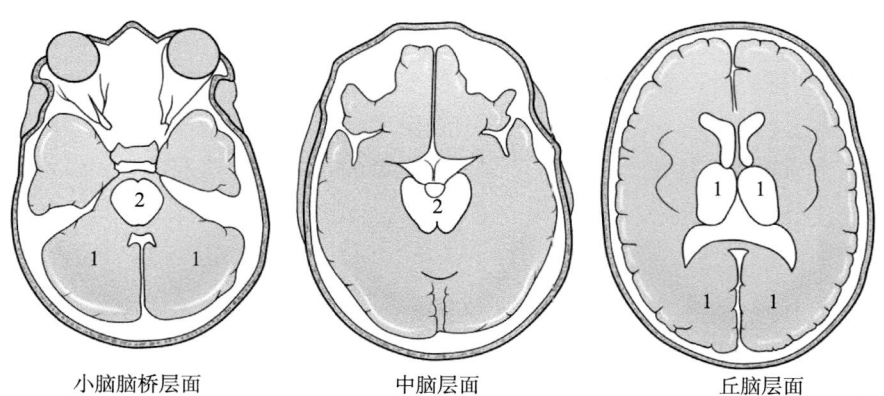

小脑脑桥层面　　　中脑层面　　　丘脑层面

图 2-3　后循环 PC-ASPECTS

图中数字代表该区域 CT 评分分值。

DWI可反映细胞毒性水肿，发生在CBF为0～30ml/（100g·min）的细胞中，表现为DWI高信号。在缺血发作后几分钟内，DWI显示出高信号影、表观弥散系数（apparent diffusion coeffecient，ADC）呈低信号，提示水分子扩散受限，其变化比NCCT信号变化更明显，有以上表现的区域通常被认为是梗死核心灶。在一些软件（如RAPID）的支持下可以测算梗死核心灶的体积（ADC≤620μm²/s定义为梗死核心灶），比基于ASPECT的测算更加精准。一般认为，DWI异常表示不可逆转的损伤，但也有研究表明，一部分DWI异常能恢复正常，这可能取决于进行再灌注治疗的时间。

灌注成像的常用影像学参数包括：脑血流量（cerebral blood flow，CBF）、脑血容量（cerebral blood volume，CBV）、平均通过时间（mean transit time，MTT）和达峰时间（time to peak，TTP）。灌注成像测量的是脑血流灌注状态，通过CBV或相对CBF阈值来识别严重缺血区，从而进行对梗死核心灶的评估。脑血流量是一项反映脑组织缺血的较为准确的指标，研究显示当脑血流量低于10ml/（100g·min）时，缺血组织的细胞将发生不可逆的坏死，临床研究上通常将rCBF≤30%的区域定为梗死核心灶。也有研究显示T_{max}＞10s的图像面积与脑卒中患者转归不良高度相关，可能提示为梗死核心灶（图2-4）。

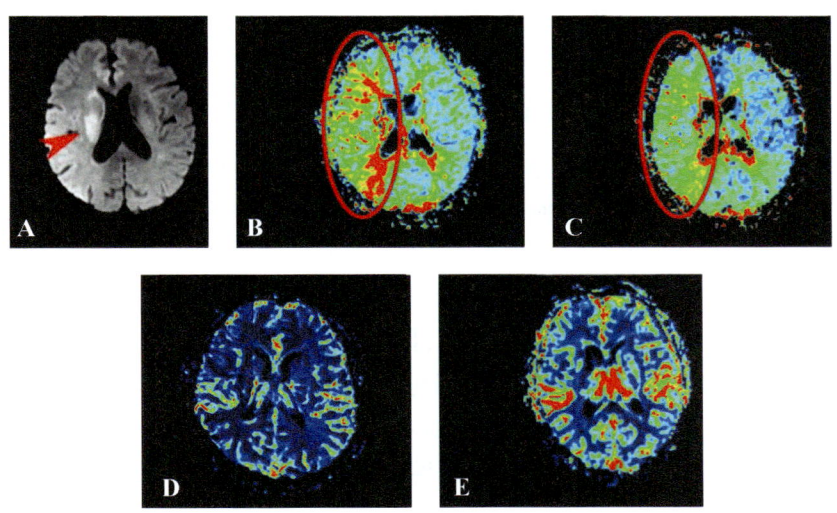

图2-4 急性缺血性脑卒中灌注成像的常用影像学参数

患者男性，74岁，为发病4小时的急性缺血性脑卒中患者。

A. DWI图像提示右侧侧脑室旁急性梗死（箭头）；B. 右侧大脑半球平均通过时间延迟（圆圈显示）；

C. 提示平均达峰时间延迟（圆圈显示）；D. 示脑血流量未见显著异常；E. 脑血容量未见显著异常。

在2015年发表的5项主要研究中，除了MR CLEAN研究之外，其他4项研究大部分对患者梗死核心灶的纳入标准具有严格限制：SWIFT-PRIME研究将发病6小时内ASPECTS≤5分作为排除标准；ESCAPE研究也除外了发病12小时内ASPECTS≤5分的患者；REVASCAT研究的排除标准是基于两种不同影像学评估方法的ASPECT评分标准，即CT-ASPECTS＜7分或DWI-ASPECTS＜6分。基于5项主要研究的所有入组患者术前影像学评估的荟萃分析显示ASPECTS＞5分的患者行机械取栓能够显著获益，而

ASPECTS ＜ 6 分是血管内再通后症状性颅内出血的危险因素，且不良预后增加。DAWN 和 DEFUSE 3 等超时间窗的血管内再通研究均对梗死核心灶有着严格的入组标准（DAWN：结合年龄与 NIHSS 评分，采取梗死核心灶 ≤ 50ml，≤ 30ml 或 ≤ 20ml 的入选标准；DEFUSE 3 研究要求梗死核心灶 ＜ 70ml 并有适合的缺血错配区域）。目前的临床指南对于梗死核心灶 ≤ 70ml 或者 ASPECTS ≥ 6 分的患者推荐进行血管内再通。大面积脑梗死通常认为是梗死核心灶的体积超过 70 ml，或者 ASPECTS ≤ 5 分的患者。这类患者能否从血管内再通中获益目前尚无明显定论，是近来争论的热点。MR CLEAN 亚组分析发现，梗死核心灶体积超过 70 ml 的患者，血管内再通组的死亡率（39%）高于内科治疗组（33%）。相关研究显示，对于经 MRI-DWI 筛选的小面积梗死核心灶患者可以从血管内再通中获益。对于大面积梗死核心灶患者是否行血管内再通，目前尚无明确证据，有一系列关于前循环大面积梗死核心灶的随机对照研究对这个领域进行探究（详见本章第三节）。

目前，梗死核心灶的概念没有一个统一的标准，由于成像是一个单一时间点的测量，只能为我们提供图像采集当时的组织缺血评估，而梗死体积是一个动态变化的过程，因此无法精准评估组织、细胞和神经元通路的完整性及是否受到不可逆的损害。有研究使用"生存能力不确定的严重缺血组织（severely ischemic tissue with uncertain viability, SIT-uv）"这一概念来代替梗死核心灶。

（二）缺血性半暗带与不匹配区

缺血性半暗带为梗死核心灶周围由于脑血流灌注不足而导致神经功能受损的脑组织，但其细胞电活动仍可维持正常，脑梗死缺血区从外向内依次包括：良性缺血区，即可自行恢复功能的区域；缺血性半暗带，即除非经过积极有效的治疗，否则将进展为不可逆损伤的区域；梗死核心灶。其中缺血性半暗带是再灌注治疗的目标区域。若得不到及时的再灌注治疗，缺血性半暗带则发展为不可逆梗死灶。目前血管内再通的疗效不仅取决于时间窗，还需要依靠多模式影像学评估。缺血性半暗带随着时间的动态变化，进展为梗死核心灶的速度取决于责任血管侧支循环代偿的程度、缺血持续时间、细胞的功能和代谢状态等，因此快速有效地识别是否存在缺血性半暗带及缺血性半暗带的大小对于患者的筛选至关重要。正电子发射体层成像（positron emission tomography, PET）是通过使用放射性核素标记葡萄糖或蛋白质等物质，观察标记物质在人体中的代谢情况，进而反映人体组织细胞的能量代谢。PET 不但能反映细胞能量代谢，而且可对测量结果进行定量分析。被认为是测量缺血性半暗带的金标准。一般将局部脑血流量（regional cerebral blood flow, rCBF）＜ 12ml/（100g·min）的缺血区域作为不可逆损伤（梗死核心灶）的阈值，而 12 ～ 22ml/（100g·min）的缺血区域则视为有恢复可能的缺血性半暗带组织。虽然 PET 较为精准，但其普及程度较低，检查费用高昂，而且检查时间较长，不适合用于急诊评估缺血性半暗带及其变化，因此现在临床很少使用 PET 评估缺血性半暗带。由于缺血性半暗带是不断变化的，因此没有统一的判断标准，目前难以通过影像学准确鉴别，临床上通常以多模式影像学来大致评估缺血性半暗带的大小。利用 CT 灌注成像（CT perfusion, CTP）和磁共振灌注加权成像（magnetic resonance perfusion weighted imaging, MR-PWI）的影像，原始数据图像经过后处理得到 CBF、CBV、MTT、TTP 等参数指标，基于 CT 或磁共振灌注加权成像,联合使用 RAPID、eStroke 等软件,形成了便于临床应用的缺血性半暗带快速评估方法,如通过参数间的不匹配模式来判断缺血性半暗带的大小。

常用的不匹配模式包括:DWI-PWI、CBF-MTT、MTT-CTA 原始图像等。其中,灌注-扩散不匹配(perfusion-diffusion mismatch,PDM)是临床上使用较多的筛选急性缺血性脑卒中患者的模式之一,该模式用 DWI 翻转序列 ADC 来定义梗死核心灶、将 $T_{max} \geqslant 6s$ 作为缺血灌注区,通过两者的不匹配来确定缺血性半暗带的大小及范围,该模式通常可以对缺血范围、程度及类型做出评估,在很多研究中被广泛使用。在使用 CTP 进行多模式影像学评估时,通常将 MTT ≥ 6s 作为缺血灌注区、将 rCBF ≤ 30% 作为梗死核心灶,以两者不匹配作为缺血性半暗带的评估方法。这两种方法在临床上也被广泛使用,作为筛选急性缺血性脑卒中的术前筛选方式,特别是对于超常规时间窗行血管内再通的患者。在 EXTEND-IA 试验中,通过 RAPID 软件,使用 CT 灌注选择错配率＞ 1.2、绝对错配体积＞ 10ml,以及梗死核心灶体积＜ 70ml 的患者。DEFUSE 3 试验结果显示早期 DWI 与最终梗死体积具有高度相关性,部分在 PDM 指导下的扩大时间窗(6 ～ 16 小时)的急性脑卒中患者行再灌注治疗依然取得了良好的效果。缺血性半暗带在一定程度上反映了侧支循环状况,而 CTA 早期原始图像则在一定程度上反映了梗死核心灶的状况,利用 CTP-CTA 的不匹配来评估患者缺血性半暗带的存在和大小,同时利用 CTA 判断闭塞类型及侧支循环状况,可以更全面地评估患者病情,便于指导治疗。对于超时间窗的患者,目前临床指南推荐使用多模式影像学灌注成像对患者脑组织进行评估,以筛选出可能从血管内再通中获益的患者。

动脉自旋标记(arterial spin labeling,ASL)利用动脉血内水分子作为内在自由弥散标记物,对感兴趣区灌注后进行成像,获得脑血流量(CBF)图像,很好地解决了注射对比剂的 PWI 的受限性。相对于注射对比剂的 PWI 技术,ASL 无创、无须注射对比剂,并且不依赖于血-脑脊液屏障是否完整。尽管这种技术只有 CBF 一个参数,但能精确显示病变部位血流灌注情况。Bivard 等研究表明,DWI 和 ASL 不匹配区域可以显示急性脑卒中患者潜在的可恢复功能的脑组织(即缺血性半暗带)。因此 ASL 可作为急性脑卒中患者评估缺血性半暗带的常规 MR 检查,特别是对于一些存在造影剂禁忌证的患者。

除了不同多模式影像学参数间的不匹配,DAWN 研究还提出了临床症状与梗死核心灶体积之间的不匹配。该研究将患者分为不同组别:A 组,年龄 ≥ 80 岁,NIHSS 评分 ≥ 10 分,梗死核心灶体积＜ 21ml;B 组,年龄＜ 80 岁,NIHSS 评分 ≥ 10 分,梗死核心灶体积＜ 31ml;C 组,年龄＜ 80 岁,NIHSS 评分 ≥ 20 分,梗死核心灶体积为 31 ～ 51ml。梗死核心灶体积的判断基于磁共振灌注加权成像或 CT 灌注成像,采用 RAPID 软件进行自动计算。这种临床与影像学检查结果的不匹配模式提示了患者可能存在缺血性半暗带的可能,为超时间窗患者的评估提供了一种新的思路。

三、血栓影像学评估

术前影像学在评估血栓方面具有一定价值,在一定程度上可以指导血管内再通,目前影像学对于血栓的评估主要包括血栓的位置、长度、密度、通透性及病理构成等方面。

（一）血栓部位

血栓部位在影像学的表现为充盈缺损或者血管流空，CTA 和 MRA 可以快速检测出闭塞部位（即血栓部位），且具有较高的灵敏度。部分血栓可以在非增强 CT 上以磁敏感加权成像或者 T_2^* 加权梯度回波序列上显示出来，血栓在非增强 CT 影像中可表现为高密度征（hyperdense middle cerebral artery sign, HDMCA），在磁共振影像梯度回波序列磁敏感加权成像中则表现为相应的磁敏感血管征（susceptibility vessel sign, SVS）。然而，这种检查有一定的局限性，并不是所有患者都存在高密度征和磁敏感血管征。血栓部位有助于判断患者脑血管的闭塞类型及原因，如患者颈内动脉末端闭塞及基底动脉尖端闭塞常常提示患者存在栓塞性病变，而颈内动脉起始部及椎动脉颅内段和基底动脉下段闭塞常提示患者合并存在原位狭窄性病变，因此判断血栓部位有助于指导手术策略。

（二）血栓长度

对于影像学检测出的血栓组织，可以根据影像学表现对血栓的长度进行测量，CT 平扫上显示高密度征的脑血管闭塞患者，通过薄层 CT 扫描可以评估患者脑血管血栓的长度。磁共振增强扫描 T_1 加权成像可以对血栓的形态进行观察并对血栓的长度进行测量，磁敏感加权成像上血栓组织呈低信号影，同样可以对血栓长度进行测量。通过对术前血管成像原始图像进行分析，2008 年加拿大学者最早提出用基于 CTA 的血栓负荷评分（clot burden score, CBS）来描述闭塞血管血栓长度即血栓负荷量。该评分基于前循环的血栓负荷量有无和大小制定，总计 10 分，当 M1 近端、M1 远端或颈内动脉鞍上段发生血栓而使血管的对比浊化影不能显现时，每处异常减掉 2 分；当这种异常现象出现在 M2 分支、A1 段或颈内动脉鞍下段时，每处减掉 1 分，评分越低代表血栓负荷量越大（图 2-5）。目前研究已经证实，若血栓长度 ≥ 8mm 时，IVT 开通率仅为 1%，若血栓长度 > 20mm，则 IVT 开通率为 0%。因此对于术前影像学检测出较高负荷量血栓时，则应该积极进行取栓治疗。血栓负荷评分可预测前循环缺血性脑卒中的临床结果、最终梗死面积和出血转化可能，研究发现较高的血栓负荷评分与较低 NIHSS 评分及高 ASPECTS 有相关性：CBS 越高，患者死亡率及颅内出血率越低，同时有更好的功能结局。

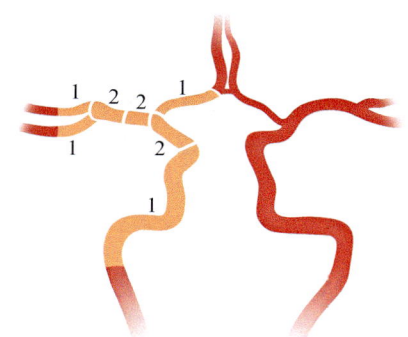

图 2-5　血栓负荷评分示意

图中数字代表该部位血管发生闭塞减掉的分值。

(三)血栓的密度和通透性

血栓质地较软时在影像学上反映为较低的CT值,而血栓质地硬时CT值则较高。研究显示血栓的质地、密度将影响取栓效果,对于较高密度的血栓更容易获得成功再通,而对于密度较低的血栓取栓再通率则较低。血栓的影像学表现可为推断血栓的组成、病因、来源及再通预后提供一些重要帮助。通过对取出血栓的体外细胞学分析研究显示,对于存在高密度征征象或磁敏感征象的血栓来说,其红细胞含量显著较高,同时对这类血栓的来源作进一步对比,发现这类血栓更可能来源于心脏;然而,也有些研究发现血栓组成和血栓来源并没有必然联系。血栓的渗透性也是血栓影像学检查可以观察到的现象之一。血栓的渗透性是指CTA和CT平扫之间的血栓密度值之差,渗透性的高与低表现为碘对比剂穿透血凝块的多与少,渗透性较大的血栓组织可能预示着血管闭塞不完全,尚有部分血流通过。血栓的渗透性与血栓低红细胞计数、高纤维蛋白和血小板含量有关,并与心源性栓塞具有相关性。研究显示渗透性血栓往往梗死核心灶较小,且更容易实现血管内再通并获得良好预后。

(周腾飞　朱良付　王梅云)

参考文献

[1] BERKHEMER O A, FRANSEN P S, BEUMER D, et al. A randomized trial of intraarterial treatment for acute ischemic stroke[J]. N Engl J Med, 2015, 372(1):11-20.

[2] CAMBELL B C, MITCHLL P J, KLEINIG T J, et al. Endovascular therapy for ischemic stroke with perfusion-imaging selection[J]. N Engl J Med, 2015,372(11):1009-1018.

[3] GOYAL M, DEMCHUK A M, MENOM B K, et al. Randomized assessment of rapid endovascular treatment of ischemic stroke[J]. N Engl J Med, 2015,372(11):1019-1030.

[4] JOVIN T G, CHAMORRO A, COBO E, et al. Thrombectomy within 8 hours after symptom onset in ischemic stroke[J]. N Engl J Med, 2015,372(24):2296-2306.

[5] SABER J L, GOYAL M, BONAFE A, et al. Stent-retriever thrombectomy after intravenous t-PA vs. t-PA alone in stroke[J]. N Engl J Med, 2015,372(24):2285-2295.

[6] NOGUEIRA R G, JADHAY A P, HAUSSEN D C, et al. Thrombectomy 6 to 24 hours after stroke with a mismatch between deficit and infarct[J]. N Engl J Med,2018,378(1):11-21.

[7] ALBERS G W, MARKS M P, KEMP S, et al. Thrombectomy for stroke at 6 to 16 hours with selection by perfusion imaging[J]. N Engl J Med,2018,378(8):708-718

[8] GPYAL M, MENOM B K, VAN ZWAM W H, et al. Endovascular thrombectomy after large-vessel ischaemic stroke: a meta-analysis of individual patient data from five randomised trials[J]. Lancet, 2016,387(10029):1723-1731.

[9] CHEN C J, WANG C, BUELL T J, et al.Endovascular mechanical thrombectomy for acute middle cerebral artery M2 segment occlusion: A systematic review[J]. World Neurosurg ,2017,107:684-691.

[10] SCHONEWILE W J, W IJMAN C A, MICHEL P, et al.Treatment and outcomes of acute basilar artery occlusion in the Basilar Artery International Cooperation Study (BASICS): a prospective registry study[J]. Lancet Neurol,2009, 8(8):724-730

[11] GORY B, ELDESOUKY I, SIVAN-HOFFMANN R, et al. Outcomes of stent retriever thrombectomy in basilar artery occlusion: an observational study and systematic review[J]. J Neurol Neurosurg Psychiatry,2016,87(5): 520-525.

[12] LIU X, DAI Q , YE R,et al. Endovascular treatment versus standard medical treatment for vertebrobasilar artery occlusion (best): An open-label, randomised controlled trial[J]. Lancet Neurol,2020,19(2):115-122.

[13] WRITING GROUP FOR THE BASILAR GROUP,ZI W J,QIU Z M,et al. Assessment of endovascular treatment for acute basilar artery occlusion via a nationwide prospective registry[J].JAMA Neurol,2020,77(5):561-573

[14] JOVIN T G, LI C, WU L, et al. Trial of thrombectomy 6 to 24 hours after stroke due to basilar-artery occlusion[J].N Engl J Med, 2022 ,387(15):1373-1384.

[15] NAGARAJA N, FORDER J R, WARACH S, et al. Reversible difffusion-weighted imaging lesions in acute ischemic stroke: A systematic review[J].Neurology,2020,94(13):1-17.

[16] GOYAL M,OSPEL J M,MENON B,et al. Challenging the ischemic core concept in acute ischemic stroke imaging[J].Stroke,2020,51(10): 3147-3155.

[17] PUETZ V,DZIALOWSKI I,HILL M D,et al. Intracranial thrombus extent predicts clinical outcome, final infarct size and hemorrhagic transformation in ischemic stroke: The clot burden score[J].Int J Stroke , 2008,3(4):230-236.

第三节 大梗死核心灶急性缺血性脑卒中患者的血管内再通

2015 年，5 项机械取栓 RCT 研究的结果发布后，国内外相关指南对特定人群的取栓治疗给予最高级别的推荐。2018 年，机械取栓研究在多方面取得了进展，DAWN 研究和 DEFUSE 3 研究的发表将机械取栓时间窗由原来的 6 小时扩展到 24 小时。

目前，指南明确指出血管内再通能够改善急性颅内大动脉闭塞患者的预后。最佳时间窗内（＜6 小时）的临床试验入组患者，均使用了相对严格的影像学筛查标准。CT 平扫入组标准：REVASCAT 研究为 CT ASPECTS ≥ 7 分和 DWI ASPECTS ≥ 6 分；ESCAPE 研究为 CT ASPECTS ≥ 6 分；SWIFT-PRIME 研究为 CT/DWI ASPECTS ≥ 6 分。灌注影像的入组标准：EXTEND IA 研究为梗死核心灶 ＜ 70ml；SWIFT PRIME 研究为梗死核心灶 ≤ 50ml 并有适合的缺血错配区域。

2018 年发表的延长时间窗的两项研究，DAWN 和 DEFUSE 3 所使用特殊的影像入组标准，包括 CT（DAWN：缺血区域 ＜ 1/3 大脑中动脉供血区；DEFUSE 3：CT/DWI ASPECTS ≥ 6 分）和灌注影像（DAWN：结合年龄与 NIHSS 评分，采取梗死核心灶体积 ≤ 50 ml，≤ 30 ml 或 ≤ 20 ml 的入选标准；DEFUSE 3 研究要求梗死核心灶体积 ＜ 70 ml 并有适合的缺血错配区域）（表 2-1）。

表 2-1 RCT 研究的梗死核心灶体积排除标准

研究名称	CT 表现及 ASPECTS（Alberta 卒中项目早期 CT 评分）	梗死核心灶体积
MR CLEAN	—	—
ESCAPE	脑血流量很低的组织＞1/3 大脑中动脉，ASPECTS 0～5 分	—
REVASCAT	ASPECTS＜7 分	—
SWIFT-PRIME	脑血流量很低的组织＞1/3 大脑中动脉，ASPECTS＜6 分	＞其他 100 ml（CT/MRI）
EXTEND-IA	脑血流量很低的组织＞1/3 大脑中动脉	＞70 ml (RAPID)
DEFUSE 3	脑血流量很低的组织＞1/3 大脑中动脉，ASPECTS＜6 分	＞70 ml (RAPID)（DWI 体积）＞25 ml
DAWN	脑血流量很低的组织＞1/3 大脑中动脉，ASPECTS＜7 分	＞51 ml (RAPID)*

注：*代表梗死核心灶体积为 0～20 ml，且 NIHSS 评分 ≥10（年龄≥80 岁）；梗死核心灶体积为 0～30 ml，且 NIHSS 评分 ≥10（年龄＜80 岁）；梗死核心灶体积为 31～50 ml，且 NIHSS 评分 ≥20（年龄＜80 岁）。

以上这些严格的影像学入组标准，在治疗选择时常常排除有显著缺血改变（如大梗死核心灶）的 AIS 患者，因此对于 CT 或灌注影像证实的大梗死核心灶的患者进行血管内再通，其有效性和安全性尚有待验证。本节内容从大梗死核心灶的定义及取栓研究影像学评估进展、大梗死核心灶现有研究证据、大梗死核心灶取栓面临的风险、大梗死核心灶取栓术后管理进展、大梗死核心灶取栓研究进展等方面进行了总结和介绍。

一、大梗死核心灶的定义及取栓研究影像学评估进展

"大梗死核心灶""大面积梗死"及"大灶梗死"均是指在急诊取栓术前的影像学评估中，梗死范围及体积较大的病变。对于不可逆的缺血梗死区的判定技术在不断发展。CT 平扫影像中的低密度影对于不可逆缺血梗死区有特异度，但评估的一致性较差。在大血管急性闭塞仅用静脉溶栓治疗的时期弥散受限区域很少可以转变为影像表现正常的组织，但目前快速经血管内再通再通的患者，确实出现了一定程度的弥散受限区域的永久性逆转。CT 灌注影像评估梗死核心灶体积通常是基于严重的血流量下降，目前脑血流量的梗死阈值设定，在随机对照研究中已被证明是较为有效的。但是，随着临床实践中治疗时间的不断缩短，有研究指出不可逆损伤的脑血流量阈值，可能具有时间依赖性，尤其是在脑白质区域。针对脑组织的不可逆损伤，传统的分类方法是从正常组织到选择性神经元损伤，再到中度或完全的组织坏死。这种分类方法可能过于简单，因为在 HERMES 研究中，梗死体积与功能预后的相关性较为有限，这可能反映出再灌注区域的一种现象：在缺血核心区域可能保留一定的神经功能或者具有更大的恢复潜能，这为大梗死核心灶患者血管内再通的挽救意义提供了证据。

目前,对于急诊取栓患者的大梗死核心灶,尚无确切的定义和标准。2015 年 NCS 的《幕上大面积脑梗死治疗指南》将大脑半球大面积脑梗死定义为:缺血性脑卒中累及全部或大部分 MCA 供血区(＞1/2),至少部分累及基底节,伴或不伴其相邻区域(即 ACA 或 PCA)的梗死。2017 年的《大脑半球大面积脑梗死监护与治疗中国专家共识》中指出,大脑半球大面积梗死是大脑中动脉供血区域≥ 2/3 的梗死,伴或不伴大脑前动脉 / 大脑后动脉供血区域梗死。

这种大面积梗死确实包含在急诊取栓大梗死核心灶的范畴内,但单纯的按照 MCA 供血区来定义大梗死核心灶是否适合急诊取栓,尚有待探讨。目前,结合现有取栓 RCT 研究的排除标准,可以将前循环的大梗死核心灶的定义分为三个维度:①梗死体积大于 1/3 的 MCA 供血区域;②大脑中动脉梗死区域的 ASPECTS ＜ 6 分;③梗死核心灶体积＞ 50ml 或 70ml。

这种定义也是基于不同时期急性大血管闭塞血管内再通的入排标准,在早期的 PROACT 研究中,影像学筛选排除标准是出血及明显的脑肿胀导致的中线移位。

2000 年,加拿大卡尔加里大学的 Philip Barber 教授提出了 ASPECT 评分,通过 CT 定量评分来预测溶栓治疗前超急性期脑卒中患者的预后,后来发现这种 CT 评分简单、可靠,可识别出溶栓治疗后患者是否获益。ASPECT 评分在临床评估中明显优于 1/3 的 MCA 供血区域的评估方案。在 PROCAT 2 研究中,ASPECT 评分被验证为大脑中动脉闭塞患者动脉溶栓有效的预测预后的工具。

在后期改写指南的 5 项取栓 RCT 研究中,ASPECT 评分成为较为公认的入排标准,ASPECT 评分在 6 分及以上是被证实可通过取栓获益的人群,而 ASPECT 小于 6 分,考虑为梗死体积较大。

在基于 ASPECT 评分筛选患者的基础上,探索 6 小时以上取栓人群的 DAWN 和 DEFUSE 3 研究还使用了更为精准的梗死体积来评估适合的取栓人群。人工智能软件可以更加精准地识别梗死体积,为筛选潜在获益的人群提供了更为精细化的影像学评估方案。

二、大梗死核心灶现有研究证据

在当前指南中,对于 ASPECTS ≥ 6 分的患者给予最高级的取栓推荐,而 ASPECTS 为 0 ～ 5 分的急性大动脉闭塞患者获益尚不明确,指南仅指出在发病 6 小时进行(股动脉穿刺)可回收支架机械取栓可能是合理的,但需要进一步随机试验数据证实(Ⅱ b,B-R)。然而,多项研究提示低 ASPECT 评分的患者在成功再通后,依然能改善预后。在 HERMES 研究中,结合了 5 项 RCT 的研究数据,并将血管内再通组与药物治疗组进行比较,结果发现 ASPECTS 即使低到 3 分,经过取栓后也能使患者的绝对 mRS 提升达 1 分以上。

一项纳入 216 名 DWI-ASPECTS 0 ～ 5 分患者的研究表明,基线梗死体积和再通成功及预后显著相关。另一项对照研究纳入了 56 名经 CT 灌注成像证实梗死核心灶体积在 50ml 以上的患者(中位梗死核心灶体积约 80ml),结果发现与内科治疗相比,取栓能改善患者的预后。此外,一项研究还分析了 DWI 提示梗死核心灶体积在 70ml 以上的患者,

31名成功再通的患者（mTICI 分级 2b 级或 3 级）中有 11 名（36%）达到了良好预后（mRS 0～2 分），而 35 名未再通患者中仅 3 名（9%）预后良好。纳入 105 例患者的前瞻性队列研究——SELECT 研究认为，血管内再通能够提高大梗死核心灶患者的神经功能预后，但是此获益可能随着梗死体积的增大和再通时间的延长而显著下降。

多个研究及荟萃分析提示大梗死核心灶患者在取栓后有潜在的获益性，但大梗死核心灶患者取栓治疗的获益体积上限尚仍有待于确定。在 SELECT 研究中，入组的患者中仅有少数梗死核心灶体积超过 100ml，因此 10 例患者中无 mRS 0～2 分的患者，结果的 95% 可信区间较宽（0～28%）。

在 HERMES 研究中，梗死核心灶体积在 100ml 以上的患者较少（每 24 个 CT 灌注成像和每 35 个 DWI 中有 1 例）。然而，在使用有序方式设计分析取栓获益 mRS 增加 1 分以上的模型时，取栓可获益的梗死核心灶体积可达 150ml。值得思考的是，对于大梗死核心灶的患者，使用 mRS 0～2 分来判定预后是否最适合定义治疗的成功与否，如患者 mRS 为 3 分，即在别人帮助下能简单从事家务劳动，这种结果比死亡或需要 24 小时家庭护理要好很多，因此使用有序方式来分析 mRS，对于大梗死核心灶患者评估预后是有重要意义的。

近期，随机对照研究——RESCUE-Japan LIMIT 研究证实，发病 24 小时内、ASPECT 评分为 3～5 分的患者，血管内再通优于药物保守治疗。90 天后随访，血管内再通组 31.0% 的患者获得良好预后（mRS 0～3 分），而药物治疗组 12.7% 的患者获得良好预后（RR=2.43，95% 可信区间为，1.35～4.37，P=0.002）。但若要用该研究的研究结果指导现实的临床诊疗工作，则还需要深入吃透其纳入标准的下述细节内容：①该研究的纳入标准为 ASPECT 评分为 3～5 分的患者，虽然纳入标准可以基于 CT 平扫或 DWI 检查，但在日本的急性缺血性脑卒中流程中，较为常用的影像学检查是磁共振成像，所以入组患者中近 90% 使用的是 DWI-ASPECTS；②入组患者有 50% 以上在发病 4.5 小时内，70% 以上在发病 6.0 小时内，并且试验要求患者在随机分组后 60 分钟内实施治疗，这些因素是患者能够从快速开通血管治疗中获益的基础；③对于纳入的发病 6～24 小时的患者，该研究从影像学方面进行了严格要求，即 DWI 表现有病灶而在 FLAIR 上无病灶（DWI 与 FLAIR 错配）。

三、大梗死核心灶取栓面临的风险

虽然有多个证据表明大梗死核心灶患者取栓有潜在的获益性，但大梗死核心灶患者血管内再通的手术风险尚不明确。在 SELECT 试验中，症状性颅内脑出血（symptomatic intracerebral hemorrhage,sICH）在两组患者中的差异性并不显著，但分析的效能不足。在 HERMES 研究中，与内科治疗组相比，低 ASPECT 评分的取栓组患者，有潜在增加 sICH 的趋势，而在 CT 灌注成像证实梗死核心灶较大的患者中 sICH 无差异。

虽然大梗死核心灶患者整体的取栓获益趋势明显，但针对大梗死核心灶预后的一项研究表明，低 ASPECTS 患者取栓后仍然面临着多种挑战。低 ASPECTS 的大血管闭塞急性闭塞患者，发病后的 NIHSS 评分更高，往往血栓负荷量大或侧支循环代偿能力差，因此取栓手术的再通率更低；在操作时间上，这类患者发病至穿刺时间及发病至再灌注时间更长，因此取栓治疗操作的 sICH 及死亡率更高，90 天良好预后更低，对于术者操作的手术压力较大。但从整体上看，在 ASPECTS＜6 分的大梗死核心灶病例中，机械取栓并不是有害的，尤其是当患者年龄＜70 岁，症状仅表现为中到重度的脑卒中，并且既往无脑卒中遗留症状时，成功再通与良好预后强烈相关。综上所述，对于大梗死核心灶患者，手术流程中的快速操作、手术技术上成功再通是达到良好预后的基本条件。

四、大梗死核心灶取栓术后管理进展

大梗死核心灶患者取栓再通是其良好预后的基础，术后的临床管理显得尤为重要，最为显著的是大梗死核心灶患者取栓再通术后面临着严重的脑水肿风险。大梗死核心灶患者恢复再灌注后，对于恶性脑水肿产生的影响尚不明确，在动物实验中提示再灌注能加速水肿。然而，一些临床研究发现，脑组织恢复再灌注后能减轻梗死后的水肿，但这些临床研究的对象并非大梗死核心灶患者，其血管内再通后水肿显著减轻，实际可能是由于再灌注的成功减少了梗死体积的进一步增加。除了水肿外，再灌注后的血压管理、抗栓策略等内容都需要密切关注。

目前建议所有大梗死核心灶患者在取栓后优先收治于 NICU，术后即刻复查头颅 CT 平扫，并且根据病情每日完善头颅 CT 平扫。当收缩压高于 220mmHg 时应开启降压治疗，目标血压为 160～180 mmHg /90～105mmHg。IVT 患者参照 IVT 后的血压管理要求进行管理。

伴重度呼吸功能不全或神经系统功能恶化（GCS≤8 分）的患者应当立即行气管插管。拔管失败或插管 7～14 天后还不能拔管的患者可考虑给予气管切开。对于脑卒中患者可以遵循常规的撤机及拔管原则。

如果无紧急手术指征（如去骨瓣减压术），伴房颤或血栓栓塞风险且未服用抗凝药的患者可使用阿司匹林。二级预防可参照《中国脑血管病临床管理指南 2023》进行，但可根据患者预后及外科治疗需求酌情延后启动抗栓治疗。

对于出现疼痛、烦躁、焦虑的患者，推荐给予镇痛、镇静治疗。推荐最低强度镇静，尽可能早地终止镇静。对于生理学不稳定或身体不适的患者，应取消或延期每天唤醒试验。

为达到最佳神经系统功能预后，24～48 小时内的大面积脑梗死在接受内科治疗后仍伴有意识水平进行性下降的患者，建议在脑疝发生前行去骨瓣减压术。

临床存在脑水肿依据时，可使用甘露醇和高渗盐水治疗脑水肿和组织改变。

五、大梗死核心灶取栓研究进展

现有研究证据表明，在发病 6 小时内的患者，如果梗死核心灶体积在 150ml 以下，有可能通过取栓获益。需要关注的是患者术前的神经功能状态、梗死部位，以及预期的再灌注时间。在 HERMES 研究的分析中显示，梗死核心灶体积每增加 10ml、年龄每增加 5 岁、影像检查至再灌注时间每增加 30 分钟，神经功能改善将下降近 20%。因此，大梗死核心灶患者如果能直接进入导管室进行血管内再通，效果要显著优于院间转运救治的患者。对于侧支循环差并且基线梗死体积较大的患者，最佳的获益方案就是快速治疗。大梗死核心灶患者的症状性出血转化风险比小梗死核心灶患者更高，但因自然史较差，因此不会影响风险效益概率分析。

为了明确大梗死核心灶患者是否适合取栓及什么样的大梗死核心灶患者应该进行取栓治疗，多项 RCT 研究正在进行，其中包括病灶扩大及时间窗延伸脑卒中患者取栓的有效性和安全性研究（efficacy and safety of thrombectomy in stroke with extended lesion and extended time window, TENSION；NCT03094715）、ASPECT 评分为 0～5 分的大灶脑卒中疗效评估研究（Large Stroke Therapy Evaluation - ASPECT 0～5，LASTE）及前循环大梗死核心灶脑卒中取栓积极救治研究（Thrombectomy for Emergent Salvage of Large Anterior Circulation Ischemic Stroke, TESLA, NCT03805308）等。近期，三项聚焦大梗死核心灶患者血管内再通的 RCT 研究（即 RESCUE-Japan LIMIT、SELECT 2 及 ANGEL-ASPECT）结果均已发表，这三项研究均以阳性结果强填补了该领域的空白。AIS 血管内再通的适应证根据以上结果被拓展，指南也被改写。

（霍晓川　缪中荣）

参考文献

[1] BERKHEMER O A, FRANSEN P S, BEUMER D, et al. A randomized trial of intraarterial treatment for acute ischemic stroke [J]. N Engl J Med, 2015, 372(1):11-20.

[2] CAMPBELL B C, MITCHELL P J, KLEINIG T J, et al. Endovascular therapy for ischemic stroke with perfusion-imaging selection[J]. N Engl J Med, 2015, 372(11):1009-1018.

[3] GOYAL M, DEMCHUK A M, MENON B K, et al. Randomized assessment of rapid endovascular treatment of ischemic stroke[J]. N Engl J Med, 2015, 372(11):1019-1030.

[4] JOVIN T G, CHAMORRO A, COBO E, et al. Thrombectomy within 8 hours after symptom onset in ischemic stroke[J]. N Engl J Med , 2015, 372(24):2296-2306.

[5] SAVER J L, GOYAL M, BONAFE A, et al. Stent-retriever thrombectomy after intravenous t-pa vs. T-pa alone in stroke [J]. N Engl J Med, 2015, 372(24):2285-2295.

[6] NOGUEIRA R G, JADHAV A P, HAUSSEN D C, et al. Thrombectomy 6 to 24 hours after stroke with a mismatch between deficit and infarct [J]. N Engl J Med. 2018, 378(1):11-21.

[7] ALBERS G W, MARKS M P, KEMP S, et al. Thrombectomy for stroke at 6 to 16 hours with selection by perfusion imaging [J]. N Engl J Med, 2018, 378(8):708-718.

[8] ZOPPO G J, HIGASHIDA R T, FURLAN A J, et al. Proact: A phase II randomized trial of recombinant pro-urokinase by direct arterial delivery in acute middle cerebral artery stroke (proact investigators) prolyse in acute cerebral thromboembolism[J]. Stroke, 1998, 29(1):4-11.

[9] BARBER P A, DEMCHUK A M, ZHANG J, et al. Validity and reliability of a quantitative computed tomography score in predicting outcome of hyperacute stroke before thrombolytic therapy (aspects study group) alberta stroke programme early CT score[J]. Lancet, 2000, 355(9216):1670-1674.

[10] PEXMAN J H, BARBER P A, HILL M D, et al. Use of the alberta stroke program early CT score (aspects) for assessing CT scans in patients with acute stroke[J]. AJNR, 2001, 22(8):1534-1542.

[11] HILL M D, ROWLEY H A, ADLER F, et al. Selection of acute ischemic stroke patients for intra-arterial thrombolysis with pro-urokinase by using aspects[J]. Stroke, 2003, 34(8):1925-1931.

[12] POWERS W J, RABINSTEIN A A, ACKERSON T, et al. 2018 guidelines for the early management of patients with acute ischemic stroke: A guideline for healthcare professionals from the American heart association/American stroke association[J]. Stroke, 2018, 49(3):e46-e110.

[13] POWERS W J, RABINSTEIN A A, ACKERSON T, et al. Guidelines for the early management of patients with acute ischemic stroke: 2019 update to the 2018 guidelines for the early management of acute ischemic stroke: A guideline for healthcare professionals from the American heart association/American stroke association[J]. Stroke, 2019, 50(12):e344-e418.

[14] KAESMACHER J, CHALOULOS-IAKOVIDIS P, PANOS L, et al. Mechanical thrombectomy in ischemic stroke patients with alberta stroke program early computed tomography score 0-5[J]. Stroke, 2019, 50(4):880-888.

[15] PANNI P, GORY B, XIE Y, et al. Acute stroke with large ischemic core treated by thrombectomy[J]. Stroke, 2019, 50(5):1164-1171.

[16] KAKITA H, YOSHIMURA S, UCHIDA K, et al. Impact of endovascular therapy in patients with large ischemic core: Subanalysis of recovery by endovascular salvage for cerebral ultra-acute embolism Japan registry 2[J]. Stroke, 2019, 50(4):901-908.

[17] SAVER J L, GOYAL M, VAN DER LUGT A, et al. Time to treatment with endovascular thrombectomy and outcomes from ischemic stroke: A meta-analysis[J]. JAMA, 2016, 316(12):1279-1288.

[18] REBELLO L C, BOUSLAMA M, HAUSSEN D C, et al. Endovascular treatment for patients with acute stroke who have a large ischemic core and large mismatch imaging profile[J]. JAMA Neurology, 2017, 74(1):34-40.

[19] GILGEN M D, KLIMEK D, LIESIROVA K T, et al. Younger stroke patients with large pretreatment diffusion-weighted imaging lesions may benefit from endovascular treatment[J]. Stroke, 2015, 46(9):2510-2516.

[20] SARRAJ A, HASSAN A E, SAVITZ S, et al. Outcomes of endovascular thrombectomy vs medical management alone in patients with large ischemic cores: A secondary analysis of the optimizing patient's selection for endovascular treatment in acute ischemic stroke (select) study[J]. JAMA Neurol, 2019,76(10):1147-1156.

[21] YOSHIMURA S, SAKAI N, YAMAGAMI H, et al. Endovascular therapy for acute stroke with a large ischemic region[J]. N Engl J Med, 2022, 386(14):1303-1313.

[22] CAMPBELL B C V, MAJOIE C, ALBERS G W, et al. Penumbral imaging and functional outcome in patients with anterior circulation ischaemic stroke treated with endovascular thrombectomy versus medical therapy: A meta-analysis of individual patient-level data[J]. Lancet Neurol, 2019, 18(1):46-55.

[23] DEB-CHATTERJI M, PINNSCHMIDT H, FLOTTMANN F, et al. Predictors of independent outcome of thrombectomy in stroke patients with large baseline infarcts in clinical practice: A multicenter analysis[J]. Journal of Neurointerventional Surgery, 2020, 12(11):1064-1068.

[24] CAMPBELL B C V. Selecting patients with large ischemic core who may benefit from endovascular reperfusion[J]. JAMA Neurology, 2019,76(10):1140-1142.

[25] JIA B, REN Z, MOKIN M, et al. Current status of endovascular treatment for acute large vessel occlusion in China: A real-world nationwide registry[J]. Stroke, 2021, 52(4):1203-1212.

[26] SARRAJ A, HASSAN A E, SAVITZ S, et al. Outcomes of endovascular thrombectomy vs medical management alone in patients with large ischemic cores: A secondary analysis of the optimizing patient's selection for endovascular treatment in acute ischemic stroke (select) study[J]. JAMA Neurology, 2019, 76(10):1147-1156.

第四节 后循环急性缺血性脑卒中血管内再通适应证

相较于前循环，后循环急性缺血性脑卒中发生率较低，占所有缺血性脑卒中的 20%～25%。后循环动脉系统包括椎动脉、基底动脉、小脑后下动脉、小脑前下动脉、大脑后动脉等及其分支。血管的闭塞部位不同，引起的临床表现也不同。后循环的供血区域包括丘脑、枕叶、小脑和脑干，起始症状多样，欠特异度，预后往往不良，给诊断和治疗带来很大挑战。后循环缺血性脑卒中症状可表现为非特异度症状和局灶性症状，常见的病因包括血栓栓塞、大动脉粥样硬化和小动脉病变等。根据病变血管的部位及发病机制，可考虑采取 IVT、抗血小板聚集及调节脂质代谢等药物治疗。此外，血管内再通技术对急性后循环大血管闭塞缺血性脑卒中的治疗作用愈发凸显，因此对于如何筛选可以进行血管内再通的后循环 AIS 患者尤其重要。

一、临床症状判断及量表评估

根据后循环供血部位及脑组织的功能特征，后循环 AIS 的常见症状包括非特异度症状（如头晕、头痛、意识障碍等），也包括局灶性症状（如复视、构音障碍、肢体瘫痪、共济失调等）。根据患者的临床特征，可以归纳出具有较高提示价值的综合征，常见综合征的有：①瓦伦贝格综合征（Wallenberg syndrome），是由于小脑后下动脉或椎动脉供应延髓外侧的分支动脉闭塞所致，表现为眼球震颤、眩晕、同侧霍纳综合征、构音障碍、声音嘶哑、吞咽困难、同侧面部感觉缺失及对侧肢体痛温觉缺失。②米亚尔-居布勒综合征（Millard-Gubler syndrome），是由于小脑前下动脉闭塞所致，表现为同侧面、展神经麻痹、对侧偏瘫或偏身感觉障碍。③福维尔综合征（Foville syndrome），是由于基底动脉旁中央支闭塞，表现为同侧面瘫、对侧偏瘫、水平方向眼球凝视麻痹。④闭锁综合征（locked-in syndrome），是由于基底动脉双侧脑桥支闭塞所致，表现为四肢瘫、构音及吞咽运动均障碍，意识清醒，以眼球上下示意与周围的环境建立联系。⑤基底动脉尖端综合征（top of the basilar syndrome, TOBS），是由于基底动脉尖端分出小脑上动脉和大脑后动脉，闭塞后导致眼球运动障碍、瞳孔异常、觉醒和行为障碍，可伴有记忆丧失、对侧偏盲或皮层盲。⑥大脑脚综合征（Weber 综合征），是由于大脑后动脉起始段脚间支闭塞，可表现为同侧动眼麻痹、对侧偏瘫。⑦大脑后动脉闭塞综合征（posterior cerebral artery occlusive syndrome），表现为对侧同向偏盲（枕叶梗死）、偏侧感觉缺失（丘脑梗死），丘脑梗死引起的偏身疼痛（丘脑痛），如累及双侧，可能伴视物变形、视觉失认。

目前，对急性脑卒中患者，可通过卒中量表帮助判断其病情严重程度及可能预后。目前应用的院前急性卒中量表基本是为前循环脑卒中设计的，对于后循环脑卒中的预测评估作用有限。比如在 NIHSS 评分中，后循环脑卒中所分配的分值权重较前循环少，对后循环脑卒中的评估值较低。而 FAST 量表不包含头晕/眩晕、视力障碍、共济失调这些后循环脑卒中的常见症状，对于后循环脑卒中筛查的灵敏度同样低于前循环脑卒中患者。目前具有后循环脑卒中预测价值的量表有辛辛那提院前卒中程度评分（cincinnati prehospital stroke severity scale,CPSSS）、动脉闭塞快速评估量表（rapid arterial occlusion evaluation scale,RACE）、卒中现场评估及分类转运量表（field assessment stroke triage for emergency destination,FAST-ED）及紧急医疗中风评估量表（emergency medical stroke assessment,EMSA）。虽然上述量表具有较高的准确性和预测价值，但大部分都基于回顾性研究或小样本量验证，仅CPSSS和RACE量表得到了前瞻性研究的验证。后循环脑卒中的临床症状多为头晕、吞咽呛咳及共济运动失调等较为主观的观察指标，不易量化，上述症状在早期常因起病隐匿容易被忽视。基底动脉闭塞患者可在非特异度症状出现后数小时至数日突然症状加重，出现昏迷、肢体瘫痪，甚至呼吸、循环骤停。因此对于有脑血管病危险因素的患者，出现非特异度症状时，需进一步检查有无眼球震颤、共济失调、锥体束征等局灶性症状及体征，必要时完善脑血管检查。

二、后循环急性缺血性脑卒中的病因学分析

导致后循环AIS的主要病因包括：栓塞、动脉粥样硬化导致的大血管闭塞、小血管病变及其他少见病因，如夹层、血管炎等。对于栓塞所致的后循环AIS,药物治疗和IVT往往再通率低，血管内再通可获得较高的再通率，但对远期良好预后的影响仍需探讨。

基底动脉系统动脉粥样硬化继发的血流动力学损害被认为是后循环缺血性脑卒中的一个重要原因。与栓塞机制相比，在动脉粥样硬化基础上发生血液低灌注引起的后循环缺血在较长时间内为可逆的。长期的动脉粥样硬化性狭窄可以引起侧支循环的代偿形成，而良好的侧支循环是血管内再通有效性的重要指标之一。对于动脉粥样硬化性狭窄基础上的大血管闭塞，可以考虑予以IVT及其他药物治疗，若采取血管内再通往往在取栓后需要给予支架置入等补救措施，以维持前向血流的恢复。

小动脉病变主要包括小动脉狭窄和闭塞导致的腔隙性梗死。其病理学机制包括小动脉壁存在脂质透明样变性，导致病变的原因包括高血压、糖尿病等慢性病。标准药物治疗或静脉溶栓适用于此类患者。对于此类病变，无血管内再通指征。

此外，有一些其他少见原因导致的基底动脉闭塞，也需要鉴别及重视。这些病变包括：血管夹层、血管炎等。动脉夹层对血管内再通的要求较高，要保证导管、导丝顺利进入血管真腔，才能进一步行血管内介入治疗。基底动脉夹层好发部位为椎动脉V4段。对于侧支循环代偿较好的动脉夹层病变，可以首选抗凝、抗血小板等药物治疗，血管内介入可适用于病情危重或药物治疗失败的患者。

三、影像学检查

对于怀疑后循环脑卒中的患者，应当立刻行头颅CT或MR检查以明确病变性质，排除颅内出血，同时行头颅CTA以明确血管闭塞部位。在症状出现后的24小时内行磁共振弥散成像检查，该检查对可疑的后循环急性缺血性脑卒中，有较高的灵敏度。NCCT对

于后循环梗死的识别灵敏度较低，不利于进行后循环的 ASPECT 评分（pc-ASPECTS），基于 CTA 的原始图像（CTA-SI）或 CTA+CTP 的多模态 CT 原始图像可进一步提高灵敏度。在原始图像上，将后循环供血部位共分为 10 分，低密度灶或灰白质模糊区为病变部位。左、右丘脑，小脑和大脑后动脉的每一区域分别减 1 分，中脑或脑桥任何区域减 2 分。

此外，头颅 CTA、MRA 或 DSA 结果可帮助进一步判断血管病变的部位。根据基底动脉闭塞近端累及部位，可分为近段闭塞、中段闭塞和远段闭塞。近段闭塞是指闭塞近端位于椎动脉 - 基底动脉汇合处至小脑前下动脉开口处；中段闭塞位于小脑前下动脉开口处至小脑上动脉开口处；远段闭塞则位于小脑上动脉开口以远。动脉粥样硬化性闭塞，常见于基底动脉近段和中段；栓塞性闭塞通常发生于基底动脉远段。不同闭塞部位的患者接受血管内再通的预后获益率差异无统计学意义。关于闭塞段位置与血管内再通率、临床获益率的关系，仍需要高等级研究证据支持。

多项研究显示，良好的颅内侧支循环形成有助于提高急性血管内再通的获益率，降低出血转化风险，同时也会显著降低症状性颅内动脉狭窄患者脑卒中复发风险，减少脑梗死病灶数和体积。与前循环相比，后循环侧支血管更加复杂，个体间差异较大，对后循环的侧支循环代偿较难评估，这一特点提示我们对于后循环侧支循环的评估需注重个体化。

基于后循环的头颅 CTP 评估对于缺血性半暗带的判断不如前循环准确。但在临床实际工作中依然可以作为血管内再通的筛选依据。若 CTP 结果提示患者的后循环区域 CBF 和 CBV 明显下降，多提示存在不可逆的梗死灶，患者接受血管内再通预后不良。但若后循环区域的 CBF 及 CBV 变化不大，但 MTT 和 T_{max} 等指标明显延长，多提示存在可挽救的缺血性半暗带，需要更加积极地进行血管内再通。

四、血管内再通方法

由于后循环 AIS 患者神经功能缺损严重，致死率较高，因此可适度延长 IVT 时间窗。然而，迄今尚未针对后循环缺血性脑卒中的 IVT 治疗进行过大样本随机对照试验。在临床上，后循环缺血性脑卒中的 IVT 率要低于前循环缺血性脑卒中。IVT 可单独用于后循环大血管闭塞的治疗，也可作为血管内再通前的桥接治疗。

近年来，血管内再通的有效性在后循环缺血性脑卒中逐步进行了研究推进。基底动脉闭塞血管内介入与标准药物治疗比较试验（BEST）证实了在后循环基底动脉闭塞的患者中进行血管内再通的安全性和可行性，但由于较高的跨组率，未能证实在基底动脉闭塞患者发病 8 小时内行血管内再通术后 90 天的预后优于标准药物组。同样，基底动脉国际合作研究（BASICS）关于 6 小时时间窗内基底动脉闭塞行 IVT 联合血管内再通的随机对照试验的结果显示，血管内介入和药物治疗在患者的良好功能预后方面没有显著差异。但 2022 年 10 月，BAOCHE 研究在国际上为后循环大血管闭塞的血管内再通提供了高级别循证医学证据。该研究结果显示，对于发病在 6～24 小时之间的急性基底动脉闭塞脑卒中患者，尽管取栓组有更高比例的症状性颅内出血发生率及操作相关并发症发生率，但取栓组患者 90 天获良好功能预后（定义为 mRS 0～3 分）的比例仍显著高于对照组（46% *vs.* 24%）。

需要指出的是，后循环急性大血管闭塞较前循环有更高的动脉粥样硬化性病因概率，时常给血管内再通带来难度和风险，常需要给予额外补救治疗。目前临床常采用的补救措施包括球囊扩张血管成形术、支架置入术等。但关于血管成形术、支架置入术与动脉内灌注替罗非班的比较，仍需更高等级证据指导决策。

五、后循环急性缺血性脑卒中血管内再通的主要筛选标准

目前，后循环 AIS 的血管内再通筛选标准主要参照临床研究。通过既往的后循环 AIS 血管内再通的临床研究的纳排标准，笔者总结如下。

1. **主要筛选标准** ①根据临床症状或影像学检查初步判断为后循环缺血性脑卒中；②经 CTA、MRA、DSA 证实为基底动脉闭塞；③预计闭塞至血管内再通时间在 24 小时内。

2. **主要排除标准** ①经头颅 CT 或 MRI 证实颅内出血；②严重心、肝、肾等脏器功能不全；③严重活动性出血或已知有明显出血倾向者；④患者对造影剂或镍钛合金过敏；⑤患者预期生存期小于 90 天。

（朱武生　刘　锐）

参考文献

[1] CAPLAN L. Posterior circulation ischemia: Then, now, and tomorrow the Thomas Willis lecture-2000[J]. Stroke, 2000, 31(8): 2011-2023.

[2] HARRISON J K, MCARTHUR K S, QUINN T J. Assessment scales in stroke: clinimetric and clinical considerations[J]. Clinical interventions in aging, 2013, 8:201-211.

[3] PEREZ DE L A OSSA N, CARRERA D, et al. Design and validation of a prehospital stroke scale to predict large arterial occlusion: the rapid arterial occlusion evaluation scale[J]. Stroke, 2014, 45(1): 87-91.

[4] SCHLEMM L, SCHLEMM E. Clinical benefit of improved prehospital stroke scales to detect stroke patients with large vessel occlusions: results from a conditional probabilistic model[J]. BMC Neurology, 2018, 18(1): 16.

[5] ZWERGAL A, DIETERICH M. Vertigo and dizziness in the emergency room[J]. Current Opinion in Neurology, 2020, 33(1): 117-125.

[6] DAO M T, YE T Z. Acute dizziness with potential life-threatening event: A case series from single ICU[J]. J Vestib Res, 2019, 29(4): 191-196.

[7] SPARACO M, CIOLLI L, ZINI A. Posterior circulation ischaemic stroke-a review part I: anatomy, aetiology and clinical presentations[J]. Neurol Sci, 2019, 40(10): 1995-2006.

[8] VAN DER HOEVEN E, MCVERRY F, VOS J, et al. Collateral flow predicts outcome after basilar artery occlusion: The posterior circulation collateral score[J]. Int J Stroke, 2016, 11(7): 768-775.

[9] GURLEY K, EDLOW J. Avoiding misdiagnosis in patients with posterior circulation ischemia: A narrative review[J]. Academic Emergency Medicine, 2019, 26(11): 1273-1284.

[10] CARUSO P, RIDOLFI M, LUGNAN C, et al. Multimodal CT pc-ASPECTS in infratentorial stroke: diagnostic and prognostic value[J]. Neurological sciences, 2021,42(10):4231-4240.

[11] PUETZ V, SYLAJA P S, HILL M, et al. Extent of hypoattenuation on ct angiography source images predicts functional outcome in patients with basilar artery occlusion[J]. Stroke, 2008, 39(9): 2485-2490.

[12] MARKS M P, LANSBERG M G, MLYNASH M, et al. Effect of collateral blood flow on patients undergoing endovascular therapy for acute ischemic stroke[J]. Stroke, 2014, 45(4): 1035-1039.

[13] LENG X, FANG H, LEUNG T W, et al. Impact of collaterals on the efficacy and safety of endovascular treatment in acute ischaemic stroke: a systematic review and meta-analysis[J]. J Neurol Neurosurg Psychiatry, 2016, 87(5): 537-544.

[14] LIU X, XU G, LIU Y, et al. Acute basilar artery occlusion: Endovascular Interventions versus Standard Medical Treatment (BEST) Trial-Design and protocol for a randomized, controlled, multicenter study[J]. International Journal of Stroke, 2017, 12(7): 779-785.

[15] Jovin TG, LI C, WU L, et al. Trial of Thrombectomy 6 to 24 Hours after Stroke Due to Basilar-Artery Occlusion[J].N Engl J Med, 2022 ,387(15):1373-1384.

[16] WRITING GROUP FOR THE B G, ZI W, QIU Z, et al. Assessment of endovascular treatment for acute basilar artery occlusion via a nationwide prospective registry[J]. JAMA Neurology, 2020, 77(5): 561-573.

[17] LANGEZAAL L, VAN DER HOEVEN E, MONT'ALVERNE F, et al. Endovascular therapy for stroke due to basilar-artery occlusion[J]. N Engl J Med, 2021, 384(20): 1910-1920.

第五节 颅内远端中等血管急性闭塞血管内再通

一、颅内远端中等血管急性闭塞脑卒中流行病学及常见原因

基于人群和大型临床登记研究的结果表明，急性近端大血管闭塞性脑梗死的比例为35%～40%；20%～25%的脑梗死由小血管（远端小血管、穿通动脉及皮层支）闭塞导致；2%～5%为血流动力学异常导致的分水岭梗死；1%～5%由少见原因或系统性疾病导致（如可逆性血管收缩综合征、易栓症、烟雾病）；其余则主要是由于急性颅内远端中等血管闭塞导致：大脑前动脉（ACA）、大脑中动脉（MCA）M2～M4、大脑后动脉（PCA）、小脑下后动脉（PICA）、小脑下前动脉（AICA）和小脑上动脉（SCA），占25%～40%。

近年来文献和会议交流把此类闭塞多称为颅内中等血管闭塞（medium vessel occlusions,MeVOs）。包括远端M2/3、A2/3、P2/3血管节段。与通常的LVO相比，MeVOs受累血管的口径更小、位置更远、走行更长、更迂曲，使得血管内再通MeVOs脑卒中更具挑战性。更薄、更脆弱的动脉壁可能增加血管痉挛、动脉夹层、甚或穿孔导致蛛网膜下腔出血和/或颅内出血的风险。目前，指南对该领域的再通推荐级别有限，且缺乏相应的高级别证据，各国或医师个体之间关于MeVOs血管内再通的决策和再通临床实践存在很大差异。

前循环近端大血管急性闭塞的血管内再通已经成为标准治疗方式，但是这些患者在接受取栓操作的过程中或在操作之前可出现血栓破碎和血栓逃逸，会导致远端中等血管闭塞的情况时有发生。远端中等血管闭塞不仅与原闭塞血管的部位、血栓成分、是否采取桥接治疗有关，也与所用取栓器械的类型有关。据报道，软的、富含红细胞的红色血凝块比硬的、富

含纤维蛋白和血小板的白色血栓更容易破碎并发生栓塞。大血管粥样硬化性狭窄所致急性闭塞的血栓多为红色血栓,血栓负荷量常较小,对溶栓药物反应性就更好,因此大血管粥样硬化性狭窄所致急性闭塞患者接受桥接治疗更易发生血栓逃逸,从而更易导致远端中等血管闭塞。这些患者在动脉取栓前的血管造影中也有较高的多发远端动脉闭塞比例,这可能是由血栓碎裂或多发性血栓引起。而在 CTA 证实的 ICA(颈内动脉)闭塞患者中则很少出现以上情况。

取栓前血栓移位或取栓过程中发生血栓破碎、逃逸增加了再灌注不完全的风险。最常见的新发其他区域栓塞事件是在大脑中动脉闭塞的血管内再通过程中血栓逃逸到同侧大脑前动脉。有研究表明在 650 名接受机械取栓的患者中,9.4% 的患者出现大脑前动脉栓塞事件,发生大脑前动脉栓塞事件的患者比没有发生的患者术后出血比例更高(65% vs. 37%),90 天随访神经功能独立比例较差(25% vs. 48%),死亡率较高(35% vs. 20%)。在 ESCAPE 多中心试验中,5.0% 的血管内再通患者被观察到出现新区域的梗死,并与更差的预后相关;最常见的下游远端血管栓塞类型是颈内动脉闭塞血栓破碎或逃逸导致大脑中动脉或大脑前动脉栓塞,或大脑中动脉栓塞,栓塞到 M2 至 M4 段。在 HERMES 汇总的随机临床试验数据中,801 名血管内再通患者有 80% 只达到部分再灌注,包括 14% 的 eTICI 2a 级(1%~49% 再灌注)、14% 的 eTICI 2b 级(50%~66% 再灌注)、30% 的 eTICI 2b 级(67%~89% 再灌注)和 23% 的 eTICI 2c(90%~99%)血流;不全再灌注与更差的结果相关,包括 90 天随访神经功能独立比例降低 [eTICI 3 级(60.1%)vs. eTICI 2c(52.3%)vs. eTICI 2b 级(46.6%)] 和死亡率增加 [eTICI 3 级(8.3%)vs. eTICI 2c 级(9.2%)vs. eTICI 2b 级(12.6%)]。但是,有研究表明血栓逃逸存在一个矛盾现象——尽管再灌注效果变差,但功能结果有所改善。1 349 例 MR CLEAN 登记研究的 CTA 证实的大脑中动脉 M1 或 M2 闭塞的患者,302 例(22%)出现血栓逃逸,这些患者取栓后再灌注效果较差,但在 M1 闭塞的亚组患者中,血栓逃逸或栓塞与更好的功能预后相关。其原因为:首先,血栓位置最常见的变化是从 ICA 到 M1 和从 M1 到 M2,这种位置的变化使豆纹动脉的血流得到恢复,交通动脉的开放使得更好的侧支循环得以建立,从而获得更好的功能结果;其次是由于远端栓塞导致的梗死核心灶较小,因此预后相对更好。

二、远端中等血管闭塞血管内再通的研究结果进展

IVT 对较小血栓负荷量的远端中等血管闭塞病变比较大血栓负荷量的近端大血管闭塞病变的治疗有效率更高;尽管远端中等血管闭塞有溶栓再通的可能,但 IVT 单独用于血管闭塞患者的疗效是不尽如人意的,再通率为 1/3~1/2。在一项对 26 个研究的共 2 063 名 IVT 患者的荟萃分析中,52% 的 M2/M3 大脑中动脉闭塞患者静脉使用 rt-PA 溶栓治疗实现了部分或完全再通,相比之下,大脑中动脉 M1 闭塞患者的再通率为 35%,颈内动脉闭塞患者的再通率为 13%,基底动脉闭塞患者的再通率为 13%。在 INTERRSeCT 研究中,在血管内介入治疗前静脉注射阿替普酶使 43% 的 M3 段大脑中动脉、大脑前动脉和大脑后动脉再通,使 37% 的 M2 大脑中动脉再通。相比之下,M1 大脑中动脉闭塞的再通率为 22%,颈内

动脉闭塞再通率仅为 11%。血管内再通对近端大动脉闭塞性脑梗死的巨大益处表明，血栓切除术对远端中等血管闭塞性脑梗死的治疗可能是有益的。而且在血管内再通近端动脉闭塞时，血栓破裂和逃逸，使远端动脉栓塞时有发生。

为了实现更好的再通效果、改善患者预后，远端中等血管取栓有时候也是必要的。在 STOP 研究中，远端中等血管闭塞部位对应的平均 NIHSS 评分是：M2 11.5 分；A1 8.5 分；A2 12.4 分；P1 16.3 分；P2 10.4 分。近端 ACA 和 PCA 闭塞与 77% 的残障（mRS 3～6 分）及 8% 的死亡率相关。远端中等血管闭塞同样可以导致严重的临床症状和不良的临床结局，再通率低或者迟发再通对患者预后的改善作用有限，借鉴近端大血管闭塞取栓治疗的经验，远端中等血管取栓治疗或许是有效的方式。但同时由于远端中等血管与穿刺部位距离更远、路径更曲折，因此器械到位的难度更大；远端中等血管壁更薄，发生动脉夹层、穿孔和血管痉挛的风险更高；并且较小的缺血区体积限制了潜在的再灌注治疗可能的益处。

血管内取栓治疗在远端中等血管闭塞及轻度脑梗死患者中的安全性和有效性尚有待进一步证实，尤其是在远端血管闭塞的情况下。Nagel 等对比了 NIHSS 评分＜6 分的大脑中动脉 M1 和基底动脉尖端闭塞患者血管内再通和 IVT 的安全性和有效性，在 4 167 名患者中，94 名符合纳入标准。64 名患者接受 IVT 治疗，30 名患者接受血管内再通，IVT 或血管内再通后的良好预后率几乎相似，但血管内再通患者颅内出血比例更高（13.3% vs. 1.6%，P= 0.01）。

Sarraj 等报道了 MCA M2 闭塞血管内再通对比最佳药物治疗（BMM）的一项美国多中心回顾性队列研究的结果：288 人接受了血管内再通，234 人接受了 BMM。结果表明：血管内再通的良好结果为 181 人（62.8%），高于 BMM 的 83 人（35.5%）（OR=3.1；95% 可信区间为 2.1～4.4；P＜0.001）；调整了年龄、NIHSS 评分、ASPECT 评分、DNT 等因素后结果仍相同（OR=3.2；95% 可信区间为 2.0～5.2；P＜0.001），且症状性颅内出血差异无统计学意义（血管内再通：5.6% vs. BMM：2.1%，P =0.10）。因此血管内再通对于 MCA M2 闭塞的治疗或许是合理、安全和有效的。

Coutinho JM 等的研究表明大脑中动脉 M2 闭塞可导致大面积脑梗死，使得将近 50% 的患者在出院时仍存在中、重度残疾，甚至死亡。与 M1 闭塞相比，M2 闭塞患者取栓治疗可以达到类似的再通率，且出血比例更低、梗死体积更小，应与 M1 闭塞患者同等考虑取栓治疗。Coutinho JM 等对 STAR、SWIFT 和 SWIFT PRIME 试验的综合分析纳入了接受取栓治疗的 50 例 M2 闭塞患者和 249 例 M1 闭塞患者，与 M1 闭塞组相比，M2 闭塞组患者的年龄更大（71 岁 vs. 67 岁，P=0.04）、NIHSS 评分中位数更低（13 分 vs. 17 分，P=0.001）。但两组患者手术时间、支架平均通过次数、成功再灌注比例均无显著差异，90 天 mRS 0～2 分（60% vs. 56%，P=0.64）比例相近，症状性颅内出血（2% vs. 2%，P=1.0）、手术操作相关的严重不良事件（6% vs. 4%，P=0.46）比例也没有统计学差异。HERMES 研究组的荟萃分析显示：130 例 MCA M2 闭塞的患者中，59.2% 通过血管内再通实现成功再灌注（mTICI 分级 2b 级或 3 级），90 天 mRS 0～2 分比例更高（调整后 OR=2.39；95% 可信区间为 1.08～5.28；P = 0.03），而且在接受血管内再通的患者中没有观察到 sICH（0%），说明近端 M2 闭塞的患者是可以从血管内再通中获益的。Compagne KCJ 等对 MR CLEAN 登记研究数据库中接受了血管内再通手术的 244 名（24%）M2 闭塞患者和 759 名（76%）M1 闭塞患者进行对比，发现 M2 闭塞患者和 M1 闭塞患者取栓治疗的功能结局没有显著差异（调整后的 OR=1.24；95% 可信区间为 0.87～1.73），症状性颅内出血的发生率也相似（6.6% vs. 5.9%；P=0.84）。关于优势 M2 闭塞的取栓治疗的进一步分析显示优势 M2 与非优势 M2 闭塞取栓治疗后患者神经功能恢复相当 [ΔNIHSS：优势 M2 闭塞为（-2±10）；非优势 M2 闭塞为（-5±5）；M1 闭塞为（-4±9）（P=0.24）]。

对于大脑前动脉及大脑后动脉远端中等血管闭塞取栓治疗的研究相对较少，Pfaff 等回顾性分析了 368 例前循环取栓患者，发现 30 例（8.1%）患者存在大脑前动脉（ACA）远端原发性栓塞（n=17，4.6%）或继发性栓塞（n=13，3.5%），取栓再通率为 88%。手术期间发生并发症很少，包括血管痉挛（n=3，10.0%）和动脉夹层（n=1，3.3%）等，但患者临床结局却不尽如人意：mRS 0～2 分（n=11，36.6%）；mRS 3～4 分（n=9，30%）；mRS 5～6 分（n=10，33.3%）。Uno,Junji 等对 9 名 ACA 闭塞的患者进行取栓治疗，虽然都成功再通，但所有患者 90 天 mRS 均 ≥ 3 分，其中 2 例患者死亡，2 例出现出血性梗死，1 例出现蛛网膜下腔出血。由此可见，大脑前动脉闭塞患者取栓治疗并发症发生比例更高，同时患者预后更差。

动脉溶栓可将更高浓度的药物输送至目标血栓，并减少系统性出血的概率。在 PROACT-2 试验中，44 名孤立 M2 闭塞的患者中，动脉内使用尿激酶原增加了部分或完全再灌注率（54% vs. 17%），并提高了患者良好预后的比例（52% vs. 29%）。在一项大型单中心研究中，动脉内尿激酶在 76% 的 M2 和 33% 的 M3 闭塞的患者中实现了部分或完全再通。作为取栓后不完全再通的补救治疗方式，动脉内溶栓可以增加再灌注概率，同时降低系统性出血风险。

上述研究都表明，远端中等血管 M2 闭塞的取栓治疗具有较好的安全性及与前循环大血管闭塞相当的疗效。

三、远端中等血管内再通技术方式

前循环大血管闭塞的随机试验中取栓支架的径向直径多为 6mm 和 4mm，但近年来已经发布不少直径为 2～3mm 的取栓支架，增加了对远端中等血管取栓的适用性，包括更好的通过性、更少的创伤尖端和适当的抽吸力。支架取栓及导管抽吸技术是目前前循环大血管闭塞患者使用最广泛的取栓技术，二者相互配合、相互补充，可以提高取栓再通效率，而对于远端中等血管的取栓技术探索较少。PROMISE 研究的后续分析检验了使用 ACE68 和 ACE64 抽吸导管用于大脑中动脉 M1 和 M2 吸入性取栓的安全性和有效性。研究有 161 名患者（124 例大脑中动脉 M1 闭塞及 37 例 M2 闭塞）符合研究标准，术后再灌注 mTICI 分级 ≥ 2b 级（93% vs. 92%，P=1.00）、90 天随访神经功能独立比例（57% vs. 70%，P=0.18）、症状性颅内出血（1.6% vs. 2.7%，P=0.55）、设备或操作相关的严重不良事件（4.0% vs. 8.1%，P=0.39）和 90 天死亡率（6.6% vs. 2.7%，P=0.69）在 M1 和 M2 闭塞患者中无显著差异。在多变量分析中，较低的年龄、较低的基线 NIHSS 评分和较短的发病至入院时间是 90 天随访神经功能独立比例的独立预测因素。提示使用大口径 ACE68 和 ACE64 抽吸导管治疗 M2 闭塞与治疗 M1 闭塞或许一样安全有效。Harsany J 研究抽吸技术作为取栓的一线治疗方式对孤立性 M2 闭塞患者的疗效，82 例患者中 72.5% 的患者单独使用抽吸作为一线取栓术，27.5% 的患者同时使用抽吸及支架取栓术。在 3 个月随访中，采取两组不同治疗方式的 M2 闭塞患者的功能预后差异无统计学意义（P=0.662），50% 接受治疗的患者临床预后良好（mRS 0～2 分），6.1% 的患者出现症状性颅内出血。较低的年龄（OR=0.932，95% 可信区间为 0.878～0.988）和入院时较低的 NIHSS 评分（OR=0.893，95% 可信区间为 0.805～0.991）是良好临床结果的独立预测因素。因此抽吸取栓对于 M2 闭塞患者可能会是一种安全有效的一线治疗选择。

Grieb 等使用大口径（5F/6F）远端通路导管（distal access catheter,DAC）作为血管内再通的主要方法，评估 DAC 在急性 M2 闭塞患者中的安全性和有效性。52 例因 M2 闭塞引起的急性缺血性脑卒中患者接受了以 DAC（SOFIA 5 French/Catalyst 6）作为一线治疗方法的机械取栓治疗，这些患者入院时 NIHSS 评分中位数为 12 分。52 例患者中有 45 例（86.5%）成功实现了 mTICI 分级 ≥ 2b 级的血运重建；32 例（61.5%）成功实现了 mTICI 分级 3 级的血运重建。6 例患者使用了支架补救取栓，92.3%（48/52）患者的血管重建成功。出院时 NIHSS 评分中位数为 4 分。52 例患者中有 29 例（55.8%）在 90 天随访时 mRS 为 0～2 分，没有患者出现症状性颅内出血。因此大口径远端通路导管可安全应用于急性 M2 闭塞患者的机械取栓，单独使用可作为治疗远端颅内血栓栓塞的有效方法。也有使用微导管抽吸取栓技术成功的病例，Crockett 等使用 Headway27 微导管进行抽吸取栓 14 次，再通率为 79%，多个栓塞的远端血管都得到了成功再通，包括 A3、M3、P3 和小脑上动脉，且没有发生器械相关的并发症，使用 3MAX 导管抽吸作为远端中等血管闭塞的一线再通技术，也可获得较高的再通率和良好的预后比例。

Haussen 等人对比了 3mm Trevo 取栓支架与 3MAX 抽吸导管对远端中等血管（大脑中动脉 M2、M3 的中、远端，大脑前动脉 A1、A2、A3 或大脑后动脉 P1、P2）取栓的疗效。在研究期间的 1 100 例取栓治疗患者中，137 例患者的 144 条不同动脉使用 3mm Trevo 取栓支架（n=92）或 3MAX 抽吸导管（n=52）。与 3MAX 抽吸导管比，3mm Trevo 取栓支架的首次 mTICI 分级（≥ 2b 级的比例为 62% vs. 44%；P =0.03）及最终 mTICI 分级（≥ 2b 级的比例为 84% vs. 69%；P=0.05）再灌注率更高，补救措施使用率较低（15% vs. 31%；P=0.03）；通过次数（P =0.46）、动脉痉挛率（P =1.00）、脑实质血肿（P =0.22）、蛛网膜下腔出血（P =0.37）的发生率相似。90 天的良好结局率相似（3 mm Trevo 组和 3MAX 组分别为 45% 和 46%；P = 0.84）。多变量回归分析显示 3mm Trevo 取栓支架及首次 mTICI 分级达 ≥ 2b 级再灌注结果与患者的良好预后独立相关。因此 3mm Trevo 取栓支架比 3MAX 抽吸导管直接血栓抽吸术可能导致更高的首次再灌注率及更好的预后，但仍需要进一步的研究证实。

近年来，文献报道应用盲交换微钉子技术（blind exchange/mini-pinning,BEMP）对此类闭塞行再通治疗，获得了较好的再通率和较低的围手术期出血并发症。BEMP 技术建议应用小规格取栓支架（取栓支架直径多 ≤ 3 mm、可用 0.017 微导管输送）和远端内径为 0.035 的中间导管，结果显示这些装置可有效提高再通率（BEMP 组 57.1% vs. 单独使用 mini 型取栓支架组 34.0%，P =0.017），而且 BEMP 组的 sICH 发生率仅为 1.9%，远端血栓逃逸率仅为 1.8%。该技术具体的操作方式示意见图 2-6。

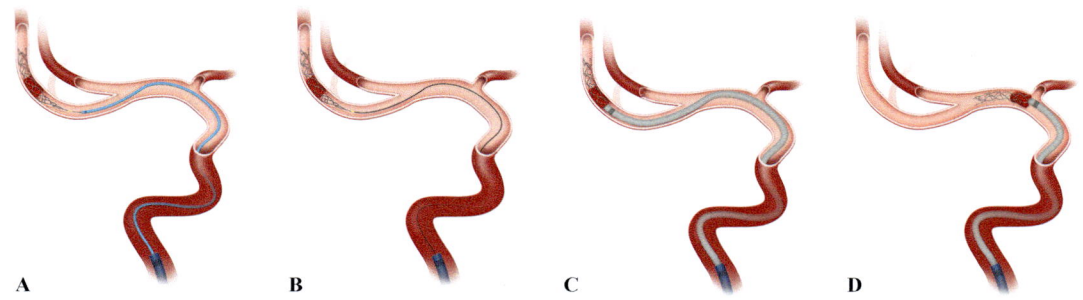

图 2-6　盲交换微钉子技术示意

A. 释放 mini 型取栓支架，支架近端 1/3 跨越闭塞段；B. 完全撤出微导管；C. 沿 mini 型取栓支架输送杆上推抽栓导管（在负压抽吸开启的状态下），使抽栓导管接触血栓并和取栓支架形成部分抓取效应（即微钉子）；
D. 将取栓支架和抽栓导管整体撤出。

总之，远端中等血管急性闭塞导致的脑梗死占原发脑梗死的 25%～40%，也常见于近端大血管闭塞 IVT 或取栓治疗后的栓塞事件。虽然 IVT 治疗对远端中等或远端闭塞的患者疗效较好，但仍有一半以上的患者无法再通，导致其中部分患者致残，甚至死亡。目前现有的远端中等血管介入取栓的研究绝大部分都是临床研究结果的亚组分析，且多为 M2 与 M1 取栓的亚组对比分析。虽然很多大型临床研究的亚组分析显示，支架取栓或导管抽吸技术在远端中等血管 M2 可以达到较高的再通比例、较好的临床疗效，具有较好的安全性；但在 ACA 等其他远端中等血管可能效果不同，且风险更大。分支血管取栓的确切疗效还有待前瞻、多中心、随机临床研究验证。远端中等血管闭塞的急诊取栓相对于 M1 及近端大血管闭塞的取栓治疗应谨慎开展。

（王守春）

参考文献

[1] WAQAS M, RAI A T, VAKHARIA K, et al. Effect of definition and methods on estimates of prevalence of large vessel occlusion in acute ischemic stroke: A systematic review and meta-analysis[J]. J Neurointerv Surg, 2020,12(3):260-265.

[2] WHITE H, BODEN-ALBALA B, WANG C, et al. Ischemic stroke subtype incidence among whites, blacks, and hispanics: The northern manhattan study [J]. Circulation, 2005,111(10):1327-1331.

[3] ARSAVA E M, HELENIUS J, AVERY R, et al. Assessment of the predictive validity of etiologic stroke classification [J]. JAMA Neurol, 2017,74(4):419-426.

[4] WAFA H A, WOLFE C D A, RUDD A, et al. Long-term trends in incidence and risk factors for ischaemic stroke subtypes: Prospective population study of the south london stroke register [J]. PLoS Med, 2018,15(10):e1002669.

[5] KOLOMINSKY-RABAS P L, WIEDMANN S, WEINGÄRTNER, M,et al. Time trends in incidence of pathological and etiological stroke subtypes during 16 years: The erlangen stroke project[J]. Neuroepidemiology, 2015,44 (1):24-29.

[6] BOGOUSSLAVSKY J, VAN MELLE G, REGLI F. The lausanne stroke registry: Analysis of 1,000 consecutive patients with first stroke[J]. Stroke,1988,19(9):1083-1092.

[7] SMITH W S, LEV M H, ENGLISH J D, et al. Significance of large vessel intracranial occlusion causing acute ischemic stroke and TIA[J]. Stroke, 2009,40(12):3834-3840.

[8] ZHAO H, COOTE S, PESAVENTO L, et al. Large vessel occlusion scales increase delivery to endovascular centers without excessive harm from misclassifications[J]. Stroke, 2017,48(3):568-573.

[9] RAI A T, DOMICO J R, BUSEMAN C, et al. A population-based incidence of M2 strokes indicates potential expansion of large vessel occlusions amenable to endovascular therapy[J]. J Neurointerv Surg, 2018,10(6):510-515.

[10] HELDNER M R, HSIEH K, BROEG-MORVAY A, et al. Clinical prediction of large vessel occlusion in anterior circulation stroke: Mission impossible?[J]. J Neurol, 2016,263(8):1633-1640.

[11] GASCOU G, LOBOTESIS K, MACHI P, et al. Stent retrievers in acute ischemic stroke: Complications and failures during the perioperative period[J]. AJNR Am J Neuroradiol,2014,35(4):734-740.

[12] PFAFF J, HERWEH C, PHAM M, et al. Mechanical thrombectomy of distal occlusions in the anterior cerebral artery: Recanalization rates, periprocedural complications, and clinical outcome[J]. AJNR Am J Neuroradiol, 2016,37(4):673-678.

[13] YE G, CAO R, LU J,et al. CT-based higher thrombus density is associated with secondary embolism during mechanical thrombectomy: A preliminary observation[J]. J Stroke Cerebrovasc Dis,2019,28(10):104311.

[14] CHALUMEAU V, BLANC R, REDJEM H, et al. Anterior cerebral artery embolism during thrombectomy increases disability and mortality[J]. J Neurointerv Surg, 2018,10(11):1057-1062.

[15] GOYAL M, MENON B K, DEMCHUK A, et al. Proposed methodology and classification of infarct in new territory (int) after endovascular stroke treatment[J]. J Neurointerv Surg, 2017,9(5):449-450.

[16] KAESMACHER J, BOECKH-BEHRENS T, SIMON S, et al. Risk of thrombus fragmentation during endovascular stroke treatment[J]. AJNR Am J Neuroradiol, 2017,38(5):991-998.

[17] MAEGERLEIN C, FRIEDRICH B, BERNDT M, et al. Impact of histological thrombus composition on preinterventional thrombus migration in patients with acute occlusions of the middle cerebral artery[J]. Interv Neuroradiol, 2018,24(1):70-75.

[18] MUELLER L, PULT F, MEISTERERNST J, et al. Impact of intravenous thrombolysis on recanalization rates in patients with stroke treated with bridging therapy[J]. Eur J Neurol,2017,24(8):1016-1021.

[19] RHA J H, SAVER J L. The impact of recanalization on ischemic stroke outcome: A meta-analysis[J]. Stroke, 2007,38(3):967-973.

[20] KIM Y D, NAM H S, KIM S H, et al. Time-dependent thrombus resolution after tissue-type plasminogen activator in patients with stroke and mice[J]. Stroke,2015,46(7):1877-1882.

[21] GANESH A, AL-AJLAN F S, SABIQ F, et al. Infarct in a new territory after treatment administration in the escape randomized controlled trial (endovascular treatment for small core and anterior circulation proximal occlusion with emphasis on minimizing CT to recanalization times)[J]. Stroke, 2016,47(12):2993-2998.

[22] LIEBESKIND D S, BRACARD S, GUILLEMIN F, et al. Etici reperfusion: Defining success in endovascular stroke therapy[J]. J Neurointerv Surg, 2019,11(5):433-438.

[23] ALVES H C, TREURNIET K M, JANSEN I G H, et al. Thrombus migration paradox in patients with acute ischemic stroke[J]. Stroke, 2019,50(11):3156-3163.

[24] ALVES H C, TREURNIET K M, DUTRA B G, et al. Associations between collateral status and thrombus characteristics and their impact in anterior circulation stroke[J]. Stroke, 2018,49(2):391-396.

[25] BORST J, BERKHEMER O A, SANTOS E M M, et al. Value of thrombus ct characteristics in patients with acute ischemic stroke[J]. AJNR Am J Neuroradiol, 2017;38(9):1758-1764.

[26] SILLANPÄÄ N, SAARINEN J T, RUSANEN H, et al. Location of the clot and outcome of perfusion defects in acute anterior circulation stroke treated with intravenous thrombolysis[J]. AJNR Am J Neuroradiol, 2013,34(1):100-106.

[27] YOO J, BAEK J H, PARK H, et al. Thrombus volume as a predictor of nonrecanalization after intravenous thrombolysis in acute stroke[J]. Stroke, 2018,49(9):2108-2115.

[28] SENERS P, TURC G, MAÏER B, et al. Incidence and predictors of early recanalization after intravenous thrombolysis: A systematic review and meta-analysis[J]. Stroke, 2016,47(9):2409-2412.

[29] MENON B K, AL-AJLAN F S, NAJM M, et al. Association of clinical, imaging, and thrombus characteristics with recanalization of visible intracranial occlusion in patients with acute ischemic stroke[J]. JAMA, 2018,320(10):1017-1026.

[30] NAGEL S, PFAFF J, HERWEH C, et al. Distal arterial occlusions in patients with mild strokes : is endovascular therapy superior to thrombolysis alone?[J]. J Stroke Cerebrovasc Dis,2020,29(7):104868.

[31] SARRAJ A, SANGHA N, HUSSAIN M S, et al. Endovascular therapy for acute ischemic stroke with occlusion of the middle cerebral artery M2 segment[J]. JAMA Neurol, 2016,73(11):1291-1296.

[32] SHETH S A, YOO B, SAVER J L, et al. M2 occlusions as targets for endovascular therapy: Comprehensive analysis of diffusion/perfusion mri, angiography, and clinical outcomes[J]. J Neurointerv Surg, 2015,7(7):478-483.

[33] COUTINHO J M, LIEBESKIND D S, SLATER L A, et al. Mechanical thrombectomy for isolated M2 occlusions: A post hoc analysis of the star, swift, and swift prime studies[J]. AJNR Am J Neuroradiol, 2016,37(4):667-672.

[34] MENON B K, HILL M D, DAVALOS A, et al. Efficacy of endovascular thrombectomy in patients with M2 segment middle cerebral artery occlusions: Meta-analysis of data from the hermes collaboration[J]. J Neurointerv Surg, 2019,11(11):1065-1069.

[35] COMPAGNE K C J, VAN DER SLUIJS P M, VAN DEN WIJNGAARD I R, et al. Endovascular treatment: The role of dominant caliber M2 segment occlusion in ischemic stroke[J]. Stroke , 2019,50(2):419-427.

[36] UNO J, KAMEDA K, OTSUJI R, et al. Mechanical thrombectomy for acute anterior cerebral artery occlusion[J]. World Neurosurg, 2018,120:e957-e961.

[37] FURLAN A, HIGASHIDA R, WECHSLER L, et al. Intra-arterial prourokinase for acute ischemic stroke. The proactⅡ study: A randomized controlled trial . Prolyse in acute cerebral thromboembolism[J].JAMA, 1999,282(21):2003-2011.

[38] SUAREZ J I, SUNSHINE J L, TARR R, et al. Predictors of clinical improvement, angiographic recanalization, and intracranial hemorrhage after intra-arterial thrombolysis for acute ischemic stroke[J]. Stroke,1999,30(10):2094-2100.

[39] HOFMEISTER J, KULCSAR Z, BERNAVA G, et al. The catch mini stent retriever for mechanical thrombectomy in distal intracranial occlusions[J]. J Neuroradiol, 2018,45(5):305-309.

[40] DOBROCKY T, BELLWALD S, KURMANN R, et al. Stent retriever thrombectomy with mindframe capture lp in isolated M2 occlusions[J]. Clin Neuroradiol, 2020,30(1):51-58.

[41] KÜHN A L, WAKHLOO A K, LOZANO J D, et al. Two-year single-center experience with the 'baby trevo' stent retriever for mechanical thrombectomy in acute ischemic stroke[J]. J Neurointerv Surg, 2017,9(6):541-546.

[42] KURRE W, AGUILAR-PÉREZ M, MARTINEZ-MORENO R, et al. Stent retriever thrombectomy of small caliber intracranial vessels using preset lite: Safety and efficacy[J]. Clin Neuroradiol, 2017(3),27:351-360.

[43] KARA B, SELCUK H H, ERBAHCECI SALIK A, et al. Single-center experience with the tigertriever device for the recanalization of large vessel occlusions in acute ischemic stroke[J]. J Neurointerv Surg,2019,11(5):455-459.

[44] ALTENBERND J, KUHNT O, HENNIGS S, et al. Frontline adapt therapy to treat patients with symptomatic M2 and M3 occlusions in acute ischemic stroke: Initial experience with the penumbra ace and 3max reperfusion system[J]. J Neurointerv Surg, 2018,10(5):434-439.

[45] PHAN K, MAINGARD J, KOK H K, et al. Contact aspiration versus stent-retriever thrombectomy for distal middle cerebral artery occlusions in acute ischemic stroke: Meta-analysis[J]. Neurointervention, 2018,13(2):100-109.

[46] NAVIA P, SCHRAMM P, FIEHLER J. Adapt technique in ischemic stroke treatment of M2 middle cerebral artery occlusions in comparison to M1 occlusions: Post hoc analysis of the promise study[J]. Interv Neuroradiol , 2020,26(2):178-186.

[47] HARSANY J, HARING J, HOFERICA M, et al. Aspiration thrombectomy as the first-line treatment of M2 occlusions[J]. Interv Neuroradiol, 2020,26(4):383-388.

[48] GRIEB D, SCHLUNZ-HENDANN M, BRINJIKJI W, et al. Mechanical thrombectomy of M2 occlusions with distal access catheters using adapt[J]. J Neuroradiol, 2019,46(4):231-237.

[49] CROCKETT M T, PHILLIPS T J, CHIU A H Y. Dual suction headway27 microcatheter thrombectomy for the treatment of distal intracranial arterial occlusion strokes: Initial experience with the micro-adapt technique[J]. J Neurointerv Surg, 2019,11(7):714-718.

[50] HAUSSEN D C, EBY B, AL-BAYATI A R, et al. A comparative analysis of 3max aspiration versus 3 mm trevo retriever for distal occlusion thrombectomy in acute stroke[J]. J Neurointerv Surg, 2020,12(3):279-282.

[51] PÉREZ-GARCÍA C, MOREU M, ROSATI S, et al. Mechanical Thrombectomy in Medium Vessel Occlusions: Blind Exchange With Mini-Pinning Technique Versus Mini Stent Retriever Alone[J].Stroke, 2020,51(11):3224–3231.

第六节 低 NIHSS 评分急性缺血性脑卒中的血管内再通

系列临床研究显示机械取栓有助于改善 NIHSS 评分 ≥ 6 分的急性前循环大血管闭塞（large-vessel occlusion,LVO）患者的临床预后，成为此类患者首选的治疗手段。然而，也有一部分 LVO 患者发病时表现为 NIHSS 评分 < 6 分，由于缺少相关的循证医学证据，目前急性缺血性脑卒中血管内治疗指南对该部分患者是否适合行机械取栓治疗暂没有明确的推荐意见。事实上，起初表现为低 NIHSS 评分的 LVO 患者最终可能会出现严重的残疾，如何管理这些患者，面临着不确定性。因此，我们从表现为低 NIHSS 评分的急性前后循环 LVO 缺血性脑卒中的流行病学现状、治疗进展、影响预后的相关因素及目前治疗上的困惑等方面进行分析总结，旨在提高患者及医务工作者对其的认识和重视。

一、低NIHSS评分的前循环大血管急性闭塞

（一）流行病学现状

目前表现为低 NIHSS 评分的前循环 LVO 性缺血性脑卒中的发病率尚不清楚。MR CLEAN 研究和 EXTEND-IA 研究仅纳入了部分轻型脑卒中合并 LVO 的患者，其余多数研究都排除了轻型脑卒中。Heldner 等对 2004—2012 年瑞士伯尼尔卒中数据库进行了回顾性分析，在 1 599 例前循环缺血性脑卒中患者中有 887 例证实为 LVO，其中发病在 3 小时内出现前循环 LVO 且 NIHSS 评分 < 4 分的患者仅占 5%。Messer 等分析前瞻性数据库时发现，378 例前循环轻型脑卒中患者中有 54 例（14.3%）证实为 LVO。尽管表现为低 NIHSS 评分的前循环 LVO 缺血性脑卒中的流行病学数据匮乏，但现有的数据资料显示此类患者其实并不少见。

（二）是否被视为轻型脑卒中

不同研究对轻型脑卒中的定义各不相同，标准尚不统一。在各类标准中，轻型脑卒中的主要特点包括症状轻微和非致残性，众多研究将 NIHSS 评分 ≤ 3 分或 ≤ 5 分作为纳入标准选取研究对象。2016 年，《高危非致残性缺血性脑血管事件诊疗指南》提出，轻型脑卒中的定义为 NIHSS 评分 ≤ 3 分或 ≤ 5 分，或 mRS ≤ 3 分。然而单纯使用 NIHSS 评分来定义轻型脑卒中有一定的局限性，使用影像学方法对其进行定义可以更好地反映患者的预后。波士顿急性卒中影像评分（Boston acute stroke imaging scale）分型中定义了重型脑卒中和轻型脑卒中的概念，其基本原则为：如果在 CTA 或 MRA 上有颅内外 LVO 表现者则为重型脑卒中；若无 LVO，但非增强 CT 或 MR 弥散加权成像上有显著梗死灶，也归为重型脑卒中；其余都为轻型脑卒中。Joon-Tae 等发现，在连续登记的单中心数据库中纳入 378 例轻型脑卒中（NIHSS 评分 ≤ 3 分）的患者，其中有 55 例（14.6%）发生了早期神经功能恶化。多因素分析结果显示，LVO 是发生早期神经功能恶化的独立危险因素。由此得出，表现为低 NIHSS 评分的前循环 LVO 性缺血性脑卒中患者不能定义为轻型脑卒中，这警示我们应提高对轻型脑卒中的相关认识并完善相应的医疗服务，以期尽快完成灌注功能评估，通过全面综合病因、发病机制、梗死核心灶部位及体积、低灌注容积及不匹配量等情况制定具体治疗措施。

（三）治疗进展

目前对于此类患者尚没有明确的治疗指导方针，临床医师往往根据患者病情自身的发展方向和治疗的预期风险来决定最佳治疗方案。目前的治疗方案包括：静脉溶栓、血管内再通和药物治疗。

1. 是否需要静脉溶栓 / 血管内再通 既往的相关研究对于轻型脑卒中患者是否适宜采用溶栓治疗仍存在很多争议。2015 年，在 Romano 等针对"跟着指南走"项目进行的一项回顾性分析研究中，对 5 910 例轻型脑卒中（基线 NIHSS 评分 ≤ 5 分）患者溶栓治疗的安全性进行评估，发现溶栓治疗后的患者相关并发症的风险较低，症状性颅内出血的发生率为 1.8%，危及生命或重度全身性出血的发生率为 0.2%。然而，2018 年 Pooja 等针对重组组织型纤溶酶原

激活剂（rt-PA）是否可以为轻型脑卒中（NIHSS 评分≤5 分）患者带来明确获益开展了一项随机对照试验，结果显示 rt-PA 并不能改善非致残性轻型脑卒中患者的临床预后，同时还会增加症状性颅内出血的风险。由于该研究被提前终止，因此并不能给出明确的结论。2017 年急性缺血性卒中静脉溶栓中国卒中学会科学声明则指出：对于轻型致残性急性缺血性脑卒中患者，建议发病 3 小时内行静脉 rt-PA 治疗（Ⅰ类推荐，A 级证据）；对于轻型非致残性急性缺血性脑卒中患者，发病 3 小时内可选择静脉 rt-PA 治疗（Ⅱb 类推荐，C 级证据）。

对于表现为低 NIHSS 评分的前循环 LVO 性缺血性脑卒中患者应用 rt-PA 静脉溶栓治疗的研究较少。目前对于此类患者的溶栓治疗存在争议，小病例系列报道溶栓治疗有效。然而，这些小病例系列样本量有限，当前研究结果仍没有明确定论。有研究针对表现为低 NIHSS 评分的前循环 LVO 性缺血性脑卒中血管内再通行荟萃分析显示，相比于单纯阿司匹林药物治疗，IVT 及血管内再通可明显改善患者的临床预后。同样，Heldner 等分析研究了 88 例 NIHSS 评分≤5 分且合并 LVO 的患者，其中 47 例（53.4%）仅接受阿司匹林药物治疗，41 例（46.6%）接受 rt-PA 静脉溶栓、血管内再通或两者联合治疗，结果显示尽管 IVT/血管内再通组患者基线 NIHSS 评分更高，但是 rt-PA 静脉溶栓及血管内再通可改善患者的临床预后，且发生相关并发症的风险较低，症状性颅内出血的发生率为 4.9%。

2. 血管内再通是否优于静脉溶栓 血管内再通对于轻型脑卒中患者（NIHSS 评分≤5 分）的有效性和安全性尚未得到证实，《急性缺血性卒中血管内治疗中国指南 2018》中谨慎推荐对于 NIHSS 评分＜6 分的颈内动脉或大脑中动脉 M1 闭塞的患者，可以考虑在发病 6 小时内（发病至股动脉穿刺时间）进行可回收支架机械取栓，但仍需要进一步随机对照试验证据证实（Ⅱb 类推荐，B 级证据）。Dargazanli 等在纳入 138 例 NIHSS 评分≤7 分患者的单中心治疗研究中，发现接受血管内再通的患者有 65% 获得了极好的预后（mRS 0～1），有 78% 得到良好预后（mRs≤2），但是当进一步评估血管内再通缺血性脑卒中的数据队列时，血管内再通并没有显示出优越性。对于轻型脑卒中患者，虽然获益仍不确定，但进行机械取栓术可能是合理的。有研究表明，对于表现为低 NIHSS 评分的前循环 LVO 性缺血性脑卒中患者，与首选 IVT 药物治疗相比，直接机械取栓是安全的，并有可能改善患者预后。机械取栓术在表现为低 NIHSS 评分的急性前循环 LVO 患者中在技术上是可行的，且具有较高的成功率和良好的安全性，对于这部分患者应考虑行机械取栓术。但 Messer 等发现机械取栓术与 IVT 药物治疗对患者的功能结局及相关并发症无明显差异。而针对 SONIIA 灌注治疗注册研究（在加泰罗尼亚完成的一项多中心临床研究）中的 78 例 NIHSS 评分≤5 分患者的数据分析则显示：血管内再通与药物治疗相比没有显示出优势，且有更高的症状性颅内出血风险。同样，Nitin 等对于药物治疗（包括 IVT）和血管内再通（包括或不包括 IVT 预处理）在低 NIHSS 评分 LVO 患者的安全性和疗效方面进行评估时发现，药物治疗组无症状性颅内出血的发生率低，血管内再通组与无症状性颅内出血的高发生率相关，两组在疗效和安全性方面并无差异。有研究在行亚组分析时发现，IVT 与血管内再通的效果似乎与闭塞部位相关，血管内再通在大脑中动脉 M1 闭塞的患者中呈现获益趋势，而对于更远端的闭塞，两种治疗方法的疗效差异并无统计学意义。事实上，IVT 的应用有严格的时间窗，很多患者到院时已失去行 IVT 的机会，或者对溶栓药物的使用有禁忌证，这时血管内再通代替

IVT 成为患者或临床医师的选择。在研究中发现，在不适合使用 rt-PA 静脉溶栓的患者中，相比单纯药物治疗，实施血管内再通可改善患者 90 天临床预后。2019 年发表了一项比较轻型脑卒中的 LVO 药物治疗与机械取栓治疗疗效对比的荟萃分析，荟萃分析中包括 4 项研究，共纳入 843 名患者，药物治疗的定义为接受 rt-PA 静脉溶栓，大血管闭塞部位涵盖颈内动脉及大脑中动脉 M1、M2、M3，其中 2 项研究中 IVT 后行补救性机械取栓治疗。结果显示相比于 rt-PA 静脉溶栓，机械取栓治疗并没有改善患者的临床预后，且有增加 sICH 的风险（OR=5.52，95% 可信区间为 1.91～15.49，P=0.002）。

3. 预后不良相关因素 在影像学研究中，发生 LVO 但患者临床症状轻微或迅速改善是由于充分的侧支循环代偿维持脑实质缺血性半暗带的灌注造成的。在这些患者中，有些侧支循环可能足够，无须再灌注治疗即可恢复，然而有些患者的侧支循环代偿不充分或不能维系时，其临床症状会迅速恶化。Miteff 等发现在急性缺血性脑卒中患者中，56% 的患者有良好的侧支循环，26% 的患者有中度的侧支循环，18% 的患者侧支循环较差。良好的侧支循环与 90 天时较好的预后（mRS ≤ 2 分）相关。有研究证实早期神经功能恶化与预后不良相关，而持续的大血管阻塞会增加早期恶化和预后不良的风险。有研究显示血管闭塞的部位是预后的独立预测因素，Joon-Tae 等发现颈内动脉和大脑中动脉近端闭塞最常导致严重的早期神经功能恶化，动脉闭塞是 90 天预后不良的独立危险因素。患者从症状出现至闭塞血管再通时间的长短与预后密切相关，尽早治疗的患者预后相对较好，Haussen 等分析研究 32 例 NIHSS 评分 ≤ 5 分合并 LVO 的患者，22 例接受药物治疗，10 例接受血管内再通，药物治疗组中有 9 例（41%）因为出现早期神经功能恶化接受血管内补救性治疗。这 9 例接受血管内补救性治疗的患者中有 4 例早期神经功能恶化发生在发病 3 小时内，待患者的闭塞血管再通后预后均良好，而其余 5 例早期神经功能恶化超过 3 小时的患者中只有 1 例预后良好。

（四）目前治疗中的困惑

目前对以低 NIHSS 评分为表现的前循环 LVO 性缺血性脑卒中的漏诊率高，因其症状轻微或迅速改善而被临床医师排除在 CTA、MRA 及 DSA 检查或治疗之外，导致患者失去最佳的治疗机会。尽管有研究表明补救性血管内再通可改善此类患者的临床预后，但血管内再通的效果会因错过最佳治疗时间而被掩盖。之前有研究证实，相比于立即行血管内再通，没有立即行血管内再通的患者发生早期神经功能恶化后，行补救性血管内再通的临床预后不如立即行血管内再通的患者。

目前，在血管内再通过程中存在一些不可避免的并发症，如在 MR CLEAN 研究中发现 8.6% 的患者术中出现远端栓塞事件，5.6% 的患者出现新发的神经功能缺损。常见的原因包括：器械通过或接触血栓时的碎栓作用及血流的冲击作用；回收支架到较大管径的血管时，支架对血栓抓取的径向力减弱，血栓容易脱落；回收支架时导管口对血栓的切割；支架网孔对血栓的切割；长度较长的血栓更容易发生远端栓塞。此外，血管内再通可能带来出血转化、高灌注综合征、血管夹层、应激性溃疡、心血管并发症、穿刺部位并发症、对比剂过敏及对比剂肾病等危害。

（五）展望

我们通过对表现为低 NIHSS 评分的前循环 LVO 缺血性脑卒中的流行病学现状、治疗进展、影响预后的相关因素及目前治疗上的困惑等方面进行分析总结，发现此类患者并不少见，IVT 及血管内再通可改善患者的临床预后。尽管目前的证据并未证明血管内再通的疗效优于 IVT，但对于不适合 IVT 或出现早期神经功能恶化的患者来说，血管内再通可能是一种有效的治疗手段。基于血管内再通过程中的诸多风险，临床医师在作决策之前必须全面评估治疗手段的风险-获益比，随着越来越多的新器械和新技术的发展，会降低这些不良事件及并发症发生的风险。对于表现为低 NIHSS 评分的前循环 LVO 缺血性脑卒中患者，IVT、血管内再通及桥接治疗的最佳治疗选择，仍需开展前瞻性大样本多中心随机对照试验来进一步证实。

二、低NIHSS评分的后循环大血管急性闭塞

（一）流行病学现状

目前表现为低 NIHSS 评分的后循环 LVO 缺血性脑卒中的发病率尚不清楚。基底动脉急性闭塞时临床症状复杂多样，可表现为短暂性轻微症状或严重脑卒中。在 BASICS 注册研究中显示，当发生基底动脉急性闭塞（basilar artery occlusion, BAO）时，38% 的患者有短暂性脑缺血发作或轻型脑卒中的先兆症状。而在 BASILAR 研究中，高达 47.9% 的患者有类似上述的先兆症状。已有研究显示，出现先兆症状和病情呈进展性加重在病因为大动脉粥样硬化患者和闭塞部位靠近基底动脉近端时更常见。2020 年，两项来自中国的 BAO 血管内再通的多中心随机对照研究结果发表（BEST 和 BASILAR 研究中均没有对入选患者的 NIHSS 评分和发病机制设定限制，但入选患者的 NIHSS 中位数评分均在 26 分以上），提示即使是侧支循环建立较好的 BAO 患者，其起病初始症状较轻，但如果血栓快速向基底动脉中远段延伸或累及供应脑干的穿支血管也会导致临床症状迅速加重，这一现象也见于以西方人群为研究对象的 ENDOSTROKE 研究中。

（二）NIHSS 评分评估后循环梗死的局限性

有研究表明，NIHSS 评分对于评估前循环梗死具有较高的灵敏度和可信度，但对于后循环梗死的评估有一定限制，与前循环梗死相比，后循环梗死的病变最初表现为低 NIHSS 评分。Heldner 等研究表明，NIHSS 评分评估后循环梗死的灵敏度低，其主要原因在于 NIHSS 评分与病灶的大小、严重程度及预后有关。NIHSS 评分在后循环梗死所分配的分值比重较前循环梗死小，而且 NIHSS 评分评估执行和语言功能的分值比例较高，导致优势半球评分较高，说明 NIHSS 评分项目并不能涵盖所有不同梗死部位的神经功能缺损情况。基于此情况，有研究采用扩展版 NIHSS（e-NIHSS）。e-NIHSS 在 NIHSS 中已经存在的项目中加入特定的后循环梗死的症状体征 [如眼球震颤、垂直凝视、霍纳征（Horner sign）、舌下及舌咽神经

麻痹、躯干共济失调、闭目难立征等]。研究表明，后循环梗死患者采用 e-NIHSS 评分的得分平均比 NIHSS 高 2 分，差异有统计学意义，e-NIHSS 提高了后循环梗死诊断的灵敏度，且其中的眼球震颤、霍纳征、舌下及舌咽神经损伤症状与躯干共济失调和闭目难立征相比，更能反映特定的后循环梗死症状。

（三）治疗进展及预后评估

针对 BAO 常用的治疗方法包括：IVT、动脉溶栓和机械取栓，但尚无相关研究比较表现为低 NIHSS 评分的后循环 LVO 不同治疗方法间的疗效差别。《急性缺血性卒中血管内治疗中国指南 2018》中推荐：对于基底动脉闭塞患者，可以考虑在发病 6 小时内（发病至股动脉穿刺时间）进行机械取栓（Ⅱb 类推荐，C 级证据）；发病在 6～24 小时的急性基底动脉闭塞患者，可以考虑在影像学检查评估后实施机械取栓；或者按照当地伦理委员会批准的血管内再通随机对照试验进行（Ⅱb 类推荐，B 级证据）。BEST 研究由于跳组率较高等问题被迫提前终止，此处仅对最近发表的 BASILAR 研究结果进行解读。BASILAR 研究随机将发病 24 小时内的 BAO 患者分为标准药物治疗组及标准药物治疗组联合机械取栓组，经过筛选后最终纳入 829 名患者，其中机械取栓 647 人，标准药物治疗组 182 人。在基线资料方面，与药物治疗组相比，机械取栓组患者年龄更低、pc-ASPECTS 更高、血压更低、吸烟比例更高、房颤患者比例更高，且发病机制及血管闭塞部位同样存在差异。在预后方面，机械取栓组术后 90 天获得良好预后（mRS 0～3 分）的比例较标准药物治疗组更高（32% *vs.* 9.3%; $P < 0.001$），死亡率较标准药物治疗组更低（46.2% *vs.* 71.4%; $P < 0.001$）。此外，机械取栓组操作相关并发症发生率整体为 9.6%，除下肢深静脉血栓外，两组患者的严重不良事件发生率无明显差异。研究结论是发病 24 小时内 BAO 患者接受机械取栓治疗可改善其临床预后，降低死亡率。

后循环机械取栓治疗的预后较前循环差，具有更高的致残率和死亡率。多项研究结果显示，与后循环脑卒中血管内再通后良好结局独立相关的因素有低基线 NIHSS 评分、高血管内再通率、高 ASPECTS、更短的手术开始时间、更短的再灌注时间及更好的侧支循环。其中关于侧支循环的术前评估是研究热点，近年来陆续推出 PC-CS 评分及 BATMAN 评分，PC-CS 评分是通过 CTA 评估小脑后下动脉（PICA）、小脑前下动脉（AICAs），小脑上动脉（SCAs）和后交通动脉（PComs）。良好的侧支循环代偿（特别是 PComs）的存在和良好的结局之间具有显著关联性。血栓负荷量增加与功能结局恶化相关。基底动脉主干闭塞时，基底动脉远端灌注压明显降低，导致血流通过 PComs 逆流至基底动脉远端充盈。如果代偿充分，这种反向血流可能提供基底动脉远端血供，维持穿支动脉的通畅和 SCA 血流。第二个侧支代偿途径可通过小脑后下动脉（PICA），如果椎动脉从起始部至 V4 保持通畅，其血流可能通过 PICA 代偿为 AICAs、SCAs 和穿支动脉供血。此外，胚胎型 PComs（P1 缺如）及其供应中脑、丘脑的穿支动脉因其供血来源于前循环，故在 BAO 时避免了受到累及，缺血梗死区域较小。而 BATMAN 评分通过 CTA 进行后循环评分（共 10 分），是半定量反映血栓负荷量和 PComs 侧支循环状况的分级系统。它将基底动脉系统分为 6 个部分，包括：任意一侧椎动脉 VA（1 分）；大脑后动脉 PCA（根据情况评分不同）；基底动脉 BA（分三段，每段各占 1 分）；由于二元逻辑回归分析显示缺乏 PCom（双侧或单侧）是最强的不良临床结果预测因素，因此分配 PComs（左右各占 2 分），若发育不全 PCom（定义为小于 1 mm）（占 1 分），胚胎 PCom（占 3 分）。对接受了 IVT 及血管内再通的 BAO 患者的 BATMAN 评分在与临床结果及动脉再通的相关性进行了分析，并与 PC-CS 评分比较。结果在 logistic 回归分析中，BATMAN＜7 分与 90 天不良临床结果相关，而与是否再通无相关性。与 PC-CS 评分相比，BATMAN 评分有更大的准确性。BATMAN 评分是第一个考虑到基底动脉闭塞程度的无创评分系统。考虑了基底动脉的功能性定位，可能阻塞的穿支动脉和其他侧支循环（PICA、AICAs 和 SCAs），调整了 PCom 在侧支循环代偿中的保护作用。由于 BATMAN 评分强调侧支循环评估的重要性及对于预测预后的价值，BATMAN 评分良好的患者似乎更能从成功再通中受益，并达到良好的功能结果；而侧支循环不充分及血栓负荷重者，尽管血管取得再通，仍可能导致严重残疾或发生死亡。

（李　迪）

参考文献

[1] BERKHEMER O A, FRANSEN P S, BEUMER D, et al. A randomized trial of intraarterial treatment for acute ischemic stroke[J]. N Engl J Med, 2015, 372(1): 11-20.

[2] GOYAL M, DEMCHUK A M, MENON B K, et al. Randomized assessment of rapid endovascular treatment of ischemic stroke[J]. N Engl J Med, 2015, 372(11): 1019-1030.

[3] CAMPBELL B C, MITCHELL P J, KLEINIG T J, et al. Endovascular therapy for ischemic stroke with perfusion-imaging selection[J]. N Engl J Med, 2015, 372(11): 1009-1018.

[4] SAVER J L, GOYAL M, BONAFE A, et al. Stent-retriever thrombectomy after intravenous t-PA vs. t-PA alone in stroke[J]. N Engl J Med, 2015, 372(24): 2285-2295.

[5] JOVIN T G, CHAMORRO A, COBO E, et al. Thrombectomy within 8 hours after symptom onset in ischemic stroke[J]. N Engl J Med, 2015, 372(24): 2296-2306.

[6] 中国卒中学会, 中国卒中学会神经介入分会, 中华预防医学会卒中预防与控制专业委员会介入学组. 急性缺血性脑卒中血管内治疗中国指南 2018[J]. 中国卒中杂志, 2018, 13(7):706-729.

[7] HELDNER M R, ZUBLER C, MATTLE H P, et al. National Institutes of Health stroke scale score and vessel occlusion in 2152 patients with acute ischemic stroke[J]. Stroke, 2013, 44(4): 1153-1157.

[8] MESSER M P, SCHÖNENBERGER S, MÖHLENBRUCH M A, et al. Minor stroke syndromes in large-vessel occlusions: mechanical thrombectomy or thrombolysis only?[J].AJNR Am J Neuroradiol, 2017, 38(6): 1177-1179.

[9] FISCHER U, BAUMGARTNER A, ARNOLD M, et al. What is a minor stroke?[J]. Stroke, 2010, 41(4): 661-666.

[10] STECKSÉN A, ASPLUND K, APPELROS P, et al. Thrombolytic therapy rates and stroke severity: an analysis of data from the Swedish stroke register (riks-stroke) 2007-2010[J]. Stroke, 2012, 43(2): 536-538.

[11] WANG Y, WANG Y, ZHAO X, et al. Clopidogrel with aspirin in acute minor stroke or transient ischemic attack[J]. N Engl J Med, 2013, 369(1): 11-19.

[12] 王伊龙, 赵性泉, 刘新峰, 等. 高危非致残性缺血性脑血管事件诊疗指南[J]. 中国卒中杂志, 2016, 11(6): 481-491.

[13] TORRES-MOZQUEDA F, HE J, YEH I B, et al. An acute ischemic stroke classification instrument that includes CT or MR angiography: the Boston Acute Stroke Imaging Scale[J]. AJNR Am J Neuroradiol, 2008, 29(6): 1111-1117.

[14] KIM J T, PARK M S, CHANG J, et al. Proximal arterial occlusion in acute ischemic stroke with low NIHSS scores should not be considered as mild stroke[J]. PLoS One, 2013, 8(8): e70996.

[15] ROMANO J G, SMITH E E, LIANG L, et al. Outcomes in mild acute ischemic stroke treated with intravenous thrombolysis: a retrospective analysis of the Get With the Guidelines-Stroke registry[J]. JAMA Neurol, 2015, 72(4):423-431.

[16] KHATRI P, KLEINDORFER D O, DEVLIN T, et al. Effect of alteplase vsaspirin on functional outcome for patients with acute ischemic stroke and minor nondisabling neurologic deficits: the PRISMS randomized clinical trial[J]. JAMA, 2018, 320(2): 156-166.

[17] 中国卒中学会科学声明专家组. 急性缺血性脑卒中静脉溶栓中国卒中学会科学声明[J]. 中国卒中杂志, 2017, 12(3): 267-284.

[18] KÖHRMANN M, NOWE T, HUTTNER H B, et al. Safety and outcome after thrombolysis in stroke patients with mild sympoyoms[J]. Cerebrovasc Dis, 2009, 27(2): 160-166.

[19] KRUETZELMANN A, SIEMONSEN S, GERLOFF C, et al. Thrombolysis targeting MRI defined tissue at risk in minor stroke[J]. J Neurol Neurosurg Psychiatry, 2009, 80(10): 1156-1158.

[20] HAUSSEN D C, LIMA F O, BOUSLAMA M, et al. Thrombectomy versus medical management for large vessel occlusion strokes with minimal symptoms: an analysis from STOPStroke and GESTOR cohorts[J]. J Neurointerv Surg, 2018, 10(4): 325-329.

[21] GRIESSENAUER C J, MEDIN C, MAINGARD J, et al. Endovascular mechanical thrombectomy in large-vessel occlusion ischemic stroke presenting with low National Institutes of Health Stroke Scale: systematic review and meta-analysis[J]. World Neurosurg, 2017, 110: 263-269.

[22] HELDNER M R, JUNG S, ZUBLER C, et al. Outcome of patients with occlusions of the internal carotid artery or the main stem of the middle cerebral artery with NIHSS score of less than 5:comparison between thrombolysed and non-thrombolysed patients[J]. J Neurol Neurosurg Psychiatry, 2015, 86(7): 755-760.

[23] DARGAZANLI C, CONSOLI A, GORY B, et al. Is reperfusion useful in ischaemic stroke patients presenting with a low National Institutes of Health Stroke Scale and a proximal large vessel occlusion of the anterior circulation?[J]. Cerebrovasc Dis, 2017, 43(5-6): 305-312.

[24] DARGAZANLI C, ARQUIZAN C, GORY B, et al. Mechanical thrombectomy for minior and mild stroke patients harboring large vessel occlusion in the anterior circulation: a multicenter cohort study[J]. Stroke, 2017, 48(12): 3274-3281.

[25] ROCHA M, JOVIN T G. Fast Versus slow progressors of infarct growth in large vessel occlusion stroke: clinical and research implications[J]. Stroke, 2017, 48(9): 2621-2627..

[26] NAGEL S, BOUSLAMA M, KRAUSE L U, et al.Mechanical thrombectomy in patients with milder strokes and large vessel occlusions[J]. Stroke, 2018, 49(10): 2391-2397.

[27] BHOGAL P, BÜCKE P, GANSLANDT O, et al. Mechanical thrombectomy in patients with M1 occlusion and NIHSS score ≤ 5: a single-centre experience[J]. Stroke Vasc Neurol, 2016, 1(4): 165-171.

[28] HAUSSEN D C, BOUSLAMA M, GROSSBERG J A, et al. Too good to intervene? Thrombectomy for large vessel occlusion strokes with minimal symptoms: an intention-to-treat analysis[J]. J Neurointerv Surg, 2017, 9(10): 917-921.

[29] MESSER M P, SCHÖNENBERGER S, MÖHLENBRUCH M A, et al. Minor stroke syndromes in large-vessel occlusions: mechanical thrombectomy or thrombolysis only?[J]. AJNR Am J Neuroradiol, 2017, 38(6): 1177-1179.

[30] URRA X, SAN ROMÁN L, GIL F, et al. Medical and endovascular treatment of patients with large vessel occlusion presenting with mild symptoms: an observational multicenter study[J]. Cerebrovasc Dis, 2014, 38(6): 418-424.

[31] GOYAL N, TSIVGOULIS G, MALHOTRA K, et al. Medical management vs mechanical thrombectomy for mild strokes: an international multicenter study and systematic review and meta-analysis[J]. JAMA Neurol, 2019, 77(1): 16-24.

[32] SARRAJ A, HASSAN A, SAVITZ SI, et al. Endovascular thrombectomy for mildstrokes: how low should we go?[J]. Stroke, 2018, 49(10): 2398-2405.

[33] GOYAL N, TSIVGOULIS G, MALHOTRA K, et al. Medical management vs mechanical thrombectomy for mild strokes: An international multicenter study and systematic review and meta-analysis[J]. JAMA NEUROL, 2019, 77(1):16-24.

[34] MOKIN M, MASUD M W, DUMONT T M, et al. Outcomes in patients with acute ischemic stroke from proximal intracranial vessel occlusion and NIHSS score below 8[J]. J Neurointerv Surg, 2014, 6(6): 413-417.

[35] ROCHA M, JOVIN T G. Fast versus slow progressors of infarct growth in large vessel occlusion stroke: clinical and research implications[J]. Stroke, 2017, 48(9): 2621-2627.

[36] MITEFF F, LEVI C R, BATEMAN G A, et al. The independent predictive utility of computed tomography angiographic collateral status in acute ischaemic stroke[J]. Brain, 2009, 132(Pt 8): 2231-2238.

[37] SIEGLER J E, BOEHME A K, KUMAR A D, et al. What change in the National Institutes of Health Stroke Scale should define neurologic deterioration in acute ischemic stroke?[J]. J Stroke Cerebrovasc Dis, 2013, 22(5): 675-682.

[38] FERRARI J, KNOFLACH M, KIECHL S, et al. Early clinical worsening in patients with TIA or minor stroke: the Austrian Stroke Unit Registry[J]. Neurology, 2010, 74(2): 136-141.

[39] ALEXANDROV A V, FELBERG R A, DEMCHUK A M, et al. Deterioration following spontaneous improvement: sonographic findings in patients with acutely resolving symptoms of cerebral ischemia[J]. Stroke, 2000, 31(4): 915-919.

[40] SENERS P, TURC G, TISSERAND M, et al. Unexplained early neurological deterioration after intravenous thrombolysis: incidence, predictors, and associated factors[J]. Stroke, 2014, 45(7): 2004-2009.

[41] NEDELTCHEV K, SCHWEGLER B, HAEFELI T, et al. Outcome of stroke with mild or rapidly improving symptoms[J]. Stroke, 2007, 38(9): 2531-2535.

[42] MATTLE H P, ARNOLD M, LINDSBERG P J, et al. Basilar artery occlusion[J]. Lancet Neurology, 2011, 10(11): 1002-1014.

[43] SCHONEWILLE W J, WIJMAN C A C, MICHEL P, et al, on behalf of the BASICS study group. Treatment and outcomes of acute basilar artery occlusion in the Basilar Artery International Cooperation Study (BASICS): a prospective registry study[J]. Lancet Neurol, 2009, 8(8): 724-730.

[44] ZI W, QIU Z, WU D, et al. Assessment of endovascular treatment for acute basilar artery occlusion via a nationwide prospective registry[J]. JAMA Neurol, 2020, 77(5): 561-573.

[45] FERBERT A, BRÜCKMANN H, DRUMMEN R. Clinical features of proven basilar artery occlusion[J]. Stroke, 1990, 21(8): 1135-1142.

[46] LIU X F, DAIQ L, YE R D, et al. Endovascular treatment versus standard medical treatment for vertebrobasilar artery occlusion (BEST): an open-label, randomised controlled trial[J]. Lancet Neurol, 2020,19(2):115-122.

[47] SINGER O C, BERKEFELD J, NOLTE C H, et al. Mechanical recanalization in basilar artery occlusion: the ENDOSTROKE study[J]. Ann Neurol, 2015, 77(3): 415-424.

[48] INOA V, ARON A W, STAFF I, et al. Lower NIH stroke scale scores are required to accurately predict a good prognosis in posterior circulation stroke[J]. Cerebrovascular Diseases, 2014, 37(4):251-255

[49] HELDNER M R, ZUBLER C, MATTLE H P, et al. National institutes of health stroke scale score and vessel occlusion in 2152 patients with acute ischemic stroke[J]. Stroke, 2013, 44(4):1153-1157.

[50] OLIVATO S, NIZZOLI S, CAVAZZUTI M, et al. E-NIHSS: An expanded National Institutes of Health stroke scale weighted for anterior and posterior circulation strokes[J]. J Stroke Cerebrovasc Dis, 2016,25(12):2953-2597.

[51] MOKIN M, SONIG A, SIVAKANTHAN S, et al. Clinical and procedural predictors of outcomes from the endovascular treatment of posterior circulation strokes[J]. Stroke, 2016, 47(3): 782-788.

[52] BOUSLAMA M, HAUSSEN D C, AGHAEBRAHIM A, et al. Predictors of good outcome after endovascular therapy for vertebrobasilar occlusion stroke[J]. Stroke, 2017, 48(12): 3252-3257.

[53] MOURAND I, MACHI P, NOGUE E, et al. Diffusion-weighted imaging score of the brain stem: a predictor of outcome in acute basilar artery occlusion treated with the solitaire FR device[J]. AJNR Am J Neuroradiol, 2014, 35(6): 1117-1123.

[54] YOON W, KIM S K, HEO T W, et al. Predictors of good outcome after stent-retriever thrombectomy in acute basilar artery occlusion[J]. Stroke, 2015, 46(10): 2972-2975.

[55] VAN DER HOEVEN E J, MCVERRY F, VOS J A, et al. Collateral flow predicts outcome after basilar artery occlusion: the posterior circulation collateral score[J]. Int J Stroke, 2016;11(7):768-775.

[56] ALEMSEGED F, SHAH D G, DIOMEDI M, et al. The basilar artery on computed tomography angiography prognostic score for basilar artery occlusion[J]. Stroke, 2017, 48(3):631-637.

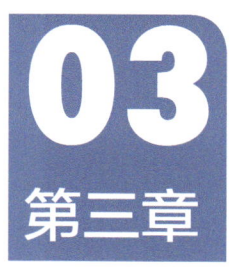

第三章

缺血性脑卒中的桥接治疗

对于典型的前循环大动脉闭塞性缺血性脑卒中而言，如果不采取有效治疗，每一分钟就会损失 190 万个神经元、140 亿个突触和 12km 的有髓鞘纤维。急性大血管闭塞性缺血性脑卒中的治疗发展与冠状动脉粥样硬化性心脏病的治疗理念类似，均为针对闭塞的动脉进行再通，以恢复可挽救组织的灌注，两者的研究历史发展过程非常相似，但脑卒中较之冠心病落后了近 30 年。1995 年，研究证实 rt-PA 静脉溶栓治疗有效，而对于 ST 段抬高型心肌梗死的溶栓治疗可以追溯到 1980 年；2015 年，多项临床研究证实血管内再通的有效性，而急性冠脉球囊成形术的疗效早在 1990 年就已经被证实。随着更多临床随机对照研究结果的公布，急性大血管闭塞性缺血性脑卒中已经进入了一个全新的血管内再通时代。

桥接治疗就是在针对 AIS 的治疗研究历程中出现的一种特定的治疗理念。从广义上说，将针对 AIS 的各种不同类型、途径的治疗手段序贯结合应用于患者，均可称之为桥接治疗，如 IVT 与血管内再通的接续、IVT 与各种抗血小板药的接续等等。狭义而言，对于 AIS 的桥接治疗是指对于急性大血管闭塞性缺血性脑卒中患者将 IVT 与血管内再通两种有效治疗手段接续应用的一种治疗方式，以期获得良好预后。本章旨在对 IVT 与血管内再通相结合的桥接治疗进行阐述与说明。

第一节　桥接治疗的历史与演变

一、静脉溶栓治疗的发展历史

IVT 治疗的历史可以追溯到 1958 年，但 rt-PA 静脉溶栓的有效性直到 1995 年才被美国的国立神经疾病和卒中研究院的研究（the National Institute of Neurological Disorders and Stroke with recombinant tPA，NINDS 研究）所证实。NINDS 研究分为两期，在其二期进行的临床随机对照研究中，共纳入了 624 例发病 3 小时以内的急性缺血性脑卒中患者，最终证实虽然出血风险略有增加，但应用 rt-PA 静脉溶栓治疗可增加 30% 的良好预后率。因此美国食品药品监督管理局（Food and Drug Administration，FDA）于 1996 年批准了 rt-PA 的 IVT 适应证，这是 AIS 治疗发展史上的一个重要里程碑。

随后进行的 IVT 治疗的临床研究均聚焦于能否突破其时间窗的限制。ATLANTIS（alteplase thrombolysis for acute noninterventional therapy in ischemic stroke）、EPHITET（echoplanar imaging thrombolytic evaluation trial）及 ECASS（European cooperative acute stroke study）均未成功。2004 年进行的前述几项临床研究的荟萃分析显示，IVT 的良好预后与快速启动治疗有关，且发病时间小于 270 分钟的患者可能存在着潜在获益的可能性。因此，2008 年 ECASSS 3 研究针对发病 3.0～4.5 小时的 AIS 患者进行随机 IVT 对照研究，共纳入 821 例患者，最终证实 IVT 能有效改善临床预后，且出血风险较之以往研究并未增加。随后的荟萃分析也支持这一研究结论。国际卒中试验（International Stroke Trial，IST）-3 随机研究了 3 035 例患者的结果显示，尽管 IVT 治疗带来的出血风险增加可能会导致早期神经功能损害，但发病 6 小时内接受 IVT 可以改善患者预后。

尽管 rt-PA 是 AIS 治疗最重要的方式，但其仍有非常多的局限性，这也是学者们共同关注的领域，如：rt-PA 半衰期短，仅 4～8 分钟；血管内再通率低，对于近端大动脉闭塞性的再通率仅 30%～40%，在颈内动脉闭塞时不足 5%；同时 rt-PA 可破坏血-脑脊液屏障并具有神经毒性，使用后具有出血风险及严格的时间限制和诸多禁忌证。这些缺点促使学者不断开展新型溶栓药物的研发，其中关于替奈普酶（tenecteplase）的研究最为深入。替奈普酶的临床试验始于 1999 年，在急性心肌梗死 ASSENT（anglo-scandinavian study of early thrombolysis）-2 试验中取得了令人满意的结果。替奈普酶在脑卒中领域应用的早期探索性研究是应用替奈普酶治疗发病 3 小时内的 AIS，其所用剂量较心脏病更低，但与 rt-PA 相比，其灌注影像显示的再灌注率更高，早期神经功能改善更明显。这一结果促使后续 3 期临床研究 TASTE（tenecteplase versus alteplase for stroke thrombolysis evaluation trial）和 NOR-TEST（the norwegian tenecteplase stroke trial）的开展。2017 年 NOR-TEST 试验纳入了 1 107 例发病 4.5 小时内的 AIS 患者，结果发现 0.4 mg/kg 替奈普酶与 0.9 mg/kg rt-PA 治疗 90 天后，mRS 为 0～2 分的患者比例分别为 64% 和 51%（$P=0.06$），各有 1 例症状性颅内出血事件发生（$P=0.08$），有效性及安全性无显著性差异。由于该研究纳入的患者大多为轻型脑卒中（美国国立卫生研究院卒中量表中位数评分 =4 分）患者，因此各国指南仅推荐替奈普酶治疗轻型脑卒中。

去氨普酶（desmoteplase）是一种纤维蛋白特异度溶栓药物，半衰期更长，神经毒性小。两项关于该药物的 2 期临床研究——DIAS（desmoteplase in acute ischemic stroke）和 DEDAS（dose escalation of desmoteplase for acute ischemic stroke）的研究结果证实了发病 9 小时内应用该药物再灌注有效性和低剂量的安全性。但遗憾的是随后的两项 3 期临床试验——DIAS-3 和 DIAS-4 研究结果均未证实其有效性。

后续开展了很多关于 rt-PA 静脉溶栓联合其他方式的治疗，比如低温治疗、依替巴肽等，希望可以延长时间窗。近年来，影像学检查指导筛选的晚时间窗 IVT 研究获得了进展，利用 FLAIR 和 DWI 表现的不匹配或是用 RAPID 软件进行半定量灌注影像分析来筛选醒后脑卒中或者发病 9～12 小时内的患者进行 IVT，同样可以安全有效。

综上所述，以 rt-PA 为代表的 IVT 治疗是 AIS 治疗的重要方式，然而该方法的固有缺陷，尤其是对于大血管闭塞性 AIS 的低再通率限制了其临床疗效的提高，这为后续开展 AIS 治疗相关研究指明了方向。

二、AIS 桥接治疗的发展历史

AIS 的血管内再通自 20 世纪 80 年代开始兴起，最初的治疗理念是基于直接在动脉内将溶栓药物接触性应用于血栓部位，提高大血管闭塞的血管内再通率。随着血管内再通器具的发明和应用，血管内再通的理念逐步演变为用机械移除血栓的方法达到快速再通血管的目标。而基于循证医学及医学伦理学的要求，血管内再通相关研究的开展基本上均遵循与当时最为标准的治疗方法相比较，因此衍生出了 IVT-动脉溶栓、IVT-机械取栓等多种治疗方法的序贯疗法，也就是桥接治疗。

（一）从动脉接触溶栓到动静脉联合溶栓，未经证实的桥接治疗

动脉接触溶栓治疗的潜在获益在初期并未经过严格的临床研究证实。一直到 20 世纪 90 年代，动脉内治疗急性脑血管栓塞的 Prolyse 溶栓试验（prolyse in acute cerebral thromboembolism，PROACT）研究 I 期针对发病 6 小时内、经造影证实的大脑中动脉 M1 及 M2 闭塞的患者进行随机对照研究，采用的是动脉局部注射重组尿激酶原和空白药物进行对照，结果显示动脉溶栓组的出血风险并未增加，而血管内再通率明显提高。随后进行的 3 期临床研究 PROACT-II，纳入了 180 例经造影证实的大脑中动脉闭塞的 AIS 患者，分为动脉溶栓联合肝素治疗组和单纯肝素治疗组，其结果表明，尽管早期症状性出血的概率增加，但动脉溶栓组的血管内再通率明显提高，临床预后有改善。这一阳性结果的临床研究极大刺激了其他血管内再通途径的相关研究的开展。随后进行了微导丝碎栓、手动抽吸血栓、直接血管成形术及 IVT 联合动脉溶栓等相关技术的探索，但可惜均未获得阳性结论。

其中关于 IVT 联合动脉溶栓的研究相对较多，这也是早期提出"桥接治疗"概念的时期。1999 年，卒中急诊管理试验（emergency management of stroke，EMS）纳入 35 例发病在 3 小时内的 AIS 患者，比较 IVT 联合动脉溶栓与安慰剂联合动脉溶栓的疗效差异，结果显示动静脉联合溶栓更易使血管再通。2001 年，卒中介入治疗试验（interventional management study I，IMS I）纳入 80 例发病 3 小时内 NIHSS 评分 ≥10 分的 AIS 患者，将动静脉联合溶栓数据与 NINDS 研究结果进行比较，结果显示联合溶栓组死亡率较 NINDS 试验中 IVT 患者低，但差异无统计学意义，sICH 未增加。2007 年，IMS II 试验入组了 81 例发病 3 小时内 NIHSS 评分 ≥10 分的 AIS 患者，采用超声助溶 EKOS 导管、低剂量（0.6mg/kg）静脉 rt-PA 联合动脉溶栓治疗，其数据与 NINDS 试验的研究结果进行对比，显示试验组在 90 天良好神经功能预后患者的比例更多，但 sICH 比例高。汇总发现，基于 rt-PA 静脉溶栓后进行动脉溶栓的联合溶栓疗法均未获得满意的临床疗效。

(二)从动脉溶栓到机械取栓,器具研发促进了治疗理念的革新

随着临床研究的发展,血管内再通的器具研发也在快速进展。2004年,首个经美国FDA批准的机械取栓装置MERCI(mechanical embolus removal in cerebral ischemia,MERCI)应用于临床,这标志着针对大血管闭塞性AIS的治疗理念开始由过去的化学药物溶化血栓向机械取栓转变。随后应用该装置开展的两项临床前瞻性、非随机、单组研究并未达到更高的血管内再通率,其再通率仅为48%~57%。尽管其显示出更好的临床预后和更低死亡率的趋势,但与PROACT-Ⅱ的结果相比并无明显差异。后续问世的血栓抽吸系统将血管内再通率提高到81.6%,然而其临床预后好转率仅27.7%,低于PROACT-Ⅱ研究的结果。

血管内再通的高再通率并未带来预后好转,这促使更新的血管内再通器具研发,新型支架型取栓装置在2012年应用于AIS的治疗研究,其中最为典型的装置是Solitaire(美国美敦力公司)和Trevo(美国史赛克公司)。与心脏病领域所应用的支架不同,新一代取栓支架并不需要解脱,而是将支架置于血栓部位,随后移除血栓,达到血管内再通、血流恢复的治疗目标。新型装置的安全性及有效性迅速被随后进行的与原有MERCI装置等产品的随机对照研究所证实:应用Solitaire装置的血管内再通率达61.0%~87.5%,应用Trevo装置可将再通率提高到91.7%~92.0%,临床预后好转率也提高到40%~58%。与此同时,一些具有里程碑意义的关于AIS血管内再通的临床研究正在开展,针对的是符合静脉rt-PA溶栓条件的患者,开展应用各种血管内再通器械与IVT的疗效比较研究。IMS-Ⅲ(interventional management of stroke Ⅲ,IMS-Ⅲ)研究纳入了656例发病3小时内符合IVT条件且在7小时内可以接受血管内再通的患者。在研究进行的过程中,新型取栓装置和急诊CTA等影像得到了越来越广泛的应用,临床医师越来越倾向于选择新型取栓装置进行血管内再通。遗憾的是,该研究因两组疗效无差异而被提前终止。SYNTHESIS(synthesis expansion: a randomized controlled trial on IA versus Ⅳ thrombolysis in acute ischemic stroke,SYNTHESIS)研究入组了362例发病4.5小时内、可以接受IVT或血管内再通的AIS患者,血管内再通方法包括前文所述的动脉溶栓、机械碎栓或取栓,或多种方法联合应用,随访90天发现血管内再通组仅有30.4%预后良好,而药物治疗组达34.8%。MR-RESCUE(mechanical retrieval and recanalization of stroke clots using embolectomy,MR-RESCUE)研究纳入了发病8小时内前循环大动脉闭塞的AIS患者,依据灌注影像进行分层,其结果显示其血管内再通率低,预后无差异,而这种低再通率可能与其治疗器具的选择有关。

这三项临床研究结果同期公布,均未证实血管内再通的有效性,然而这些研究因存在缺陷而备受业界质疑。其中包括血管内再通时机的延迟、诊疗决策流程不畅、血管内再通器具选择失当、没有证实大血管闭塞及没有排除血管内再通的相对禁忌证等。

(三)科学的研究设计,奠定了桥接治疗的基础

针对既往这些研究的缺陷,几项新型取栓装置治疗大血管闭塞性AIS的临床研究启动,其中最早完成研究的是MR CLEAN(a multicenter randomized clinical trial of endovascular treatment for acute ischemic stroke in the Netherlands,MR CLEAN),其结果在2014年底公布。

该研究纳入了 500 例发病 6 小时内，经 CTA 证实前循环大动脉闭塞的 AIS 患者，随机分组后在原有标准治疗的基础上加用血管内再通，81.5% 的患者接受支架型取栓装置血管内再通，90.6% 的患者接受静脉 rt-PA 溶栓治疗。最终该研究证实取栓组 90 天良好预后患者的绝对值增加 13.5%，而出血风险无差别。也就是说，MR CLEAN 研究证实的结果是 IVT 后针对大动脉闭塞患者采用支架取栓装置进行血管内再通，其结果明显优于单纯给予 IVT。简言之，该研究证实的是 IVT 桥接动脉取栓的临床疗效，即桥接治疗有效。

这一临床研究的阳性结果，促使同期国际上正在进行的其他几项相似研究进行了即时的中期分析，包括了 ESCAPE、REVASCAT、EXTEND-IA（extending the time for thrombolysis in emergency neurological deficits - intra-arterial）及 SWIFT-PRIME 等。随后这些研究因中期结果同样证实了 MR CLEAN 研究的结论而提前终止。HERMES 研究汇总了五项高质量临床研究的 1 287 例患者的数据进行分析，其结论同样显示在 IVT 的基础上加用血管内再通的有效性，需治疗人数（number needed to treat，NNT）为 2.6，也就是说每治疗 2.6 例患者，就会有 1 人获益或免于残疾。同时荟萃分析显示，这种治疗的获益并不会因患者的特征出现差异，无论年龄大小、是否溶栓均可获益，同时死亡率和症状性颅内出血的概率与单纯 IVT 相比并未增加。这充分证明针对大血管闭塞性 AIS 患者采用桥接治疗是目前医学史上最有效的治疗手段。

由此可见，目前对于 AIS 而言，rt-PA 的 IVT 治疗是具有充分证据的有效手段，如果患者为大血管闭塞所致的 AIS，则须在 IVT 基础上桥接血管内支架取栓治疗，方可改善患者预后。桥接治疗已经成为此类患者治疗的金标准疗法，被各国指南所推荐。

（张永巍　刘建民）

第二节　桥接治疗的现状与限制

虽然桥接治疗已经被大量循证医学研究结果证实，但依然备受争议。其主要的争论焦点在于，荟萃分析显示桥接治疗临床获益的效果主要来自血管内再通本身，而与是否在之前采用了 rt-PA 静脉溶栓无关。同时，由于治疗方法的叠加，可能对整个诊疗流程产生不利影响，而 rt-PA 的标准应用方法要求 1 小时的给药时间也会延迟血管内取栓治疗的实施。因此有必要梳理目前桥接治疗的现状，以便于临床决策时参考。

一、桥接治疗是部分急性缺血性脑卒中患者的标准疗法

在支架取栓被证实有效后，DAWN 研究和 DEFUSE 3 研究证实，通过影像学检查进行筛选，可以对发病 12～24 小时的患者进行甄别，同时采用支架取栓治疗可使患者获益。另外，如前文所述，影像学指导下的 IVT 治疗也取得了阳性临床研究结果，这使临床决策时对神经影像检查，尤其是功能神经影像检查给予了更多的关注。在临床实践中，如何运用现有的临床研究结果指导治疗决策，可能需要分层对待。

(一)取栓前的静脉溶栓依然是首选方式

根据现有的试验数据，rt-PA 静脉溶栓仍然是 AIS 患者症状出现后 4.5 小时内的首选治疗，但如果通过快速影像学评估证实为大血管闭塞性 AIS，且梗死核心灶比较小、ASPECTS ＞ 5 分时，应尽快转入血管内取栓治疗，以达到更好的临床预后。对于发病时间不明或者时间超过现有 4.5 小时 IVT 时间窗的患者，是否应遵循临床研究结果进行 IVT 的治疗筛选，目前尚未确定。从目前的循证医学研究证据显示，针对晚时间窗患者进行 IVT 治疗并未将后续的桥接治疗纳入治疗程序，因此并不能明确是否应考虑进行桥接治疗或者取栓前的 IVT。

DAWN 和 DEFUSE 3 分别针对发病 6～24 小时和 6～16 小时的前循环大动脉急性闭塞患者进行研究，证实在符合影像学筛选条件时直接行取栓治疗可以带给 AIS 患者临床获益。而在 EXTAND 研究中，采用影像学筛选小梗死核心灶的患者行 rt-PA 静脉溶栓同样可以使患者的预后得到改善。无论何种治疗方式，精准的影像学筛选与评估尤为重要。未来也许对于相对偏远端的分支血管闭塞或者取栓技术难以达到的部位，在影像学指导下的 IVT 也可能成为重要的治疗手段。

(二)静脉溶栓与动脉取栓的桥接治疗应互不延误

无论是静脉 rt-PA 溶栓还是动脉支架取栓，其临床效果均与急诊的工作效率有关，而对于动脉取栓的影响更为明显。HERMES 研究结果发现，如果入院至动脉穿刺的时间每延迟 1 小时，取栓治疗的疗效（达到良好预后的比例）会下降 22%；影像学检查至动脉穿刺的时间每延迟 1 小时，取栓治疗的疗效（达到良好预后的比例）会下降 26%。因此，在桥接治疗决策中，快速、流畅的急诊管理流程至关重要。而在真实世界中，AIS 诊疗往往需要多学科紧密协作，这是确保目前桥接治疗流程通畅的最主要因素。即便是欧美等医疗体系发达的国家，其动脉取栓治疗率也不足 10%。所以说，桥接治疗的疗效（达到良好预后的比例）是与组织流程相关的，构建合理的区域转诊网络和流畅的院内卒中流程是解决衔接延误问题的关键。

新型溶栓药物可能带来桥接治疗诊疗流程的简化。rt-PA 的标准应用方式为，按照 0.9mg/kg 的标准计算药物剂量，其中 10% 静脉注射，剩余 90% 在 1 小时内静脉滴注。因此，临床实践中往往会出现 IVT 后等待临床疗效的情况，甚至要等待观察 IVT 无效后方启动血管内再通流程的情况，称之为拯救性桥接治疗。而新型 IVT 药物替奈普酶给药方便，仅需单次静脉注射，10 秒钟可完成给药，因此未来采用新型药物有望简化流程。EXTAND-IA TNK 研究证实应用替奈普酶与 rt-PA 的临床疗效相当，而早期血管内再通的比例可提高 1 倍。

(三)桥接治疗目前的适宜病例

随着大量关于 AIS 取栓治疗的临床研究结果公布，各国指南也随之进行了快速更新。关于桥接治疗，目前比较一致推荐的适宜患者包括：年龄 ≥ 18 岁；既往没有明显神经功能残障（改良 Rankin 评分 0～1 分）、颈内动脉颅内段和大脑中动脉近段（M1）闭塞、NIHSS

评分≥6分,ASPECTS≥6分,同时取栓治疗可以在发病后的6小时(发病至股动脉穿刺时间)内实施。血管内再通的技术策略以支架取栓装置作为一线推荐,而非动脉内溶栓治疗。随着ASTER研究(the contact aspiration vs stent retriever for successful revascularization study,ASTER)、COMPASS研究(aspiration thrombectomy versus stent retriever thrombectomy as first-line approach for large vessel occlusion,COMPASS)等结果的公布,直接血栓抽吸技术也逐渐广泛应用于临床,成为一线的治疗技术。

二、桥接治疗带来的争议与探索

(一)桥接治疗的优势与问题

桥接治疗是目前循证医学证据最为充分的治疗方式,但其出现具有一定的历史背景和局限。由于从循证医学研究患者利益保护的角度来看,实施临床研究项目必须最大限度保护患者利益,所以在血管内支架取栓的相关临床研究项目的实施过程中,对照组及试验组均需要采用当时标准的药物治疗方法,即对符合条件的患者实施静脉rt-PA溶栓治疗,因此在临床研究的结果中,绝大多数患者均在取栓前接受了IVT。随后的荟萃分析提示,无论是否应用了IVT,动脉取栓治疗均可带给患者临床获益,因此部分学者认为桥接治疗的临床疗效主要来自动脉取栓治疗,而非之前的IVT。

关于桥接治疗的利弊,目前尚难有定论。桥接治疗的优势在于:首先,取栓前的IVT可能给部分患者带来早期的血流重建。在以往的临床研究中显示,患者IVT后至血管造影时,有6.7%~13.4%的患者可以达到影像学的血管内再通,而这一数据在替奈普酶的研究中可以达到22.0%。而且,有学者认为这一再通率被低估了,原因在于除了REVASCAT研究需要等待30分钟观察IVT疗效外,其他研究均需要在溶栓后尽快启动血管内再通。其次,经过静脉应用溶栓药物,可以使血栓软化,导致血栓良性移位(MCA M1到M2,BA到PCA P2等)、减少缺血区域以提高最终血管内再通率、缩短再通所需要的时间。此外,基础研究表明,rt-PA对于远端微血管床的血栓可以起到持续的作用,减少微血栓的产生,且可以溶解远端血栓,进而缩小梗死体积。同时,取栓术前快速给予IVT,也可以避免取栓手术失败而导致患者丧失IVT的救治时机。

但同样也有反对桥接治疗的声音,主要集中在以下几个方面:①桥接治疗可能带来出血风险的增加。在对以往研究的荟萃分析中发现,症状性和非症状性颅内脑出血在桥接治疗组均有可能增加。同时中国取栓登记研究(ACUTAL研究)显示,国人取栓治疗后无症状性颅内脑出血的风险本身较高,因此有更多的学者选择直接取栓治疗。② IVT在软化血栓的同时,可能造成血栓崩解逃逸,如VA到BA;ICA近端到T分叉或MCA M1等,增加缺血区域,使得原本可以取栓治疗的病变转化为取栓困难的病例。③ IVT可能造成取栓治疗的延误。ACTUAL研究证实我国桥接取栓DPT时间明显延长,而类似情况在不同容量的卒中中心可能有一定的差异,高容量的卒中中心,这种延误情况好于低容量中心。这与不同中心的流程管理、学科区分等密切相关,而与rt-PA静脉溶栓本身可能并没有直接关联。当然,快速、便捷的用药方式可能会给未来新型药物的桥接应用带来一定的帮助。④rt-PA 的应用会影响其他抗凝或者抗血小板药的应用。rt-PA 静脉溶栓后 24 小时内，原则上不主张应用抗血小板及抗凝药物，因此桥接治疗理论上亦应遵循此原则。但由于 AIS 大动脉闭塞病因的多样性，在一些特殊病变或者特殊治疗后，需要给予抗血小板药，如串联病变或者继发于颅内狭窄的闭塞，并行血管成形术的时候。⑤有可能诱发心源性栓塞患者继续发生栓塞事件（栓塞到脑血管或其他血管）。⑥除此之外，rt-PA 还面临神经毒性、溶栓药物费用增加、过敏、血-脑脊液屏障破坏及凝血障碍等问题。

（二）关于是否可以跳过静脉溶栓的研究探索

上述关于桥接治疗的争论，使得这一问题成为 2015 年后 AIS 治疗领域最大的焦点问题，也引发了全球学者的思考和研究。MR CLEAN 团队组织在荷兰开展了 MR CLEAN No-IV 研究，同期澳大利亚组织了 Direct SAFE 研究，还有 SWIFT DIRECT 研究、日本的 SKIP 研究及中国的 DIRECT MT 研究（direct intra-arterial thrombectomy in order to revascularize AIS patients with large vessel occlusion efficiently in Chinese tertiary hospitals，DIRECT-MT）和 DEVT 研究等。随着 SKIP 和 DIRECT MT 等研究结果的公布，这一问题的答案变得越来越清晰。

DIRECT MT 是一项在中国进行的前瞻性、多中心、随机对照研究，研究采用非劣效检验设计、在中国的 41 家中心纳入 656 例符合 IVT 条件的前循环大血管闭塞 AIS 患者，研究结果表明对于发病 4.5 小时以内的急性前循环大血管闭塞性缺血性脑卒中患者，单独采用血管内取栓术的功能性结局不劣于阿替普酶 IVT 联合血管内取栓术，同时两组间的症状性出血概率和死亡率无明显差异。同期，另一项来自中国的临床随机对照研究——DEVT 研究也显示出同样的结论。

来自日本的 SKIP 研究同样采用非劣效检验设计，非劣效界值 0.7，但 rt-PA 静脉溶栓的药物剂量采用的并非标准剂量，而是 0.6mg/kg。共有日本的 23 个医疗中心参与，204 例患者入组，研究发现在 4.5 小时内的急性前循环大血管闭塞的缺血性脑卒中患者，未能证实单独进行血管内取栓术的效果与原有的桥接治疗相当，但单独取栓组颅内出血发生率相对低。

来自欧洲的 MR CLEAN-NO IV 试验采用 PROBE 设计（前瞻性、随机、开放和盲法终点评估），比较 rt-PA（0.9mg/kg）IVT 联合血管内再通对比直接取栓的有效性和安全性。法国、比利时和荷兰多家中心参与，540 例患者入组，该研究既没有证实直接取栓优于桥接治疗，也没有证实直接取栓非劣于桥接治疗，而在取栓治疗前给予和不给予 rt-PA 静脉溶栓治疗的出血风险相似。

来自亚洲的三项研究均采用非劣效检验设计，结论存在着一定的差异，其中在中国进行的两项研究均证实非劣效检验成立，似乎可以表明在中国，对于适合的病例，采用直接动脉取栓治疗的效果与原有桥接治疗的效果相当，且安全性也接近。然而来自日本和欧洲的研究并未给予支持性结论。但至少在临床实践中，直接取栓治疗已经成为一种可以选择的治疗方式。其他关于这一问题的临床研究均已终止，其中 SWIFT-DIRECT 完成了 410 例患者的入组，DIRECT-Safe 提前终止了研究。同时可以从目前研究结果看到，IVT 后的桥接取栓可能增加颅内出血风险的趋势,也值得未来给予更多关注。最近,IRIS（the improving reperfusion strategies in ischemic stroke）研究尚对这六项 RCT 研究结果进行了更深入的汇总分析。

三、桥接治疗与直接治疗的选择

由于最新临床研究结果的公布,使得这一问题再次被提出。如何进行治疗方案的选择,主要需要考虑的问题有以下几个方面。

（一）卒中救治网络是否健全和完善

在理想的卒中救治模型中,大量患者往往首先就诊于不具备取栓能力的卒中中心,但这些中心往往可以实施 IVT 治疗。此类患者如有疑似或确诊的大动脉闭塞,仍应严格遵循 IVT 后再行转诊的桥接治疗方案,不能在基层卒中中心放弃 IVT 而寻求转诊直接取栓的治疗方案。

（二）院内评估流程是否通畅和高效

当患者直接就诊于同时具备 IVT 和动脉取栓两种技术能力的医疗机构时,需要根据院内流程建设情况及当时执行情况决定是否行桥接治疗。如果急诊评估流程完善,IVT 高效,并不会影响后续血管内再通的进行,则需要执行桥接治疗方案;而如果急诊评估流程繁杂低效,预计 IVT 可能会导致血管内再通的延迟,则可直接进入导管室实施直接取栓的治疗流程。反之,如果导管室效率或者占用情况可能导致穿刺时间延误,则应立即开展 IVT 的评估。可见,院内决策的最重要依据在于急诊诊疗流程的执行情况,而非治疗方案本身。

（三）卒中团队建设是否完备和可行

桥接治疗的难点之一就在于不同学科间需要进行协作,实施从 IVT 到动脉取栓的不同环节。因此,团队效率可能会影响其治疗方式的选择。最新研究提示：基于血管造影机的 C 臂可以完成类 CT 扫描,同时获取 CTA 和 CTP 参数,对于发现大动脉闭塞的患者可直接进行动脉穿刺取栓,这一方式称之为基于导管室的一站式卒中救治流程,这一流程可满足脑卒中诊疗的需求,简化流程、避免转运、提高效率。

总之,桥接治疗仍然是目前大血管闭塞性 AIS 的标准治疗方案,当然仅限于同时满足 IVT 和动脉取栓条件的早期时间窗患者。在这些患者中,建议选择 18 岁以上,ICAS 病因的前循环大血管闭塞患者,并视情况进行桥接治疗。根据患者的情况及卒中网络、流程建设情况,对部分患者直接进行动脉取栓治疗已经成为一种合理的治疗选择,其疗效已经与原有的标准治疗相似。桥接治疗的关键在于合理的院内流程建立与团队建设、科学的区域卒中救治网络体系的建设与改进。而广义上所说的 IVT、动脉取栓及其他药物、其他手术方式的序贯疗法尚缺乏足够的依据,不应作为桥接治疗进行推广应用。

（张永巍　刘建民）

参考文献

[1] SAVER J L. Time is brain--quantified[J]. Stroke, 2006, 37(1):263-266.

[2] SUSSMAN B J, FITCH T S. Thrombolysis with fibrinolysin in cerebral arterial occlusion[J]. J Am Med Assoc, 1958, 167(14):1705-1709.

[3] NATIONAL INSTITUTE OF NEUROLOGICAL DISORDERS AND STROKE RT-PA STROKE STUDY GROUP. Tissue plasminogen activator for acute ischemic stroke[J]. N Engl J Med ,1995, 333(24):1581-1587.

[4] CLARK W M, WISSMAN S,ALBERS GW, et al. Recombinant tissue-type plasminogen activator (Alteplase) for ischemic stroke 3 to 5 hours after symptom onset. The ATLANTIS Study: a randomized controlled trial. Alteplase thrombolysis for acute noninterventional therapy in ischemic stroke[J]. JAMA, 1999, 282(21):2019-2026.

[5] DAVIS S M, DONNAN G A, PARSONS M W, et al. Effects of alteplase beyond 3h after stroke in the echoplanar imaging thrombolytic evaluation trial (epithet): A placebo-controlled randomised trial[J]. Lancet Neurol, 2008, 7(4):299-309.

[6] HACKE W, KASTE M, FIESCHI C, et al. Intravenous thrombolysis with recombinant tissue plasminogen activator for acute hemispheric stroke. The European Cooperative Acute Stroke Study (ECASS)[J]. JAMA, 1995, 274(13):1017-1025.

[7] HACKE W, KASTE M, FIESCHI C, et al. Randomised double-blind placebo-controlled trial of thrombolytic therapy with intravenous alteplase in acute ischaemic stroke (ECASS Ⅱ). Second European-Australasian Acute Stroke Study Investigators[J]. Lancet,1998, 352(9136):1245-1251.

[8] HACKE W, DONNAN G, FLESCHI C, et al.Association of outcome with early stroke treatment: pooled analysis of ATLANTIS, ECASS, and NINDS rt-PA stroke trials[J]. Lancet, 2004, 363(9411):768-774.

[9] HACKE W, KASTE M, BLUHMKI E, et al. Thrombolysis with alteplase 3 to 4.5 hours after acute ischemic stroke[J]. N Engl J Med,2008, 359(13):1317- 1329.

[10] LEES K R, BLUHMKI E, VON KUMMER R, et al.Time to treatment with intravenous alteplase and outcome in stroke: an updated pooled analysis of ECASS, ATLANTIS, NINDS, and EPITHET trials[J]. Lancet,2010, 375(9727):1695-1703.

[11] IST-3 COLLABORATIVE GROUP, SANDERCOCK P, WARDLAW J M, et al. The benefits and harms of intravenous thrombolysis with recombinant tissue plasminogen activator within 6h of acute ischaemic stroke (the third international stroke trial [IST-3]): a randomised controlled trial[J]. Lancet,2012, 379(9834):2352-2363.

[12] VAN DE WERF F, ADGEY J, ARDISSINO D, et al. Single bolus tenecteplase compared with front-loaded alteplase in acute myocardial infarction: the ASSENT-2 double-blind randomized trial[J]. Lancet,1999, 354(9180):716-722.

[13] PARSONS M, SPRATT N, BIVARD A, et al. A randomized trial of tenecteplase versus alteplase for acute ischemic stroke[J]. N Engl J Med, 2012, 366(12):1099-1107.

[14] HACKE W, FURLAN A J, AL-RAWI Y, et al. Intravenous desmoteplase in patients with acute ischaemic stroke selected by MRI perfusion-diffusion weighted imaging or perfusion CT (DIAS-2): a prospective, randomised, double-blind, placebo-controlled study[J]. Lancet Neurol,2009, 8(2):141-150.

[15] ALBERS G W, VON KUMMER R, TRUELSEN T, et al. Safety and efficacy of desmoteplase given 3-9 h after ischaemic stroke in patients with occlusion or high-grade stenosis in major cerebral arteries (DIAS-3): a double-blind, randomised, placebo-controlled phase 3 trial[J]. Lancet Neurol,2015, 14(6):575-584.

[16] FURLAN A, HIGASHIDA R, WECHSLER L, et al. Intra-arterial prourokinase for acute ischemic stroke. The PROACT Ⅱ study: a randomized controlled trial. Prolyse in acute cerebral thromboembolism[J]. JAMA, 1999, 282(21):2003-2011.

[17] SMITH W S, SUNG G, STARKMAN S, et al. Safety and efficacy of mechanical embolectomy in acute ischemic stroke: results of the MERCI trial[J]. Stroke, 2005, 36(7):1432-1438.

[18] KIDWELL C S, JAHAN R, GORNBEIN J, et al. MR RESCUE Investigators. A trial of imaging selection and endovascular treatment for ischemic stroke[J]. N Engl J Med, 2013, 368(10):914-923.

[19] JOVIN T G, CHAMORRO A, COBO E, et al. Thrombectomy within 8 hours after symptom onset in ischemic stroke[J]. N Engl J Med, 2015, 372(24):2296-2306.

[20] CAMPBELL B C, MITCHELL P J, KLEINIG T J, et al.Endovascular therapy for ischemic stroke with perfusion-imaging selection[J]. N Engl J Med, 2015, 372(11):1009-1018.

[21] SAVER J L, GOYAL M, BONAFE A, et al.Stent- retriever thrombectomy after intravenous t-PA vs. t-PA alone in stroke[J]. N Engl J Med, 2015, 372(24):2285-2295.

[22] GOYAL M, MENON B K, VAN ZWAM W H, et al. Endovascular thrombectomy after large-vessel ischaemic stroke: a meta-analysis of individual patient data from five randomised trials[J]. Lancet, 2016, 387(10029):1723-1731.

[23] MA H, CAMPBELL B C, PARSONS M W. Extending the time window for thrombolysis in emergency neurological deficits (EXTEND): high prevalence of intracranial vessel occlusion in wake-up stroke patients[J]. Stroke, 2016, 47:A59.

[24] BERKHEMER O A, FRANSEN P S, BEUMER D, et al.A randomized trial of intraarterial treatment for acute ischemic stroke[J]. N Engl J Med, 2015, 372(1):11-20.

[25] BADHIWALA J H, NASSIRI F, ALHAZZANI W, et al. Endovascular thrombectomy for acute ischemic stroke: A meta-analysis[J]. JAMA. 2015, 314(17):1832-1843.

[26] KENTARO SUZUKI, YUJI MATSUMARU, MASATAKA TAKEUCHI, et al. Effect of mechanical thrombectomy without vs with intravenous thrombolysis on functional outcome among patients with acute ischemic stroke the skip randomized clinical trial[J]. JAMA, 2021, 325(3):244-253.

[27] YANG P, ZHANG Y, ZHANG L, et al. Endovascular thrombectomy with or without intravenous alteplase in acute stroke[J]. N Engl J Med, 2020, 382(21): 1981-1993.

[28] NOGUEIRA R G, TSIVGOULIS G. Large vessel occlusion strokes after the DIRECT-MT and SKIP trials: is the alteplase syringe half empty or half full?[J]. Stroke, 2020, 51(10): 3182-86.

[29] KENTARO SUZUKI, YUJI MATSUMARU, MASATAKA TAKEUCHI, et al. Effect of mechanical thrombectomy without vs with intravenous thrombolysis on functional outcome among patients with acute ischemic stroke: The SKIP randomized clinical trial[J]. JAMA, 2021, 325(3):244-253.

[30] ZI W J, QIU Z M, LI F L,et al. Effect ofendovascular treatment alone vs intravenous alteplase plus endovascular treatment on functional independence in patients with acute ischemic stroke: The DEVT randomized clinical trial[J]. JAMA, 2021 Jan 19, 325(3):234-243.

[31] NATALIE E L, MANON K, KILIANM T, et al. A randomized trial of intravenous alteplase before endovascular treatment for stroke[J]. N Engl J Med, 2021, 385(20):1833-1844.

第四章

急性缺血性脑卒中血管内再通技术

第一节 缺血性脑卒中血管内再通技术概述

当前,大血管急性闭塞 AIS 血管内再通技术包括支架取栓、导管抽栓、急诊球囊和/或支架血管成形、机械碎栓、动脉溶栓及多模式复流等。规范化和标准化是 AIS 血管内再通技术的趋势,但基于病因和发病机制等的个体化开通是实战。好的开通策略、工具和技术可以使患者更快、更好地获得有效开通和良好预后。当面对困难路径、大负荷血栓、质硬血栓、动脉粥样硬化、特殊病因等情况时就更考验术者的开通策略和技术。

一、我国大血管急性闭塞缺血性脑卒中血管内再通技术现状

(一)我国大血管急性闭塞缺血性脑卒中血管内再通领域的进步

1. **取栓医师数量与日俱增** 目前投身该领域的医师与日俱增,执业背景也由传统的介入医学为主逐步转变为多学科参与(包括影像介入、神经外科、神经内科、血管外科、心内科等)。近年来,越来越多的神经内科医师开始从事取栓工作。取栓工作也有力推动了非急诊缺血和出血性疾病的血管内诊疗,促进了神经介入在我国的推广发展。

2. **再通工具和技术日新月异** 球囊指引导管、大量新研发上市的具有抽栓能力的导管和取栓装置不断涌现,丰富了我国 AIS 再通工具,提高了再通效率。取栓工具的使用和再通技术也趋于向标准化和规范化的方向发展,由原来单一的支架取栓、导管抽栓等扩展到了个体化单用及较常规的联合使用,关注取栓技术的相应细节而冠名的再通技术诸多,不胜枚举。

3. **取栓培训广泛开展** 我国有大量脑卒中患者需要获得血管内再通,当前急需培训出大量合格的血管内再通医师。装置生产公司、行业学术团体、医院等均在不同程度上开展了

形式多样的取栓培训,远程在线培训也日益增加,但我国取栓技术的培训和质量控制无疑有待进一步规范。

4. 取栓数量、医疗中心逐年剧增 在卒中中心建设开展好、经济基础好、介入基础好和人口密度大的省域取栓工作开展较好。

5. 中国有关取栓的研究激增 各医疗中心发表的单中心有关取栓的研究不胜枚举。该领域前瞻性多中心临床研究也日益增多,国家科技攻关研究多次涉及了该领域,国家卫生健康委脑防委近年来也立项了多个有关取栓领域的多中心研究,中国牵头的国际领先的前瞻性多中心研究近年来也有不少在世界顶级医学杂志上发表。在国产再通工具研发领域,已有诸多的与血管内再通工具相关的临床试验在快速推进。

(二) 我国在大血管急性闭塞缺血性脑卒中血管内再通领域的不足

1. 群众知晓率低、及时入院不畅、专病专治不足、取栓费用高昂等均是当前取栓工作面临的重要瓶颈。

2. 血管内再通技术发展不均衡、不规范、不同质等问题仍比较突出,急需加强质量控制和进一步规范化培训。卒中中心开展取栓工作并直报数据,需要制定较统一的取栓技术培训目标、计划、教材和考核标准等。血管内再通技术管理和质量控制的考核主要包括时间节点质量控制指标和有效性、安全性质量控制指标。时间节点质量控制指标包括:入院至影像学检查时间≤30分钟的比例、入院至动脉穿刺时间≤60分钟的比例、动脉穿刺至血管内机械再通时间≤60分钟的比例。有效性、安全性质量控制指标包括:再通率、手术并发症发生率、症状性出血率、死亡率及90天的良好预后率等。

二、大血管急性闭塞缺血性脑卒中血管内再通技术

(一) 影响再通策略的因素

影响再通策略的具体有下列因素:就诊时是否还在静脉溶栓时间窗内、所在医疗中心的卒中诊疗流程是否通畅、再通血管的路径、闭塞的部位和数量、血栓的负荷量和特性、病因、合并症、梗死病灶大小(包括梗死核心灶、缺血性半暗带和良性低灌注区)、医疗中心具备的开通工具和技术、患者的经济承担能力等。临床上造成 AIS 再通困难的主要因素就是路径困难、血栓负荷量大、血栓质硬、动脉粥样硬化病因(intracranial atherosclerotic disease,ICAD)、血管夹层等。其中,ICAD 所致大血管急性闭塞在亚裔人群高发,男性、后循环闭塞合并脑血管高危因素者更多发,术前准确诊断 ICAD 有助于开通策略的制定。ICAD 所致大血管急性闭塞 AIS 的发病机制有原位血栓形成、动脉到动脉栓塞、低灌注和 ICAD 所致血管夹层等,并且有些是串联闭塞或串联狭窄,在面对此类患者时,需要综合考虑患者的取栓路径、血栓负荷量、闭塞血管管径、闭塞长度、原位狭窄的程度、斑块的质地、有无重要边支和穿支、侧支循环分级、既往抗栓治疗及救治中心的诊疗工具等因素来制定个体化的再通方案。目前,该领域是研究的热点和焦点,近年来 ICAD-eras 及 ICAD 时代(中国脑卒中高危人群

干预适宜技术研究及推广项目，GN-2018R0007）等多个课题就是针对该领域开展的临床研究。

（二）血管内再通治疗步骤

具体治疗步骤包括以下三步。

1. 明确血栓分布和侧支循环情况　通过复习无创影像学检查（尤其是头颈血管结构），结合简要的脑血管造影多可以明确血栓分布情况。对术前未行覆盖主动脉弓结构的无创影像学检查的患者均要做主动脉弓造影，以排除急性主动脉弓夹层（尤其是升主动脉夹层）所导致的 AIS，升主动脉夹层所致 AIS 患者可因意识障碍、语言障碍不能表述疼痛，更有极少数患者是无痛夹层，若未行主动脉弓造影而直接超选弓上血管可诱发和造成夹层破裂致患者即刻死亡。为缩短再通时间，通常对 AIS 患者仅行必要的侧支循环评估造影，而不是详尽地进行全脑血管造影。普通造影管造影结合微导管造影多可明确血栓闭塞的数量、部位和长度等。

2. 建立取栓路径　对孤立的闭塞多不需建立再通路径；对闭塞血管合并有颅外段中重度串联狭窄或闭塞的患者需建立再通路径。既往有股动脉重度狭窄或闭塞的患者可考虑经桡动脉路径进行再通。前循环急性闭塞患者若为右侧责任病灶合并Ⅲ型弓或任何一侧颈总动脉严重迂曲导致指引导管超选困难者可行颈总动脉穿刺置鞘建立再通路径，也有少数病例被直接行颈总动脉切开置鞘建立再通路径。近年来，国内对球囊指引导管的使用率在逐步增加。

3. 应用血管内再通技术对闭塞血管进行安全开通。

（三）主要的机械再通技术

1. 支架取栓　是目前血管内再通最常使用的方法。该方法的优点是容易上行到位，释放后有临时再通作用。此方法的不足：对负荷量大的血栓、质地较硬的血栓和串联闭塞时再通效果差；单独支架取栓时血栓或血栓碎片向远处血管和异位血管脱落栓塞的发生率较高。临床使用的取栓支架在我国由初期超适应证（off-label）单一使用的 Solitaire AB 逐渐丰富到诸多的进口和国产取栓装置。支架取栓技术易于掌握，但双支架技术则要求术者操作能力更强一些。双支架技术是指将两个取栓支架同时并列、Y 形甚或部分重叠串联放置于取栓部位，该技术可应用于颈内动脉末端、大脑中动脉分叉处、基底动脉顶端，甚至管径较大孤立血管闭塞处，常是单支架取栓失败的难取血栓的补救措施。

2. 导管抽栓　是目前血管内再通的另一个主流方法。经典抽栓治疗为直接抽吸技术（adirect aspiration first pass technique，ADAPT），是指通过导管外接负压抽吸装置直接由闭塞处血栓近端抽吸血栓，达到血管内再通的目的。此方法的优点是对血栓负荷量大、串联闭塞（尤其是串联栓塞）的再通效率高。不足之处是此类管道的上行性较支架型取栓装置差，尤其是早年应用的抽栓管道，其质地较硬、上行性较差，在一定程度上限制了该技术的使用。近年来，外径小、内腔大、系统柔顺性好、上行性好、对负压抽吸抗崩塌好的革新抽吸导管不断涌现。此类导管在研发方面有向具有抽栓功能和中间导管功能交叉融合的趋势。这些新型的导管克服了颅内动脉走行迂曲造成的上行困难,能到达颅内动脉闭塞部位,外接负压抽吸装置后能迅速抽吸血栓,使得血管内再通。

3. 取栓和抽栓联合治疗 主要包括 Solumbra 技术和 SWIM 技术。抽栓和取栓联合治疗可以提高开通率和开通速度,降低血栓逃逸发生率,但相应的开通费用也有升高。

Solumbra 技术是指联合应用 Solitaire 支架和 Penumbra 抽吸导管对闭塞血管进行再通。具体 Solumbra 技术的操作过程为:将长鞘或指引导管置于颈总动脉远端。将微导丝携带支架微导管置入大管径可抽吸导管,并将整个系统导入血管内。微导丝和微导管协同穿过血栓,使大管径可抽吸导管在支架释放之前尽可能贴近血栓的末端。在可回收支架通过支架微导管穿过血栓后,将微导管完全撤出患者体内。等待 3 分钟后,将大管径可抽吸导管与泵连接后进行持续抽吸,并通过牵拉可回收支架的输送导丝,将可回收支架拉入到抽吸导管中(若血栓负荷量大、质硬有阻力则不能拉入抽吸导管中)。如果血栓的位置在支架与抽吸导管顶端的中间,应在对长鞘或指引导管进行手动抽吸的同时,将支架与抽吸导管这个系统作为一个整体单元在持续泵抽吸的情况下撤出。整个过程可以重复操作,直至血流灌注情况得到改善。

SWIM 技术是指 Solitaire 支架和远端通路导管(中间导管,尤指 Navien)联合应用对闭塞血管进行再通,其原理和 Solumbra 技术相同。

4. 急诊球囊和支架血管成形技术 大血管急性闭塞 AIS 血管内再通的治疗原则为:多取出,少置入。但对一部分患者(尤其是 ICAD 所致急性闭塞)常需急诊球囊和/或支架血管成形技术。通常建议要先行球囊扩张,必要时联合支架置入,通常推荐自膨式支架,但对少数血管狭窄明显或斑块质地较硬的患者需置入球囊扩张式支架。支架置入后要结合患者血流再通情况和是否有出血并发症等因素决策是否个体化急诊应用替罗非班等抗血小板药。

5. 其他技术 关注取栓某些细节而冠名的技术还有很多,不胜枚举。

(四)血管内再通技术围手术期管理

1. 桥接治疗 原则上若大血管急性闭塞 AIS 患者在就诊时还在 IVT 时间窗内且没有溶栓禁忌证则推荐直接桥接治疗(direct bridging therapy),传统的拯救性桥接治疗(rescue bridging therapy)不仅不推荐而且有可能有害。直接桥接治疗对血栓负荷量相对较小的 AIS 患者尤为适宜。对有 IVT 禁忌证者、血栓负荷量大者(尤其是血栓长度 > 8mm 的)、串联闭塞者,以及 CT、MRI、DSA 机装载距离非常近的医疗中心,甚或是三机一体的"一站式手术室"(我国河南省人民医院装备了中国首个一站式多模式影像卒中救治平台)则可快速行血管内再通。一站式多模式影像卒中救治平台是院内超级绿色通道,可最大限度减少桥接治疗,也可更精准地实施和改进桥接治疗(如溶栓制剂方面,可使用团注和起效更快的新型溶栓制剂替奈普酶等)。

2. 麻醉方式 主要有全身麻醉和局部麻醉/清醒镇静两种方法。多数文献显示局部麻醉/清醒镇静患者的预后优于全身麻醉患者,但也有文献显示两种麻醉的预后无区别,甚至有文献报道全身麻醉预后优于局部麻醉/清醒镇静麻醉的。有关此领域的 RCT 研究还在进行。对能够配合血管内再通操作的患者可在局部麻醉/清醒镇静麻醉下进行,但需要有麻醉专家在手术室随时根据患者需要改为全身麻醉。不论采用什么麻醉,核心是对患者围手术期的重要生命体征能够进行符合 AIS 病理生理的管理和监测,尤其是对血压波动要有预见性和较合理的管理,麻醉方式选择不当或管理欠佳可能会致血压波动而影响患者围手术期的脑灌注压。此外,麻醉方式不当也可能会导致呼吸系统、心血管系统等并发症的增加,从而影响了脑卒中患者的预后。

3. **肝素化** 虽然文献显示急性血管内再通应用普通肝素并不增加 AIS 患者的症状性出血率,但世界上越来越多的中心趋向急性血管内再通不应用肝素化。笔者中心的建议是尽量不用肝素,尤其是对于基于 AIS 的闭塞情况术者判断能短时间内迅速再通的患者不需应用肝素;对下列患者则考虑应用普通肝素:预计再通时间较长者、路径迂曲者、串联闭塞者、合并有再通流域或非再通流域血管明显狭窄者、同轴使用长鞘或多层抽栓管道者;此外,后循环闭塞应用肝素的安全性高于前循环闭塞(因后循环 AIS 再通后症状性出血发生率远低于前循环 AIS)。应用肝素的方法是在成功完成动脉鞘置入后经静脉途径弹丸式注射普通肝素,剂量为 50～70U/kg,推荐给予负荷剂量为 3 000U。虽然一般的血管内再通手术在开始后原则上应该每个小时静脉推注追加 1 000U 肝素,但 AIS 的患者需要尽量缩短动脉穿刺至成功再通的时间,因为随着再通时间的延迟,梗死核心灶会不断扩大,应用肝素引发颅内出血的风险也相应增加,故对 AIS 血管内再通术中超过 1 小时是否再静脉追加肝素要个体化把握。需要指出的是,绝大部分中心在 AIS 再通过程中并没有把术中监测 ACT 值作为常规。

4. **围手术期的血压管理** 围手术期的血压管理至关重要,需要规范化,但也需要个体化。

(五)血管内再通的常见并发症

AIS 血管内再通的并发症包括:神经介入的一般并发症(如动脉穿刺处的假性动脉瘤等)、与病理生理评估相关的并发症(如无效复流和再通后症状性颅内出血等)、与血管内再通操作相关的并发症(包括出血性并发症和缺血性并发症)和其他并发症(如装置断裂)等。也可以分为取栓入路相关并发症、器械相关并发症及其他相关的并发症。认识这些并发症不仅有助于预防和处理并发症,更有益于降低并发症的发生,保障 AIS 患者的生命安全,改善预后。

(朱良付)

参考文献

[1] BAMFORD J, SANDERCOCK P, DENNIS M, et al. Classification and natural history of clinically identifiable subtypes of cerebral infarction[J]. Lancet,1991,337(8756):1521-1526.

[2] HAN S W, KIM S H, LEE J Y, et al. A new subtype classification of ischemic stroke based on treatment and etiologic mechanism[J]. Eur Neurol,2007,57(2):96-102.

[3] POWERS W J, RABINSTEIN A A, ACKERSON T, et al. Guidelines for the early management of patients with acute ischemic stroke: 2019 update to the 2018 guidelines for the early management of acute ischemic stroke: a guideline for healthcare professionals from the American Heart Association/American Stroke Association[J]. Stroke,2019,50(12):e344-e418.

[4] PIEROT L, JAYARAMAN M V, SZIKORA I, et al. Standards of practice in acute ischemic stroke intervention: International recommendations[J]. AJNR Am J Neuroradiol,2018,39(11): e112-e117.

[5] POWERS W J, RABINSTEIN A A, ACKERSON T, et al. 2018 Guidelines for the early management of patients with acute ischemic stroke: A guideline for healthcare professionals from the American Heart Association/American Stroke Association[J]. Stroke,2018,49(3):e46-e110.

[6] NOGUEIRA R G, JADHAV A P, HAUSSEN D C, et al. Thrombectomy 6 to 24 hours after stroke with a mismatch between deficit and infarct[J]. N Engl J Med,2018,378(1):11-21.

[7] ALBERS G W, MARKS M P, KEMP S, et al. Thrombectomy for stroke at 6 to 16 hours with selection by perfusion imaging[J]. N Engl J Med,2018,378(8):708-718.

[8] DESAI S M, HAUSSEN D C, AGHAEBRAHIM A, et al. Thrombectomy 24 hours after stroke: beyond DAWN[J]. J Neurointerv Surg, 2018, 10(11):1039-1042.

[9] OSPEL J M, KIM B, HEO J H, et al. Endovascular treatment decision-making in acute ischemic stroke patients with large vessel occlusion and low National Institutes of Health Stroke Scale: insights from UNMASK EVT, an international multidisciplinary survey[J]. Neuroradiology,2020,62(6):715-721.

[10] TATEISHI Y, WISCO D, AOKI J, et al. Large deep white matter lesions may predict futile recanalization in endovascular therapy for acute ischemic stroke[J]. Interv Neurol,2015,3(1): 48-55.

[11] YOO A J, BARAK E R, COPEN W A, et al. Combining acute diffusion-weighted imaging and mean transmit time lesion volumes with National Institutes of Health Stroke Scale Score improves the prediction of acute stroke outcome[J]. Stroke,2010,41(8):1728-1735.

[12] GILGEN M D, KLIMEK D, LIESIROVA K T, et al. Younger stroke patients with large pretreatment diffusion-weighted imaging lesions may benefit from endovascular treatment[J]. Stroke, 2015,46(9):2510-2516.

[13] SONG K, GUAN M, LI W, et al. Acute ischemic stroke patients with diffusion-weighted imaging-Alberta Stroke Program Early Computed Tomography Score ≤ 5 can benefit from endovascular treatment: a single-center experience and literature review[J]. Neuroradiology,2019,61(4):451-459.

[14] LEE J S, HONG J M, LEE K S, et al. Endovascular therapy of cerebral arterial occlusions: Intracranial atherosclerosis versus embolism[J]. J Stroke Cerebrovasc Dis,2015,24(9): 2074-2080.

[15] PU Y, LIU L, WANG Y, et al. Geographic and sex difference in the distribution of intracranial atherosclerosis in China[J]. Stroke,2013,44(8):2109-2114.

[16] KANG D H, YOON W. Current opinion on endovascular therapy for emergent large vessel occlusion due to underlying intracranial atherosclerotic stenosis[J]. Korean J Radiol,2019,20(5):739-748.

[17] PATRO S N, IANCU D. Dual-stent retrieval for mechanical thrombectomy of refractory clot in acute stroke as a rescue technique[J]. CMAJ,2017,189(17):E634-E637.

[18] ZHANG Y, JI A L, FANG F, et al. General anesthesia versus conscious sedation for intracranial mechanical thrombectomy: A systematic review and meta-analysis of randomized clinical trials[J]. J Am Heart Assoc,2019,8(12): e011754.

[19] GOYAL M, MENON B K, VAN ZWAM W H, et al. Endovascular thrombectomy after large-vessel ischaemic stroke: a meta-analysis of individual patient data from five randomised trials[J]. Lancet, 2016,387(1029):1723-1731.

[20] JIANG S, FEI A, PENG Y, et al. Predictors of outcome and hemorrhage in patients undergoing endovascular therapy with solitaire stent for acute ischemic stroke[J].PLoS One, 2015,10(12):e0144452.

[21] MENDONÇA N, FLORES A, PAGOLA J, et al. Trevo versus solitaire a head-to-head comparison between two heavy weights of clot retrieval[J]. J Neuroimaging,2014,24(2):167-170.

[22] ROTH C, JUNK D, PAPANAGIOTOU P, et al. A comparison of 2 stroke devices: The new aperio clot-removal device and the solitaire AB/FR[J]. AJNR Am J Neuroradiol,2012,33(7):1317-1320.

[23] ROHDE S, HAEHNEL S, HERWEH C, et al. Mechanical thrombectomy in acute embolic stroke: preliminary results with the revive device[J]. Stroke,2011,42(10):2954-2956.

[24] KAHLES T, GARCIA-ESPERON C, ZELLER S, et al. Mechanical thrombectomy using the new eric retrieval device is feasible, efficient, and safe in acute ischemic stroke: A swiss stroke center experience[J]. AJNR Am J Neuroradiol,2016,37(1):114-119.

[25] CEREJO R, JOHN S, BAUER A, et al. Emergent mechanical thrombectomy for acute stroke using the Mindframe Capture LP system: initial single-center experience[J]. J Neurointerv Surg,2016,8(11):1178-1180.

[26] ZAIDAT O O, BOZORGCHAMI H, RIBÓ M,et al. Primary results of the multicenter arise Ⅱ study (analysis of revascularization in ischemic stroke with embo trap)[J]. Stroke, 2018,49(5):1107-1115.

[27] ZHU L, SHAO Q, LI T, et al. Evaluation of the JRecan-device for thrombus retrieval: efficacy and safety in a swine model of acute arterial occlusion[J]. J Neurointerv Surg,2015,8(5):526-530.

第二节 缺血性脑卒中急性期脑血管造影术

脑血管造影术最早于 1927 年由葡萄牙医师 Egas Moniz 在人体成功实施。最初需要直接暴露颈动脉或经皮穿刺颈动脉、椎动脉注射造影剂，此后引入经皮动脉穿刺置鞘技术（Seldinger 穿刺法）和数字减影血管造影（digital subtraction angiography，DSA），逐步发展为今天的经皮动脉插管脑血管造影术（以下简称 DSA）。虽然目前通过 CTA 及 MRA 基本能够获得完整的头颈部血管图像，但是脑血管造影术依然是脑血管病变诊断的金标准，不但可以评估脑血管的解剖结构，还可以动态观察脑血流和侧支循环情况，尤其是对于 AIS 患者，完成血管评估的同时可同期完成介入治疗，因此脑血管造影术在某些情况下仍然是这些无创检查所不可替代的。对于颅内大血管急性闭塞的患者应有选择性地快速完善脑血管造影术，为快速完成血流再通做准备。

一、缺血性脑卒中急性期脑血管造影的术前准备

缺血性脑卒中急性期脑血管造影术前准备包括：完善相关实验室检查、签署手术知情同意书、准备药物、建立静脉通道及调整药物等。

术前应对患者的血小板计数、凝血功能和肾功能进行检查，血小板计数过低或患者有严重出血倾向或出血性疾病时，进行脑血管造影术应谨慎，要充分平衡手术风险与获益，综合考虑。肾功能不全不应作为缺血性脑卒中急性期造影的禁忌证，但在术前应充分与患者或家属进行沟通。在做造影术前应充分让患者或家属了解造影的必要性及可能带来的风险。

当然，在讲述脑血管造影风险的同时，应一并讲述进一步进行血管内再通的必要性及手术的风险。必须充分与患者或家属进行沟通，取得患者或家属的同意并签署知情同意书。

在术前应建立静脉输液通道，以便能够及时处理术中出现的各种不良反应或并发症。当出现紧急情况如造影剂过敏、血压下降、心率减慢时可以及时处理。留置静脉输液通道可能是保障患者生命的最后一道防线。

入院至穿刺的时间是急性缺血性脑卒中血管内再通质量控制的一个重要指标。缩短入院至穿刺时间是每个取栓医师应尽力追求的目标。入院至穿刺时间涉及多个环节，因此对每一个环节进行把控是主诊取栓医师的职责，包括在绿色通道启动后第一时间到达现场，通知备班护士和技师到岗，迅速完善患者术前评估及快速将患者转运至造影手术室，在备班护士和技师到达之前做好准备术前穿刺包、消毒包等基本准备工作等，从而实现缩短入院至穿刺时间的目标。

需要说明的是：二甲双胍是目前治疗 2 型糖尿病的主要药物之一，本身并非肾毒性药物，与碘造影剂也没有相互作用。但因二甲双胍主要经肾排泄，能抑制肝脏中的乳酸转化为葡萄糖，导致乳酸蓄积甚至乳酸酸中毒。一旦发生造影剂肾病，将会产生二甲双胍的累积和潜在的乳酸酸中毒风险，进一步加重肾损害。目前，美国放射学会、欧洲泌尿生殖放射学会均建议肾功能正常者造影前不必停用二甲双胍。结合我国的相关共识，我们建议：对于肾功能正常的患者，造影前不需要停用二甲双胍，但使用造影剂后应在医师的指导下停用二甲双胍 2～3 天，复查肾功能正常后可继续用药；对于肾功能异常的患者，应告知家属相关风险及手术的必要性，取得家属知情同意后再进行脑血管造影术。

二、脑血管造影术术中管理

（一）术中管理

部分 AIS 患者在脑血管造影术中不需要全身麻醉，给予最低程度的镇静治疗以缓解患者的紧张情绪或烦躁即可，术中可静脉注射咪达唑仑或丙泊酚等。对于造影不配合，确诊急诊大血管闭塞、缺血性半暗带面积大的 AIS 患者，可急诊行全身麻醉，术中监测患者的生命体征，包括血压、心率、呼吸、血氧饱和度。术中术者的注意力可能更多地放在手术上，所以应安排专门人员在术中对患者的生命体征进行监测，及时了解患者的病情变化。对于全身麻醉造影患者，术中要注意监测血压，同时提升灌注，预防低灌注脑梗死。

（二）脑血管造影术

1. 穿刺入路的选择

（1）股动脉入路（首选）：股动脉入路是脑血管病介入治疗最常用的入路。穿刺技术为常规的 Seldinger 技术。由于考虑到缺血性脑卒中急性期脑血管造影术不是单纯的脑血管造影，而是为进一步进行血管内再通提供参考，取栓治疗才是其最终的手术目的，因此股动脉鞘大小的选择建议使用 8F 鞘。8F 鞘可以兼容 8F 或 6F 导管，6F 长导管鞘也能顺利通过。股动脉入路具有穿刺成功率高、可重复穿刺、并发症发生率较低等优点。

股动脉穿刺置鞘操作要点（视频1）：①定位。优先选择右侧股动脉，在腹股沟韧带股动脉搏动最明显处下方1.5～2.0cm处作为穿刺点。②消毒。在双侧股动脉穿刺区域用聚维酮碘消毒3遍。消毒范围为上界至脐平面，下界至大腿下1/3处，外侧界为腋中线延长线，内侧界为大腿内侧中线。首先消毒穿刺处，最后消毒会阴部。③麻醉。用利多卡因在皮肤穿刺点（外口）和股动脉穿刺点（内口）两侧逐层浸润麻醉。④穿刺。在外口做一与腹股沟方向大致平行的长2～3mm的皮肤切口，右手拇指和示指持血管穿刺针，针与皮面成30°～45°，缓慢进针，针尖接近股动脉时可感到搏动感。若为单壁穿刺（推荐应用单壁穿刺，视频1中所演示的即为单壁穿刺），继续推送穿刺针至穿透前壁，尾端鲜红色动脉血持续搏动性涌出为穿刺成功；若使用透壁穿刺法，则穿透血管前后壁，拔去针芯，缓慢后退穿刺针套管至尾端动脉血持续涌出为穿刺成功。⑤置入导丝。换用左手持针，右手将J型导丝自尾端送入股动脉内，撤去穿刺针，左手随即压迫内口以防出血。⑥置鞘。用肝素盐水纱布擦拭导丝，通过导丝置入动脉鞘－鞘芯组件，到位后撤去导丝和鞘芯。⑦冲洗。用注射器回抽动脉鞘，如回血良好即可确认动脉鞘在动脉内，注入肝素盐水冲洗动脉鞘。

视频1

股动脉消毒铺巾穿刺置鞘

（2）桡动脉/肱动脉入路：当股动脉因闭塞等原因穿刺困难，或经股动脉入路难以超选颈动脉或椎动脉时，可以考虑选择桡动脉/肱动脉入路。

1）桡动脉入路：术前所有患者均须接受艾伦试验检查，所有艾伦试验阳性者可以接受经桡动脉途径进行全脑血管造影，若艾伦试验阴性或已知末梢动脉存在阻塞性病变、雷诺现象、桡动脉作为搭桥或透析用血管的患者，列为该术式禁忌。具体操作为患者取平卧位，右上肢伸直稍外展，用2%的聚维酮碘消毒右手至腋窝，用无菌洞巾覆盖上肢并充分暴露穿刺点，穿刺点选在桡骨茎突上2～3cm动脉搏动最明显处，用1%的利多卡因0.5ml进行局部麻醉，用桡动脉穿刺针穿刺桡动脉，待穿刺成功后，沿穿刺针送入0.025英寸的软头直行钢丝至肱动脉。退出穿刺针后，在穿刺点附近再用1%的利多卡因补充麻醉，麻醉充分后做长2mm的皮肤切口，插入5F动脉鞘，可给予半量肝素化（30～40U/kg）静脉推注，之后每隔1小时追加1 000U。若血管痉挛导致导管通过困难时可在鞘管内注入200μg硝酸甘油观察。随后常规用5F猪尾导管和4/5F Simmons 2/3型导管在0.035英寸超滑导丝的引导下行主动脉弓及全脑血管造影。相对于股动脉插管，桡动脉途径血管管径细、走行弯曲较多，在插管时必须使用导丝引导，根据解剖标志和导丝走行来判断动脉部位，再跟进造影导管推注对比剂出现"冒烟"表现进行证实。Simmons导管在进行选择性脑动脉造影术前，应在升主动脉成袢，当无名动脉发出位置较低时，导管成袢比较困难，可利用猪尾导管将一硬的超滑交换导丝送入降主动脉，再交换送入Simmons导管至头端到达主动脉弓，撤出导丝，再边旋转边向内送入导管，使其在升主动脉成袢，完成选择性脑血管造影术。在撤出导管时，也应先送入导丝，使导管头端的弯曲伸直，防止较硬的导管头端弯曲损伤动脉内壁。术毕小心拔除动脉鞘，局部压迫15分钟后在穿刺点处垫一小纱布卷用弹力绷带加压包扎，12小时后拆除绷带，绷带拆除前注意观察患者右手的血液循环情况，如果手暗红或患者感觉麻木较重，可适当松解绷带。

2）肱动脉入路：当桡动脉迂曲难以通过时，可选择肱动脉入路。该入路的缺点是部位深、止血困难。此外肱动脉的血管管径相对较小,因此只能选择 6F 鞘、置入 6F 指引导管。而目前市面上常用的远端通路导管大多无法通过 6F 指引导管。当颅内血管迂曲,需要使用远端通路导管时,可考虑尝试将 6F NEURON MAX 作为经肱动脉入路的支撑导管。

2. 动脉置鞘完成后快速行脑血管造影术

(1)脑血管造影术

1)主动脉弓造影:主动脉弓造影可以初步评估颅内、外血管的总体情况,便于寻找弓上血管开口和选择合适的导管,为脑血管造影术提供便利。主动脉弓造影通常使用直径 0.035 英寸的亲水导丝和带侧孔的猪尾导管。

2)选择性血管造影:标准的脑血管造影是包括双侧颈内动脉 + 双侧椎动脉的四血管造影。但是,为减少导丝触碰动脉斑块导致斑块脱落的风险,大部分情况下,双侧颈总动脉 + 双侧锁骨下动脉的四血管选择性造影足以清晰地观察颅内、外血管情况。因此除非靶血管,一般情况下正常血管选择颈总动脉或锁骨下动脉造影即可。通常使用 0.035 英寸亲水导丝和单一弯曲造影导管(如 Vertebral 导管)即可完成四血管造影。

3)复杂血管造影:脑血管造影由于常伴有动脉迂曲,增大介入操作难度。可通过如下方法完成选择性造影。①髂动脉或腹主动脉迂曲,严重影响导管操控性,可改用长血管鞘拉直迂曲血管,增强操控性。②目标血管开口扭曲、成角较大,导丝难以进入时,可使用导丝塑形技术增大导丝头端弯曲角度。③目标血管远端迂曲,导丝可通过,但导管前送困难,可尽量将导丝送至血管远端相对安全区域,如送至颈外动脉或腋动脉,推送导管时可稍加旋转,也可要求患者将头部转向对侧以减少张力。④牛形主动脉弓,导管能搭在头臂干开口,但导丝在左侧颈总动脉前送困难,可嘱患者向右侧转头,或在前送导丝时轻轻咳嗽。⑤Ⅱ型主动脉弓,导管难以搭在头臂干内,不能为导丝输送提供足够的支撑力,可考虑使用头端弯曲部分更大的 Headhunter 导管。⑥Ⅲ型主动脉弓或Ⅱ型主动脉弓合并牛形主动脉弓,可考虑使用 Simmons 复合弯曲导管,利用髂动脉、左侧锁骨下动脉或主动脉瓣塑形导管,完成选择性造影。切勿过度旋转导管以免导管打结。

(2)建议在 5～10 分钟内完成病变血管及能提供代偿血管的造影,以评估操作路径、病变闭塞情况及侧支循环代偿情况。

1)操作路径的判断是取栓能否成功的一个重要方面。股动脉穿刺是常规入路。在脑血管造影时应着重观察股动脉及升主动脉部位血管的弯曲程度、主动脉的弓形(是否为Ⅲ型弓或牛型主动脉弓)、颈总动脉及颈内动脉的弯曲程度。由于我们进一步取栓步骤中首要的一步就是通路的建立,那么这些观察到的血管解剖因素将为我们进行通路建立时选择合适的器材提供依据(比如股动脉部位、腹主动脉部位血管扭曲严重时选择长导管鞘,牛型主动脉弓选择 Simmon 导管交换或 VTK 同轴的方法才能输送指引导管)。

2)判定血管的闭塞部位:如何描述靶血管病变(target arterial lesion,TAL)尚存在争议。一般认为,靶血管病变指的是最近端的需要治疗的颅内闭塞血管。比如,如何定义颈内动脉颅内段闭塞与血栓堵塞的部位密切相关。当颈内动脉颅内段,大脑中动脉 M1 的起始部和大脑前动脉 A1 起始部均闭塞时,考虑为颈内动脉颅内段 T 型病变。当颈内动脉颅内段仅仅合并有大脑中动脉 M1 的起始部闭塞时,考虑为颈内动脉颅内段 L 型病变,此时大脑前动脉是通畅的,并且可以通过对侧颈动脉造影得以证实。而当只有颈内动脉颅内段闭塞时,称为孤立性颈内动脉颅内段闭塞,此时同侧大脑前动脉和大脑中动脉是通畅的,并且可以通过对侧颈动脉造影得以证实。

因此在进行脑血管造影术时除了要进行靶血管的造影以外,同样要进行对侧造影,才能准确判断病变的部位。

3)判断侧支循环:脑侧支循环是指当大脑的供血动脉严重狭窄或闭塞时,血流通过其他血管(侧支或新形成的血管吻合)到达缺血区,从而使缺血组织得到不同程度的灌注代偿。既往有多项研究提示侧支循环的重要性。MR CLEAN、IMS Ⅲ试验亚组分析显示,CTA评估的侧支循环状态与取栓预后密切相关。虽然CTA评估侧支循环在临床中已广泛运用,但是在各类结构学评估方法中,脑血管造影术仍被认为是评估侧支循环的金标准。因此,拟行血管内再通的急性缺血性脑卒中患者,推荐完成代偿相关血管的脑血管造影。评估基线侧支循环状态目前应用最为广泛的方法是2003年提出的基于脑血管造影检查的美国介入和治疗神经放射学学会/介入放射学学会(ASITN/SIR)侧支循环评估系统。0级,没有侧支血流到缺血区域;1级,缓慢的侧支血流到缺血周边区域,伴持续的灌注缺陷;2级,快速的侧支血流到缺血周边区域,伴持续的灌注缺陷,仅有部分到缺血区域;3级,静脉晚期可见缓慢但是完全的血流到缺血区域;4级,通过逆行灌注,血流快速而完全地灌注到整个缺血区域。0～1级为侧支循环较差;2级为侧支循环中等;3～4级为侧支循环较好。此分级系统已在多个大型多中心临床对照研究中应用,具有较好的一致性和可靠性。ENDOSTROKE研究是一项国际多中心的登记研究,选择年龄≥18岁的急性颅内大血管闭塞性脑卒中患者入组进行血管内再通,对其中160例大脑中动脉近端闭塞的患者,应用ASITN/SIR侧支循环分级系统对侧支循环进行评估,探讨侧支循环对接受血管内再通患者的临床和影像学结局的影响。结果显示,侧支循环状态越好,血管内再通率越高,最终梗死体积越小,临床结局越好;ASITN/SIR侧支循环分级0～1级、2级和3～4级对应的血管内再通率分别是21%、48%和77%,$P<0.001$;对应的病灶小于1/3大脑中动脉分布区的比例分别为32%、48%和69%,$P<0.001$;对应的较好临床结局分别为11%、35%和49%,$P=0.007$。多因素logistic回归分析结果显示侧支循环的状态是血管内再通、最终梗死体积和临床结局的独立预测因素。Liebeskind等通过分析IMS Ⅲ数据库,应用ASITN/SIR侧支循环分级系统分析基线侧支循环状态对血管内再通、再灌注及患者临床结局的影响,结果显示ASITN/SIR侧支循环分级3～4级与血管内再通、再灌注及较好的临床结局密切相关。他应用同样的方法对SWIFT研究的数据进行了分析,也得出相似的结论,ASITN/SIR侧支循环分级3～4级通常预示着血压及血糖的平稳、更小的最终梗死体积、更高的血管内再通成功率、更好的临床结局和更低的出血转化风险。

三、脑血管造影术注意事项

1. 始终保持导管和导丝头端在X线视野范围以内　在操作过程中,应始终保持导管和导丝头端在X线视野范围以内,否则导丝或导管头端一旦进入一些"危险区域"(如狭窄处、斑块处或颅内血管），可能会造成一些本可避免的并发症。

2. **输送导丝、导管要轻柔、匀速**　快速地输送导丝并不能缩短造影时间，反而会增加并发症的发生，用快速或粗暴的动作送入导丝时可产生一种"冲击力"，一旦发现导丝进入有阻力往往提示导丝进入过深，可能已进入血管夹层或小血管。

3. **注意排除气泡，防止血栓形成**　在造影过程中应保持所有管道中无空气或血栓存在。在导管停止操作时保持高压肝素盐水的持续冲洗可以有效预防导管内血栓的形成。当操作非常熟练时也可不需要持续灌洗，但每次造影前应回抽以确定导管内无气泡，长时间不操作应在导管中注入肝素盐水。

（曹月洲　刘　圣　施海彬）

参考文献

[1] MONIZ Z. Cerebral angiography: Its application in clinical practice and physiology[J]. Lancet, 1933,222(5751):1144-1147.

[2] BULL J W. The history of neuroradiology[J]. Proc R Soc Med,1970,63(6):637-643.

[3] LINDGREN E. The technique of direct (percutaneous) cerebral angiography[J]. Br J Radiol,1947, 20(236):326-331.

[4] SUGAR O, HOLDEN L B, POWELL C B. Vertebral angiography[J]. Am J Roentgenol Radium Ther,1949,11(2):166-182.

[5] SELDINGER S I. Catheter replacement of the needle in percutaneous arteriography: a new technique[J]. Acta Radiol,1953,39(5):368-376.

[6] PELZ D M, FOX A J, VINUELA F. Digital subtraction angiography: current clinical applications[J]. Stroke,1985,16(3):528-536.

[7] MEDIA ACODAC. Acr manual on contrast media [M]. Reston: American College of Radiology, 2016.

[8] STACUL F, VAN DER MOLEN A J, REIMER P, et a1. Contrast induced nephropathy: Updated esur contrast media safety committee guidelines[J]. Eur Radiol, 2011, 2l(12): 2527-2541.

[9] 母义明，纪立农，宁光，等．二甲双胍临床应用专家共识(2016年版)[J]．中国糖尿病杂志，2016, 24(10): 871-884.

[10] BERKHEMER O A, JANSEN I G, BEUMERD, et al. Collateral status on baseline computedtomographic angiography and intra-arterial treatment effect in patients with proximal anterior circulation stroke[J]. Stroke, 2016, 47(3): 768-776.

[11] MENON B K, QAZI E, NAMBIAR V, et al. Differential effect of baseline computed tomographic angiography collaterals on clinical outcome in patients enrolled in the Interventional Management of Stroke Ⅲ Trial[J]. Stroke, 2015, 46(5): 1239-1244.

[12] HIGASHIDA R T, FURLAN A J, ROBERTS H, et al. Trial design and reporting standards for intra-arterial cerebral thrombolysis for acute ischemic stroke[J]. Stroke, 2003, 34(8): e109-e137.

[13] SINGER O C, BERKEFELD J, NOLTE C H, et al. Collateral vessels in proximal middle cerebral artery occlusion: the ENDOSTROKE study[J]. Radiology, 2015, 274(3):851-858.

[14] LIEBESKIND D S, TOMSICK T A, Foster L D, et al. Collaterals at angiography and outcomes in the Interventional Management of Stroke (IMS) Ⅲ trial[J]. Stroke, 2014, 45(3):759-764.

[15] LIEBESKIND D S, JAHAN R, NOGUEIRA R G, et al. Impact of collaterals on successful revascularization in Solitaire FR with the intention for thrombectomy[J]. Stroke, 2014, 45(7):2036-2040.

第三节 缺血性脑卒中动脉溶栓治疗

在机械取栓装置出现之前，经动脉溶栓术是主要的 AIS 血管内再通方法之一。动脉溶栓使溶栓药物直接到达血栓局部，理论上血管内再通率应高于 IVT，且出血风险降低。然而与可以快速启动的 IVT 比较，其益处可能被动脉溶栓启动时间的延迟所抵消。动脉溶栓的证据主要来自 2 项 RCT 研究：动脉内应用重组尿激酶原治疗急性脑血栓栓塞试验Ⅱ（prolyse in acute cerebral thromboembolism Ⅱ, PROACT-Ⅱ）和大脑中动脉栓塞局部纤溶试验（middle cerebral artery embolism local fibrinolytic intervention trial, MELT）。这 2 项研究对发病后 6 小时内重症大脑中动脉闭塞患者动脉使用重组尿激酶，治疗组主要终点 90 天良好神经功能预后（mRS≤2 分）比例和血管内再通率均优于对照组，而症状性颅内出血和总病死率差异却无统计学意义。

《中国急性缺血性脑卒中诊治指南 2018》指出，发病 6 小时内由大脑中动脉闭塞导致的严重脑卒中且不适合 IVT 或未能接受血管内机械取栓的患者，经过严格筛选后可在有条件的医院进行动脉溶栓（Ⅰ级推荐，B 级证据）；对于 IVT 或机械取栓未能实现血管内再通的大动脉闭塞患者，进行补救性动脉溶栓（发病 6 小时内）可能是合理的（Ⅱ级推荐，B 级证据）。《急性缺血性脑卒中血管内治疗中国指南 2018》指出，机械取栓时，可以在 IVT 基础上对部分适宜患者进行动脉溶栓（Ⅱa 类推荐，B 级证据）；发病 6 小时内的大脑中动脉供血区的 AIS，当不适合行 IVT 或 IVT 无效且无法实施机械取栓时，严格筛选患者后实施动脉溶栓是合理的（Ⅰ类推荐，B 级证据）。《2019 AHA/ASA 急性缺血性卒中早期管理指南》中指出，为了达到 mTICI 分级≥2b 级的血管造影结果，合理使用补救性技术辅助手段（包括动脉内溶栓治疗）可能是合理的（Ⅱb 类推荐，C 级证据）。

一、适应证和禁忌证

1. 适应证 ①年龄 18 岁以上；②发病 6 小时内由前循环大血管闭塞导致的严重脑卒中且不适合 IVT 或未能接受血管内机械取栓的患者，后循环大血管闭塞发病在 24 小时内；③远端小血管栓塞；④大血管闭塞机械取栓失败后的补救措施及机械取栓术中血栓逃逸至远端的补救措施；⑤CT 排除颅内出血、蛛网膜下腔出血。

2. 禁忌证 动脉溶栓可参考 IVT 禁忌证标准：①活动性出血或已知有出血倾向者；②CT 显示早期明确的前循环大面积梗死（超过大脑半球的 1/3）；③血小板计数低于 $100 \times 10^9/L$；④严重心、肝、肾功能不全或严重糖尿病患者；⑤近 2 周内进行过大型外科手术；⑥近 3 周内有胃肠或泌尿系统出血；⑦血糖＜2.7mmol/L 或＞22.2mmol/L；⑧药物无法控制的严重高血压；⑨预期生存期小于 90 天；⑩妊娠。

二、治疗方法

（一）患者准备及造影评估

患者取仰卧位，予以心电监护及吸氧。局部麻醉具有减少院内延误、能够在术中实时观察患者神经功能的优势，但对躁动患者的控制欠佳，也可导致误吸风险加大。对于严重躁动、意识水平降低[格拉斯哥昏迷评分（Glasgow coma score,GCS）< 8 分]、呼吸道保护反射丧失、呼吸障碍的患者推荐使用全身麻醉。

在急性期血管内介入治疗中，完整的 DSA 流程能够细致了解操作路径、病变位置、侧支循环代偿等重要信息。但大多数时候，考虑到血管内再通的疗效与救治时间存在高度依赖性，对于术前已行 CTA 或 MRA 明确血管病变部位的患者，可直接置入 6F 或 8F 的导管鞘，将指引导管引至患者颈内动脉或椎动脉进行造影。

（二）通路建立

股动脉入路是脑血管病介入治疗过程中最常用的入路。指引导管头端通常置于颈内动脉颈段和椎动脉 V2 远端，在不损伤血管的前提下让指引导管的头端尽可能高。对于血管扭曲或者Ⅲ型主动脉弓的患者，可通过加硬交换导丝直接将造影导管交换置入指引导管，也可以在 125cm 的 5F 多功能导管的引导下，通过同轴技术将指引导管输送到位。指引导管的选择：① Envoy 导管，快速简单，对于血管较平直的患者比较适合；②颅内中间支撑导管，可以克服相对迂曲的颈内动脉，到达较远的部位，通常需要长鞘或者大腔指引导管作为支撑，引入过程需要更多时间。

当股动脉因闭塞等原因穿刺困难，或因血管扭曲、Ⅲ型主动脉弓，经股动脉入路难以超选颈动脉或椎动脉时，可以考虑选择肱动脉入路或者桡动脉入路。肱动脉入路的缺点是部位深、止血困难。桡动脉入路的缺点是对术者的穿刺要求比较高，急诊操作可能会耗费时间；此外，急诊时因时间限制，可能无法对桡动脉的侧支循环代偿情况进行充分的评估。当选择上肢入路时，椎动脉通常可以用泥鳅导丝直接超选。而超选双侧颈总动脉时，可能需要 Simmons 导管在主动脉弓内成袢，再通过导丝交换技术引入指引导管；部分颈总动脉可以通过导丝直接超选，如牛型主动脉弓是左侧颈总动脉的超选，导丝直接超选可能比用 Simmons 导管辅助更加简单。

（三）肝素的使用

有些术者在所有神经介入操作中均使用全身肝素化。但对于急性脑卒中拟行溶栓的患者，使用全身肝素化可能会增加颅内出血的风险。笔者倾向于在加压滴注的冲洗液中加入适量肝素，在 1ml 生理盐水内加入 1U 肝素。

（四）动脉溶栓

在指引导管到位后，选好合适的透视工作角度。工作角度的选择应该尽可能在放大视野下,能够显示闭塞血管及清晰显示至闭塞血管的路径。视野应确保指引导管头端能够在至少一个投射体位(正位或者侧位)上显示,以备在超选微导管时,指引导管因支撑力不足而不稳定,需要调整指引导管位置。

1. 微导管的超选及药物注入 为避免损伤血管,通常选用头端较为柔软的导丝,头端塑成"J"形。在路图指引下,轻柔地操作导丝上行至闭塞血管并到达闭塞部位。导丝前行过程中应避免戳到小的穿支血管。微导丝头端超过闭塞段后,游离状态下前行至血管闭塞段以远,固定导丝,小心地顺着导丝跟进微导管,使其头端通过闭塞段。如果导丝头端不需走行太远,可把导丝头端塑成"J"形,弓背前行,减少穿破血管壁的风险。心源性栓塞血栓通常位于闭塞血管的下一个分支点(例如,在 M1 闭塞中,血栓通常位于 MCA 分叉处的血管中)。微导管通过闭塞段后,负压抽吸微导管尾端,若见回血,方可通过微导管轻柔手推造影剂进行造影,判断远端血管床的情况。溶栓时将微导管尽可能置于闭塞位置附近或置入血栓内部,以恒定的速度缓慢自微导管推注溶栓药物。

2. 药物剂量的选择 目前的临床证据尚不能对动脉溶栓药物的具体剂量提出要求。在临床操作中,rt-PA 及尿激酶的使用剂量高度个体化,一般不超过 IVT 剂量的 1/3。操作过程中推荐每 10 分钟经指引导管造影观察一次血管内再通情况,以最小剂量达到再通目的。需要特别注意的是,动脉溶栓操作与其他血管内操作的时间窗计算方式不同。其他血管内再通技术,尤其是机械取栓,其时间窗应以发病至股动脉穿刺时间计算不超过 6 小时,而动脉溶栓则需以发病至动脉推注 rt-PA 时间计算。

三、并发症预防和处理

动脉内溶栓治疗总体的并发症发生率不高,多数与血管内操作相关,少数患者也会发生与溶栓治疗相关的并发症。颅内出血是急性脑卒中经动脉溶栓治疗最严重的并发症,具体治疗方式目前尚未取得共识,临床多以外科治疗和对症处理为主,以控制颅内压、维持生命体征为主要目的。

1. 出血转化 术后出血转化是急性脑卒中溶栓或血管内再通的主要并发症之一。术后出血转化应与对比剂滞留相鉴别。对比剂滞留多无明显的占位效应,由血-脑脊液屏障破坏导致,多位于术前梗死区域,双能 CT 或 SWI 序列可以帮助鉴别,较为可靠的鉴别方式是在取栓术后 19～24 小时复查 CT 影像,观察高密度区域的变化,如为对比剂滞留可见显著吸收。动脉溶栓后出血转化的原因可能与再灌注损伤、溶栓药物使用及联合抗血小板、抗凝治疗有关。术后症状性出血转化应停用抗栓治疗,处理以外科治疗和对症处理为主,目的是控制颅内压、维持生命体征。rt-PA 引起的颅内出血,也可应用新鲜冰冻血浆等,但临床效果仍待进一步验证。对于需要抗栓治疗的患者,可于症状性出血转化病情稳定后 10 天到数周后开始抗栓治疗。目前指南对无症状性出血转化尚无特殊治疗建议。

2. 血管穿孔 血管穿孔多由于导丝头端穿透动脉壁所致。导丝头端走行太远、操作不够柔顺、导丝头端不够游离及选用头端较硬的导丝等,都会增加术中损伤血管的风险。如造影发现明确出血点,可采取减少血管灌注、中和肝素、急诊用弹簧圈或用 Onyx 胶栓塞等处理措施。

四、疗效评估

由于缺乏充分的证据证实动脉溶栓的获益,因此,目前缺血性脑卒中的一线血管内再通方式是血管内取栓治疗,而不是动脉溶栓。对于非大血管闭塞性的急性脑卒中患者,动脉溶栓治疗可以改善其临床预后。而对于大脑中动脉主干闭塞急性取栓失败的患者,动脉溶栓作为补救措施可以获得相似的安全性和临床预后。但在近期的血管内再通几大临床试验中,经动脉溶栓治疗所起的作用有限,常作为挽救性治疗,而不是主要治疗。荷兰急性缺血性脑卒中血管内治疗多中心随机临床试验(multicenter randomized clinical trials of endovascular treatment of acute ischemic stroke in the netherlands, MR CLEAN)干预组中有24例患者(12.3%)使用机械取栓联合动脉溶栓治疗,仅有1例患者(0.4%)单纯使用动脉溶栓治疗。来自法国的急性缺血性脑卒中动脉取栓试验及费效评估(trial and cost effectiveness evaluation of intra-arterial thrombectomy in acute ischemic stroke, THRACE)中干预组将动脉内注射rt-PA作为机械取栓后仍有远端血管持续闭塞患者的补充治疗之一,最终141例患者中有15例(11%)在机械取栓后动脉内使用rt-PA,与单纯机械取栓相比,对临床预后没有影响。

(赵林波 刘 圣 施海彬)

参考文献

[1] FURLAN A, HIGASHIDA R, WECHSLER L, et al. Intra-arterial prourokinase for acute ischemic stroke. The PROACT II study: a randomized controlled trial. Prolyse in acute cerebral thromboembolism[J]. JAMA, 1999, 282(21):2003-2011.

[2] OGAWA A, MORI E, MINEMATSU K, et al. Randomized trial of intraarterial infusion of urokinase within 6 hours of middle cerebral artery stroke: the middle cerebral artery embolism local fibrinolytic intervention trial (MELT) Japan[J]. Stroke, 2007, 38(10):2633-2639.

[3] 中华医学会神经病学分会,中华医学会神经病学分会脑血管病学组. 中国急性缺血性脑卒中诊治指南2018[J]. 中华神经科杂志, 2018,51(9): 666-682.

[4] 中国卒中学会,中国卒中学会神经介入分会,中华预防医学会卒中预防与控制专业委员会介入学组. 急性缺血性脑卒中血管内治疗中国指南2018[J]. 中国卒中杂志, 2018, 7(13): 706-729.

[5] POWERS W J, RABINSTEIN A A, ACKERSON T, et al. Guidelines for the early management of patients with acute ischemic stroke: 2019 update to the 2018 guidelines for the early management of acute ischemic stroke: A guideline for healthcare professionals from the American Heart Association/American Stroke Association[J]. Stroke, 2019, 50(12): e344-e418.

[6] 中华医学会神经病学分会,中华医学会神经病学分会神经血管介入协作组. 急性缺血性脑卒中早期血管内介入治疗流程与规范专家共识[J]. 中华神经科杂志, 2017,50(3): 172-177.

[7] 华扬,惠品晶,邢瑛琦. 中国脑卒中血管超声检查指导规范[J]. 中华医学超声杂志(电子版),2015, 12(08):599-610.

[8] SHANG S Y, ZHAO W B, LI C H, et al. Intra-arterial thrombolysis improves the prognosis of acute ischemic stroke patients without large vessel occlusion[J]. Eur Neurol, 2018, 80(5-6):277-282.

[9] ZAIDI, S F, CASTONGUAY, A C, JUMAA M A, et al. Intraarterial thrombolysis as rescue therapy for large vessel occlusions analysis from the north American solitaire stent-retriever acute stroke registry[J]. Stroke, 2019, 50(4):1003-1006.

[10] BERKHEMER O A, FRANSEN P S, BEUMER D, et al. A randomized trial of intraarterial treatment for acute ischemic stroke[J]. N Engl J Med, 2015 ,372(1):11-20.

[11] BADHIWALA J H, NASSIRI F, ALHAZZANI W, et al. Endovascular thrombectomy for acute ischemic stroke: a meta-analysis[J]. JAMA, 2015, 314(17): 1832-1843.

[12] BRACARD S, DUCROCQ X, MAS J L, et al. Mechanical thrombectomy after intravenous alteplase versus alteplase alone after stroke (THRACE): a randomised controlled trial[J]. Lancet Neurol, 2016, 15 (11): 1138-1147.

第四节 支架型取栓装置取栓治疗

大血管闭塞急性缺血性脑卒中的血管内介入治疗，从 1999 年的动脉溶栓到如今的动脉取栓已历时 20 余年。其中，取栓装置也经历了从第一个颅内取栓装置 Merci 到抽栓导管和支架型取栓装置的迭代更新过程。2013 年，新英格兰杂志发表的 3 项 RCT 试验（IMS-Ⅲ、SYNTHESIS-EXPANSION 和 MR-RESCUE）均未能证明血管内再通优于 IVT，导致该结果的一个重要原因是这些试验使用的取栓装置再通率不如预期（不超过 60%）。伴随取栓装置的研发，使用再通率更高的支架型取栓装置为主体的取栓器材（如 Solitaire 和 Trevo 取栓支架）的五大临床研究结果显示取栓治疗显著优于传统治疗。取栓支架的发展经过不断地迭代更新，其取栓性能也在不断提升，目前已经有多款取栓支架进入临床应用，从最初的以 Solitaire 和 Trevo 为代表的第一代取栓支架，到 Revive SE、Aperio、pREset、Separator 3D、ERIC、Embotrap Ⅱ 等诸多取栓支架。本节介绍部分支架型取栓装置的特点及支架型取栓装置的操作。

一、临床常用的取栓支架结构及相关研究

（一）常见进口取栓装置

1. Solitaire 取栓支架 最初用于取栓的 Solitaire 支架是 Solitaire AB。Solitaire AB 最初被设计为用于颅内动脉瘤辅助栓塞，支架由激光雕刻、镍钛合金制成，设计为自膨式、卷轴式、可回收，头端开放（图 4-1），具有径向支撑力强、顺应性佳等优势，其卷轴式重叠设计可维持支架网孔的结构和大小。2009 年，西班牙巴塞罗那的 Carlos Castano 教授报道了世界上首个用 Solitaire AB 支架作为取栓工具的取栓病例。之后，Solitaire AB 在急性大血管闭塞的取栓治疗中的应用逐步增多，并获得了良好的再通效果。Solitaire AB 直径有 4mm（长度 15mm 或 20mm）和 6mm（长度 20mm 或 30mm），输送回收的微导管内径分别为 0.021 英寸或 0.027 英寸。

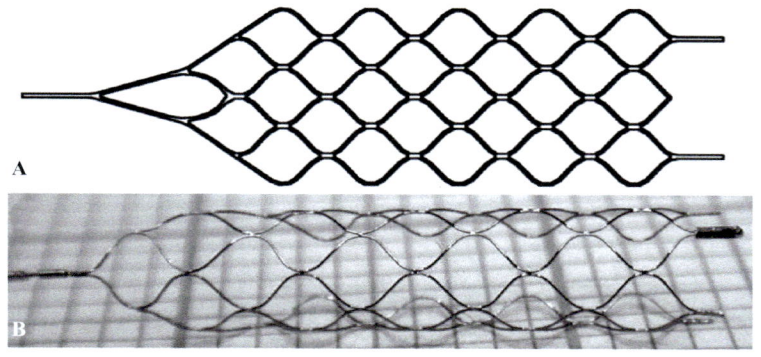

图 4-1 Solitaire AB 的设计结构

A.Solitaire AB 模式图,可见支架被设计为自膨式、卷轴式、可回收、头端开放;

B. 支架远端、近端的显影标记点。

伴随着 Solitaire AB 取栓案例的成功,Solitaire FR 作为一款专为机械取栓设计的支架在欧洲获得 CE 认证。Solitaire FR 与前一代 Solitaire AB 相比,设计上并无大的改动,应用于急诊取栓的 Solitaire FR 多被设计成了不可解脱的。2012 年,SWIFT 研究结果证实 Solitaire FR 取栓装置再通率高,临床预后改善和死亡率显著优于 Merci 支架,因此 2012 年成为美国 FDA 批准的世界首款取栓支架。Solitaire FR 于 2013 年通过中国国家药品监督管理局(简称药监局)的批准在中国上市应用。Solitaire 取栓支架也历经四代发展,从最初的 Solitaire AB、Solitaire FR、Solitaire Platinum(铂金版)到 Solitaire X。Solitaire Platinum 于 2017 年得到美国 FDA 批准,2019 年底得到中国药监局批准进入中国,其直径仍保持 4mm(长度 20mm 或 40mm)和 6mm(长度 20mm、24mm 或 40mm)两款,增加了铂金定位显影,长度最大增大到 40mm。

2. Trevo 取栓支架 2008—2010 年,美国 Concentric 公司研发了 Trevo 支架取栓装置,后被美国 Stryker 公司(Stryker Neurovascular, Fremont, CA)收购。第一代 Trevo 于 2010 年在欧洲上市;2012 年 Trevo 成为继 Solitaire FR 之后美国 FDA 批准的全球第二款取栓支架,其安全性和有效性在 TREVO-1 和 TREVO-2 试验中均得到验证。第一代 Trevo 由直径 4mm、长度 20mm 的闭环镍钛合金支架组成;头尾各以 10mm 长的半支架形成锥过渡,以到达更细的远端血管(最小目标直径为 1.5mm)。自 2012 年起,美国 Concentric 公司开始研发第二代取栓装置,分别命名为 Trevo Pro(4.5mm×20.0mm)和 Trevo ProVue(4mm×20mm)。相比较 Trevo Pro 的不显影设计,Trevo ProVue 具有以下特征:全程可视,便于打开和回收;垂直小梁设计,更容易嵌合血栓;360° 大网孔设计,促进血栓最大融合;金属覆盖率低,远端柔软(图 4-2、图 4-3)。

2014—2016 年,Stryker 公司开始研发第三代 Trevo XP ProVue。随后,经过 TRACK 和 TREVO-2000 Registry 等研究试验数据验证和支持,2016 年 9 月 2 日该装置获得美国 FDA 批准。Trevo XP ProVue 较 Trevo ProVue 存在如下优势:①有更多可选尺寸:ProVue 取栓装置只有一个尺寸(4mm×20mm),而 Trevo XP ProVue 的可选尺寸更多(3mm×20mm、4mm×

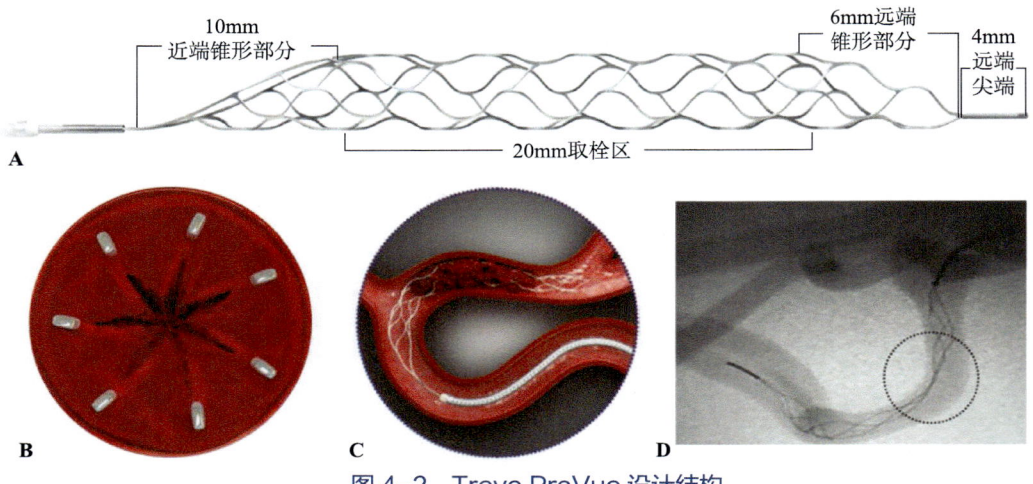

图 4-2 Trevo ProVue 设计结构

A. Trevo 取栓支架结构示意；B. 取栓支架横断面模式图；C. 取栓支架抓取血栓模式图；
D. 取栓支架血管内释放状态。

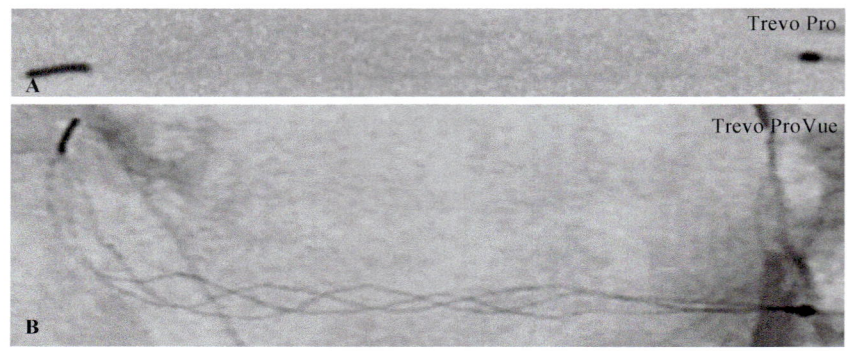

图 4-3 Trevo Pro 与 Trevo ProVue 的显影区别

A. Trevo Pro 不显影；B. Trevo ProVue 全程显影。

20mm、4mm×30mm 和 6mm×25mm）。其中 Trevo XP ProVue 的 3mm×20mm 取栓支架，又名 Baby Trevo，鉴于其尺寸比其他支架（如 4mm×20mm、4mm×30mm 或 6mm×25mm）小，临床上适用于二级或三级分支血管取栓。尽管 Baby Trevo 直径小，但其支架网眼更大，更能增加血栓嵌合度，其径向支撑力小、头端设计为软头，释放后可降低血管壁损伤风险，且可兼容 0.017 英寸微导管释放。②更容易推送：Trevo XP ProVue 优化了铂金丝的排列、螺旋状网眼结构的设计、缩短了头端支架，使支架更加容易推送；③释放更加安全：FlexCell 头端显影点的金属更少、钝行防损伤头端和更短的前端着陆区，使支架可以更加安全地释放；④拥有头端显影点：可使支架可视性进一步增强。

TREVO-1 研究使用 Trevo 取栓支架治疗发病 8 小时内颅内大血管闭塞患者。在 60 例患者中，92.0% 的患者取得了 TICI≥2a 级再通，78.3% 的患者取得了 TICI≥2b 级再通，sICH 发生率为 5%；90 天随访神经功能独立比例为 55%，死亡率为 20%。2012 年 5 月发布的 TREVO-2 试验结果显示，Trevo 组术后即刻 mTICI 分级 ≥ 2b 级再通率显著高于 Merci 组（86% vs. 60%，$P_{优效性}$ < 0.000 1），90 天神经功能良好（mRS 0～2 分）比率 Trevo 组同样优于 Merci 组（40% vs. 22%，$P_{优效性}$=0.01）；围手术期并发症两组无区别（15% vs. 23%）。且 Trevo 组患者的住院时间更短、NIHSS 评分有所改善。TRACK 试验（TreVO stent-retriever acute stroke），共纳入 634 例患者，旨在反映真实世界 Trevo 支架对前循环大血管闭塞取栓的安全性和有效性。结果显示术后即刻达到 TICI 分级 ≥ 2b 级的再通率为 80.3%，90 天随访神经功能独立比例为 47.9%，总死亡率为 19.8%。TREVO-2000 Registry，共纳入 2 008 例患者采用 Trevo 取栓。结果显示术后即刻达到 mTICI 分级 ≥ 2b 级再通率为 92.8%，90 天随访神经功能独立比例为 55.3%；安全性指标：sICH 为 1.7%，48 小时内操作或器械相关不良事件发生率为 2.4%，90 天死亡率为 13.9%。Trevo 在指南中的地位直到 2017 年底 DAWN 研究结果的发布，才得到进一步提升。2018 和 2019 年 AHA/ASA 修订的《急性缺血性卒中患者早期管理指南》，针对发病 6～24 小时符合 DAWN 影像学取栓标准的患者，将 Trevo 取栓装置列为 I 级推荐，A 级证据，之后欧洲和其他各国临床实践指南或专家共识也相应改写。

3. Aperio 取栓支架 Aperio（Neuroslider, Acandis, Pforzheim, Germany）是一种新型不可解脱、自膨式、激光雕刻的镍钛合金取栓支架，具有独特的闭环-开环交替的复合网眼设计（图 4-4）。其中闭环设计的小网眼（直径 1.7mm）能提高血管贴壁性，固定血栓，防止逃逸；开环设计的大网眼（直径 3.7mm）能够在迂曲的血管内完整嵌合血栓，提高再通率。Aperio 取栓支架共有 4 个规格：3.5mm×28.0mm；4.5mm×30.0mm；4.5mm×40.0mm；6.0mm×40.0mm，适用于 1.5～5.5mm 直径的血管。该支架具有独特的两段式显影导丝，使释放支架时的定位更加精确。依据直径不同，该支架可兼容 0.016 5～0.027 0 英寸的微导管。

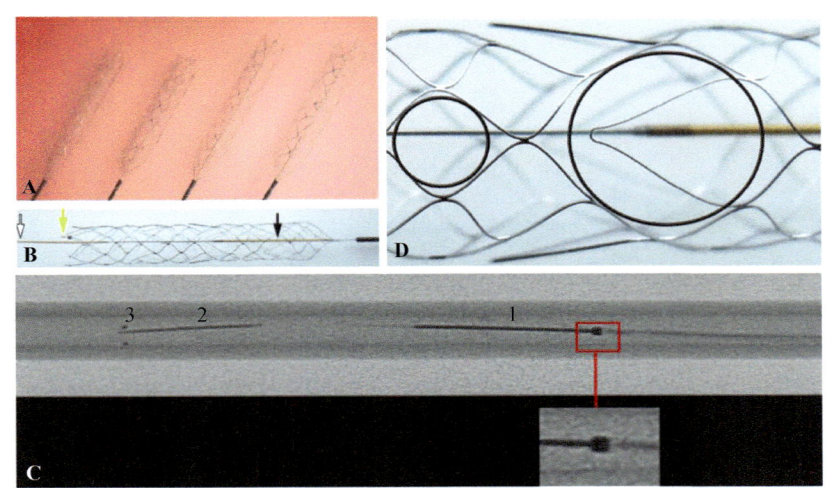

图 4-4 Aperio 取栓支架设计结构

A. Aperio 取栓支架的 4 个规格；B. Aperio 取栓支架展开后可见 3 个不同的标记：显影导丝的远端（白色箭头）和近端（黑色箭头）2 个标记，支架远端 1 标记（黄色箭头）；C. 在透视状态下，可见 Aperio 取栓支架的 3 个标记点，红框为微导管头端；D. Aperio 取栓支架的闭环（黑色小环标记，直径 1.7mm）和开环（黑色大环标记，直径 3.7mm）交替设计。

2016年，在德国的多中心登记研究中，9家中心共纳入了119例患者。Aperio取栓患者的结果显示支架置入至再通的平均时间为30分钟，术后TICI分级≥2b级再通率为71%，平均取栓次数2次，围手术期并发症发生率为10%。2019年，德国另一项单中心、小样本研究回顾了2017年1月至12月期间的82例Aperio取栓经验。术后即刻eTICI分级≥2b级的再通率为85.3%，穿刺至再通平均时间为52.3分钟，1例出现新区域栓塞梗死，24小时sICH率为7.3%，90天随访神经功能独立比例为41.2%。在Aperio取栓装置中，尺寸最小的为3.5mm×28.0mm，可适用于1.5～3.0mm直径的血管，兼容0.0165～0.0210英寸微导管。因此，在某些情况下，可尝试小血管取栓。2019年，德国法兰克福单中心研究回顾了22例患者（23根血管）应用Aperio 3.5mm×28.0mm的取栓经验。其中10根血管只用了Aperio 3.5mm×28.0mm取栓，此外的13根血管联合了其他装置取栓。闭塞血管位置，包括：M2、P2、A2和A3等部位，术后73.9%的患者达到TICI分级≥2b级的再通率，sICH 1例，无操作并发症。

4. Embotrap取栓支架

（1）Embotrap Ⅰ：该取栓装置的设计特点在于双通道（层）镍钛合金支架，内层和外层支架的直径分别为1.25mm和5.00mm。内层支架网丝密集，径向支撑力大，在支架释放后，可撑开血栓，使远端缺血性半暗带区域快速建立再灌注血流通道；而外层支架径向支撑力小，设计为花瓣形网格结构，可将血栓嵌合在支架网眼内，增加血栓的取出率。此外，支架远端增加滤网样结构，能够有效防止血栓逃逸（图4-5）。支架的设计之初是源于对不同性质血栓的研究，取栓的原理是靠开环大开口的网眼捕获血栓，使血栓嵌合在外层支架与内层支架之间。Embotrap可兼容0.021英寸微导管。2013年底该支架通过欧盟认证。

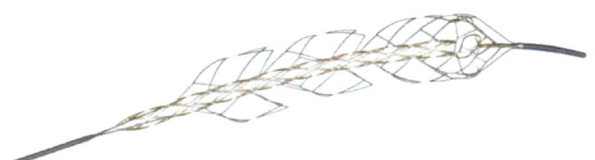

图4-5　Embotrap Ⅰ设计结构

（2）Embotrap Ⅱ：Embotrap Ⅱ为Embotrap Ⅰ的改良版，2018年通过美国FDA认证，2020年通过中国NMPA认证。外层直径仍为5mm，长度21～33mm。支架型号有2种，分别为5mm×21mm和5mm×33mm（图4-6）。Embotrap Ⅱ的安全性和有效性研究，即ARISE Ⅰ和ARISE Ⅱ研究，同步在欧洲和北美进行。

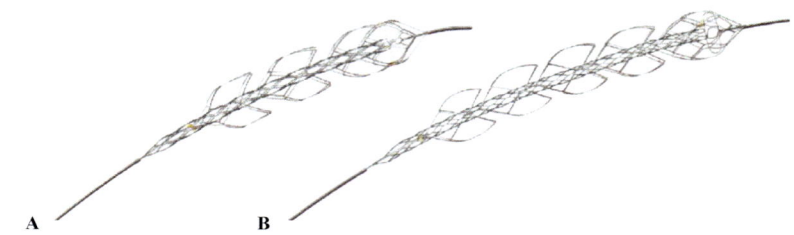

图4-6　Embotrap Ⅱ 5mm×21mm（A）和5mm×33mm（B）规格的取栓装置

ARISE I 研究基于 Embotrap Ⅱ 已通过欧盟批准上市,故该研究的目的在于验证 Embotrap Ⅱ 取栓装置上市后的有效性。ARISE I 的设计为前瞻性多中心单臂登记研究。2014 年 11 月开始纳入患者,于 2016 年 5 月因 ARISE Ⅱ 研究的阳性结果而提前终止。其间,在法国、德国、爱尔兰、西班牙和瑞典 6 家中心,共纳入 40 个 Embotrap Ⅰ 取栓患者,术后即刻达到 TICI 分级 ≥ 2b 的再通率为 75%,90 天随访神经功能独立比例为 64%。ARISE Ⅱ 研究,即 Embotrap Ⅱ 美国 FDA 上市前的研究,该研究同步在北美和欧洲进行,同样设计为前瞻性多中心单臂登记研究。于 2015 年 10 月到 2017 年 2 月期间,在 19 家中心(美国 11 家,欧洲 8 家)共纳入 227 例患者。ARISE Ⅱ 研究的最终结果显示:Embotrap Ⅱ 一线取栓后,达到 TICI 分级 ≥ 2b 的再通率为 80.2%,达到 TICI 分级 ≥ 2c 的再通率为 65.0%;采用其他装置补救后,最终达到 TICI 分级 ≥ 2b 的再通率为 92.5%,达到 TICI 分级 ≥ 2c 的再通率为 76.0%。术中一次取栓完全再通的比率为 51.5%。sICH 或严重不良事件发生率为 5.3%,90 天随访神经功能独立比例为 67%,死亡率为 9%。ARISE Ⅱ 研究结果提示 Embotrap Ⅱ 取栓再通率高,功能预后良好。Embotrap 开环多节段、末端闭合的设计是一次取栓完全再通的比率高的原因。

(3)Embotrap Ⅲ:Embotrap Ⅲ 取栓装置在 2020 年通过欧盟认证,为 Emotrap Ⅱ 的改良版,增加了支架型号和支架长度。

(二)国产支架

近年来,随着国产支架研发加速,新型国产取栓装置不断涌现,目前已上市的有如下几个。

1. Jrecan　Jrecan 复流再通装置(Jrecan flow restoration device),是河南省人民医院报道的第一个国产取栓装置。第一代的 Jrecan 是一种新型编织型支架取栓装置。第二代 Jrecan 改良为激光切割制作,是一款闭环结构的支架。支架系统总长 220cm,支架直径为 2.5～6.0mm,血栓捕获区域长度为 15～30mm,适合开通的血管直径为 1.5～5.5mm。其中 2.5mm 的支架可兼容 0.017 英寸的微导管释放,支架全程显影(图 4-7)。目前该取栓装置已经在我国上市并在临床使用。

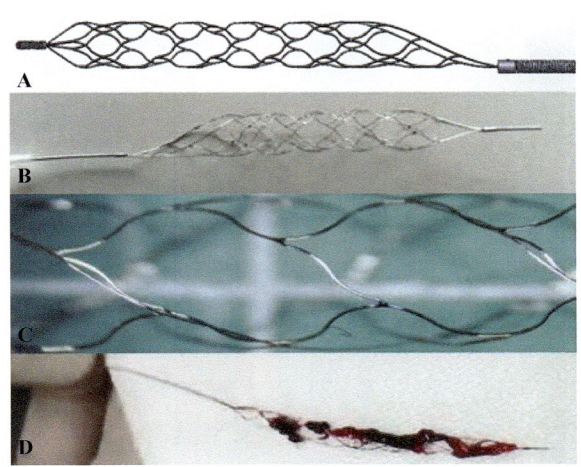

图 4-7　Jrecan 设计结构

A. 模式图;B. 实拍图;C. 放大结构图;D. 支架抓取血栓。

2. Thrombite™（蛟龙） 该装置是一款混杂了闭环和部分开环结构的取栓支架，其设计可沿长轴纵向形成螺旋状敞开，旨在更好地嵌合血栓和血管贴壁。这款支架系统长180cm，推送导丝0.018英寸，支架长度27～42mm，血栓俘获区域长度为15～30mm，适合开通的血管直径为3～6mm。可兼容0.021英寸的微导管释放，远端3个显影标记，近端1个（图4-8）。目前该取栓装置已经在我国上市并在临床使用。

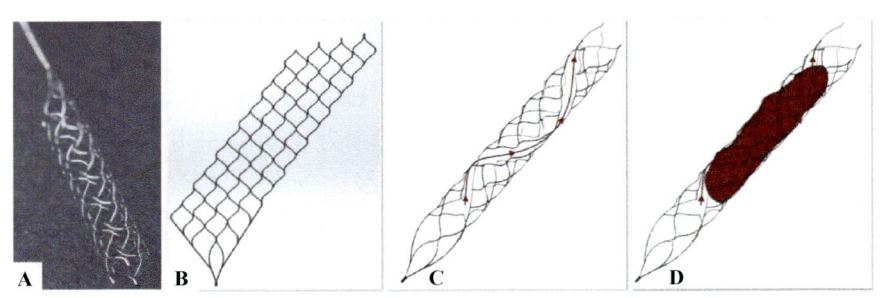

图4-8 Thrombite™（蛟龙）设计结构

A. 取栓支架实图；B. 取栓支架平铺示意；C. 取栓支架展开示意；D. 取栓支架抓取血栓示意。

3. RECO 该装置是一款自膨式、卷曲式闭环设计的镍钛合金支架。系统总长185cm，取栓网直径4～7mm，取栓网总长度21～41mm。可兼容0.021英寸和0.027英寸的微导管。支架近端有1个显影标记，远端有3个（取栓网直径4～5mm）或4个（取栓网直径6～7mm）显影标记，适合开通的血管直径为2.0～5.5mm（图4-9）。RECO开通的有效性和安全性，早期在动物模型（猪）上已得到验证，上市前完成了多中心前瞻性随机开放对照临床试验并将结果发表于国内外期刊。目前该取栓装置已经在我国上市并在临床使用。

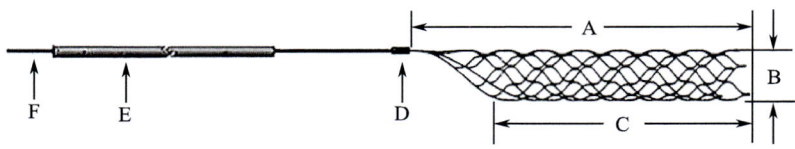

图4-9 RECO设计结构

A. 支架总长度；B. 支架直径；C. 支架有效长度；D. 近端标记点；E. 导入鞘；F. 推送导丝。

4. SkyFlow SkyFlow是一款自膨式、激光雕刻、双螺旋闭环（合）结构的多点显影支架。双螺旋闭合结构设计使其在弯曲血管中贴壁性更强。该支架中间为大网孔，近端和远端为小网孔，其小—大—小的网孔设计旨在更好地抓取血栓，同时防止血栓脱落。系统总长185cm，支架直径3～6mm，有效工作长度20～40mm，适合开通的血管直径为1.5～5.5mm，可兼容0.021英寸/0.027英寸的微导管。支架导丝0.018英寸，导丝远端连接支架体的部分有220mm长的显影段。支架具有多点显影特性，可以更好地标识血栓长度及支架与血栓的结合情况（图4-10）。该支架目前已被批准在中国及欧盟上市使用。

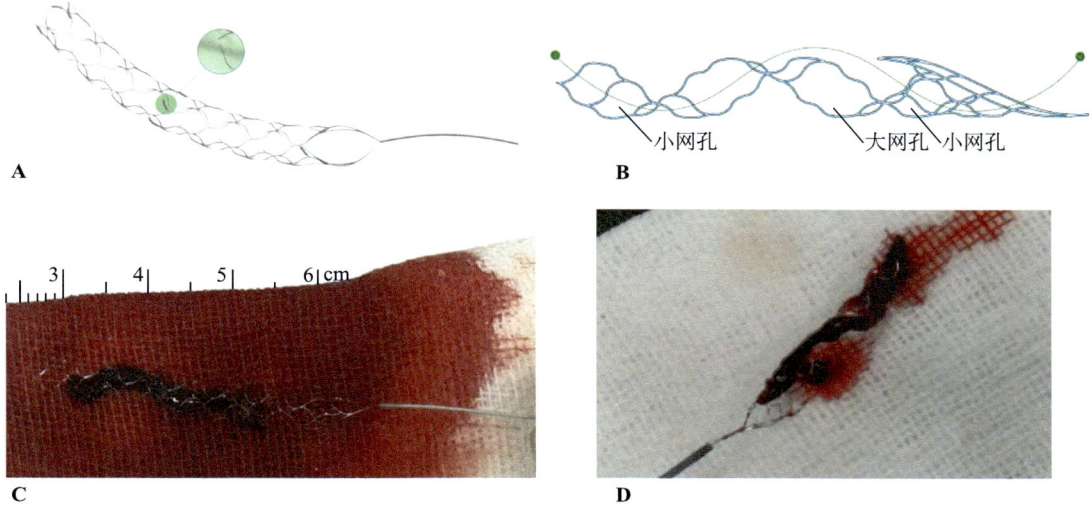

图 4-10　SkyFlow 设计结构

A. 螺旋线设计；B. 大小网孔设计；C. 支架抓取血栓（6mm×30mm）；
D. 支架抓取血栓（4mm×20mm）。

5. Syphonet　该装置为自膨式激光雕刻的镍钛合金取栓装置，支架通体显影，头端设计有闭合式抓捕网篮，旨在抓取血栓或防止脱落的血栓逃逸，独特的花型构架设计使其抗折性较强（图 4-11）。共有四款规格：3mm×25mm、4mm×30mm、5mm×35mm、6mm×35mm，适合于 2～6mm 的血管直径，均可兼容 0.017 英寸的微导管。输送导丝长度 184cm，直径 0.39mm。该支架经临床试验验证后已上市。

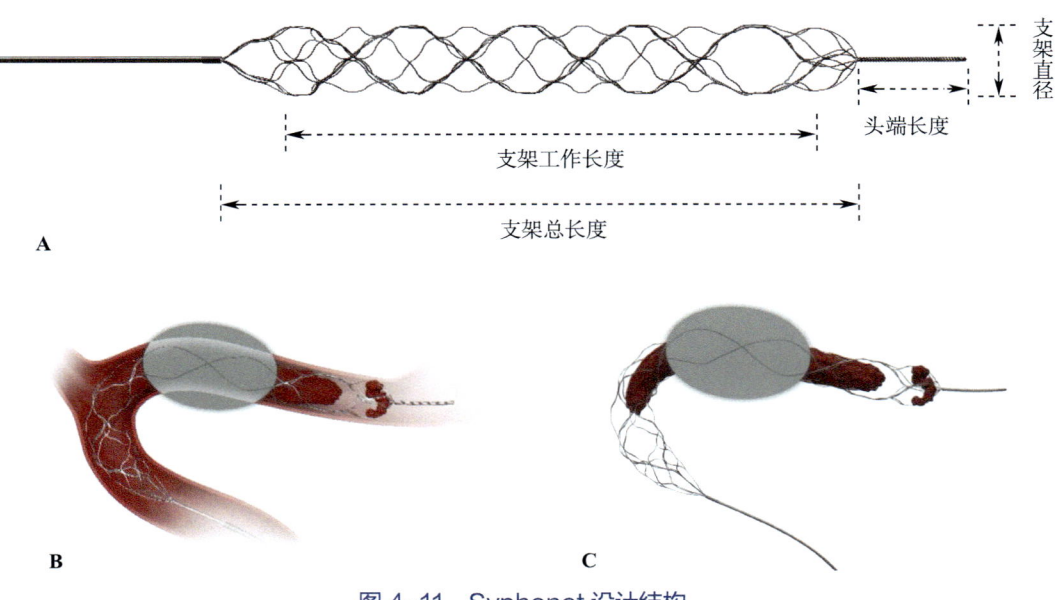

图 4-11　Syphonet 设计结构

A. Syphonet 结构示意；B. 支架抓取血栓模式图；C. 支架抓取血栓。

二、支架取栓技术操作流程

（一）常规支架取栓操作流程

可回收型支架取栓治疗的基本原理为：取栓支架通过导管放置在血栓部位，数分钟后支架与血栓结合在一起，直接捕获血栓，将血栓从脑血管中拉出来，使闭塞的血管再通。

支架取栓的理想状态为"一把通"，即一次取栓获得 mTICI 分级 ≥ 2b 级再通。但实现"一把通"的要素，不只取决于支架与血栓的充分接触，还取决于合并使用的抽吸导管的抽吸能力及近端 BGC 球囊导管的使用、术者的操作技能等多重因素。我们以常见的大脑中动脉支架取栓为例，将其操作过程和要点简单分解如下。

1. 取栓支架微导管越过闭塞段 取栓支架微导管要想越过靶血管闭塞段，主要的技术实现在于以下几点。

（1）微导丝协同微导管越过血栓，须证实在真腔，避免进入假腔，从而实现后续支架的释放和取栓，同时还能明确远端分支血管的灌注情况。微导管能否越过血栓，取决于血栓成分、质地、血管解剖走行及操作手法等。

（2）明确血栓长度，以便选择适合长度的取栓支架。血栓长度的测量，需要明确靶血管闭塞的近端和远端。闭塞近端的位置，可通过脑血管造影中的前向血流判定；闭塞远端的位置，在微导管通过血栓后进行微导管造影，有助于显示远端边界。

注意要点：微导管推送造影剂时建议低压力、低浓度、小剂量，以避免损伤血管、造成血栓向远端逃逸，甚至造成血管夹层或破裂出血。此外，如果微导管远端仍有血栓，则建议将微导管继续向血栓以远输送，以实现取栓支架与血栓的全覆盖（图 4-12）。

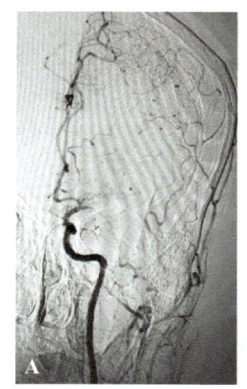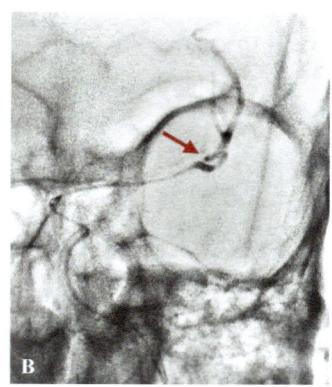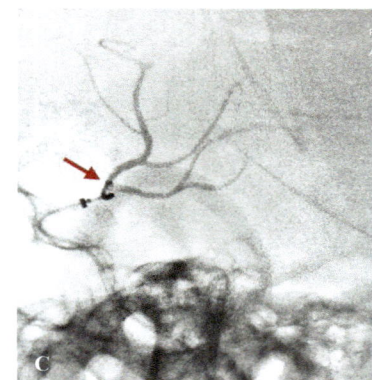

图 4-12 患者男性，60 岁。因左侧 M1 闭塞行急诊取栓

A. 左侧颈内动脉造影，显示左侧 M1 闭塞；B、C.（正位及侧位微导管造影）微导管头端（红色箭头所示）越过左侧 M1 闭塞段，超选推送造影剂，显示微导管在真腔。

2. 微导管头端定位 微导管头端超过血栓后，其头端需要有效定位。如果头端定位不正确，则可能给进一步操作带来障碍。①微导管头端太远：支架释放后，其有效工作区有可能越过血栓,导致支架与血栓不能有效接触,造成取栓失败;②微导管头端太近:支架释放后,其有效工作区远端与血栓接触,取栓成功率不高。因此,对微导管头端定位的要求为:其远端标记距血栓近端至少需超过所选支架的有效长度(图 4-13)。

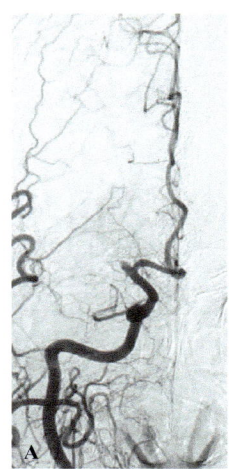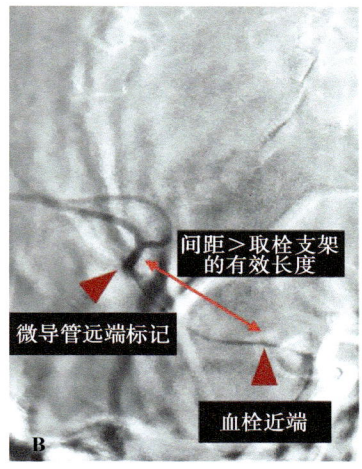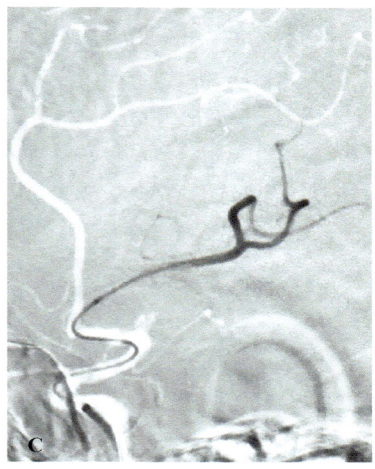

图 4-13 微导管头端定位

A. 右侧大脑中动脉急性闭塞;B. 右侧大脑中动脉正位微导管造影,远端标记距血栓近端不短于所选支架的有效长度(图中两个红色三角分别为微导管远端标记和血栓近端位置;红色双箭头为微导管远端标记和血栓近端位置之间的间距);C. 右侧大脑中动脉侧位微导管造影微导管远、近端标记。

3. 支架定位 微导管定位后,将取栓支架持续推进,直至取栓支架的远端标记超过血栓。术中尽量确保血栓位于支架有效长度的中后段(中后 1/3 交界区)。如图 4-14 所示,以 Solitaire 为例,支架远端标记应超过血栓远端,支架近端标记距血栓近端至少 11mm。

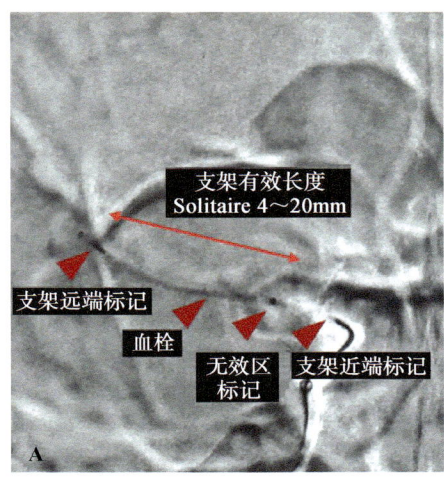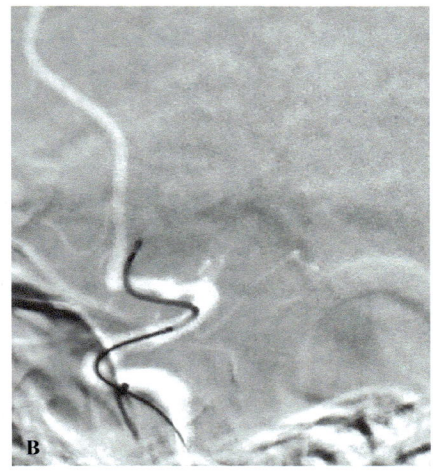

图 4-14 支架定位

A. 右侧颈内动脉颅内正位透视,以 Solitaire 为例,取栓支架的远端标记超过血栓远端,支架近端标记距血栓近端至少 11mm(支架长度及标记点见红色箭头所示);B. 右侧颈内动脉颅内侧位透视。

4. 支架释放 支架释放要点：①释放支架时，需控制推送导丝以保持支架在原位不动，同时将微导管向近端方向回撤。起始时尽量缓慢，避免移动（前跳或后退）。②确认支架完全释放，即微导管头端标记撤至支架近端标记完全暴露。③释放后造影明确支架位置，保证支架中后段 1/3 与血栓接触。④支架释放后停留 5 分钟，相当于实施一次临时支架成形术，其主要目的在于，增加血栓与装置紧密结合的程度，从而提高取栓成功率（图 4-15）。

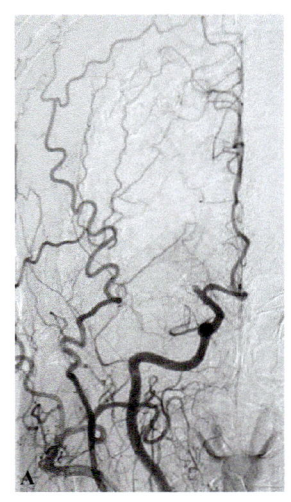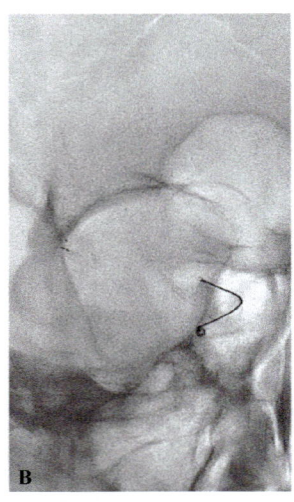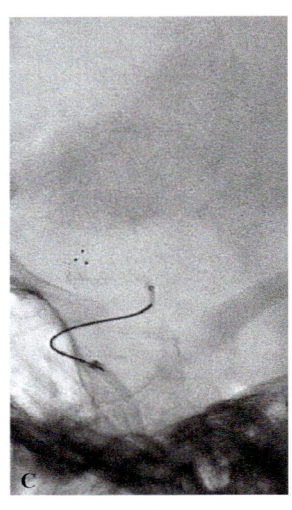

图 4-15 支架释放

A. 影像学检查显示右侧 M1 闭塞；B. 右侧颈内动脉正位透视示支架释放状态；
C. 右侧颈内动脉侧位透视示支架释放状态。

5. 支架回撤 在支架回撤前，需要做好如下准备：①回撤支架前，需要将微导管头端向前推送，以部分回收支架近端标记；②旋紧止血阀；③锚定支架，使中间导管上行到较高的位置，越过 A1 开口进入 M1；④关闭各路正压冲洗；⑤连接负压抽吸（卡扣注射器、负压抽吸泵均可）。

支架回撤时，应遵循"三慢一快"原则。"三慢"：①起始时尽量慢；②通过特别迂曲或血管变径的部位时要慢；③进入抽吸导管或中间导管时要慢。"一快"：一旦支架进入抽吸导管或中间导管要快。

支架回撤时，抽吸导管或中间导管的位置有两种方式：①将支架收入导管内，而导管留在颅内原位；②将支架和导管作为一个整体，一起回收撤出体外；此时应在 8F 指引导管或长鞘内保持近端抽吸（图 4-16）。

在临床工作中，若取栓路径迂曲、支架回撤阻力大，切忌盲目回撤支架，否则可能由于牵拉血管分支而造成出血等严重并发症。因此，有学者采用导管半回收支架的操作方式，从而减少支架回撤距离，降低回撤阻力，避免出血等严重并发症（图 4-17）。

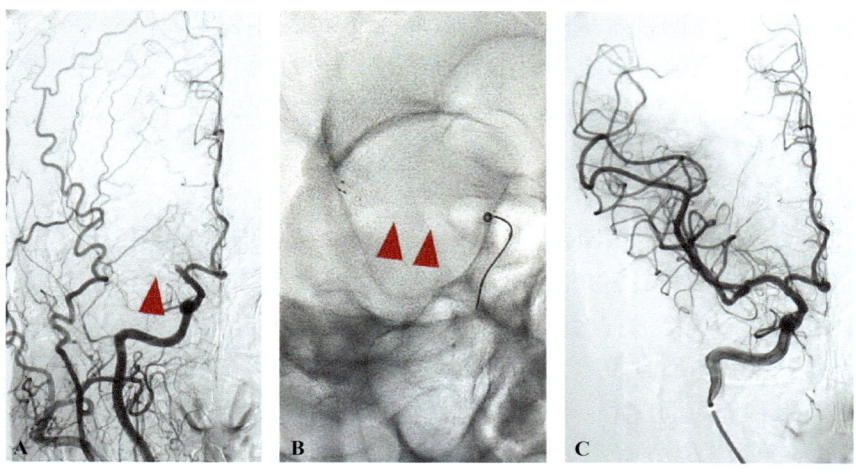

图 4-16 支架回撤

A. 影像学检查可见右侧大脑中动脉闭塞,红色三角指示为闭塞段;B. 支架回撤至中间导管,两个红色三角指示为支架主体段;C. 一次取栓实现完全再通。

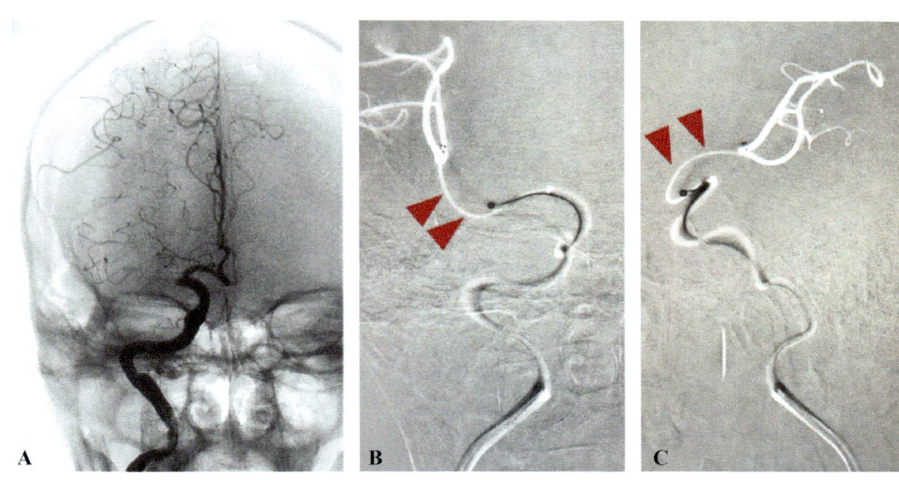

图 4-17 支架回撤时血管移位

A. 影像学检查可见右侧大脑中动脉急性闭塞伴同侧颈内动脉明显迂曲;B、C. 右侧颈内动脉正位和侧位造影示在回撤支架时,血管移位明显(两个红色箭头所示)。

(二)支架设计与取栓操作

目前,根据支架设计的区别,主要有两种释放支架的方式:①标准支架释放技术(standard unsheathing technique,SUT);②改良释放技术:即释放取栓支架时,不仅仅是回撤微导管,而是在扶住支架核心导丝的基础上给予一定的力,帮助支架更好地打开。后者根据支架类型的不同,厂家提出相应技术简称,包括推拉技术(push and fluff technique, PFT)、积极俘获快速再通(aggressive capture for fast reperfusion by Trevo, ACAPT)技术和积极推动释放(active push deployment, APD)技术等。

1. 推拉技术 PFT的技术核心在于释放取栓支架时，不仅是回撤微导管，而是在扶住支架核心导丝的基础上给予一定的前推力，帮助支架更好地打开。需要注意的是，在刚刚开始释放支架时不能推，要释放出来一段支架，待支架贴壁获得一定的锚定力之后再轻推支架。

PFT，适用于闭环镍钛记忆合金支架型取栓装置，如Trevo和Revive SE等。与SUT比较，理论上PFT能够更好地打开装置，可减少支架在转角处出现Kinking打折现象，使支架获得良好的贴壁性，以及拥有更大的支架网孔面积，从而更完整地与血栓结合。在实际临床操作中证实，PFT具有更高的首次通过血栓再灌注率、更少的取栓次数及更高的完全再灌注率。跟PFT类似的还有APD技术，其作用机制跟PFT类似。

2. 积极俘获快速再通技术 积极俘获快速再通（ACAPT）技术同样需要闭环镍钛记忆合金支架型取栓装置，如Trevo和Revive SE等。

不同于PFT增加支架贴壁性和网眼面积的技术核心，ACAPT技术的初衷是更好地适用于转角病变。其技术核心在于：先回撤微导管释放支架，释放后立刻推支架使其更好地扩张；观察支架远近端两个标记点之间的距离变化，来判断支架是否有效张开（图4-18）。

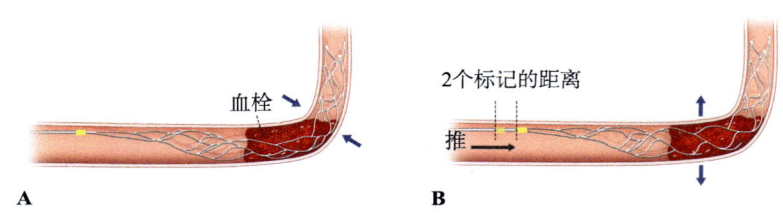

图4-18 积极俘获快速再通（ACAPT）技术

A. 支架在转角处出现打折（Kinking）现象，不能与血栓充分接触；B. 近端标记向远端移动了2个标记距离，可见支架不再打折，在外力作用下完全打开（两个蓝色箭头所示）。

3. 双支架技术 在某些分叉部位或顽固性病变，如大脑中动脉分叉、基底动脉尖分叉部位的取栓，单支架多次取栓仍失败，此时可考虑应用双支架技术，挽救性开通血管。

支架与血栓的相互作用会影响取栓再通，二者之间相互作用的机制在于支架在闭塞部位释放后，支架小梁与血栓实现不同程度的接触和嵌合；嵌合程度越高，再通率越高。而双支架释放，则可以通过更多支架小梁与血栓接触和嵌合，从而增加再通率。

根据双支架的相互关系及并置位置，双支架技术可分为三种：并行双支架技术、Y形双支架技术和串联双支架技术。

（1）并行双支架技术：并行双支架（parallel dural-stent retrieval）技术主要用于分叉部位的补救性取栓，如大脑中动脉分叉、基底动脉尖分叉。选择的支架包括Solitaire或Trevo等。释放支架的时候，采用两个独立微导管，从主干通过分叉，分别进入双干；再通过微导管，分别在双干各自释放支架；由于两个支架系统相对独立，因此称为并行双支架技术（图4-19）。

并行双支架技术，多用于挽救性再通。但此技术因提升了金属覆盖率，亦会增加回撤时血管损伤的风险,如血管穿破、血管痉挛和动脉夹层等并发症。

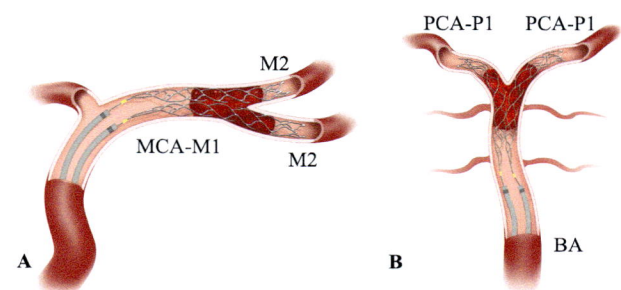

图 4-19　并行双支架技术示意

A. 左侧大脑中动脉(MCA)M1 分叉,双支架分别在上下干 M2 释放;

B. 基底动脉(BA)尖,双支架分别在双大脑后动脉(PCA)P1 释放。

(2)Y 形双支架技术:Y 形双支架(Y-Stent configured stentriever)技术,用于分叉部位的补救性取栓。其技术核心在于:将 A 支架穿 B 支架网眼,进入分叉部位的一个分支,同时回撤双支架;双支架组合的主要适应证在于开通顽固性分叉闭塞。选用的支架包括 Catch Plus、Solitaire 或 Trevo 等。图 4-20 示意 Y 形双支架(Trevo XP)的取栓过程,而图 4-21 为 Y 形双支架(Solitaire)取栓实物的展示。

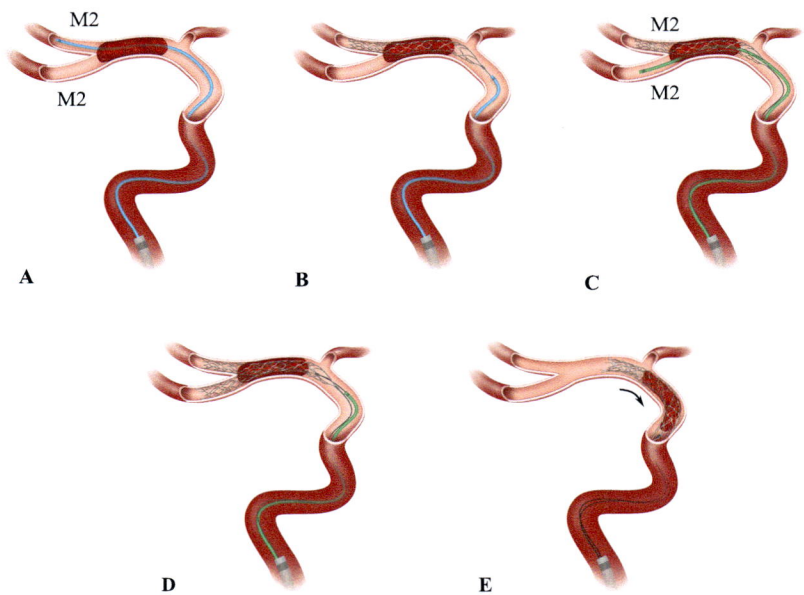

图 4-20　图解 Y 形双支架(Trevo XP)在右侧 M1 分叉的取栓步骤

A. 第一根微导管进入上干 M2;B. 释放第一枚 Trevo XP;C. 第二根微导管,穿第一枚支架网眼,进入下干 M2;D. 通过第二根微导管,释放第二枚 Trevo XP,两枚取栓支架呈"Y"形;E. 保持负压抽吸,同时回撤双支架,成功取出血栓。

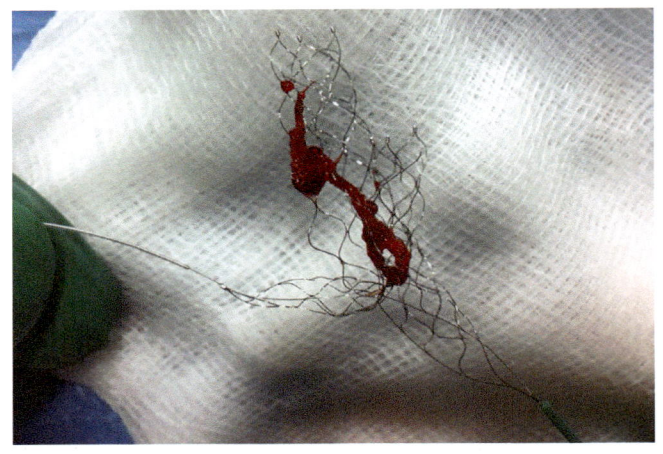

图 4-21 Y 形双支架（Solitaire）取栓实物

（3）串联双支架技术：并行双支架技术和 Y 形双支架技术的适应证主要是用于分叉部位的挽救性取栓。但某些非分叉部位的顽固性血栓，在单支架多次取栓仍失败时，也有专家建议应用串联双支架技术，可有效挽救。其主要技术核心在于：将两个支架串联放置，先在闭塞段释放较大的支架；再在第一个支架内释放较小的支架，其头端超过第一个支架头端 5～10mm。其过程可拆解为如下步骤，①微导丝配合微导管通过闭塞动脉，通过微导管释放第一个支架（如 Solitaire FR 6mm×30mm），取出微导管；②将第二根微导管穿入第一个支架内，进入闭塞血管，并释放第二个较小支架（如 Solitaire FR 4mm×20mm 或 Revive SE 4.5mm×22mm），头端部分超出第一个支架头端 5～10mm；③将两个支架串联放置，使第二个支架的近端部分与第一个支架重叠；④在中间导管保持负压持续抽吸的状态下，将两个支架整体撤出；⑤在取出支架之前，应移除微导管，以便在中间导管中留出更大的空间，进行更有效抽吸。

串联双支架取栓技术，其作用原理在于：大尺寸（直径 6mm）取栓装置，径向支撑力大，在血栓部位产生持续压力，因此血栓俘获能力强。而且在大支架内释放的小支架，二者重叠整合后径向支撑力更强，因此血栓抓取能力更强，再通效果更好（图 4-22）。

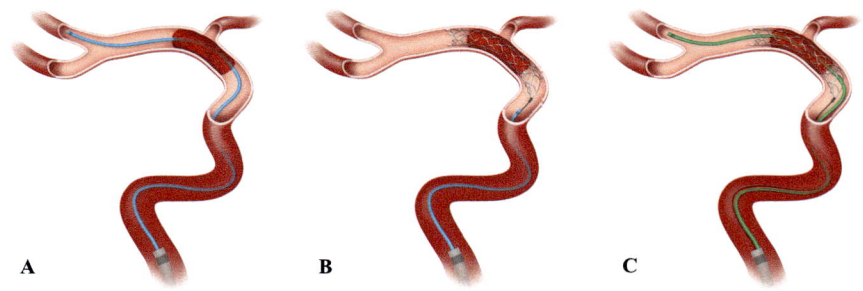

图 4-22 串联双支架取栓技术步骤

A. 微导丝配合 Rebar 27 通过闭塞动脉；B. 释放 Solitaire FR 6mm×30mm 支架，取出微导管；C. 将第二根微导管穿入第一个支架内，进入闭塞血管。

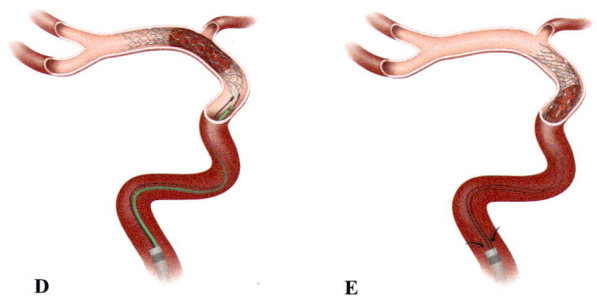

图 4-22　串联双支架取栓技术步骤（续）

D. 释放第二个支架 Solitaire FR 4mm×20mm，其头端部分超出第一个支架头端 5～10mm；实现两个支架串联放置；E. 在中间导管保持负压持续抽吸的状态下，将两个支架整体撤出。

随着取栓装置的创新与发展，取栓装置的发展具有以下趋势：①支架越来越长，以提高首次再通率；②支架显影能力和精确定位特点增强：越来越多的装置强化了显影标记，有助于术中实时判断闭塞段情况和观察动态取栓过程；有的装置采用了分段式显影标记点的设计，有助于量化支架长度、精确定位，按比例判断支架与血栓嵌合程度，增加再通概率；③更强的到位能力和更小的推送力：这需要考量和平衡支架网眼大小及其径向支撑力；④增设了较小规格支架：多个厂家研发了小尺寸支架，目标是对直径较小的血管进行再通，如 Baby Trevo、Catch Plus Mini、Aperio 3.5mm×28.0mm；⑤设计奇特新颖：从卷曲式、管状式、双层支架、网笼串联式、手柄可调节式设计，甚至到分段式设计等；支架型取栓装置取栓技术作为大血管闭塞性 AIS 机械取栓的主流再通技术，将随着支架型取栓装置的设计和工艺改进，进一步提高首次再通率、缩短再通时间，改善患者预后。

（高　鹏　焦力群）

参考文献

[1] BRODERICK J P, PALESCH Y Y, DEMCHUK A M, et al. Endovascular therapy after intravenous t-pa versus t-pa alone for stroke[J]. N Engl J Med, 2013, 368(10):893-903.

[2] CICCONE A, VALVASSORI L, PONZIO M, et al. Intra-arterial or intravenous thrombolysis for acute ischemic stroke? The synthesis pilot trial[J]. J Neurointerv Surg, 2010, 2(1):74-79.

[3] KIDWELL CS, JAHAN R, GORNBEIN J, et al. A trial of imaging selection and endovascular treatment for ischemic stroke[J]. N Engl J Med, 2013, 368(10):914-923.

[4] CASTANO C, SERENA J, DAVALOS A. Use of the new solitaire l ab device for mechanical thrombectomy when merci clot retriever has failed to remove the clot. A case report[J]. Interv Neuroradiol, 2009, 15(2):209-214.

[5] SAVER J L, JAHAN R, LEVY E I, et al. Solitaire flow restoration device versus the merci retriever in patients with acute ischaemic stroke (swift): A randomised, parallel-group, non-inferiority trial[J]. Lancet, 2012, 380(9849):1241-1249.

[6] ZAIDAT O O, CASTONGUAY A C, NOGUEIRA R G, et al. TREVO stent-retriever mechanical thrombectomy for acute ischemic stroke secondary to large vessel occlusion registry[J]. J Neurointerv Surg, 2018,10(6):516-524.

[7] BINNING M J, BARTOLINI B, BAXTER B, et al. Trevo 2000: Results of a large real-world registry for stent retriever for acute ischemic stroke[J]. J Am Heart Assoc, 2018, 7(24):e010867.

[8] KABBASCH C, MPOTSARIS A, CHANG D H, et al. Mechanical thrombectomy with the trevo provue device in ischemic stroke patients: Does improved visibility translate into a clinical benefit?[J].J Neurointerv Surg, 2016, 8(8):778-782.

[9] PRINCE H C, SALIBA A J, WHEELER J, et al. Development of the trevo provue retriever for intracranial clot removal in acute ischemic stroke[J]. Ann N Y Acad Sci, 2014, 1329:107-115.

[10] JANSEN O, MACHO J M, KILLER-OBERPFALZER M, et al. Neurothrombectomy for the treatment of acute ischemic stroke: Results from the trevo study[J]. Cerebrovasc Dis, 2013 , 36(3):218-225.

[11] ZAIDAT O O, CASTONGUAY A C, NOGUEIRA R G, et al. TREVO stent-retriever mechanical thrombectomy for acute ischemic stroke secondary to large vessel occlusion registry[J]. J Neurointerv Surg, 2018, 10(6):516-524.

[12] POWERS W J, RABINSTEIN A A, ACKERSON T, et al. 2018 guidelines for the early management of patients with acute ischemic stroke: A guideline for healthcare professionals from the American Heart Association/American Stroke Association[J]. Stroke, 2018,49(3):e46-e110.

[13] POWERS W J, RABINSTEIN A A, ACKERSON T, et al. Guidelines for the early management of patients with acute ischemic stroke: 2019 update to the 2018 guidelines for the early management of acute ischemic stroke: A guideline for healthcare professionals from the American Heart Association/American Stroke Association[J]. Stroke, 2019,50(12):e344-e418.

[14] ROTH C, JUNK D, PAPANAGIOTOU P, et al. A comparison of 2 stroke devices: The new aperio clot-removal device and the solitaire ab/fr[J]. AJNR Am J Neuroradiol, 2012,33(7):1317-1320.

[15] KALLENBERG K, SOLYMOSI L, TASCHNER C A, et al. Endovascular stroke therapy with the aperio thrombectomy device[J]. J Neurointerv Surg, 201 6,8(8):834-839.

[16] KASCHNER M G, WEISS D, RUBBERT C, et al. One-year single-center experience with the aperio thrombectomy device in large vessel occlusion in the anterior circulation: Safety, efficacy, and clinical outcome[J]. Neurol Sci, 2019,40(7):1443-1451.

[17] MULLER-ESCHNER M, YOU S J, JAHNKE K, et al. Introducing the new 3.5/28 microstent retriever for recanalization of distal cerebral arteries in acute stroke: Preliminary results[J]. Cardiovasc Intervent Radiol,2019 ,42(1):101-109.

[18] CHARTRAIN A G, AWAD A J, MASCITELLI J R, et al. Novel and emerging technologies for endovascular thrombectomy[J]. Neurosurg Focus, 2017 ,42(4):E12.

[19] KABBASCH C, MPOTSARIS A, LIEBIG T, et al. First-in-man procedural experience with the novel emboIp(r) revascularization device for the treatment of ischemic stroke-a european multicenter series[J]. Clin Neuroradiol, 2016,26(2):221-228.

[20] MATTLE H P, SCARROTT C, CLAFFEY M, et al. Analysis of revascularisation in ischaemic stroke with embotrap (arise i study) and meta-analysis of thrombectomy[J]. Interv Neuroradiol, 2019, 25(3):261-270.

[21] ZAIDAT O O, BOZORGCHAMI H, RIBO M, et al. Primary results of the multicenter arise II study (analysis of revascularization in ischemic stroke with embotrap)[J]. Stroke, 2018, 49(5):1107-1115.

[22] ZHU L,SHAO Q,LI T,et al. Evaluation of the JRecan device for thrombus retrieval: efficacy and safety in a swine model of acute arterial occlusion[J].J Neurointerv Surg, 2016, 8(5):526-530.

[23] JIANG Y, LI Y, XU X, et al. An in vitro porcine model evaluating a novel stent retriever for thrombectomy of the common carotid artery[J]. Catheter Cardiovasc Interv, 2016, 87(3):457-464.

[24] HAUSSEN D C, REBELLO L C, NOGUEIRA R G. Optimizating clot retrieval in acute stroke: The push and fluff technique for closed-cell stentrievers[J]. Stroke, 2015, 46(10):2838-2842.

[25] ISHIKAWA K, OHSHIMA T, NISHIHORI M, et al. Treatment protocol based on assessment of clot quality during endovascular thrombectomy for acute ischemic stroke using the trevo stent retriever[J]. Nagoya J Med Sci, 2016, 78(3):255-265.

[26] WIESMANN M, BROCKMANN M A, HERINGER S, et al. Active push deployment technique improves stent/vessel-wall interaction in endovascular treatment of acute stroke with stent retrievers[J]. J Neurointerv Surg, 2017, 9(3):253-256.

[27] PATRO S N, IANCU D. Dual-stent retrieval for mechanical thrombectomy of refractory clot in acute stroke as a rescue technique[J]. CMAJ, 2017, 189(17):e634-e637.

[28] KLISCH J, SYCHRA V, STRASILLA C, et al. Double solitaire mechanical thrombectomy in acute stroke: Effective rescue strategy for refractory artery occlusions?[J]. AJNR Am J Neuroradiol, 2015, 36(3):552-556.

[29] CROSA R, SPIOTTA A M, NEGROTTO M, et al. Y-stent retriever: A new rescue technique for refractory large-vessel occlusions?[J]. J Neurosurg, 2018, 128(5):1349-1353.

[30] AYDIN K, BARBUROGLU M, OZTOP CAKMAK O, et al. Crossing Y-solitaire thrombectomy as a rescue treatment for refractory acute occlusions of the middle cerebral artery[J]. J Neurointerv Surg, 2019, 11(3):246-250.

[31] OKADA H, MATSUDA Y, CHUNG J, et al. Utility of a y-configured stentriever technique as a rescue method of thrombectomy for an intractable rooted thrombus located on the middle cerebral artery bifurcation: technical note[J]. Neurosurg Focus, 2017, 42(4):e17.

[32] XU H, PENG S, QUAN T, et al. Tandem stents thrombectomy as a rescue treatment for refractory large vessel occlusions[J]. J Neurointerv Surg, 2021, 13(1):33-38.

第五节 缺血性脑卒中血管内抽吸技术

近年来,针对 AIS 的血管内再通装置和技术不断发展,支架取栓和/或抽吸导管血栓抽吸术成为主要的取栓方式。2019 年 AHA/ASA 修订指南,推荐将不逊于支架取栓器的直接抽吸术应用于前循环大血管闭塞的血管内再通。在现实临床工作中,因其操作简单和高效再通,直接抽吸术迅速发展并受到关注。

一、抽吸技术的起源

20 世纪 80 年代,血栓抽吸技术最早用于治疗下肢周围动脉栓塞,将抽吸导管置于血栓附近,通过手动抽吸注射器将血栓抽出。2002 年,Dotter 研究所报道了 3 例使用 7F 导管 + 60ml 注射器完成的颈动脉血栓抽吸术。同年,巴黎 Laribosière 医院的介入放射科医师们报道了 2 例经导管抽吸基底动脉尖端血栓的病例。2006 年,日本的 Takahisa Mori 教授首次报道了应用抽吸技术治疗前循环大动脉闭塞的经验,在这项前瞻性单臂试验中,14例治疗患者中仅7例获得了完全或部分再通,6例获得了90天良好预后。2008年,Penumbra抽吸系统问世,该系统包括再灌注抽吸导管、血栓分离器和血栓清除环。尽管Penumbra抽吸系统极大地提高了血管内再通率,但临床结果仍不理想。2009年,Stroke杂志发表了关于Penumbra抽吸系统的前瞻性多中心试验的研究结果,尽管81.6%的患者达到TIMI≥2b级再通,但是90天良好预后率仅为25%(mRS≤2分)。而且当时血栓抽吸术多作为补救性操作,而非首选治疗方式。

在随后的几年中,技术进步促进了新的抽吸导管的研发,新一代导管具有更大的远端内径、更柔软的头端、更好的输送性和跟踪性,可以直接接触到颅内血栓并进行抽吸,这种技术称为强力抽吸技术(forced aspiration suction thrombectomy,FAST),通过该技术可使81.9%的患者血管成功再通,45.5%的患者获得了良好的功能转归。2014年,Turk等提出一次性通过直接抽吸技术,其中心思想是先简后繁,先通过大口径抽吸导管进行抽吸,仅通过抽吸就有75%的患者血管成功再通,若不能成功开通闭塞血管则进一步采用其他补救措施。2017年,首项多中心随机对照试验——ASTER(contact aspiration vs stent retiever for successful revascularization)对发病时间在6小时内的急性颈内动脉及大脑中动脉闭塞所致AIS患者行抽吸取栓和支架取栓进行对比,结果表明,抽吸组血管成功再通率、穿刺至再通时间及90天良好预后比例与支架组相比无明显差异。随后,另一项大样本随机对照试验COMPASS(aspiration thrombectomy versus stent retriever thrombecyomy as first-line approach for large vessel occlusion)的结果显示,90天良好预后无明显差异,但是抽吸组在时间方面更具优势,血管内再通的中位数时间较支架组明显缩短。因此,直接抽吸术在AIS血管内再通中的应用越发被重视。

二、抽吸技术成功因素

1. **技术因素**　更大的抽吸力是最常报告的技术因素之一,可能对直接抽吸的成功产生积极影响。抽吸导管内径也是关键因素。例如,使用ACE 68与较小的抽吸导管(ACE 60和5 MAX)相比,可产生比ACE 60大25%的抽吸力,因此ACE 68可获得更高的首次再通率,同时缩短手术时间、降低支架补救率、不增加并发症。使用抽吸力更大的真空抽吸系统也有助于提高抽吸成功率,同时用循环抽吸代替持续抽吸也可能提高首次再通率并降低远端血栓栓塞率。最近的回顾性研究表明,抽吸导管与长鞘或球囊指引导管(BGC)配合使用可以提高首次再通率和最终再通率,因为近端球囊阻断血流会降低作用在血栓近端的压力,从而增强抽吸的效果。

2. **解剖因素**　血栓部位影响抽吸效果,文献提示单纯大脑中动脉闭塞是直接抽吸的最佳部位。另外,抽吸导管与血栓相互作用的角度也是影响抽吸成功的重要因素,研究表明抽吸导管与血栓之间的角度如果≥125.5°与成功抽吸显著相关。可能的解释是,抽吸导管与血栓之间的角度越小,作用在血栓上的摩擦系数越高,导致其对抽吸的抵抗力增加;该部位血管与导管直径更为匹配,使导管更容易与血栓嵌合。基于以上因素,基底动脉尖端的血栓适合抽吸。然而对于颈内动脉末端的血栓,尤其是颈动脉T型闭塞,单纯抽吸效果欠佳,往往需要抽吸联合支架取栓,这可能与该部位血栓负荷量大、导管与血管之间的对应关系差有关。

3. **患者因素** 年轻患者和缩短发病至治疗时间,对抽吸成功有积极影响。由于年轻患者血管动脉粥样硬化程度相对轻,血管相对平直及发病机制多为心源性栓塞,因此抽吸成功率较高。对于时间的影响推测性的解释是,发病至治疗时间的延误,可能会增加血栓和血管壁之间的生物学粘连作用,从而导致抽吸失败。

4. **血栓因素** 血栓成分(纤维蛋白原和红细胞含量)可能对抽吸产生影响。研究表明,直接抽吸技术对于富含纤维蛋白原的血栓可能更有效,该类血栓在CT平扫影像上表现为低密度、MRI没有磁敏感血管征。一项前瞻性随机对照VECTOR研究即将开展,针对MRI磁敏感血管征阳性的患者,比较以联合取栓治疗或单独抽吸治疗作为一线治疗的疗效。

三、抽吸技术操作流程(以Penumbra抽吸导管为例)

(一)器材选择与准备

1. **Penumbra抽吸导管选择** 根据闭塞部位和血管直径选择合适的抽吸导管,通常3 MAX和4 MAX可以用于远端中等血管的取栓(如MCA M2、M3,ACA A2、A3,PCA P等),5 MAX主要用于MCA M1和M2取栓,ACE抽吸导管(包括0.060英寸、0.064英寸、0.068英寸等)用于颅内主干血管闭塞取栓(ICA和MCA,VA和BA)(图4-23)。

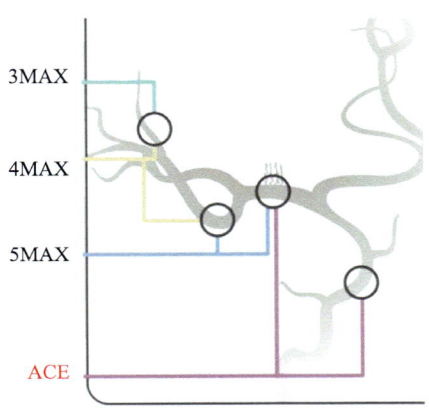

图4-23 MAX和ACE抽吸导管建议的治疗部位示意

2. **导引鞘和指引导管的选择** 推荐使用Neuron MAX长鞘(80/90cm),可选6F-Cook长鞘,Merci 9F或FlowGate 8F球囊指引导管。

3. **微导管和微导丝** 推荐使用Velocity或3 MAX微导管,可选Rebar-18/27或Prower-plus,Headway 21等微导管;微导丝国内选用0.014英寸系列微导丝。

4. **其他** MAX真空负压抽吸泵;收集瓶;连接管;或使用20ml及50ml注射器手动抽吸。

5. 抽吸系统中所有导管和导丝均需体外肝素化生理盐水冲洗。体外把微导管、微导丝组装好并置入抽吸导管内。

（二）技术操作解析（以 Neuron MAX+ACE 在前循环为例）

1. 操作过程　Neuron MAX 088 在 125cm 多功能管和 0.035 英寸泥鳅导丝同轴技术下，超选置入颈内动脉岩骨段提供支撑，随后将组装好的 ACE 抽吸导管 +3 MAX（或）Velocity+微导丝整套组合送入 Neuron MAX，形成标准的三轴导管系统（图 4-24）。采用同轴推进技术，微导丝抵近血栓或穿越血栓后，前推微导管接近血栓，尽量避免 3MAX 微导管穿越血栓，以减少血栓破碎造成远端血管栓塞，在微导管和微导丝的支撑和导引下，将 ACE 抽吸导管送入血栓近端 2～3mm 后，以连接管连接抽吸导管和抽吸泵，确认无误后开动抽吸泵（注意将抽吸力调至最大，在此次抽吸结束前不要关闭）持续抽吸 120 秒（也可以使用 20ml 或 50ml 注射器持续或循环负压抽吸）。此时观察判断血栓是否被抽吸入导管内非常重要，若连接管内无血流，可能是血栓被吸附在导管头端；随后突然恢复血流并由慢变快，可能是血栓在逐渐被吸入导管内，此时应维持最大负压抽吸争取将血栓直接抽吸出体外进入收集瓶；若血流于 120 秒后仍未恢复，应缓慢回撤抽吸导管（注意勿将头端停留于血管转弯部位），直到血流恢复可停止回撤，否则应在持续最大负压抽吸下将抽吸导管回撤出体外（这种情况说明血栓被吸附在导管头端无法进入管腔或者进入管腔但堵在管腔内无法直接抽吸出体外），注意当 ACE 抽吸导管回撤进入 Neuron MAX 时，需要对 Neuron MAX 进行持续抽吸。一次抽吸完成后应注意观察导管及抽吸泵收集瓶内有无血栓，并行目标血管手推造影（注意造影剂推注速度及压力）评估闭塞再通情况，若血栓未被抽出，则可再次抽吸，3 次尝试仍未有效开通闭塞，需要考虑支架补救联合治疗。若发生残留血栓向远端移位，可以考虑使用 3 MAX 或 4 MAX 等管径较小的抽吸导管，进行远端抽吸或者采取取栓支架补救。

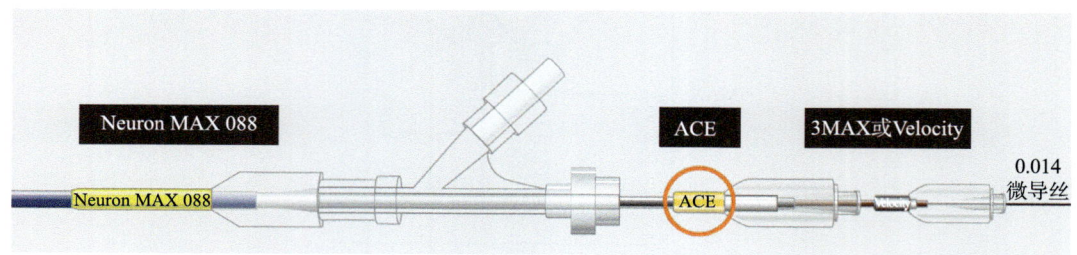

图 4-24　标准的三轴抽吸系统 Neuron Max 088+ACE-3MAX（或）Velocity+0.014 微导丝

2. 注意事项　使用标准的三轴导管系统有利于抽吸导管顺利推进到达血栓位置。抽吸导管头端定位十分重要，以保证抽吸导管头端进入血栓并能充分摄取血栓，可在路图指引下进入血栓 1～2 个标记点，抽吸时没有血流提示抽吸导管头端牢固吸附血栓。对于颈内动脉延续到大脑中动脉的大负荷血栓，建议选择管径更大的抽吸导管并采取分段抽吸的方式。此外，使用球囊指引导管对这种近端大负荷血栓的抽吸也可能有效。

四、ADAPT技术的操作步骤

ADAPT技术的操作步骤以Neuron MAX+ACE在前循环为例,详见以下9个步骤及相应的建议(图4-25)。

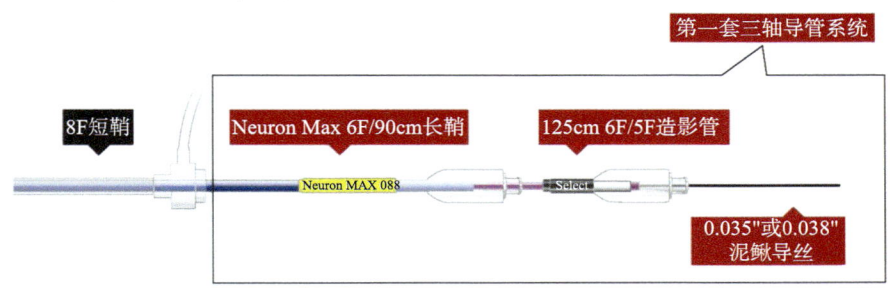

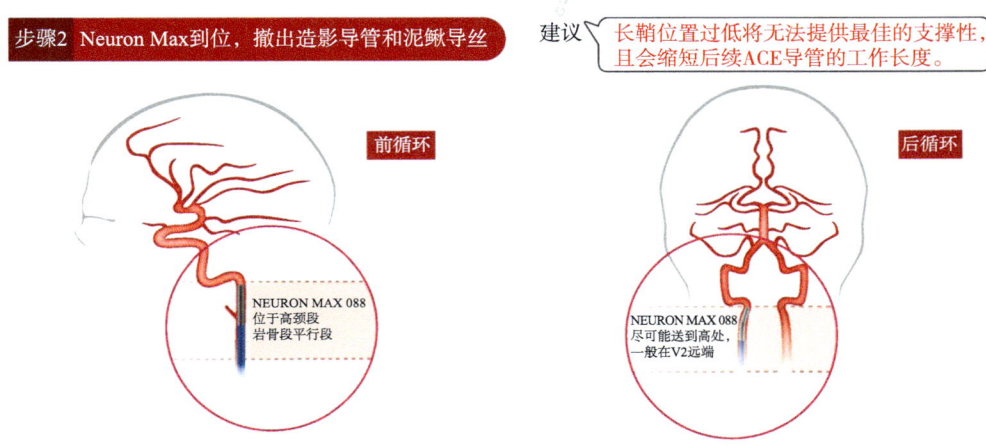

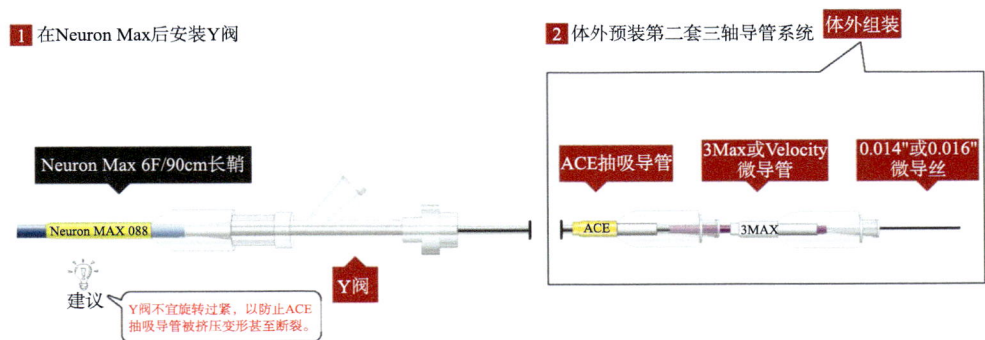

图4-25 ADAPT技术的操作步骤

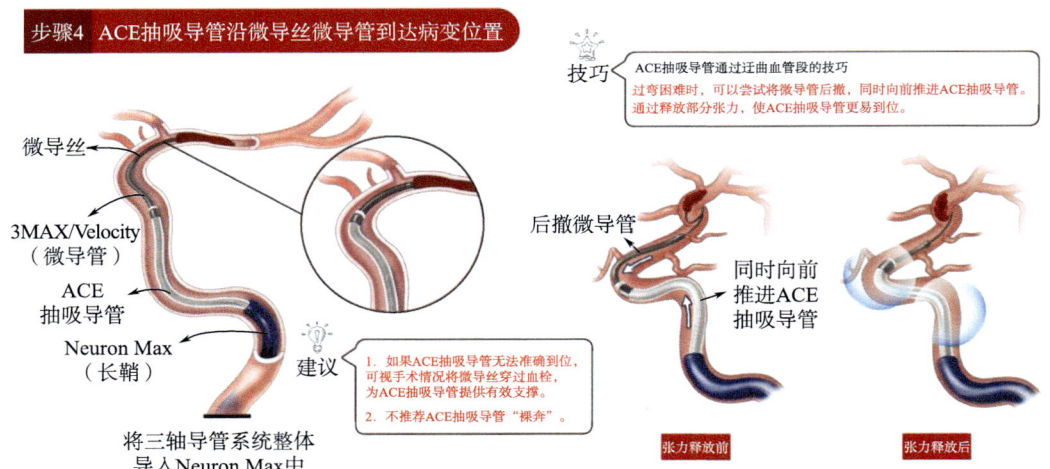

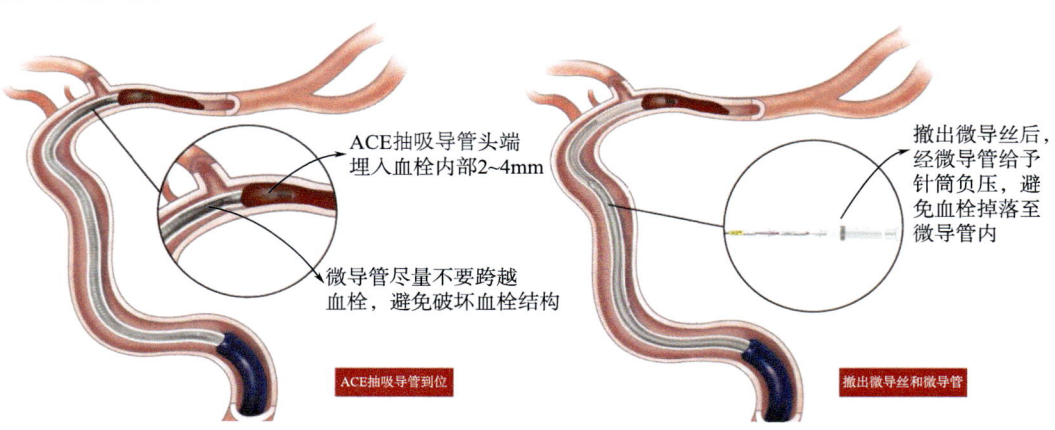

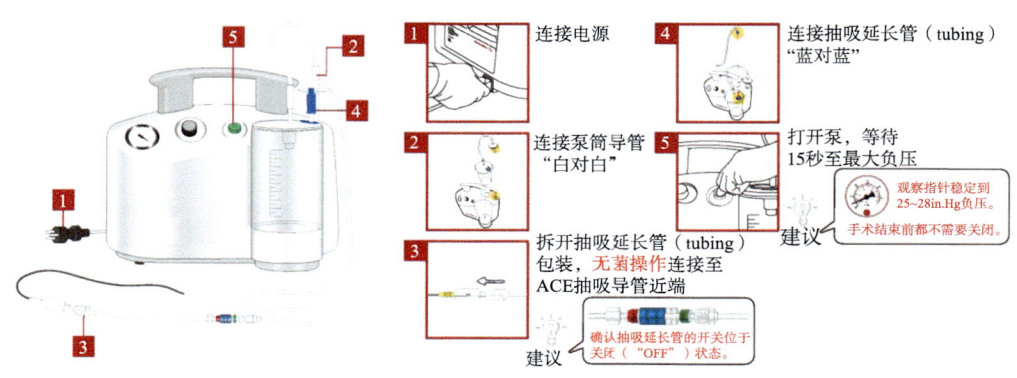

图 4-25　ADAPT 技术的操作步骤（续）

步骤7 抽吸

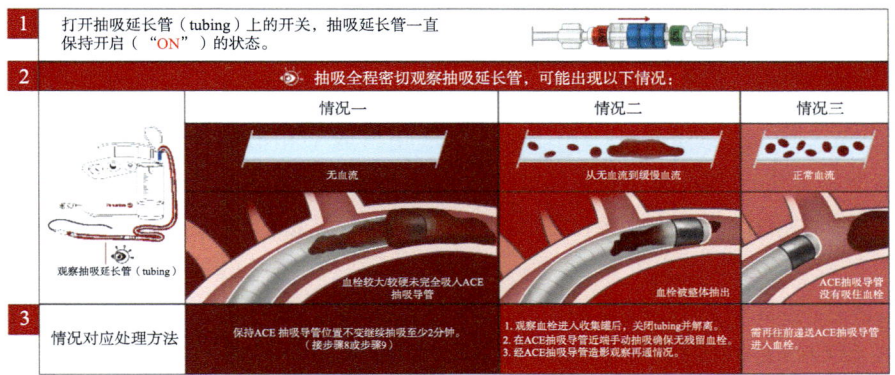

步骤8 回撤ACE抽吸导管（tubing内始终无血流）

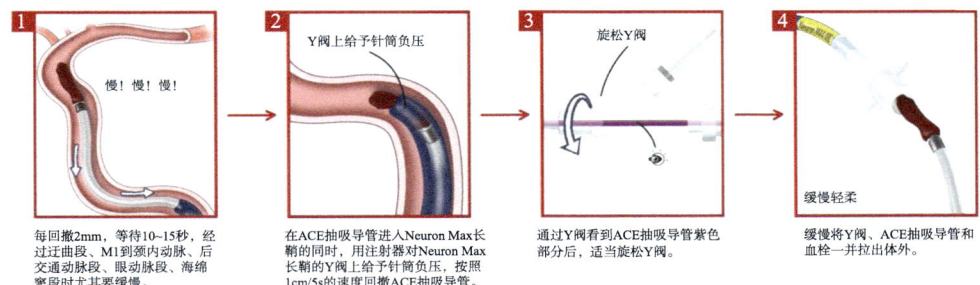

步骤9 回撤ACE抽吸导管（抽吸延长管内从无血流到有血流）

保持抽吸10秒，关闭抽吸延长管并解离，针筒抽吸ACE抽吸导管，经ACE抽吸导管造影

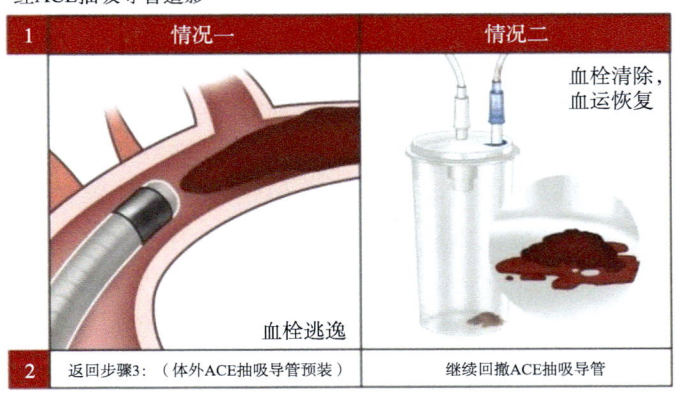

图 4-25 ADAPT 技术的操作步骤（续）

五、抽吸技术的争议

（一）抽吸取栓和支架取栓比较

多项研究[包括2项前瞻性随机双盲研究（ARSTER，COMPASS）及8项meta分析]表明，抽吸取栓或者支架取栓作为一线治疗，成功再通率相似，不良事件发生率（包括症状性颅内出血和新发区域栓塞）和临床预后也没有差异。然而，一些研究和荟萃分析表明，抽吸取栓作为一线治疗需要补救治疗的比例更高，ASTER研究结果亦如此，抽吸组中有32.8%接受了补救治疗，而支架组为23.8%。当然，抽吸取栓技术的优势在于成本花费和再通时间。COMPASS研究提示，抽吸取栓技术作为一线治疗可平均减少5 074美元的耗材费。在ASTER和COMPASS的研究中，与支架组相比，抽吸组的平均手术时间缩短了7～10分钟，可惜最终并没有改善患者的预后。

值得注意的是，在一些研究中，使用支架取栓作为一线治疗的同时使用抽吸技术是很常见的，COMPASS研究中支架组85%的患者也接受了抽吸取栓。同样，球囊指引导管（BGC）的使用并未标准化，虽然BGC在ASTER的研究中与取栓支架一起被系统使用，但在其他研究中BGC的使用率为0～72%。在一些研究中抽吸组接受中型抽吸导管的比例较高，COMPASS的抽吸组中98.0%的患者接受了大口径抽吸导管治疗，而在ASTER研究中仅47.7%。

（二）抽吸取栓和联合治疗比较

一项荟萃分析显示，与单独使用抽吸取栓技术相比，联合治疗的成功再通率更高，但是临床结局没有差异。Brehm等人在一项临床研究中，根据阻塞部位进行分层分析发现，联合治疗对于颈动脉T型闭塞更有效，可获得较高的首次再通率，最终成功再通率也相对较高。

六、抽吸取栓材料

（一）进口抽吸取栓材料

1. Penumbra抽吸导管与抽吸系统 Penumbra抽吸系统是最早应用于临床的颅内血栓抽吸系统，2008年获美国FDA批准用于发病8小时内的大血管闭塞性AIS，包括抽吸导管、血栓分离器和血栓清除环，抽吸导管内径有3种型号，分别为0.041英寸、0.032英寸和0.028英寸，前两者适用于直径2～3mm的靶血管，后者适用于2mm以下的靶血管。Penumbra系统的出现一度被认为是最卓越、最有前途的机械性血运重建装置，然而依然有部分闭塞血管难以开通。部分病例血栓坚硬、分离器难以穿越、无法使其破碎或闭塞部位血管扭曲、分离器的推进会导致血管内皮损伤甚至形成血管夹层。2010年，D.H. Kang等人改良了早期Penumbra系统的使用方法，摒弃了分离器和取栓环，直接将抽吸导管接触血栓抽吸，称之为"强力抽吸技术"（forced-suction thrombectomy）。这种改良的Penumbra技术简化了手术步骤，缩短了手术时间，被认为是直接抽吸技术的雏形。Penumbra抽吸导管不断创新升级，一种新型技术——直接抽吸技术（ADAPT）也应运而生。2012年，Penumbra抽吸导管 5 MAX[内径（ID）为 0.054 英寸]、4 MAX（ID 为 0.041 英寸）、3 MAX（ID 为 0.035 英寸）被用于临床，此后内腔更大的 Penumbra ACE 060（ID 为 0.060 英寸）、ACE 064（ID 为 0.064 英寸）及 ACE 068（ID 为 0.068 英寸）抽吸导管相继诞生，增大的内腔提供了更大的抽吸力，再通率也明显升高。

目前，在国内可以使用的为 Penumbra ACE 68（ID 为 0.068 英寸）、ACE 60（ID 为 0.060 英寸）、4 MAX（ID 为 0.041 英寸）、3 MAX（ID 为 0.035 英寸）。

2. 其他管道　中间导管也可做抽吸用，但是各有利弊。

（1）Navien：Navien 中间支撑导管具有高级支撑、输送、抽吸的作用。5F 易于到达更高的位置，能入颅，提供强支撑，过弯能力强、抗打折，但内腔偏小；6F 内腔增大但跟踪性需优化。

（2）Catalyst：Catalyst 远端通路导管采用镍钛扁平线圈设计，具有高抗打折性和灵活性，可以在抽吸时保持管腔完整。

（3）Sofia：Sofia 远端通路导管采用的是编织 + 线圈复合结构，具有良好的扭转反馈，头端非常柔软且可以塑形，柔软的头端更容易通过分叉部，很高比例的患者无须导丝导引即可顺利到位，但是抽吸头端容易被损坏。

（4）React：React 导管是最新上市的一代产品，采用 COIL 线圈缠绕 +BRAID 编织丝编织，具有灵活转向、稳定传导的功能，头端采取独有的柔软斜面设计，可防止损伤血管。导管有效工作段的外保护套，复合使用 13 种不同强度的 Rebax 材料，从近端及远端渐变组成，以增强导管的追踪能力。

（二）国产抽吸材料

目前，一大批国产中间导管（亦称远端通路导管）相继问世，其中不乏一些导管在抽吸取栓方面表现出不错的性能。目前此类产品有已经上市的通桥医疗的银蛇颅内支持导管、加奇的 Tethys 中间指引导管、沃比的 Esperance 远端通路导管、普微森的 passageway 指引导管、心玮 ExtraFlex 远端通路导管、禾木的 TracLine 远端通路导管、瑞康通的 RuiFly 支撑导管和新凯诺的 SkySurfer 远端通路导管等。

此类国产导管的设计要点基本如下：①良好的扭控性；②近端良好的支撑和远端良好的柔顺性；③良好的推送性/跟踪性；④优异的抗打折/抗椭圆化；⑤内腔尺寸丰富；⑥头端良好的可视性。

七、抽吸技术展望

新型的更大口径抽吸导管和真空抽吸系统正在开发中。Penumbra JET 7 抽吸导管、AXS Vecta、React 导管（内径 0.071 英寸）和 Penumbra 喷气真空泵等已获得 FDA 的批准。一种新颖的抽吸导管系统——R4 Q 抽吸导管具有更大的内径，并且在最近的一项研究中表明，与目前市售的产品相比，其抽吸流量和吸力均显著提高。高级取栓系统（ANCD）是一种新型的血栓抽吸装置，该装置结合了带涂层的自膨胀漏斗，从理论上讲，可以限制血流并增强抽吸力、促进血栓的回收并减少血块碎裂。今后，提高大口径抽吸导管的输送性,特别是越过弯曲的颈内动脉及眼动脉段的能力,对中型血管(MCA 的 M2 或 M3,胼周动脉或大脑后动脉)甚至小血管闭塞应用抽吸技术时则需进一步评估该技术应用的适应证。

(彭 亚)

参考文献

[1] POWERS W J, RABINSTEIN A A, ACKERSON T, et al. American Heart Association Stroke Council. Guidelines for the early management of patients with acute ischemic stroke: a guidelines for healthcare professionals from the American Heart Association/American Stroke Association[J]. Stroke, 2019, 50(12):e344-e418.

[2] STARCK E E, MEDERMOTT J C, CRUMMY A B, et al. Percutaneous aspiration thromboembolectomy[J]. Radiology, 1985, 156(1):61-66.

[3] IMAI K, MORI T, IZUMOTO H, et al. Clot removal therapy by aspiration and extraction for acute embolic carotid occlusion[J]. AJNR Am J Neuroradiol, 2006, 27(7): 1521-1527.

[4] PENUMBRA PIVOTAL STROKE TRIAL I. The penumbra pivotal stroke trial: safety and effectiveness of a new generation of mechanical devices for clot removal in intracranial large vessel occlusive disease[J]. Stroke, 2009, 40(8): 2761-2768.

[5] KANG D H, HWANG Y H, KIM Y S, et al. Direct thrombus retrieval using the reperfusion catheter of the penumbra system: forced-suction thrombectomy in acute ischemic stroke[J]. AJNR Am J Neuroradiol, 2011, 32(2): 283-287.

[6] MOCCO J, ZAIDAT O O, VON KUMMER R, et al. Aspiration thrombectomy after intravenous alteplase versus intravenous alteplase alone[J]. Stroke, 2016, 47(9): 2331-2338.

[7] TURK A S, SPIOTTA A, FREI D, et al. Initial clinical experience with the ADAPT technique: a direct aspiration first pass technique for stroke thrombectomy[J]. J Neurointerv Surg, 2014, 6(3): 231-237.

[8] HEIT J J, WONG J H, MOFAFF A M, et al. Sofia intermediate catheter and the SNAKE technique: safety and efficacy of the Sofia catheter without guidewire or microcatheter construct[J]. J Neurointerv Surg, 2018, 10(4): 401-406.

[9] NIKOUBASHMAN O, ALT J P, NIKOUBASHMAN A, et al. Optimizing endovascular stroke treatment: removing the microcatheter before clot retrieval with stent-retrievers increases aspiration flow[J]. J Neurointerv Surg, 2017, 9(5): 459-462.

[10] ALAWIEH A, CHATTERJEE A R, VARGAS J, et al. Lessons learned over more than 500 stroke thrombectomies using adapt with increasing aspiration catheter size[J]. Neurosurgery, 2020, 86(1): 61-70.

[11] DELGADO ALMANDOZ J E, KAYAN Y, WALLACE A N, et al. Larger ACE 68 aspiration catheter increases first-pass efficacy of ADAPT technique[J]. J Neurointerv Surg, 2019, 11(2): 141-146.

[12] YAEGER K, ISERSON A, SINGH P, et al. A technical comparison of thrombectomy vacuum aspiration systems[J]. J Neurointerv Surg, 2020, 12(1): 72-76.

[13] ARSLANIAN R A, MAROSFOI M, CAROFF J, et al. Complete clot ingestion with cyclical ADAPT increases first-pass recanalization and reduces distal embolization[J]. J Neurointerv Surg, 2019, 11(9): 931-936.

[14] SIMON S, GREY C P, MASSENZO T, et al. Exploring the efficacy of cyclic vs static aspiration in a cerebral thrombectomy model: an initial proof of concept study[J]. J Neurointerv Surg, 2014, 6(9): 677-683.

[15] KANG D H, KIM B M, HEO J H, et al. Effect of balloon guide catheter utilization on contact aspiration thrombectomy[J]. J Neurosurg, 2018: 1-7.

[16] BLANC R, REDJEM H, CICCIO G, et al. Predictors of the aspiration component success of a direct aspiration first pass technique (ADAPT) for the endovascular treatment of stroke reperfusion strategy in anterior circulation acute stroke[J]. Stroke, 2017, 48(6): 1588-1593.

[17] BERNAVA G, ROSI A, BOTO J, et al. Direct thromboaspiration efficacy for mechanical thrombectomy is related to the angle of interaction between the aspiration catheter and the clot[J]. J Neurointerv Surg, 2020, 12(4): 396-400.

[18] MASCITELLI J R, KELLNER C P, ORAVEC C S, et al. Factors associated with successful revascularization using the aspiration component of ADAPT in the treatment of acute ischemic stroke[J]. J Neurointerv Surg, 2017, 9(7): 636-640.

[19] LIEBESKIND D S, SANOSSIAN N, YONG W H, et al. CT and MRI early vessel signs reflect clot composition in acute stroke[J]. Stroke, 2011, 42(5): 1237-1243.

[20] YE G, CAO R, LU J, et al. Association between thrombus density and reperfusion outcomes using different thrombectomy strategies: A single-center study and meta-analysis[J]. Front Neurol, 2019, 10: 843.

[21] JANOT K, ZHU F, KERLEROUX B, et al. "Adaptative endovascular strategy to the CloT MRI in large intracranial vessel occlusion" (VECTOR): Study protocol of a randomized control trial[J]. J Neuroradiol, 2020, 47(5): 382-385.

[22] LAPERGUE B, BLANC R, GORY B, et al. Effect of endovascular contact aspiration vs stent retriever on revascularization in patients with acute ischemic stroke and large vessel occlusion: The aster randomized clinical trial[J]. JAMA, 2017, 318(5): 443-452.

[23] TURK A S, SIDDIQUI A, FIFI J T, et al. Aspiration thrombectomy versus stent retriever thrombectomy as first-line approach for large vessel occlusion (COMPASS): a multicentre, randomised, open label, blinded outcome, non-inferiority trial[J]. The Lancet, 2019, 393(10175): 998-1008.

[24] BOULANGER M, LAPERGUE B, TURJMAN F, et al. First-line contact aspiration vs stent-retriever thrombectomy in acute ischemic stroke patients with large-artery occlusion in the anterior circulation: Systematic review and meta-analysis[J]. Interv Neuroradiol, 2019, 25(3): 244-253.

[25] PHAN K, DMYTRIW A A, TENG I, et al. A direct aspiration first pass technique vs standard endovascular therapy for acute stroke: A systematic review and meta-analysis[J]. Neurosurgery, 2018, 83(1): 19-28.

[26] PRIMIANI C T, VICENTE A C, BRANNICK M T, et al. Direct aspiration versus stent retriever thrombectomy for acute stroke: A systematic review and meta-analysis in 9127 patients[J]. J Stroke Cerebrovasc Dis, 2019, 28(5): 1329-1337.

[27] QIN C, SHANG K, XU S B, et al. Efficacy and safety of direct aspiration versus stent-retriever for recanalization in acute cerebral infarction: A PRISMA-compliant systematic review and meta-analysis[J]. Medicine (Baltimore), 2018, 97(41): e12770.

[28] WEI D, MASCITELLI J R, NISTAL D A, et al. The use and utility of aspiration thrombectomy in acute ischemic stroke: A systematic review and meta-analysis[J]. AJNR Am J Neuroradiol, 2017, 38(10): 1978-1983.

[29] GORY B, ARMOIRY X, SIVAN-HOFFMANN R, et al. A direct aspiration first pass technique for acute stroke therapy: a systematic review and meta-analysis[J]. Eur J Neurol, 2018, 25(2): 284-292.

[30] HSIEH K L, CHUANG K I, WENG H H, et al. First-line a direct aspiration first-pass technique vs first-line stent retriever for acute ischemic stroke therapy: A meta-analysis[J]. Front Neurol, 2018, 9: 801.

[31] TSANG C O A, CHEUNG I H W, LAU K K, et al. Outcomes of stent retriever versus aspiration-first thrombectomy in ischemic stroke: A systematic review and meta-analysis[J]. AJNR Am J Neuroradiol, 2018, 39(11): 2070-2076.

[32] LAPERGUE B, BLANC R, GUEDIN P, et al. A direct aspiration, first pass technique (ADAPT) versus stent retrievers for acute stroke therapy: An observational comparative study[J]. AJNR Am J Neuroradiol, 2016, 37(10): 1860-1865.

[33] MARTINI M, MOCCO J, TURK A, et al. 'Real-world' comparison of first-line direct aspiration and stent retriever mechanical thrombectomy for the treatment of acute ischemic stroke in the anterior circulation: a multicenter international retrospective study[J]. J Neurointerv Surg, 2019, 11(10): 957-963.

[34] STAPLETON C J, LESLIE-MAZWI T M, TOROK C M, et al. A direct aspiration first-pass technique vs stentriever thrombectomy in emergent large vessel intracranial occlusions[J]. J Neurosurg, 2018, 128(2): 567-574.

[35] BERNSEN M L E, GOLDHOORN R B, VAN OOSTENBRUGGE R J, et al. Equal performance of aspiration and stent retriever thrombectomy in daily stroke treatment[J]. J Neurointerv Surg, 2019, 11(7): 631-636.

[36] TEXAKALIDIS P, GIANNOPOULOS S, KARASAVVIDIS T, et al. Mechanical thrombectomy in acute ischemic stroke: A meta-analysis of stent retrievers vs direct aspiration vs a combined approach[J]. Neurosurgery, 2020, 86(4): 464-477.

[37] BREHM A, MAUS V, TSOGKAS I, et al. Stent-retriever assisted vacuum-locked extraction (SAVE) versus a direct aspiration first pass technique (ADAPT) for acute stroke: data from the real-world[J]. BMC Neurol, 2019, 19(1): 65.

[38] LAPERGUE B, LABREUCHE J, BLANC R, et al. Combined use of contact aspiration and the stent retriever technique versus stent retriever alone for recanalization in acute cerebral infarction: the randomized ASTER 2 study protocol[J]. J Neurointerv Surg, 2020, 12(5): 471-476.

第六节 支架取栓联合抽吸技术

血管内再通技术的优化是提高再通效率和效果的主要途径。不可否认，单纯支架取栓或者单纯直接抽吸取栓都存在一定的技术缺陷和盲点。当单一技术开通失败后，再重新换用另一种技术或被迫采取联合技术进行补救，会导致血管内再通时间延长、取栓操作次数增多、相关并发症概率升高，从而最终削弱临床效果。因此，更积极的方式是在首次取栓操作中主动采用支架取栓＋抽吸联合的再通技术，以提高取栓再通效率、效果和手术的安全性。

支架取栓联合抽吸技术（简称联合取栓技术）的基本内涵是采用支架型取栓装置＋大腔导管抽吸在急性血栓/栓塞性闭塞血管实施局部血管腔内的联合血栓清除。该技术最明显的优势体现在提高首次再通率和减少血栓逃逸。核心工具是取栓支架和大腔导管,其中取栓支架包括目前临床上使用的各类支架型取栓装置,而大腔导管包括了抽吸导管、颅内支撑导管、中间导管和远端通路导管等多种不同名称和类型,为便于表达理解,本节统称为中间导管。根据术中具体所用工具和技术细节差异,以及是否进一步联用球囊指引导管,这类技术被赋予了不同的命名和英文缩写,文献中报道比较常见的包括:Solumbra、SWIM、ARTS、CAPTIVE、PROTECT、PROTECT^{plus}、SAVE、mSAVE、TRAP、ASAP、BADDASS 等。

支架取栓和抽吸技术在原理机制上天然互补,在操作步骤上自然同步或者衔接,联合应用后能够显著提高再通效率和安全性,因此目前在临床实践中被普遍应用且正在被提倡并确立为标准化的 AIS 血管内再通模式。

一、操作步骤及注意事项

在联合取栓技术中,支架取栓和中间导管抽吸需要同时或者序贯实施,因此在操作上的最大特点是多条不同直径的导管遵照特定顺序同轴递进和撤出。同时在具体工具的选择上必须相互兼顾,以保证两种取栓方式能够顺利联合实施,以获得最优的取栓效果。操作步骤和注意事项见表 4-1。

表 4-1 联合取栓技术的操作步骤和注意事项

操作步骤	注意事项
1. 建立通道	首选股动脉途径；首选 8F 血管鞘
2. 三轴导管系统	合理选择各条同轴导管到位位置
3. 取栓支架定位、释放	长支架、主动推挤部署
4. 撤出微导管	裸导丝技术,增强抽吸效果
5. 推进中间导管	必要时使用辅助工具技术
6. 释放和调整系统张力	确保支架导丝和中间导管等长
7. 阻断/控制前向血流	球囊指引阻断/常规指引高位
8. 双重抽吸	中间导管抽吸,指引导管抽吸
9. 器械后撤取栓	a. 将取栓支架拉进中间导管 b. 将取栓支架与中间导管整体撤出
10. 经指引持续抽吸	指引导管持续抽吸,清除残余血栓

以颈内动脉远端或大脑中动脉近端 M1 闭塞的急诊血管内取栓治疗为例,介绍联合取栓技术的具体操作步骤如下。

(一)建立穿刺通道

虽然在临床实践中,股动脉、桡动脉、肱动脉、颈动脉等都可作为急诊取栓手术的穿刺路径，但由于股动脉的直径和解剖位置最有利于匹配目前所有的取栓器械，因此右侧股动脉仍然是最普遍选择的穿刺入路（图4-26）。

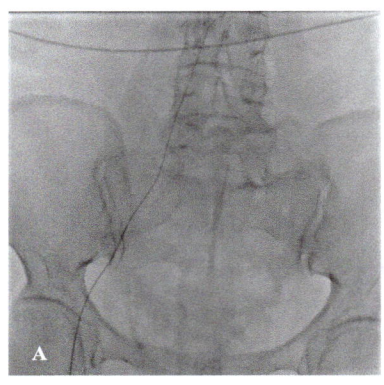 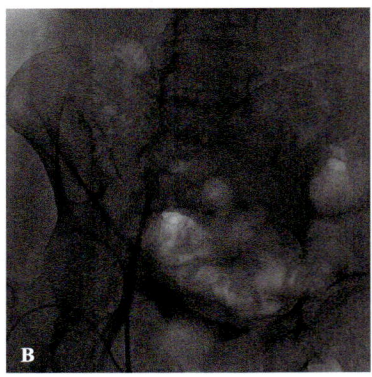

图4-26 右侧股动脉穿刺途径

A.右侧股动脉穿刺后，导丝经穿刺针置入右侧股髂动脉内，定义为穿刺成功，透视存图，并记录为手术开始时间；B.取栓完成后经留置于右侧股动脉的8F血管鞘造影，根据穿刺点的位置和解剖特点选择缝合、封堵或者压迫止血，并留图记录为手术结束时间。

由于联合取栓手术需要用到大腔中间导管，推荐穿刺部位采用8F或以上的血管鞘，推荐弓上通道导管选用内径0.088英寸左右的8F指引导管或6F长鞘。指引导管/长鞘远端应置于病变侧颈内动脉近端的正常管腔内，头端应与所处血管保持同轴，确保后续器械进出通畅，避免医源性血管损伤和器械损坏。球囊指引导管（balloon guide catheters, BGC）在常规指引导管基础上增加了远端球囊的血流阻断作用，可以进一步提高取栓效率和手术安全性。

（二）构建三轴导管系统

构建指引导管、中间导管和微导管的三轴导管系统是联合取栓技术的特征性环节。三轴导管系统可以提供稳定的取栓通道，实现取栓过程中的血流控制/阻断，缩短取栓器械后撤走行的距离，确保支架取栓和导管抽吸能够顺利实施，同时多条导管同轴递进和撤出可以有效减少血管损伤。

在取栓支架到位释放前，三轴导管的具体置管位置为：指引导管置于颈内动脉颈段；中间导管置于颈内动脉眼动脉段下方；微导管置于大脑中动脉较粗大平直的分支内。其中，只有微导管需要穿过血栓闭塞段进入远端的正常血管内。

1. 推荐采用J形导丝塑形技术通过闭塞段，以减少进入穿支或皮层小分支的风险。

2. 推荐微导管超选置入MCA较粗大平直分支，一般选择MCA下干M2分支（图4-27）。MCA下干管径更粗大，走行更平顺，可减少超选过程中导丝穿破血管和取栓过程中的器械牵拉，同时有数据表明这样做可以提高取栓成功率。

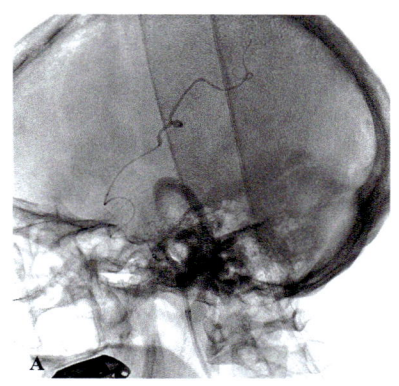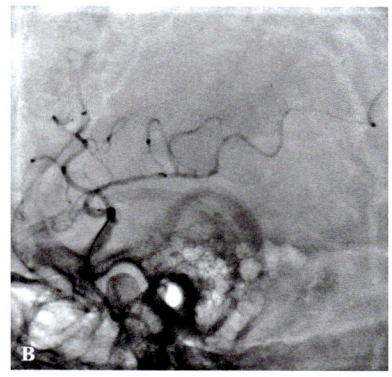

图 4-27 微导管超选置入大脑中动脉 M2 较粗大分支

A. 取栓前三轴导管系统的置管位置：指引导管头端置于颈内动脉颈段；中间导管头端置于颈内动脉眼动脉段下方（岩段或海绵窦段）；微导管穿过闭塞段置于大脑中动脉 M2 较粗大分支内；B. 取栓支架经微导管定位在 MCA 下干释放打开。

（三）支架型取栓装置的定位释放

支架型取栓装置的定位和释放在之前的章节已有详细论述，对于联合取栓技术而言，需要强调的技术细节包括以下几点。

1. 选择相对较长的取栓支架，并合理定位 使支架远端 2/3 超越血栓段，保证远端长度储备，减少后撤时血栓向前移位从支架脱落的概率；应避免近端支架太长，只留 1/3 重叠血栓段，以免影响中间导管推进（图 4-28）。

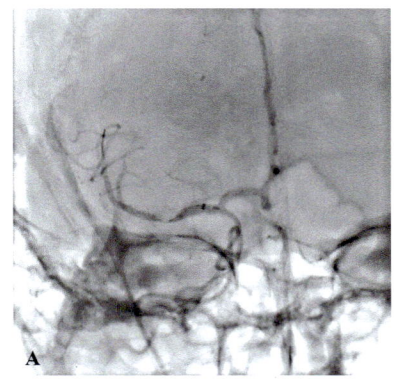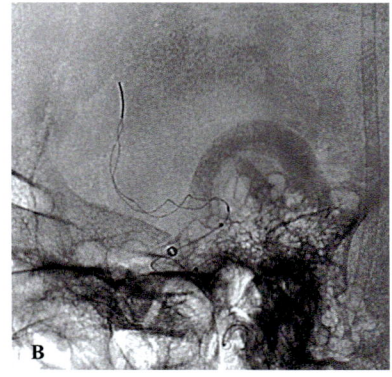

图 4-28 较长取栓支架的合理定位

A. 长取栓支架在血栓闭塞段的摆放位置，使取栓支架的近端 1/3 与血栓重叠，远端 2/3 超出血栓段，留有储备长度，以减少回拉过程中血栓从支架脱落的概率；B. 主动推挤技术释放取栓支架，促使支架网丝尽量贴壁，增强支架与血栓的相互作用，提高取栓效率。

2. 主动推挤部署取栓支架 主动推挤技术可促进支架贴壁,改善支架与血栓的相互作用,提高取栓效率。常规后撤微导管释放出支架前端完成部分锚定,后续用推送回拉支架导丝的组合动作完成支架的逐段释放。在闭塞段可适当增加推拉动作和力度,以促进支架网丝嵌入血栓内部。有关推挤效果的判断,对全显影的取栓支架看支架腰部,对不能全显影的取栓支架可看 Marker 间距。注意在推挤支架时应注意避免支架头端前移损伤血管。应注意推挤技术的适用范围,开环式或分节段式取栓支架不适合使用推挤技术。推荐术者在体外模拟血管的透明管道模型中练习掌握支架推挤技术。

3. 支架释放后,须经中间导管手推造影剂观察血流恢复情况,确认支架摆放位置和张开状态,分析闭塞段及其近、远端血管的解剖形态和病理特点。

(四) 微导管撤出体外

在完成支架部署后、实施取栓前,选择合适时机撤出微导管。这一操作细节近年来备受重视和推荐。在支架锚定的状态下,撤出微导管时不需要常规交换技术,保持灌注水持续滴注下直接匀速拔出即可。微导管撤出后,可以减少对中间导管内腔的损耗,增加抽吸时的流速和流量,使抽吸效果最大化。另外,提前取出的微导管可以由助手清洗并装配微导丝备用,便于需要再次取栓时能够快速操作。微导管撤出的时机,不同术者略有不同,有些是在支架部署后立即撤出,有些会在辅助中间导管通过眼动脉段抵近血栓后再撤出。

(五) 推进中间导管

取栓支架部署完成后,即可推送中间导管进入颅内,这一过程借助了支架的锚定力和支架导丝的牵引作用。中间导管向前推进的目标是抵达血栓近端或接触血栓,以便随后联合取栓时在血栓部位实施有效抽吸(图 4-29)。对于海绵窦段或眼动脉段严重迂曲的病例,在中间导管前行不顺时,可以适度牵拉支架导丝以改变局部血管曲度。如仍不能克服,必要时可撤出中间导管进行适度头端塑形或同轴引入其他辅助工具,协助中间导管前进到血栓近端。对闭塞段及闭塞近端合并粥样硬化狭窄的病例,应详细研读造影特点,推送时避免斑块脱落或局部管壁损伤,必要时选用略小直径的中间导管。

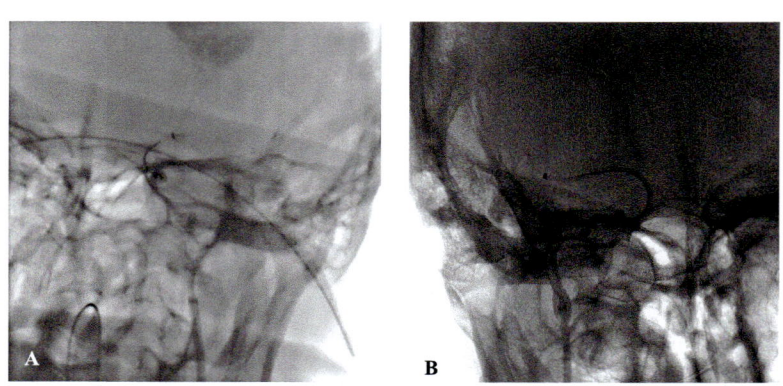

图 4-29 沿支架导丝推进中间导管抵达血栓近端或接触血栓近端

A. 微导管在支架锚定的状态下已直接撤出;B. 微导管尚未撤出,用以辅助中间导管前进至 M1 分叉处。

这一步有发生血管损伤并发症的风险，切忌粗暴操作。在中间导管类型的选择上，应兼顾管腔直径和推送性能，直径匹配目标血管，良好的顺应性可保证推送安全。

（六）释放调整系统张力

待中间导管推送到位后，非常重要的一步是释放和调整系统张力。在之前推送中间导管上行时，支架导丝常常处于拉直状态，而中间导管又常处于过度弯曲状态，造成支架导丝的长度实际上小于中间导管的长度，因此需要调整和释放系统张力，包括放松并轻推支架导丝，适度回拉中间导管。在保证中间导管头端到位且支架不发生移位的前提下，完成张力的调整和释放，确保支架导丝和中间导管平行且长度相等，这样在后续联合取栓时支架和中间导管才能够保持稳定的相对位置，否则在支架-血栓-中间导管复合体整体后撤时，支架会进入中间导管，导致血栓在中间导管头端切割逃逸，并可能损坏中间导管头端。

（七）控制/阻断前向血流

近端血流前向冲刷是导致血栓脱落并向原闭塞血管远端或者新流域分支逃逸的重要因素。因此在实施取栓前，应控制/阻断前向血流，避免脱落血栓逃逸，且便于随后经中间导管或指引导管抽吸脱落血栓。

应用球囊指引导管（balloon guide catheter，BGC）是最确切的血流阻断方式。头端球囊充盈后，近端前向血流完全停滞，施加负压抽吸时血流方向逆转，顺利抽出脱落血栓。理论上阻断血流时会一过性加重缺血，因此应合理选择充盈球囊的时机和阻断持续的时间。最常用的方式是在取栓器械回拉前充盈球囊，撤出取栓器械并经 BGC 抽吸后恢复血流。在某些情况下，如果器械通过血栓闭塞段时导致血栓移位风险较大，可提前充盈球囊，但应注意适时恢复血流。

在不使用 BGC 的情况下，很难确保完全阻断前向血流，但仍可通过高位放置指引导管/长鞘达到一定程度的血流控制和部分阻断效果，尤其在一些迂曲的颈动脉，越过迂曲节段高位放置指引导管/长鞘后，甚至可以完全阻断血流。一般情况下，常规指引导管高位放置的目标位置选择在颈内动脉颈段远端，头端柔软的特殊类型长鞘也可置入颈内动脉岩段。特别需要强调的是，指引导管/长鞘上行到高位的操作应沿中间导管同轴推进，到达目标位置后，头端应与血管保持同轴，避免医源性血管壁损伤（图 4-30）。如果迂曲血管推进困难，可在适度牵拉中间导管改变血管曲度

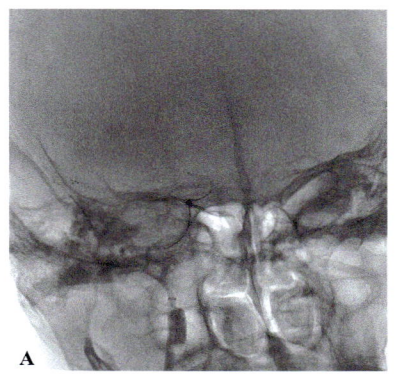
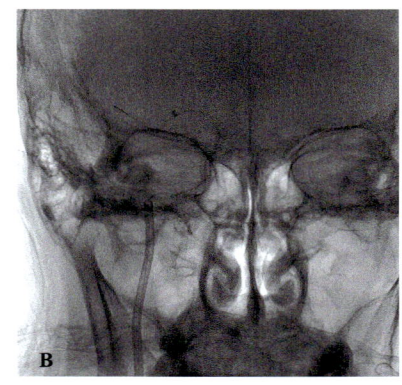

图 4-30 取栓前阻断前向血流

A. BGC 尽量置于颈内动脉 C1 高位，充盈球囊，但注意 BGC 头端与 C1 末端留出一定间距，避免 BGC 头端不显影段损伤血管壁；B. 常规指引导管沿中间导管尽量向上输送到 C1 末端转角处，以达到血流限制的效果。

的同时前推指引导管/长鞘到位。

（八）双重抽吸

双重抽吸是指同时经中间导管和指引导管腔施加负压抽吸。负压抽吸可逆转血流，避免血栓逃逸，而双重抽吸可将抽吸效果最大化。抽吸工具可使用专用抽吸泵或者大容量注射器，应确保在器械后撤取栓时，管道内持续负压状态。经中间导管抽吸的启动时机一般在中间导管头端距离血栓近端 1～2mm 左右时。经指引导管抽吸的启动时机视情况而定：如果采取支架+中间导管整体撤出的方式，则可同时启动双重抽吸；如果采取保留中间导管的取栓方式，则在后续中间导管撤回到指引导管时启动经指引导管抽吸。建议在保证抽吸效果的前提下，抽吸总时间应尽可能短，避免过多失血。

（九）器械后撤取栓

1. 支架－血栓－中间导管复合体整体撤出 调整系统张力，阻断血流，双重抽吸，将支架－血栓－中间导管作为一个整体直接经 BGC 撤回，这是国外术者目前使用较普遍的联合取栓方式。

（1）主动实施的整体撤出技术：应以血流阻断为前提条件，支架取栓和中间导管抽吸同步实施，强化取栓效果，提高首次再通率，避免血栓逃逸。取栓支架的结构设计本身对血栓有捕获固定作用，同时大腔导管头端接触钳夹血栓并通过施加持续的负压抽吸，使得在血栓闭塞部位，器械对血栓产生持续稳定的双重捕获固定作用。这种作用力不仅有利于更高效地捕获和取出血栓，同时也能明显减少在后续取栓过程中血栓的脱落逃逸。文献报道中 mSAVE（modified stent retriever assisted vacuum-locked extraction）、TRAP（Trevo with aspiration and proximal flow control）和 BADDASS（balloon guide with large bore distal access catheter with dual aspiration with stent-retriever as standard approach）是这一技术的代表，数据显示它们能显著提高首次再通率，降低远端血栓逃逸率。

（2）被动实施的整体撤出技术：多数发生于未使用血流阻断技术、取栓支架部分后撤进入中间导管发生卡顿现象时，为避免强拉支架造成血栓脱落和器械损坏，被迫将支架和中间导管在锁定状态下整体撤出，体外实物见图 4-31。此时前向血流未阻断或阻断不确切，卡顿现象发生时系统张力也不在最佳状态，整体撤回时，有血栓切割脱落造成原闭塞远端或新流域分支栓塞的风险。

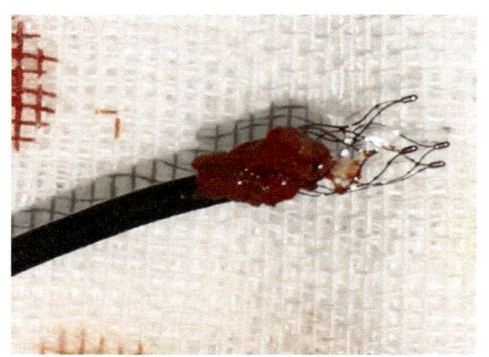

图 4-31 取出支架－血栓－中间导管后三者的结合状态

2. 保留中间导管，支架－血栓复合体经中间导管撤出 原位保留中间导管，将支架－血栓复合体经中间导管撤出，撤出时中间导管持续负压抽吸，并在支架取出后经中间导管继续抽吸。由于保留中间导管原位抽吸可以最大化发挥大腔中间导管的抽吸能力，有些术者会将此方式作为常规方式采用，只在回拉支架卡顿时转为整体撤出（图4-32）。另一种情况是在不使用球囊指引时，闭塞血管近端的取栓路径上存在重要颅内大血管分支，为避免新流域栓塞而采用该方式。典型模式是大脑中动脉M1闭塞，而大脑前动脉血流通畅并经皮层侧支血循环代偿大脑中动脉供血，取栓器械回撤经过大脑前动脉时，如果血栓脱落，前向血流冲刷会导致血栓逃逸，造成大脑前动脉新发栓塞。

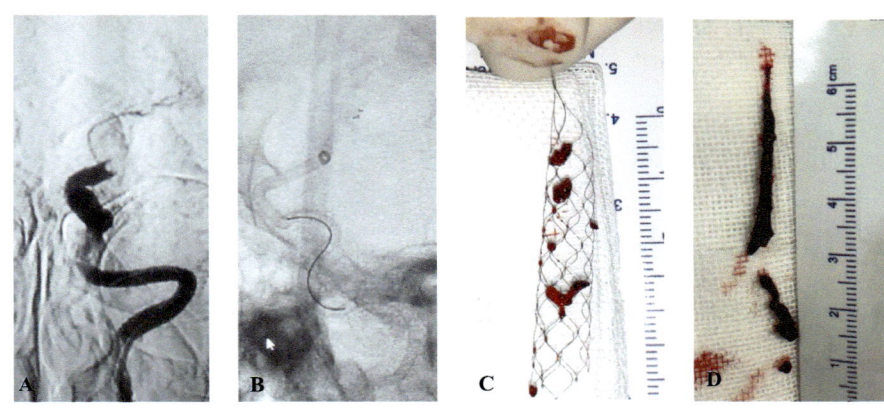

图4-32　原位保留中间导管，支架取栓后持续抽吸

A.颈内动脉末端的大负荷栓塞，支架回拉时未出现卡顿，撤出的支架仅取到少量血栓；B.后续经中间导管原位抽吸抽出血栓主体；C.支架取出部分血栓；D.经中间导管抽吸出大块血栓。

推送中间导管越过颈动脉末端分叉后，中间导管原位停留在M1的血栓近端，由于中间导管直径占据了M1的部分内腔，可以达到一定的限制血流的效果，此时将支架-血栓复合体经中间导管撤出，可以确切保护大脑前动脉。由于中间导管的内径小于指引导管，当支架进入时直径变化会更加剧烈，导致导管头端发生血栓切割脱落的概率升高，所以同步实施经中间导管的持续负压抽吸非常关键。保留中间导管也可以为困难路径病例的再次取栓提供方便。

文献中这一技术的代表包括Solumbra（Solitaire+Penumbra）和SWIM（stent retriever with inter-mediate catheter）技术，其中Solumbra是Solitaire+Penumbra的单词组合。SWIM技术是一种在国内应用非常普遍的联合取栓技术。这个由中国取栓医师总结提出的技术名词，在最开始仅用于描述使用Solitaire取栓支架结合Navien颅内支撑导管的联合取栓技术（Solitaire with inter-mediate catheter），是以Solitaire支架取栓为基石，联合Navien颅内支撑导管近距离接触抽吸，从而实现"支架抓取"和"导管抽吸"双重机制的综合取栓技术。该技术的目的和特点被简要描述为"抽拉结合，双重保护，一把再通，三级灌注"。随着工具、器械的不断丰富，目前广义的SWIM技术已经泛指使用任何品类的取栓支架联合中间导管的取栓方式。

需要注意的是，应用Solumbra或SWIM技术行血管内再通时，若血栓的质地较硬、整体性较强，预计支架-血栓复合体进入中间导管头端时会发生卡顿现象，此时应权衡利弊，选择继续保留中间导管还是将支架-中间导管整体撤出。

(十) 经指引导管持续抽吸

在持续负压下,将支架和中间导管完全撤出后,仍应经指引导管继续保持抽吸,以去除残余的血栓碎片,直至回血通畅且确认血栓彻底清除。当指引导管内无法抽到回血时,有以下几种可能:血栓堵塞、血管在负压作用下塌陷、指引导管头端接触血管壁、指引导管严重打折等。此时应适当延长抽吸时间、调整抽吸负压、缓慢转动和后撤指引,直至抽到回血,确认血栓清除。切忌盲目经指引导管造影,会导致未清除的血栓再次上行栓塞,如果指引导管头端嵌入管壁,造影时会损伤血管壁造成血管夹层。

二、Solumbra技术、SWIM技术及相关衍生技术

(一) Solumbra 技术

Solumbra 技术是最早应用并见于文献描述的支架取栓联合抽吸取栓技术。技术细节描述如下。

1. **交换技术** 将长鞘(NeuronMAX 088)置于颈内动脉起始段内。

2. 将 0.025 英寸微导管(Velocity)、0.016 英寸微导丝及大口径抽吸导管(5Max ACE Penumbra)作为一个整体单元引入长鞘。

3. 使微导管沿微导丝越过血栓,抽吸导管同轴前进靠近血栓闭塞段近端。

4. 通过微导管将支架取栓装置(Solitaire FR 4mm×20 mm 或 Solitaire FR 6mm×30 mm)释放于血栓闭塞段。

5. 撤出微导管。

6. 抽吸导管连接 Penumbra 泵连续抽吸,等待 3 分钟,在支架输送导丝上施加张力,将其拉入抽吸导管,同时将抽吸导管向上推进至血栓近端位置并越过大脑前动脉起始部。

7. 如果血栓卡顿在支架和抽吸导管尖端之间,则在连续抽吸下将系统作为一个整体取出,同时通过长鞘手动抽吸。

8. 重复此过程直到成功再灌注(达到 TICI 分级 ≥ 2b 级血流)或终止手术。

Solumbra 技术开创了支架取栓联合抽吸的术式,提高了取栓效果。但这项技术有一定的局限性,包括:限定了支架型取栓装置和抽吸导管的品牌类型;使用长鞘而并未使用球囊指引阻断血流;技术细节上强调要回拉支架进入抽吸导管同时前推抽吸导管越过大脑前动脉起始部,增大了血栓切割风险。

随着取栓支架和中间导管品类的增多,技术细节不断改良,出现了更多的工具组合和技术描述,后来在 Solumbra 技术的基础上增加了如 BGC 应用、张力调节、支架推挤、中间导管保持原位、直接整体撤出等技术,进一步完善了联合取栓技术的内容。

(二) SWIM 技术

SWIM 技术操作步骤,以左侧大脑中动脉 M1 栓塞为例可分解为七大步骤(视频 2 ~ 视频 8)。

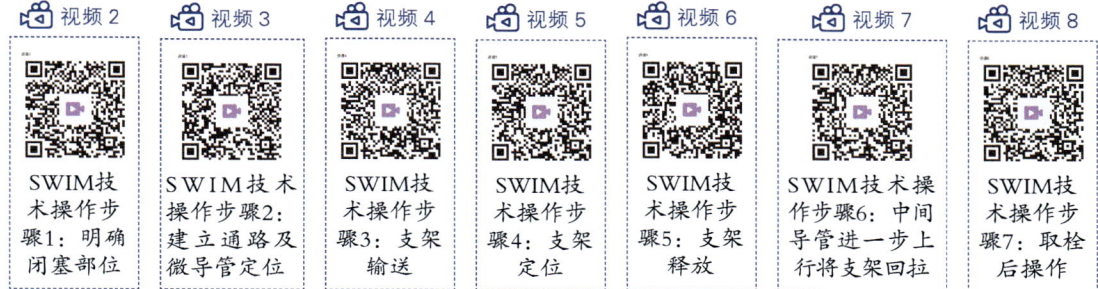

在临床工作中，以大脑中动脉M1栓塞为例，最常用的器械选择为：8F MPA指引导管；Navien-5F-125 cm的中间导管（其他厂家的同规格中间导管也可以）；Rebar18微导管；Solitaire-6mm×30mm取栓支架。具体操作描述如下（图4-33）。

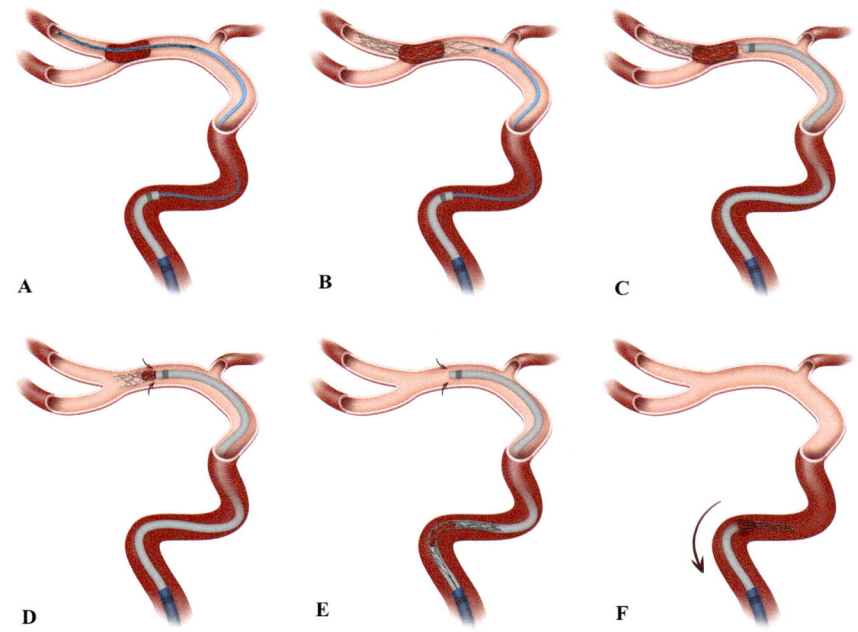

图4-33　右侧大脑中动脉M1栓塞SWIM技术开通示意

A. 在指引导管－中间导管－微导管的三轴导管系统构建完成后，中间导管和指引导管头端留在安全位置不急于上行，微导丝快速引导微导管通过血栓段，随后定位支架；B. 释放取栓支架，注意支架长度储备和远端分支选择，支架释放后，观察局部闭塞处血管解剖结构和复流状态；C. 借助支架锚定，推送中间导管进入M1，抵近血栓；指引导管上行至ICA颈段远端（注意调节系统张力，保持指引导管和血管长轴平行）；D. 回拉取栓支架进入中间导管，若支架进入时阻力不明显，保持匀速完整撤出取栓支架；若取栓支架进入导管时受阻，则半回收锁定后将取栓支架＋中间导管整体撤出；经中间导管负压抽吸时，可撤出微导管增强抽吸效果；E. 中间导管高位保留，在M1原位做完整抽吸操作（空腔抽吸、保持足够的负压和持续的抽吸时间）；F. 中间导管与取栓支架锁定撤出，同时做持续负压抽吸以增强对血栓的固定。撤出后经指引导管做完整抽吸操作。

根据具体取出方式的差异,SWIM 技术可简单分为两型:SWIM^a,取栓支架从中间导管拉出,随后在中间导管原位抽吸;SWIM^b,取栓支架半回收入中间导管头端,锁定后整体撤出。

具体来讲,SWIM^a 可以归结为一种以中间导管建立高位的颅内取栓通道,支架经中间导管取出 + 中间导管原位抽吸的联合方案,尤其适用于大脑前动脉完好的大脑中动脉取栓,这样可以有效保护大脑前动脉,同时缩短支架回拉距离,减轻支架对大脑中动脉分支的牵拉。SWIM^b 可以归结为一种双重固定钳夹取栓技术,条件好的还可同时联合抽吸作用,适用于体积大、质地坚韧的机化血栓。

SWIM 技术总体上与 Solumbra 技术非常接近,但并不强调中间导管沿支架上行而是停留在原位抽吸,同时在工具选择上更灵活、更具性价比。由于同样没有配套使用 BGC,因此前向血流的控制采取指引导管/长鞘高位放置,优先选择 SWIM^a 技术,支架取栓和随后原位抽吸分解为两个序贯操作,也更有利于保护分支。整体撤出的 SWIM^b 技术不宜作为常规方案,其弊端包括丧失了高位短距离内取栓的优势、取栓距离被延长、不能保护 A1、血栓逃逸概率增加等。

(三)其他联合取栓技术

2012 年,在 Solumbra 技术出现之后,联合取栓技术进入了一个不断优化和完善的过程,最新的工具技术和理念被不断地补充进来。除 Solumbra 和 SWIM 技术之外,临床和文献报道中还有很多,如 ARTS(aspiration-retriever technique for stroke)、CAPTIVE(continuous aspiration prior to intracranial vascular embolectomy)、PROTeCT(proximal balloon occlusion together with direct thrombus aspiration)、PROTECT Plus、SAVE(stent retriever assisted vacuum-locked extraction)、mSAVE、TrAP(trevo aspiration proximal flow control)、ASAP(aspiration catheter with proximal balloon)、BADDASS 等等。造成如此名目繁多现象的原因一方面是使用工具上的区别,另一方面是技术细节的差异。

2019 年提出的 BADDASS 技术整合了目前多种现代取栓技术,BADDASS = balloon guide with large bore distal access catheter with dual aspiration with stent-retriever as standard approach,仅从字面上看,BADDASS= 球囊指引 + 大腔远端通路导管 + 双抽吸 + 支架取栓,而实际上包含的内容更多,几乎囊括了目前所有的取栓工具、技术和理念。与 Solumbra 和 SWIM 相比,BADDASS 最重要的改进是强调 BGC 的配套使用,使近端血流得以良好控制,同时简化了取栓方式,统一为整体撤出支架－血栓－中间导管复合体(见本章第九节相关内容)。

支架取栓联合抽吸技术已经成为当前最普遍使用的 LVO-AIS 急性期血管内再通技术,在继续优化的前提下,技术标准化的时机已到。球囊指引、中间导管和取栓支架作为核心工具,血流阻断、支架取栓和抽吸作为核心技术,按照标准化流程步骤和技术要求,快速、高效、安全、合理地实现闭塞血管内再通。

三、并发症预防和处理

本书第五章将系统论述血管内再通治疗并发症的预防和处理,因此在本节中只讨论与联合取栓技术密切相关的并发症。

联合取栓技术中使用了多种取栓技术和工具,且步骤环节较多,主要的操作相关并发症集中在血管和器械两方面。

(一)医源性血管损伤

联合取栓技术需要多条导管上行通过并进入颈内动脉及颅内分支,医源性动脉损伤包括血管痉挛、动脉夹层、海绵窦动静脉瘘和血管破裂出血(图4-34)。

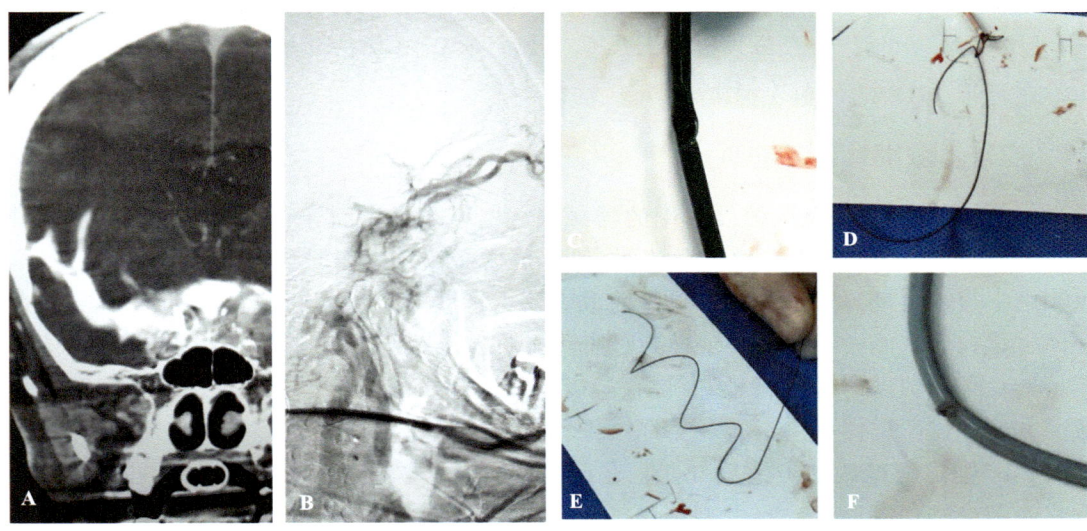

图4-34 联合取栓技术的操作并发症

A.血管损伤导致蛛网膜下腔出血;B.血管损伤导致颈动脉海绵窦动静脉瘘;
C~F.中间导管打折破裂,微导丝断裂。

1. 动脉夹层 主要继发于血管内膜损伤,而造成血管内膜损伤的原因包括血管解剖形态、动脉粥样硬化病理基础、器械缺陷和操作不当。颈动脉近端迂曲、折叠、成圈是高危的血管解剖形态,容易在建立指引导管通道或中间导管上行过程中发生损伤性动脉夹层。正常血管转折部位如颈内动脉颈段、岩段交界处和海绵窦段也容易被导管头端损伤导致动脉夹层。颈内动脉的眼动脉段是中间导管上行受阻最常发生的位置,也容易发生损伤性动脉夹层。远端顺应性和跟踪性较差的中间导管容易对血管壁造成损伤导致动脉夹层。球囊指引导管头端不显影段会导致缺乏经验的术者定位错误,在中间导管回拉,球囊指引头端被动前移时会损伤前方动脉内膜造成动脉夹层。粗暴推送导管和不遵守同轴递进原则的操作会导致动脉夹层。在发生动脉痉挛时推送中间导管也容易损伤动脉内膜导致动脉夹层。动脉夹层并发症的处理视情况而定。如果为局限性动脉夹层未造成血流动力学障碍,可不处理或应用抗血小板、抗凝药物治疗。造成血流障碍的动脉夹层需要积极处理,最常用的方式是支架成形术,恢复管腔直径和血流,注意确保支架覆盖动脉夹层段全程,避免动脉夹层蔓延。特殊类型的动脉夹层如夹层动脉瘤或破裂风险较高的动脉夹层可使用覆膜支架修复。

2. **血管痉挛**　多由器械刺激导致,术中及时发现后可调整导管位置,给予血管内药物解痉,必要时使用球囊低压扩张解除痉挛。海绵窦动静脉瘘和血管破裂出血相对罕见却可造成严重后果,一旦出现必须立即积极处理,处理方式包括球囊临时阻断血流、中和抗凝药物、闭塞破裂血管等。

最有效的预防医源性血管损伤的措施是认真观察血管造影,严格遵守同轴递进原则,按照合理顺序依次沿内部同轴器械前进。导管头端停留时应与所在血管保持同轴并注意保持与动脉搏动同步的活动度,发现位置不合理应及时调整。术者应熟悉各种取栓器械的规格、型号和性能,合理选择,避免损伤。

(二) 器械损坏和不匹配

1. **器械损坏**　联合取栓技术中的器械损坏主要是指中间导管损坏。中间导管的种类众多,内部构造和物理特性差异较大,与其他器械相互作用时导致损坏的情况并不罕见。由于目前中间导管的主流设计理念和改进方向集中在增大管腔和提高到位能力,大腔薄壁柔软头端的设计可以减少导管对血管壁的损伤,提高到位能力和抽吸效果,但同时不可避免地造成了导管支撑性和抗折、抗变形能力的下降。当指引导管头端与血管成角或前方要经过严重钙化狭窄的病变时,柔软薄壁的中间导管可能会打折或整段变扁,导致随后器械进出困难或抽吸效果变差。在后撤取栓时,支架部分或完全进入中间导管,也会有中间导管局部结构破坏的现象出现,如头端变形、皱缩、导管破裂或者局部膨隆呈球囊状。

2. **器械不匹配**　主要是中间导管和BGC、微导管、补救治疗使用的球囊、支架系统等在直径和长度上的不匹配。由于目前各个品牌的中间导管规格差异较大,在术中使用过程中和其他器械不匹配的情况时有发生,常见的问题包括:过长的中间导管使微导管、颅内球囊和支架无法到达病变位置,内腔不够的中间导管不能兼容并完成颈动脉支架置入等。

器械损坏和不匹配反映了目前不同品牌的取栓工具在设计上缺乏统一标准和一定程度上的工艺缺陷,需要未来在材料学方面加以改良及设计理念上进一步优化标准化,同时也要求术者必须全面了解目前各种工具的特性、参数和优缺点,合理选择器械搭配和取栓方式。

(乔宏宇)

参考文献

[1] MAUS V, BEHME D, KABBASCH C, et al. Maximizing first-pass complete reperfusion with save[J]. Clin Neuroradiol, 2018 , 28(3):327-338.

[2] DELGADO A J E, KAYAN Y, YOUNG M L, et al. Comparison of clinical outcomes in patients with acute ischemic strokes treated with mechanical thrombectomy using either Solumbra or ADAPT techniques[J]. J Neurointerv Surg, 2016, 8(11):1123-1128.

[3] 李强，朱良付，周腾飞，等．SWIM 技术在大脑中动脉急性闭塞治疗中的应用[J]．介入放射学杂志，2019,28(8):717-720.

[4] MASSARI F, HENNINGER N, LOZANO J D, et al. ARTS (Aspiration-Retriever Technique for Stroke): Initial clinical experience[J]. Interv Neuroradiol,2016,22(3):325-332.

[5] MCTAGGART R A, TUNG E L, YAGHI S, et al. Continuous aspiration prior to intracranial vascular embolectomy (CAPTIVE): a technique which improves outcomes[J]. J Neurointerv Surg, 2017,9(12):1154-1159.

[6] MAEGERLEIN C, MONCH S, BOECKH-BEHRENS T, et al. PROtECT: PRoximal balloon Occlusion TogEther with direCt Thrombus aspiration during stent retriever thromb–ctomy - evaluation of a double embolic protection approach in endovascular stroke treatment[J]. J Neurointerv Surg, 2018,10(8): 751-755.

[7] MAEGERLEIN C, MONCH S, BOECKH-BEHRENS T, et al. Further development of combined techniques using stent retrievers, aspiration catheters and BGC : the PROTECT^{PLUS} technique[J]. Clin Neuroradiol, 2020,30(1):59-65.

[8] PSYCHOGIOS M N, TSOGKAS I, BREHM A, et al. Clot reduction prior to embolectomy: mSAVE as a first-line technique for large clots[J]. PloS One. 2019,14 (5):e0216258.

[9] GOTO S, OHSHIMA T, ISHIKAWA K, et al. A Stent-Retrieving into an Aspiration Catheter with Proximal Balloon (ASAP) Technique: A Technique of Mechanical Thrombectomy[J]. World Neurosurg, 2018,109: e468-e475.

[10] OSPEL J M, VOLNY O, JAYARAMAN M, et al. Optimizing fast first pass complete reperfusion in acute ischemic –troke - the BADDASS approach (BAlloon guiDe with large bore Distal Access catheter with dual aspiration with Stent-retriever as Standard approach)[J]. Expert Rev Med Devices,2019,16(11):955-963.

[11] MAUS V, BREHM A, TSOGKAS I, et al. Stent retriever placement in embolectomy: the choice of the postbifurcational trunk influences the first-pass reperfusion result in M1 occlusions[J]. J Neurointerv Surg, 2019,11(03):237-240

[12] HAUSSEN D C, REBELLO L C, NOGUEIRA R G. Optimizating clot retrieval in acute stroke: The push and fluff technique for closed-cell stentrievers[J]. Stroke, 2015,46(10):2838-2842.

[13] WIESMANN M, BROCKMANN M A, HERINGER S, et al. Active push deployment technique improves stent/vessel-wall interaction in endovascular treatment of acute stroke with stent retrievers[J]. J Neurointerv Surg, 2017,9(3):253-256.

[14] NIKOUBASHMAN O, ALT J P, NIKOUBASHMAN A, et al. Optimizing endovascular stroke treatment: removing the microcatheter before clot retrieval with stent-retrievers increases aspiration flow[J]. J Neurointerv Surg, 2017,9(05):459-462.

[15] SINGH J, WOLFE S Q, JANJUA R M, et al. Anchor technique: Use of stent retrievers as an anchor to advance thrombectomy catheters in internal carotid artery occlusions[J]. Interv Neuroradiol,2015,21(6): 707-709.

[16] OSPEL J M, MCTAGGART R, KASHANI N, et al. Evolution of stroke thrombectomy techniques to optimize first-pass complete reperfusion[J]. Semin Intervent Radiol, 2020, 37(2):119-131.

[17] JEONG D E, KIM J W, KIM B M, et al. Impact of balloon-guiding catheter location on recanalization in patients with acute stroke treated by mechanical thrombectomy[J]. AJNR Am J Neuroradiol,2019,40(5):840-844.

[18] OH J S, YOON S M, SHIM J J, et al. Efficacy of balloon-guiding catheter for mechanical thrombectomy in patients with anterior circulation ischemic stroke[J]. J Korean Neurosurg Soc,2017,60(2):155-164.

[19] ZAIDAT O O, MUELLER-KRONAST N H, HASSAN A E, et al. STRATIS Investigators. Impact of balloon guide catheter use on clinical and angiographic outcomes in the stratis stroke thrombectomy registry[J]. Stroke, 2019,50(3):697-704.

[20] BOURCIER R, MARNAT G, LABREUCHE J, et al. Balloon guide catheter is not superior to conventional guide catheter when stent retriever and contact aspiration are combined for stroke treatment[J]. Neurosurgery, 2020,88(1):e83-e90.

[21] HOPF-JENSENN S, PREIβ M, MARQUES L, et al. Impact and effectiveness of dual aspiration technique in stent-assisted mechanical thrombectomy: Recent improvements in acute stroke management[J]. Cardiovasc Intervent Radiol,2016,39(11):1620-1628.

[22] BALAMI J S, WHITE P M, MCMEEKIN P J,et al. Complications of endovascular treatment for acute ischemic stroke: Prevention and management[J]. Int J Stroke, 2018 ,13(4):348-361.

[23] BEHME D, GONDECKI L, FIETHEN S, et al. Complications of mechanical thrombectomy for acute ischemic stroke-a retrospective single-center study of 176 consecutive cases[J]. Neuroradiology, 2014, 56(6):467-476.

[24] KURRE W, BAZNEr H, HENKES H. Mechanical thrombectomy: Acute complications and delayed sequelae[J]. Radiologe,2016,56(1):32-41.

[25] PEARLY TI J, YEO L, ANIL G. Can a stent retriever damage the JET 7 reperfusion catheter[J]. AJNR Am J Neuroradiol, 2020,41(12):2317-2319.

第七节 急性缺血性脑卒中急诊支架血管成形术

一、概述

当前,大血管急性闭塞 AIS 血管内再通技术包括支架取栓术、导管抽栓术、急诊球囊血管成形术和/或急诊支架血管成形术、动脉溶栓术及多模式复流术等。其中,支架取栓术、导管抽栓术和急诊支架血管成形术是目前 AIS 血管内再通技术中常用的三种技术。基于"多取出少置入"的原则,在 AIS 血管内再通技术中尤其需要把握好急诊支架血管成形术的适应证。

急诊支架血管成形术包括直接急诊支架血管成形术和补救性支架血管成形术两种应用技术。顾名思义,直接急诊支架血管成形术是指对 AIS 闭塞血管直接应用支架成形和/或球囊成形实现再通；补救性支架血管成形术则是作为支架取栓和/或导管抽栓等措施再通失败后的补救措施。

急诊支架血管成形术主要应用于下列情况：建立路径；处理狭窄；贴敷动脉夹层；压栓（直接压栓或对难取出的血栓进行压栓）；对于 AIS 合并需要行急诊再通的非急性闭塞；对操作损伤（如继发血管夹层或内膜损伤）的血管置入支架以稳定血流和提升灌注；对术中意外断裂脱落的器械用支架贴敷等。除以上适应证外，在同期处理 AIS 患者合并的颅内动脉瘤时，有的需应用支架完成辅助栓塞（见第本章第十二节）。

早就有对 AIS 患者行急诊支架血管成形术的记录，1998 年 Phatourous 等即用经皮球囊成形术（percutanous transluminal cerebral angioplasty,PTCA）和球囊扩张式支架（Gianturco-Roubin-2 支架）成形术对一例 83 岁的急性基底动脉闭塞患者进行了急诊再通，之后在世界范围内逐渐应用自膨式支架进行急性闭塞再通。

相较于取栓和抽栓技术，急诊支架血管成形术具有下列优点：①再通快，若 AIS 患者选择得当，该技术可使闭塞血管迅速复流；②再通成功率高，相较于其他再通技术，急诊支架血管成形术再通率较高；且在动脉溶栓、球囊扩张、抽栓、取栓等技术无效或效果差时，选择性应用急诊支架血管成形术仍有成功再通的可能，是临床再通工作中重要的补救措施；③操作简单，对已经熟练掌握支架血管成形技术的医疗中心和术者，急诊支架血管成形术是相对简单的操作。

急诊支架血管成形术也有下列弊端：①需金属异物置入；②置入支架有急性血栓形成的可能；③置入支架后通常需行较强的抗血小板治疗，这对于血-脑脊液屏障破坏较严重的 AIS 患者会增加其出血转化风险，对于急诊支架置入后发生出血并发症患者的处理则更为棘手；④远期支架再狭窄可能。因有这些弊端，故急诊支架血管成形术技术需要严把适应证，个体化应用。

按释放方式将急诊置入的支架分为自膨式和球囊扩张式两大类。其中，自膨式支架比球囊扩张式支架更被推荐应用于 AIS 的再通中，因自膨式支架通常较球囊扩张式支架易于上行，AIS 闭塞部位的远端和近端血管直径常有差距，闭塞部位以远血管的直径常因显示不佳而无法被精准测量，所以通常急诊置入自膨式支架较置入球囊扩张式支架安全；但对于血管狭窄明显、斑块质地较硬的患者则需选择性置入球囊扩张式支架。颅内急诊支架血管成形术使用的自膨式支架有 Enterprise 1、Enterprise 2、Wingspan、Neuroform EZ、Neuroform Atlas（因其径向支撑力较小，多不建议在 AIS 开通中使用）、LVIS、Leo Plus、Solitaire AB/FR 等。自膨式支架若按其支架网孔结构的不同可分为：闭环式（如 Enterprise、LVIS、Leo Plus）和开环式（Wingspan、Neuroform EZ 等）。若按输送方式可分为两类：一类是以微导丝为轴上行（如 Wingspan），另一类是通过支架导管上行（如 Enterprise 1、Enterprise 2、Neuroform EZ、Lvis 等）。

若在 AIS 再通术中需要置入支架，笔者推荐用可经支架导管输送的、闭环式的自膨式支架（如 Enterprise 1）。因为，支架导管输送型自膨式支架具有易于上行到位的优点；而闭环式自膨式支架突出的优点是：若支架释放后发生支架内血栓形成等并发症，后续补救的工具易于通过支架的管腔（而开环式自膨式支架则不易通过）。其中，Enterprise 是 AIS 急诊再通中应用较多的支架,但术者需注意因 Enterprise 2 的径向支撑力较 Enterprise 1 强,支架长度较接近的 Enterprise 1（如 4.5mm×22.0mm）和 Enterprise 2（如 4.0mm×23.0mm）在释放时其支架远心端、近心端预期的落脚点稍有不同,Enterprise 2 的径向支撑力较强,其近端在血管转弯处的落脚点要精准预测,便于支架近端良好张开,以利于后续介入诊疗工具在必要时能够进入和穿越支架真腔。此外,通常不推荐将 Solitaire AB/FR 支架置入到颅内,因该支架的近端为半支架,若该支架解脱后在围手术期就形成支架内血栓常不好处理,后续介入诊疗工具常不易进入和/或通过支架真腔,且支架置入后远期若发生症状性支架再狭窄也不好处理。颅外段（颈部）重度狭窄、急性闭塞或动脉夹层所致 AIS 在急诊再通过程中常会使用到颈动脉自膨式支架,其中闭环式颈动脉支架管腔（如 Wallstent 支架和 Xact 支架）因易被后续介入诊疗工具通过而更推荐用于颈内动脉系统 AIS 的再通。对病变接近颅底或颅内岩骨段的患者,颈动脉支架通常不易到达目标血管的较高位置,常需选择应用其他直径较大的、不属于颈动脉支架的自膨式支架,也可酌情联合应用球囊扩张式支架与颈动脉支架实现成功再通。

此外,在 AIS 血管内再通中有时需要选择性地、个体化地应用球囊扩张式支架,甚至有的病例必须用球囊扩张式支架才能成功再通。球囊扩张式支架压栓的效果要强于自膨式支架,且有径向支撑强、定位精准、支架贴壁性好等优点。其中,球囊扩张式支架近端贴壁性好,这对 AIS 再通非常重要,可以允许部分介入再通工具在必要时较顺利地进入和穿越已经置入的支架,对支架以外的血管病变进行必要的处理。但球囊扩张式支架有上行性相对差（使用中间指引导管已可克服这个问题）、穿支或边支闭塞并发症发生率高、要求闭塞前后血管管径差距不能大、闭塞或狭窄段不能太长等不足。应用球囊扩张式支架行 AIS 再通时要警惕穿支和重要边支血管的闭塞（尤其在穿支丰富的基底动脉或大脑中动脉）和血管破裂等并发症。常见的用于 AIS 再通中的球囊扩张式支架包括国产的颅内阿波罗支架、药物涂层的神经介入支架（如 Nova、Maurora、Bridge 等）和冠脉介入支架等,对于颅外血管直径比较粗的如椎动脉开口、锁骨下动脉等部位尚会置入直径较大的外周球囊扩张式支架。

二、急诊支架血管成形术在急性缺血性脑卒中血管内再通中的应用

如上述,急诊支架血管成形术在 AIS 血管内再通中主要有两种的应用方式:直接急诊支架血管成形术和补救性支架血管成形术。具体分述如下。

（一）直接支架血管成形术

直接支架血管成形术是指对 AIS 患者闭塞血管直接应用支架成形和/或球囊成形以实现再通,主要应用于:ICAD 所致急性大血管闭塞的再通、需急诊贴敷的动脉夹层和需应用支架贴敷的血栓或栓子等。笔者朱良付推荐将直接支架血管成形术应用于具下列临床特点的患者:确定是在重度狭窄基础上发生的急性闭塞、血栓负荷量较小、闭塞部位没有重要的边支或穿支。在真实世界中,遴选 AIS 患者接受直接支架血管成形术是高度个体化的,具体

可参考表 4-2 所示因素进行临床决策。

表 4-2　临床应用直接支架血管成形术需要考虑的因素

因素	相关因素描述
路径	自膨式支架较球囊扩张式支架更易输送上行，若辅以中间指引导管有助于球囊扩张式支架上行到位
血管直径	闭塞血管直径及闭塞远近端正常血管管径差距
闭塞长度	< 15 mm（因多数支架长度为 20 mm）
血栓负荷量	血栓负荷量不宜过大，尤其是穿支较多的闭塞部位
边支和穿支	若有重要边支和穿支，则适合先对血栓进行减灭
有无串联病变	对有串联闭塞或重度狭窄的病变要统一考虑
工具	中心需具有适合应用的支架
抗血小板药	既往患者服药情况和导管室是否有可快速起效的抗血小板药
合并症和并发症	患者是否合并有出、凝血障碍，是否并发有血-脑脊液屏障明显破坏等

如表 4-2 所列可见：术者需要明确闭塞部位和再通路径，选择易于上行到位的支架；也需要根据闭塞段的长度、直径选择支架的规格；局部血栓负荷量大者最好先对血栓进行减灭；局部有重要穿支和/或边支的闭塞要警惕行直接支架血管成形术导致所覆盖的穿支和边支闭塞；手术前还需明确术者所在医疗中心是否有合适种类和规格的支架及既往患者的抗栓治疗方案等。对有明显出凝血障碍的患者或血-脑脊液屏障破坏明显的大灶梗死患者要慎用直接支架血管成形术，因支架成形后患者需接受较强的抗血小板治疗，有可能诱发或导致出血并发症。

事实上，对原位血栓形成的 ICAD 大血管急性闭塞的 AIS 患者是否直接行支架血管成形术尚无一致的意见。虽有回顾性研究报道对 ICAD 患者直接行球囊和支架血管成形术的预后要优于取栓术，但在真实世界中，术者对于血栓负荷量小、闭塞段短、侧支循环好、核心病灶小、没有重要穿支和/或边支受累的 AIS 患者无疑会更倾向于选择应用直接支架血管成形术进行治疗。

在临床工作中，取栓支架和抽栓导管在 ICAD 闭塞再通的治疗中并不是对立的，两者协同应用更有益于再通。笔者朱良付在工作中倾向将取栓支架作为 ICAD 所致大血管急性闭塞 AIS 的一线治疗，因为取栓支架释放时可即刻建立临时复流通道，可对缺血组织先实现暂时的血流灌注；且可一定程度反映闭塞节段的长度、狭窄程度、血栓负荷量和闭塞以远的血管情况等，有利于制定总体的开通措施和策略；取栓支架取栓还可对闭塞血管局部的血栓进行不同程度的减灭，使一部分患者避免了支架置入。

显而易见，导管抽栓对 ICAD 闭塞的疗效取决于抽栓导管是否能够上行到位并接触到血栓。对原位血栓形成的 ICAD 大血管急性闭塞患者，其病变部位的狭窄程度、斑块的具体构成和质地、闭塞长度、血栓负荷量和路径的迂曲程度等均会影响抽栓效果，脱离这些相关因素孤立地探讨抽栓、取栓对 ICAD 所致大血管急性闭塞再通的异同是没有意义的。在真实世界中，伴随对 AIS 再通的认识，越来越多的医师已经将中间导管视为血管内再通的标配，中间导管协同取栓装置、抽取导管，三者相结合的方式已经应用得愈发普遍，中间导管的使用也非常有助于后续急诊球囊和／或支架血管成形术的操作。

有关 AIS 血管内再通置入支架的时机，需要个体化决策。虽然对于 AIS 患者来说，急诊置入支架不如二期置入支架的安全性高，但有些患者若不急诊置入支架，我们无法确保不置入支架的血管在术后能保持持续开通，若患者因没有急诊置入支架而发生术后再闭塞，常会导致严重残疾或死亡。

基于"多取出少置入"的原则，推荐可先行球囊扩张，若单纯球囊扩张后（包括合并急诊应用抗血小板药）即可成功复流（TICI 分级 ≥ 2b），则自然不需再急诊置入支架；若单纯球囊扩张后血流难以保持稳定（包括合并急诊应用抗血小板药），则可考虑进行急诊支架血管成形术。少数患者在支架置入后尚需再次球囊扩张（即后扩张），若确实需要在支架置入后行后扩张，就要选择合适的球囊，以便球囊顺利到位，球囊进入支架的操作要小心谨慎，防止支架被球囊推动移位。若术者认为 AIS 患者需要置入支架，且判断直接置入支架（不行球囊预扩张）可成功开通闭塞血管，也可考虑直接急诊置入支架。

（二）补救性急诊支架血管成形术

补救性急诊支架血管成形术应用更多的是作为 AIS 血管内再通 [如 ICAD 所致急性大血管闭塞支架取栓术后（图 4-35 所示典型病例）、导管抽栓术、球囊血管成形术等] 失败后的补救措施（表 4-3），具体分述如下。

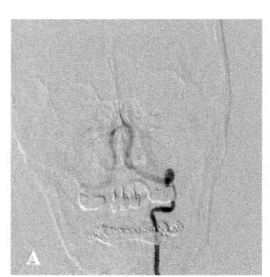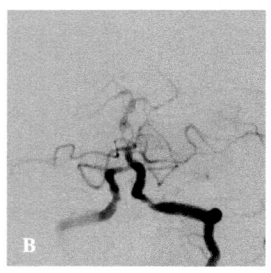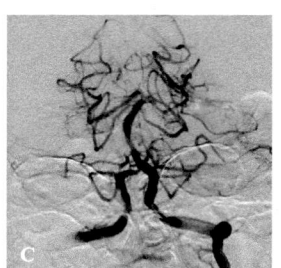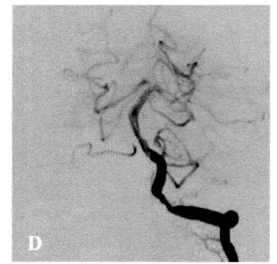

图 4-35　颅内动脉硬化狭窄性疾病所致急性基底动脉闭塞，取栓后补救性置入球囊扩张式支架

患者男性，71 岁。主因"突发意识丧失伴四肢无力 5 小时"入院。有高血压 10 年。在外院住院期间上午 6:00 发现言语障碍，神清，四肢乏力，6:50 昏睡，四肢活动不能，急诊头颅 CT 阴性。上午 8:00 行 rt-PA 80 mg 溶栓，上午 8:30 意识恢复好转，肢体肌力正常，但 10 分钟后症状再次加重，再次 CT 检查排除出血，上午 10:30 转至笔者所在的河南省人民医院，入院查体：浅昏迷、瞳孔右侧 4 mm，左侧 3 mm，对光反应迟钝，四肢肌力 0 级，双侧病理征阳性。

A. 急诊造影显示急性基底动脉闭塞；B. 先用 Solitaire AB 4 mm × 20 mm 取栓一次，基底动脉虽复流但仍有重度狭窄；C. 先后应用 2.0 mm × 15.0mm Gateway 球囊扩张、静脉泵注替罗非班，试行将 Solitaire AB 4 mm × 20 mm 支架释放于基底动脉狭窄段，但血流均不能稳定；D. 遂置入颅内球囊扩张式支架（Apollo）3.5mm × 13.0mm 一枚，血流达到 TICI 3 级。术后 2 周患者 NIHSS 评分 2 分，mRS 2 分。

表 4-3　常见需要行补救性急诊支架血管成形术的临床情况

因素	临床情况	补救性急诊支架血管成形术的目的
建立路径	急性串联闭塞	对串联闭塞中近心端的闭塞或重度狭窄进行处理，建立路径，多须先行急诊球囊血管成形术
部位	血栓负荷量大，质地韧或硬	应用支架压栓，但要确保压住
病因	ICAD	支架作为补救性治疗
	血管夹层	贴敷夹层和/或附壁血栓
	闭塞血管为非急性闭塞或对侧为非急性闭塞	开通非急性闭塞
并发症	开通过程中出现内膜损伤，不置入支架不能开通	对局部有内膜损伤的血管进行贴敷
	Solitaire、Enterprise 等支架置入后其近心端贴壁不良、易诱发或已诱发血栓	置入另一枚支架处理贴壁不良的部位或并发的血栓

1. 建立路径　急诊支架血管成形术是串联闭塞中常见的建立路径的方式，具体的串联闭塞类型有以下几种。

（1）颈内动脉系统串联闭塞：具体包括颈内动脉系统颅内段串联闭塞、颅内闭塞串联颈总/颈内动脉颅外段闭塞和重度狭窄、颈内动脉颅内段闭塞串联主动脉弓一级分支闭塞或重度狭窄等几种类型（串联闭塞再通可参见第四章第十节）。其中，主动脉弓一级分支的闭塞或狭窄常用球囊扩张式支架实现再通。

（2）椎基底动脉系统串联闭塞：具体包括椎基底动脉系统颅内段串联闭塞、椎基底动脉系统颅内段闭塞串联椎动脉颅外段闭塞等几种类型。特别需要注意的是，椎动脉开口处支架置入通常需安排在椎基底动脉系统颅内段急性闭塞获得成功再通后，即先椎基底动脉系统颅内段后椎动脉开口。若先置入椎动脉开口处的支架，则常会导致后续介入工具难以通过新置入的椎动脉开口处的支架。对于椎基底动脉系统的串联闭塞，有的病例需先经正常侧（也称净路，clean-road）椎动脉路径清除颅内血管闭塞血栓，之后再权衡是否同期处理责任侧的狭窄或闭塞（也称脏路，dirty-road）。若同期处理脏路病变要注意防止操作过程中血栓逃逸，因为逃逸的血栓可再次栓塞颅内血管，导致功败垂成，需重新来过；若同期安全处理好责任病灶也有优点，可避免脏路病变再次向颅内血管发生栓塞等（图 4-36）。

2. 压栓治疗　对一些再通困难病例，若血栓（或栓子）确实经过多次尝试后难以取出，可考虑选择合适规格的支架对血栓（或栓子）进行压栓治疗。当然，进行压栓治疗的血栓（或栓子）的负荷量也不能太大，要确定所选择的支架性能和规格均合适，以保证支架释放后可完成压栓任务，要注意血栓（或栓子）所在部位有无重要穿支和边支。伴随再通工具的不断改进和再通技术的不断提高，应用支架成形压栓的机会在不断减少。

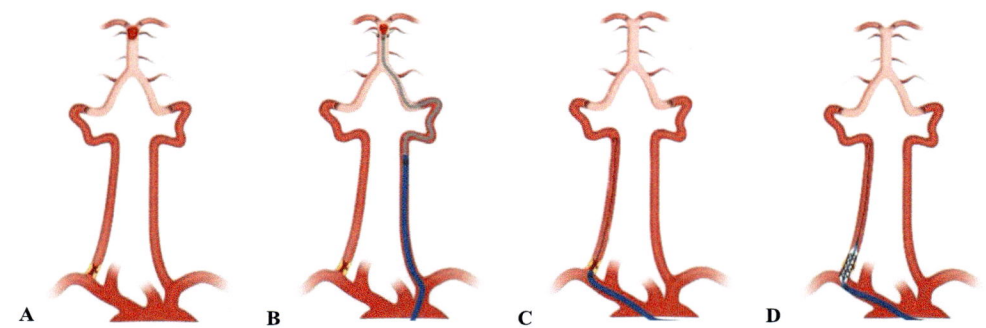

图4-36 椎基底动脉系统串联闭塞血管内再通中脏路和净路的选择

A. 在右侧椎动脉开口重度狭窄的基础上急性闭塞（脏路，dirty-road），并且发生动脉到动脉栓塞致基底动脉尖端闭塞；B. 经左侧椎动脉路径（净路，clean-road）对基底动脉尖端进行抽吸治疗，可实现基底动脉尖端快速复流再通；C. 若同期处理脏路病变，则在微导丝通过闭塞的右侧椎动脉时要警惕血栓逃逸，必要时可应用保护伞；D. 同期对右侧椎动脉开口闭塞病变置入球囊扩张式支架，可避免脏路病变再次向颅内血管发生栓塞。

3. 对血管夹层的处理 在AIS再通中常会遇到颅内外血管夹层（有关颅内血管夹层的再通详见第四章第十二节）。需要注意的是：因颅内血管夹层通常自愈率低，多数专家主张对AIS颅内血管夹层（尤其是限流性夹层）行一期处理。但是，因颅外血管夹层有较高的自愈率，故对颅外血管夹层是否一期置入支架要根据闭塞血管再通情况决定。若不置入支架血流便不能保持稳定，则需置入支架。若患者颈动脉颅外段的血管夹层发生在颈动脉环形迂曲的部位（carotid tonsillar loop dissection），术者要确保将在动脉迂曲部位或是环形成袢部位形成的夹层处理好，长的血管夹层甚至需要用望远镜技术置入多个自膨式支架进行处理。

4. AIS的非急性闭塞再通 AIS患者在血管内再通中常会遇到非急性闭塞，有的患者需要急诊做非急性闭塞再通。除少数颅内非急性闭塞患者应用单纯球囊扩张血流就可保持稳定外（且通常需持续静脉泵注抗血小板药），大多数患者在行球囊扩张后尚需一期置入支架（详见第四章第八节）。

5. 其他 下述两种情况也需行急诊支架血管成形术：①有的患者由于取栓操作对其闭塞内膜造成了损伤，不置入支架不能再通；②因Solitaire、Enterprise等支架置入后其近端贴壁不良或诱发血栓，从而需要置入另一枚支架处理贴壁不良的部位或并发的血栓。

（三）提高急性缺血性脑卒中急诊支架血管成形术安全性的几个问题

1. 麻醉方式 笔者所在的河南省人民医院建议对能够配合血管内再通操作的患者采取局部麻醉或镇静麻醉，但需要有麻醉专家在导管室随时根据患者需要改为全身麻醉。对颅内需急诊置入支架的患者，笔者所在的河南省人民医院建议进行全身麻醉，全身麻醉对急诊支架置入定位的精准性至关重要。事实上，不论采用什么麻醉，重要的是对患者的血压波动要有预见性和较合理的管理，麻醉方式选择不当或管理欠佳可能会导致血压波动从而影响患者围手术期的脑灌注压，也可能会导致呼吸系统并发症的增加，并相应影响脑卒中患者的预后。

2. 围手术期的抗栓治疗原则 抗栓的目的是开通闭塞或者保持开通，而抗栓的不利因素是有可能引发出血并发症。临床急诊行支架置入的患者的抗栓治疗原则为：个体化，谨慎使用，权衡利弊，动态调整，找较精准的指标。具体有关肝素化和抗血小板治疗的应用建议如下。

（1）肝素化：虽然文献显示急性血管内再通应用普通肝素并不增加 AIS 患者的症状性出血率，但越来越多的中心趋向急性血管内再通不应用肝素化。笔者所在的河南省人民医院的建议是尽量不用肝素，尤其是对于术者基于 AIS 闭塞情况判断能在短时间内迅速再通的患者不需应用肝素。但对于下列患者则考虑应用普通肝素，预计再通时间较长者、路径迂曲者、串联闭塞、合并有再通流域或非再通流域血管明显狭窄者、同轴使用长鞘或多层抽栓管道者。此外，后循环闭塞应用肝素的安全性高于前循环闭塞。应用肝素的方法是完成动脉鞘成功置入后经静脉途径弹丸式注射普通肝素，剂量为 50 U/kg，推荐给予负荷剂量为 3 000 U。虽然手术开始后原则上应每小时静脉推注追加 1 000 U 肝素，但 AIS 患者需要尽量缩短动脉穿刺至成功再通时间，因为随着再通时间的延迟，梗死核心灶会不断扩大，应用肝素引发颅内出血的风险也相应增加。所以，对 AIS 再通术中再静脉追加肝素要谨慎，且要个体化把握。

（2）抗血小板治疗：支架置入后要结合患者血流开通情况和是否有出血并发症等因素决定是否采用抗血小板治疗。急诊应用替罗非班等抗血小板药要个体化。

3. 急诊置入支架血管成形手术操作的注意事项

（1）确保安全：支架置入前要明确患者无出血并发症发生，有经验的术者多知道在操作过程中是否已存在发生出血并发症的风险，术中平板 CT 扫描非常有助于判断是否有明显的颅内出血和蛛网膜下腔出血。支架置入前明确是否已有出血并发症的发生至关重要，因为置入支架后的抗血小板治疗会导致出血并发症进一步加重，不抗血小板治疗又有可能导致支架内急性血栓形成；对有严重血-脑脊液屏障破坏的患者置入支架要非常谨慎，因为置入支架后的抗血小板治疗可能会诱发症状性出血而导致灾难性预后。

（2）确保工具：需要有合适患者使用的支架，在选择中间指引导管和球囊时，要注意这些工具的长度组合需相互匹配。

（3）确保再通：相关因素有 4 条。①对置入支架的类型、长度和径向支撑力的选择要合适，要尽量做到支架释放后即开通；②支架置入前可用预扩球囊体会局部病变的质地并观察扩张后弹性回缩的程度；③可以用可回收的自膨式支架（如 Solitaire 等）不解脱释放到病变处进行观察，以帮助选择合适的支架。④围手术期抗血小板药的正确使用。

（4）确保后续工具可以通过：建议①尽量用一个支架完成开通（需要医疗中心常备有较长的支架）；②若需应用多枚支架，则需设计好各个支架的锚定点、设计好支架是分段释放（没有套叠）还是套叠释放；若是套叠释放尽量由远端向近端释放；若是自膨式支架和球囊扩张式支架相套叠，尽量球囊扩张式支架在后；处理好近端支架，贴壁要好、不能盖帽，以确保在支架置入后若出现急性血栓形成或远期再狭窄仍有机会处理。

（四）急性缺血性脑卒中急诊支架血管成形术的并发症的预防

笔者朱良付认为降低急诊支架血管成形术并发症应以预防为主，具体核心要素有下述 7 条。

1. 把握好适应证，选择确实是需要置入支架方可再通的患者。
2. 尽量使用中间指引导管，并保证中间指引导管较高的到位率，将有助于最大限度接近闭塞部位，可减少介入工具上行和交换的张力，提高操作的精准性和安全性。
3. 规范微导丝、微导管的协同操作，包括对起交换支撑作用的300cm微导丝头端进行小猪尾巴的塑形。
4. 尽量选用应用导管输送的支架（即导管输送的自膨式支架）。
5. 精准测量、预估定位。
6. 要有配合默契的成熟的手术团队。
7. 做好围手术期的监护管理。

（朱良付）

参考文献

[1] PHATOUROS C C, HIGASHIDA R T, MALEK A M, et al. Endovascular stenting of an acutely thrombosed basilar artery: technical case report and review of the literature[J]. Neurosurgery,1999,44 (3):667-673.

[2] KRISCHEK O, MILOSLAVSKI E, FISCHER S, et al. A comparison of functional and physical properties of self-expanding intracranial stents [Neuroform3, Wingspan, Solitaire, Leo+, Enterprise][J]. Minim Invasive Neurosurg,2011,54(1):21-28.

[3] 王丽娜，李天晓，朱良付，等. 球囊扩张式支架在动脉粥样硬化性急性基底动脉闭塞血管内再通治疗中的疗效观察[J]. 中华放射学杂志,2020,54(11):1101-1106.

[4] 邢莹，王丽娜，朱良付，等. 椎动脉颅内段急性闭塞血管内治疗临床研究[J]. 中国神经精神疾病杂志,2021,47(4):221-227.

[5] YANG D, LIN M, WANG S P,et al. Primary angioplasty and stenting may be superior to thrombectomy for acute atherosclerotic large-artery occlusion[J]. Interv Neuroradiol,2018 ,24(4):412-420.

[6] WEINER G M, FEROZE R, PANCZYKOWSKI D M, et al. Endovascular treatment of tandem common carotid artery origin and distal intracranial occlusion in acute ischemic stroke[J]. World Neurosurg,2017,97:360-365.

[7] ZUSSMAN B M, GROSS B A, ARES W J, et al. Stent reconstruction of carotid tonsillar loop dissection using telescoping peripheral stents[J]. Interv Neurol ,2018 ,7(3-4):189-195.

第八节 急性缺血性脑卒中血管内再通中的非急性闭塞再通操作

AIS患者在血管内再通中会遇到非急性闭塞，有的患者需要急诊做非急性闭塞再通。在临床工作中，越来越多的中心在开展非急性闭塞再通，非急性闭塞再通技术已经成为术者必须掌握的再通技术之一。一方面是因为AIS急性再通的时间窗逐步延长，对发病超过

24小时的AIS进行血管内再通的尝试和报道日益增多,而文献常认为对发病超过24小时的闭塞血管内再通可归类为非急性闭塞再通。另一方面是在临床AIS再通中,有时急性闭塞的责任侧血管不易或不能再通,则需要通过开通别的非急性闭塞的血管(多为对侧血管),达到建立开通路径或代偿侧支循环的目的。术者对非急性闭塞判断出来的时间可分为两种情况:一种情况是术者在AIS血管内再通前综合临床和影像学资料等就已考虑为非急性闭塞,面对这种情况,术者在开通时会在理念、技术和工具方面有较好的准备;另一种情况是术者在开通过程中才判断出是非急性闭塞,这种遭遇性的开通无疑挑战性是比较大的,术者需要有较好对开通经验和合适的开通工具。

其中,颈内动脉系统AIS血管内再通过程中遇到的非急性闭塞常发生在颈内动脉颅外段(已有非急性闭塞发生在床突上段的患者),临床表现为孤立的颅外段闭塞或颈内动脉系统的串联闭塞(颈内动脉颅外段闭塞为非急性闭塞),术者可综合患者的发病情况、侧支循环情况和在再通过程中的体会判断是否为非急性闭塞。

而在基底动脉系统AIS的再通过程中,有的患者为双侧椎动脉颅内段闭塞(图4-37),其中一侧为急性闭塞,另一侧为非急性闭塞,极少数患者是双侧均为非急性闭塞,术者可根据临床症状和影像学检查所示梗死病灶的分布来判断哪一侧为责任闭塞侧。通常优先开通急性闭塞侧、优势侧和容易开通侧,若术者判断急性闭塞侧开通困难或尝试开通急性闭塞侧失败,则可开通非急性闭塞侧。

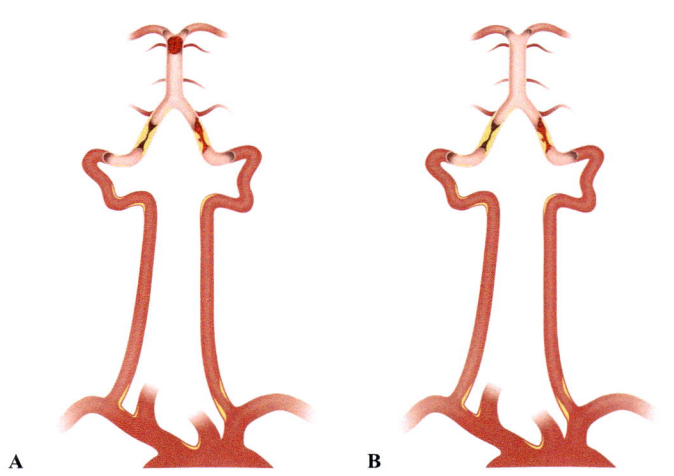

图4-37 基底动脉系统急性缺血性脑卒中开通遇到非急性闭塞的示意

A. 患者为双侧椎动脉闭塞:左侧红色闭塞段为急性闭塞,基底动脉尖端红色血栓为动脉到动脉栓塞,而右侧黑色闭塞段为非急性闭塞。若由于各种原因经左侧急性闭塞侧开通失败,则可对右侧非急性闭塞侧行血管内再通,之后经右侧到达基底动脉,清除基底动脉尖端血栓;B. 患者为双侧椎动脉闭塞:左侧红色闭塞段为急性闭塞,而右侧黑色闭塞段为非急性闭塞。若由于各种原因经左侧急性闭塞侧开通失败,则可对右侧非急性闭塞侧行血管内再通,实现对基底动脉的灌注。

一、评估

目前,症状性非急性闭塞血管内再通术前评估尚无统一的标准,需高度个体化。症状性非急性闭塞评估尚需考虑三个方面的问题:第一,要确定闭塞的病因。非急性闭塞再通技术通常仅应用于动脉粥样硬化性闭塞,术者要综合各方面因素排除非动脉粥样硬化性病因等。第二,要确定再通的必要性。这需要结合 AIS 的临床症状(尤其是神经缺损症状的进展、波动等)、颅脑扫描影像和脑血管造影等资料行综合分析。第三,要判断再通围手术期的安全性。其中,影响非急性闭塞再通的因素有路径、闭塞血管直径、闭塞病因、闭塞时间、闭塞段长度、闭塞部位、非急性闭塞近端血管形态及质地、侧支循环、闭塞以远的血管床、血供范围和脑组织的缺血状态等。在上述因素中,需根据个体化的开通路径建立有力、稳定的血管内支撑治疗;术前要测量闭塞血管直径,废用性萎缩血管的直径会随着血管再通而发生变化(直径常会在术中再通后增大);再通病因原则上需限制于动脉粥样硬化性闭塞。患者血管闭塞的时间、闭塞长度、闭塞部位、闭塞近端血管形态、闭塞近端的质地和侧支循环等因素更是与开通操作密切相关,具体分述如下。

(一)闭塞时间

非急性闭塞的闭塞时间的确定主要是结合病史和患者既往已有的血管影像及本次发病的血管及脑组织情况进行综合分析界定,以 2 周至 3 个月为宜。原因如下:虽然闭塞时间越长越难再通,但绝大多数术者并不主张对所有非急性闭塞都要尽早再通。因为,临床观察到一些以急性脑卒中发病的非急性闭塞患者在内科治疗(尤其是抗栓管理)后其闭塞血管可以部分甚至完全再通,这些患者若病情稳定可在严密监护下进行积极的内科治疗。但必须强调的是,这些患者需在有经验的、有条件做急诊血管内再通的中心观察,因为在观察过程中有的患者会在病情稳定甚至是好转的过程中突然加重或发生病情进展、波动,当这些患者病情变化时需判断是否需要急诊行手术再通,若决策不当、上台时间过晚或因没有条件做血管内再通而转诊延迟,常会使患者丧失最后的再通机会,导致严重残疾或死亡,即使有的患者仍有机会再通,但其无效复流率和再灌注症状性出血的概率都有可能升高。若在有条件的中心观察保守治疗过程中的患者病情稳定,则 2~3 周再复查血管影像(尤其是 DSA),复查结果可发现有些患者可由闭塞转变为不同程度的复流再通,狭窄程度轻的可以不需要行血管内再通,狭窄程度重或次全闭塞者第二次复查后手术风险可明显下降,因为其可能由非急性闭塞转变为狭窄,或者非急性闭塞的长度有所缩短,并且闭塞局部附壁血栓也可有不同程度的减少,降低了早期再通血栓逃逸和支架内血栓形成的概率。此外,特别重要的是,非急性闭塞患者多合并闭塞支配流域内的缺血病灶,这些病灶的血-脑脊液屏障有不同程度的损伤,患者若病情稳定,则可在 2~3 周后再行再通,这样脑组织缺血病灶的血-脑脊液屏障和自动调节功能会有相应恢复,开通血管后高灌注损伤会有所下降(尤其是在颈内动脉系统)。我们推测在非急性闭塞早期,闭塞部位血栓松软,再通操作过程中局部血栓有碎裂、移动致栓塞的可能,若支架置入后血栓通过支架网孔疝入支架腔内,或新开通暴露的血管内腔受外力损伤也易致血栓形成。对于在2周到3个月之间的颅内段非急性闭塞患者,血栓因部分机化而具有一定弹性、韧性,开通过程中不容易碎裂,血栓也相对易于被支架贴敷。闭塞时间若达3个月以上,闭塞段血栓有可能完全机化,甚或钙化,开通难度增高,但对于颈动脉颅外段长节段非急性闭塞,若借助复合手术,则即使闭塞时间在3个月以上仍有再通的可能。

(二)闭塞段长度

闭塞段长度需结合无创检查和血管造影等检查结果综合分析,通常影像学上所显示的闭塞段长度不等于真正的解剖闭塞段长度。非急性闭塞一般不是血管全程闭塞,闭塞段随闭塞时间的推进可发生不同程度的血栓形成、机化、纤维化甚至钙化。影像学上显示的闭塞段在病理生理上是由血流缓滞区、潜在间隙、解剖闭塞段三段组成的,颅内动脉非急性闭塞血管内再通真正需要开通的部分是解剖闭塞段,有些病例只有微导丝在局部探索开通时才能真正测出其准确的解剖闭塞长度。闭塞节段越短再通率越高,闭塞节段长的患者再通难度较短闭塞节段短的患者大,而且更易形成血管夹层,更易在球囊成形、支架成形后发生弹性回缩,更易发生支架内血栓形成和远期再狭窄等并发症。

(三)闭塞部位

在闭塞段长度相同的情况下,基底动脉、颈内动脉颅内段的非急性闭塞再通概率较高,而大脑中动脉的再通概率较低,这可能与大脑中动脉开通的力臂方向有关,也与大脑中动脉血管较迂曲、操作距离较远、易合并有烟雾血管等因素有关。其中,椎动脉颅内段非急性闭塞再通的成功率和安全性最高,是临床最适于行非急性闭塞再通的血管部位。

(四)非急性闭塞近端血管形态

闭塞近端在血管影像上的形态对预判能否再通成功有重要的参考价值。用超选择造影显示闭塞近端形态是比较清楚的,但显示更清楚的是应用中间指引导管接近闭塞近端延长造影时相获得的全程动态图像,因为CTA、MRA的血管影像、血管造影影像会因为超选血管不够深入、图像收集时间不足够长的而影响对于闭塞近端真正形态的显示。根据非急性闭塞近端血管的形态可将其分为常见的笔尖型、圆钝头型(图4-38),少数患者为不规则型(火焰征)。笔尖型的再通成功率非常高,因为笔尖型的结构给了微导丝明确的再通方向,微导管随微导丝沿笔尖型结构靠近闭塞近端可以给微导丝较有力的前向再通支撑。圆钝头型则再通困难,因为微导丝在圆钝头的残端不易找到再通的着力点,尤其是闭塞圆钝头的侧壁若紧邻有粗大的代偿边支时,则更难再通,因为导丝易滑入粗大边支内。不规则型可能是由于闭塞血管近端部位的管腔内有血栓或者闭塞部位有不同程度的机化再通,此类型需要仔细研究不规则的残端哪一点是真正的残腔方向,如果判断错误,常致再通失败或动脉夹层。

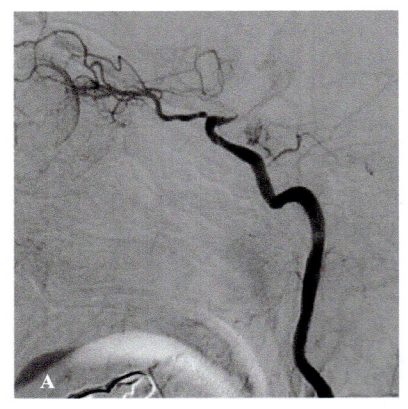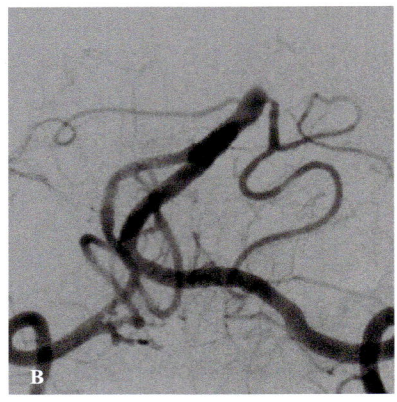

图 4-38 非急性闭塞近端血管形态分型

A. 笔尖型；B. 圆钝头型。

（五）近端近段的质地

血管内再通中最难通过的地方在于闭塞起始处，微导丝在这里也易进入血管壁内形成夹层，极少数患者的血管甚至被导丝穿透而致出血。通常微导丝和微导管在顺利通过闭塞起始部后导丝通过中部节段就变得比较容易。基于临床再通体会，感觉闭塞段的闭塞起始部分质地最硬，闭塞中间部分相对松软，推测可能与闭塞近端接触血液可形成纤维帽样结构，易于钙质沉积有关。

（六）侧支循环

较好的侧支循环可显示闭塞以远的血管结构，在再通时易获得路图显示的帮助。根据侧支代偿及其影像学表现可分为下列 3 种类型。

1. **Ⅰ型** 闭塞远端的代偿为一级侧支代偿，即由大脑动脉环组成的血管向闭塞远端以远的血管供血。例如颈内动脉床突段闭塞，同侧后交通动脉后向前代偿供血。因大脑动脉环的代偿血管为一级侧支代偿，代偿效果常较好，可清楚显示闭塞段的长度，通常脑组织病灶较小或轻，存活脑组织较多，再通后神经功能恢复好。术中易于判断和观察微导丝、微导管的轨迹方向，再通成功率高、并发症相对少。

2. **Ⅱ型** 闭塞远端为二级侧支代偿。例如大脑中动脉 M1 闭塞，闭塞以远大脑中动脉分支与大脑前动脉、大脑后动脉的软脑膜分支形成吻合，血管通过侧支逆向显影。该型虽可显示闭塞段以远长度，但因侧支灌注压力不足而血流缓慢、迟滞，造影图像有时难以判断血液反流的准确位置，导致闭塞段长度测量可能不准确，这种较长的非急性闭塞对于术中判断微导丝的轨迹和前进方向有些困难。该类型病例有较多的可逆转的缺血脑组织，再通后患者仍可获益，但对于此型的前循环闭塞患者在再通后需警惕高灌注综合征。将血管造影结果结合 CTA 的最大密度投影成像和/或高分辨率磁共振的血管长轴剖面成像进行综合分析将有利于判断此型患者的闭塞长度。

3. Ⅲ型 闭塞以远因侧支代偿不足而不显影。该型病变无法从影像学方面了解闭塞段情况,往往梗塞面积较大,存活脑组织数量较少,手术成功率降低,再通尤需谨慎。

上述分型的Ⅰ型和Ⅱ型均需警惕患者闭塞血管相邻远近端是否有造影影像上的烟雾代偿血管,对有烟雾代偿血管者需排除烟雾病。对烟雾病患者不能行非急性闭塞再通手术;对不是烟雾病但有烟雾血管生成的非急性闭塞患者行再通手术尤须严格掌握适应证,谨慎开通。

二、急性缺血性脑卒中血管内再通中的非急性闭塞再通操作

如前所述,若是在 AIS 再通中遇到了非急性闭塞需要进行再通,术者需要有较好的再通经验和合适的再通工具。虽然术前准备时间有限,但要对闭塞的病因、再通的必要性、再通的安全性和具体的手术预案进行考量,设计好手术路径,准备好手术相关器材。尤其需要注意的是对路径迂曲的患者要准备好中间指引导管,有助于靠近闭塞近端,可以更好地造影显示闭塞近端的形态,也可以给予微导丝和微导管更好的支撑。要注意为闭塞段比较长的患者准备好较长的球囊和支架。尽量减少术中反复多次的球囊扩张和支架套接,如准备好 4.5mm×28mm 的 Enterprise 1 支架（Enterprise 2 则为 4mm×30mm）,甚至是 4.5mm×37mm 的 Enterprise 1 支架（Enterprise 2 则为 4mm×39mm）。还需要准备好多根术者熟悉的、结构性能适宜做非急性闭塞再通的微导丝。具体的非急性闭塞再通手术预案如下。

（一）麻醉方式

虽然急诊再通可在局部麻醉、镇静麻醉的基础上进行,但若急诊再通中涉及了非急性闭塞再通,笔者所在的河南省人民医院推荐采用全身麻醉进行手术。

（二）入路选择

入路选择多为股动脉路径,若感觉桡动脉路径更有利于后循环非急性闭塞的再通,则也可选择桡动脉路径。少数患者可行双路径穿刺,一路用于闭塞再通操作,另一路用于其他非闭塞病变血管的 DSA 造影、显示路图。

（三）操作流程

1. 术前准备工作 准备好围手术期可能需要用的药物,如降压药或升压药、静脉用的抗血小板药和溶栓制剂等。建立静脉通道,摆好患者体位,完成消毒铺巾,置入动脉鞘,6F 动脉鞘最常用,之后是置入 6F 常规指引导管。若需加强支撑可直接置入应用长鞘,也可先置入 8F 短动脉鞘,在 8F 短动脉鞘中置入 6F 长鞘,之后在长鞘中置入 115 cm 的中间指引导管（多选用 5F）。其中,中间指引导管高到位是非急性闭塞再通的重要支撑保障。常规全身肝素化并准备好多组灌注压力水（笔者所在的河南省人民医院灌注水中不加肝素）。

2. 造影行血管评价 推荐 3D 造影成像,多角度动态显示,最大限度地明确闭塞血管的全部信息,选择最佳工作位,设计好最佳的微导丝探索开通点和通道,切忌无计划地用微

导丝在闭塞段盲目钻探。

3. 微导丝通过闭塞段和判断是否进入血管真腔 微导丝通过闭塞段是再通的关键操作。在路图的指引下，按预定构想的开通点和开通方向用微导管和微导丝（200cm）相互协调轻柔地进行"钻探"，安全的"钻探"操作是用操控子捻动微导丝，不给或仅给轻微的向前推送的力量，要尽量靠导丝本身沿预推测和构想的真腔方向通过闭塞段，轻易不要用强力推送微导丝强行通过闭塞段。导丝头端多被塑形为起伏非常小的小"S"状，因直头导丝对血管损伤大，易进入血管夹层或穿破血管或边支，如果塑形的"S"大了，会导致微导丝向前"钻"的力度受限。当然，有的患者闭塞前段迂曲明显，导致小"S"塑形微导丝不易精准到达闭塞段预想的开通点，则可酌情个体化对微导丝头端进行塑形。时间较短的闭塞血栓常比较松软，微导丝所遇阻力低，易轻松自行通过闭塞段头端。若闭塞段头端质地较硬，则微导丝突破时阻力较大，在安全的前提下有时需给予较强的推送力，突破质地较硬的闭塞段头端时可有突发落空感，此时可继续捻送微导丝，体会微导丝的前进阻力并观察其走行的轨迹和方向。适度跟进微导管，若手术所用为双C臂血管造影机则有利于观察，若为单C臂血管造影机则一定要多角度透视。推测和确证微导丝和/或微导管走行的方向在血管走行的长轴范围内，而没有穿出血管壁外。术者需要注意导丝、导管能够平行于血管中轴方向，闭塞远端可有路图显示，非平行中轴方向的探试容易导致血管损伤，甚至出现出血风险。

如何判断前行的微导丝在再通血管的真腔中而不是误入血管夹层对于降低再通并发症和实现成功再通至关重要，笔者朱良付推荐通过下述6条标准进行判断。

（1）微导丝前行的阻力和形态：在前行过程中，术者要体会微导丝前行的阻力，观察微导丝前进途中是否自由顺滑，若前行不顺，特别是在推送微导丝前行过程中反复有成袢回折，则微导丝多在血管夹层内而非在真腔。若前行自由、顺滑且符合血管走向则多在真腔。

（2）导丝走行的方向在血管走行的长轴范围内：这需要术者对血管走形、分支及毗邻结构的解剖非常熟悉，尤其是在开通闭塞段及闭塞段以远的血管迂曲明显的病例时，需要在术前知道患者闭塞血管以远的血管走向，但在AIS再通术中遭遇非急性闭塞时，术者往往对闭塞以远血管床的走向了解有限，这也增加了急诊对非急性闭塞再通的风险性。

（3）导丝能够进入远端正常的血管腔：若与路图所示的远端血管床成功对接则支持导丝在真腔，但有些患者远端血管床本身路图并不显示。

（4）微导管谨慎回抽使全血反流：推荐在微导管造影前，先用1ml注射器对去掉Y阀的微导管尾端的管腔滴肝素盐水做好预灌注（以减少空气），之后用注射器对接微导管尾端进行轻柔的负压抽吸，观察是否有全血反流，若顺利有全血反流，则多可确定微导管是在真腔（只有极少数患者由于微导管进入了有活动出血的血管夹层里，也可回抽为全血），若无全血反流，可在保持注射器负压抽吸的状态下轻微短距离回撤微导管，以排除微导管头端贴敷在闭塞以远血管壁导致不能反流的可能，若回撤微导管始终无全血反流，则不在真腔，不能行微导管造影，多需谨慎撤回微导管、微导丝重新探测真腔。

（5）微导管造影显示在真腔：最终确定微导丝和微导管在真腔还是需要依靠微导管造

影。但如前述,必须是在高度确定在真腔内方可做微导管造影,因为若微导管在血管夹层里则造影时造影剂会进一步使血管壁剥离,导致血管夹层扩展、在穿支密集的血管段则会导致大量穿支闭塞,尤其是对于基底动脉非急性闭塞患者,可以导致闭锁综合征、植物状态甚至死亡,甚至会极罕见地引发血管破裂,导致患者灾难性的预后。

(6)最终实现全程成功开通。

需强调,对闭塞段不能再通或反复进入血管夹层者,要及时中断手术,反复尝试强行再通往往会导致并发症的发生。虽然周围血管和心内科在慢性闭塞病变的再通中出现血管夹层时使用的平行导丝技术可以被借鉴,但这些科室用的内膜下再通技术目前在颅内动脉非急性闭塞的再通中尚有待探究和积累经验。

4. 铺设工作导丝　当确定微导管在闭塞以远血管真腔后,做微导管造影(造影前一定要做好微导管空气排空,减少微导管造影的空气栓塞),微导管造影可进一步明确闭塞以远真腔的结构和远端分支情况,结合闭塞近端的造影图可测量闭塞节段的长度。进一步在路图引导下将微导丝和微导管协同超选到闭塞以远的主干血管的适当部位。在此位置可再做微导管造影或路图确定微导管在主干血管内。进一步在路图的指引下,交换导入长300cm的微导丝,微导丝头端塑形为非常小的"猪尾状",将300cm的工作微导丝铺设到能给予后续开通工具(如球囊、支架等)足够支持的血管部位。

5. 行球囊预扩张　原则上球囊的最大径不超过闭塞远端血管的直径,即尽量选择直径为正常血管直径80%以下的球囊进行预扩张(亚满意扩张)。扩张过程加压要缓慢,并全程透视,观察球囊轮廓不要超过血管直径轮廓,最大限度回避球囊突破血管的可能。球囊的长度选择需根据闭塞段长度、闭塞局部及相邻血管的迂曲度、是否有闭塞段毗邻的较重的串联狭窄等来选择,在球囊能顺利到位和安全扩张的情况下,选择球囊的长度应以尽量减少扩张次数为原则。若在较平直段,尽量选一次扩张能覆盖全闭塞段长度的球囊;若在迂曲段,为了减少扩张牵拉力量可选择较短的球囊分次进行扩张;若闭塞段较长或闭塞段毗邻部位有较重的串联狭窄,则可个体化选择较长的球囊一次性完成扩张,也可个体化选择较短的球囊分次进行扩张。部分病例为了减少球囊扩张后短时间内形成血栓,可在确定无出血并发症的情况下静脉给予抗血小板药。通常患者使用一个规格的球囊就能完成手术,若观察第一个直径的球囊扩张后血管局部弹性回缩明显,预测支架置入后残余狭窄过重,则可在安全的前提下,选择比第一个球囊直径稍大的球囊进行进一步扩张。

特别需要提醒的是,虽然近年来药物球囊在颅内血管狭窄的血管内再通中应用逐渐增多(包括多个国产药物球囊多中心试验也在做),但因非急性闭塞患者闭塞段及闭塞段相邻的管腔多废用,萎缩明显,反复球囊扩张非常容易诱发明显的血管夹层,故笔者朱良付暂不推荐对非急性闭塞再通应用药物球囊,但也不反对在有经验的医疗中心有选择地应用。

6. 置入支架　在闭塞血管预扩张完毕后,血管壁往往不是管径均匀一致、内壁光滑的情况,实际上,预扩张后的血管壁情况往往不理想,最常见的情况是血管出现弹性回缩,少见情况是出现血栓、血管夹层等情况。除少数颅内血管非急性闭塞患者单纯球囊扩张后血流就可保持稳定外(且通常需静脉给予负荷量抗血小板药并持续静脉泵注),大多数患者球囊扩张后尚需一期置入支架。

急诊行非急性闭塞再通，不是哪一种"万能"支架能够完全处理的，建议根据扩张后血管的具体情况选择合适的支架。笔者朱良付团队建议首选经导管输送的闭环式自膨式支架。虽然Wingspan支架是具有颅内缺血适应证的专业缺血支架，且径向支撑力强，支架释放后微导丝仍保留在血管腔内，便于必要时进行下一步的后续操作，但在非急性闭塞再通中，置入Wingspan支架需综合考虑。因为Wingspan支架为开环式，有时后续操作时工具通过支架时可受开环结构阻绊干扰；另外，Wingspan支架对输送支撑要求稍高，而非急性闭塞再通有时微导丝铺设不能过深，导丝提供的输送支撑有时达不到要求；Wingspan支架目前最长为20mm，导致对较长的非急性闭塞进行再通时需套接支架，给操作带来一定的挑战。Neuroform EZ支架经导管输送易上行到位，但仍为开环式支架。笔者朱良付推荐首选置入经导管输送的闭环式自膨式支架，是基于以下考虑：经导管输送的自膨式支架易上行到位，且闭环式支架有利于支架置入后在做后续操作时血管内诊疗工具的通过。非急性闭塞再通若球囊扩张后感血管壁受损不光滑，存在血栓，担心支架释放置入后血栓形成，必要时可选用Solitaire支架，释放该支架后（但不解脱）动态观察血流情况，若发现支架释放后张开不良、残余狭窄明显，甚至急诊有血栓形成则可取出支架，改用更大直径的球囊再次进行扩张或换用别的种类或规格的支架置入，同时应用溶栓药、抗血小板药等，甚至必要时行支架取栓操作等。但不推荐将Solitaire支架直接解脱到非急性闭塞再通部位，该支架最大的缺点是尾端为半支架设计，支架解脱后常不贴壁，若想让微导丝等工具后续通过支架具有一定的挑战性，有时会极端困难。

虽然笔者朱良付团队推荐将闭环式自膨式支架作为首选，但在非急性闭塞再通中有选择地应用球囊扩张式支架也是安全的。术者若在球囊预扩张时已感觉闭塞段局部质地较硬、预测自膨式支架对闭塞段支撑力不足、闭塞段较短、前后径较一致、无重要边支和穿支者，可考虑应用球囊扩张式支架。球囊扩张式支架的优点是支撑力强、操作简易，但缺点是上行性和通过性差，若非急性闭塞血管闭塞远近端的管径差距过大，则球囊扩张式支架的直径不好选择，支架成形过程中有出血风险。

支架长度的选择原则是尽量1枚支架能完全覆盖闭塞再通节段及其相邻的两端锚定区。这样可尽量减少术中支架的套接，因为套接支架会导致操作增多、手术时间延长，且支架在套接处张开易受限，易导致血栓形成等并发症，还会导致费用增加。必要时可应用4.5mm×28mm的Enterprise 1支架（Enterprise 2支架则为4mm×30mm）甚至4.5mm×37mm的Enterprise 1支架（Enterprise 2支架则为4mm×39mm），这样常可减少支架套接的操作。在处理颈动脉长节段闭塞再通时，有选择性地应用球囊扩张式长支架可有助于减少支架套接、提高再通效能、降低再通费用，因此在处理颈动脉长节段闭塞再通中，建议要备有9mm×50mm和7mm×50mm的Wallstent颈动脉支架（编织型），该工具对有些患者的成功再通是必须的。

若必须套接支架，需要构想好套接策略，是自膨式和自膨式支架套接，还是自膨式支架和球囊扩张式支架套接，以及支架具体套接的顺序。在颅内血管非急性闭塞再通中，多支架置入的顺序通常是由远至近，而套接的由远至近的支架直径选择通常是由小到大。虽然，自膨式支架可以套接自膨式支架,球囊扩张式支架也可以套接自膨式支架,但若需要自膨式支架和球囊扩张式支架套接,则最好在远心端先释放自膨式支架,之后于近端用球囊扩张式支架套接事先释放的自膨式支架。

7. 球囊后扩张 笔者朱良付认为非急性闭塞再通原则上要尽量避免后扩张。因后扩张的球囊通过支架有潜在的风险,如易导致支架移位及损伤血管壁诱发血栓。球囊扩张过程中使支架挤压斑块和血栓物质,可导致血栓增加或引起栓塞。但若支架置入后残余狭窄明显,或支架张开欠理想,已经形成血栓或形成血栓的可能性很大,则需行后扩张。后扩张要谨慎操作,对有工作导丝保留的患者多好操作,但也需注意有些患者球囊通过支架时受阻,若受阻明显不可强行推送,强行推送会导致支架移动、血管壁受损而诱发血栓。扩张球囊若能到位则注意球囊应尽量限制在支架范围以内(扩张头端张开不理想的支架除外),球囊的直径可等于或稍大于预扩张球囊直径,但不可超过正常血管直径,扩张速度要慢,球囊扩张压力尽量不要超过标准命名压。

8. 评估再通结果 术后对再通复流的血管进行工作位、正位、侧位造影,记录血流再通后的分级、再通段的残余狭窄程度,再通段以远的血管床有无血管栓塞征象。若血管造影机有平板CT功能则行即刻CT扫描。若观察再通血管平稳(可酌情观察10分钟左右,有的患者甚至需要观察到30分钟左右),则可撤出导管、动脉鞘,对穿刺动脉进行局部止血、加压包扎。

(四)术后管理

术后常规对穿刺点止血处理。术后须监测患者的神经功能及血流动力学。一部分患者会有谵妄、欣快和烦躁等精神症状,要警惕这些患者发生高灌注,选用平稳的降压药进行静脉泵注。术后卧床和监测最少3天,河南省人民医院通常对此类患者术后观察5天左右。术后长期服用阿司匹林(100~300 mg/d)、氯吡格雷(75 mg/d),无禁忌者加用他汀类制剂,待3~6个月复查,若影像学检查显示血管无明显狭窄者可改用单独一种抗血小板制剂(简称单抗血小板),之后逐年进行随访。

(五)围手术期并发症

非急性闭塞血管内再通具有较高的围手术期并发症,即使在经验丰富的高容量中心非急性闭塞再通的并发症也常在10%左右,急诊再通中遭遇非急性闭塞再通时风险会更高,故该类手术的主要并发症需要熟悉,具体如下。

1. 动脉夹层 是非急性闭塞再通最常见的并发症。动脉夹层常发生在两个部位:①闭塞段;②闭塞段近端的正常血管。

其中,闭塞段动脉夹层是特别需要重视的并发症,这种夹层通常在闭塞段再通过程中发生,常是微导丝、微导管等进入血管壁间所致,微导丝进入颅内血管夹层后很难破壁回到真腔,故导丝进入夹层后反复推送导丝往往只会加重夹层,若在夹层内行微导管造影则会导致夹层迅速扩展、壁间血肿扩大、穿支及边支闭塞,导致患者术后出现不同程度的神经缺损症状,甚至重度致残或死亡。预防该并发症需术前仔细研究闭塞近端的形态和结构,设计好最佳的微导丝探索开通点和通道，无计划地盲目用微导丝在闭塞段钻探易导致夹层。降低该并发症的关键是术中及时发现微导丝和微导管进入夹层（具体判断方法详见本节微导丝通过闭塞段和判断是否在真腔内所述），若及时发现并撤回微导丝、微导管常损害不大。但也有把夹层误判为真腔，后续的球囊成形和支架成形都在夹层内进行而导致严重不良预后的。识别夹层后应将微导丝退回到闭塞近端重新调整钻探方向。当然也有微导丝开通闭塞段初始在真腔，进一步前行过程中进入夹层的，这种情况下微导丝只需退到进入夹层前的腔内即可，但再次钻探过程中微导丝常较易滑入原来的夹层通道，也有可能探出另一个夹层通道。微导丝若有幸找到真腔，后续的球囊扩张和支架置入常可将夹层有效贴敷，多可使其直接消失，少数病例夹层仍可有对比剂滞留显影，可个体化选择是否叠加别的血管内再通措施或密切随访观察。

此外，在非急性闭塞段近端的正常血管也会发生夹层。原因是非急性闭塞近端的正常血管常会发生明显的失用性萎缩，其内膜易被 6F 指引导管或 0.035 英寸的泥鳅导丝所损伤，预防这种情况需要轻柔操作，进入颅内血管时改用微导管、微导丝内衬同轴 5F 指引导管或 5F 中间指引导管上行可有效避免这种夹层的发生，这种夹层多较轻不会影响下一步的操作（但也有夹层引发血管闭塞，导致下一步再通无法进行的）。

2. 闭塞段再通后血栓形成　是非急性闭塞再通常见的并发症。非急性闭塞段的病理结构个体化差异很大，球囊扩张和/或支架置入后有较高的血栓形成概率，原因有：内膜损伤、局部夹层、局部原有血栓、残余狭窄过重、血管弹性回缩、支架异物致栓、支架张开不良、附壁血栓疝入支架内、支架覆盖病变不全、围手术期抗栓不足、非急性闭塞病因不是动脉粥样硬化等诸多因素。造影表现为前向血流不畅、迟滞、局部血管腔内或支架内有白色血栓样结构等。该并发症处理不当会使再通失败，处理的关键是个体化改善局部再通情况并合理抗栓治疗。

3. 闭塞段再通以远栓塞　再通操作可导致闭塞段血栓或再通新形成的局部附壁血栓移动导致远处血管床栓塞。在再通过程中，要注意远处血管床的血管显影情况，及时发现手术视野内或视野外的血管床情况。栓塞的处理根据栓塞部位的血管功能及栓塞发生的不同时段（是发生在球囊预扩张后、支架置入后还是球囊后扩张后）而定。原则上大血管闭塞要考虑血管内取栓和/或抽栓开通，较远处血管床若非重要功能血管，可以不处理；较远处血管床若为重要血管，可以采取机械碎栓。若在支架置入前发生的大血管栓塞，取栓、抽栓均相对较好处理，但要注意这些开通装置是否能通过刚被球囊扩张操作损伤的非急性闭塞血管段。若在支架置入或球囊后扩张之后发生的大血管栓塞，则要注意这些装置能否顺利进出支架、是否会引发支架移位、是否会导致局部血栓形成、取栓支架是否会和置入的支架发生缠结。

4. 血管穿孔　非急性闭塞再通时，尤其是微导丝和微导管在突破闭塞近端时，可穿破血管壁进入血管外。根据微导丝和/或微导管走行方向可发现，推注对比剂造影时也可发现对比剂在蛛网膜下腔显影。监测患者生命体征可发现出现血压升高、心率加快等，出血量多和快时患者颅内压可急剧升高。处理需迅速中和肝素，首选对出血血管应用球囊进行局部压迫，必要在局部填塞弹簧圈或打液体栓塞剂彻底止血。近年来发现个体化的局部应用凝血酶也是一个迫不得已的救治措施。确定终止出血后中止手术，密切观察病情，复查头颅影像，观察之后出血有无增加。若颅内出血血肿占位效应明显，必要时需急诊外科干预。对于蛛网膜下腔出血明显的患者，要早行腰大池置管引流，但要注意不要引流过快。

5. **血管破裂** 球囊或球囊扩张式支架直径较大是发生血管破裂的高危因素，支架置入后行球囊后扩张时也可能发生，球囊扩张压力过快、过高也易发生。该并发症以预防为主，并发症发生后出血量常是致命性的。

6. **高灌注综合征** 发生非急性闭塞再通高灌注综合征的患者表现为单侧头痛、呕吐、面部和眼痛、痫性发作、血压急剧升高、脑水肿甚至颅内出血、脑疝、死亡等。为降低或避免高灌注综合征的发生，在围手术期应严格监测和控制好患者血压。围手术期用TCD监测再通动脉的流速变化有助预测高灌注的发生，若发现血流速度过度增快可通过降低血压等措施进行干预。

7. **支架内再狭窄或闭塞** 非急性闭塞一期支架成形术术后随访显示其支架再狭窄或闭塞的发生率较颅内血管狭窄支架成形术高。不同部位再狭窄或闭塞的发生率不同。有再狭窄的患者若不规范服用甚至停服抗血小板药等易诱发缺血事件。患者术后要坚持服用两种抗血小板制剂，最好能监测抗血小板效果，并根据监测结果进行个体化调整。支架内再狭窄的处理重在规律复查、及时发现。对症状性、再狭窄程度≥70%的患者，建议在安全性、有把握和获得知情同意后行支架内球囊扩张（药物球囊若能安全到位则药物球囊更佳），必要时套叠支架置入。对无症状的、再狭窄程度≥70%的患者可根据手术安全性和知情同意决定是否治疗。对随访支架再闭塞者，可个体化选择外科搭桥、药物治疗，多不宜再行支架内闭塞再通。

（朱良付　殷聪国　周志龙）

参考文献

[1] DESAI S M, HAUSSEN D C, AGHAEBRAHIM A, et al. Thrombectomy 24 hours after stroke: beyond DAWN[J]. J Neurointerv Surg, 2018,10(11):1039-1042.

[2] 周志龙，李天晓，朱良付，等．症状性椎动脉颅内段非急性闭塞血管内再通治疗研究[J]．中国脑血管病杂志,2020,17(7):391-397.

[3] HE Y K, BAI W X, LI T X, et al. Perioperative complications of recanalization and stenting for symptomatic nonacute vertebrobasilar artery occlusion[J]. Ann Vasc Surg,2014, 28(2):386-393.

第九节　急性缺血性脑卒中血管内再通中球囊指引导管的应用

球囊指引导管（balloon guide catheter, BGC）和取栓支架、抽吸导管一起，共同成为现代取栓技术最重要的三种材料,各种名称的机械取栓技术不外乎三者之间的相互组合。相比于后二者,BGC 在国内的应用很不理想,除了市场推广因素,国内神经介入医师对 BGC 的认识也远远不够。本节旨在对 BGC 在 AIS 血管内再通中的应用进行简要介绍。

一、球囊指引导管的由来

BGC 在 AIS 血管内再通中的应用最早见于 MERCI 1 研究。该研究的 Merci 取栓系统包括取栓器、球囊指引导管和微导管,当时应用的 BGC 是内腔为 2.1 mm、头端带有球囊的 9Fr 指引导管。前循环闭塞取栓时 BGC 头端置于颈总动脉或颈内动脉,后循环闭塞时 BGC 头端置于锁骨下动脉。在血栓取出过程中,BGC 的球囊保持充盈阻断颅内血流,把 Merci 取栓器、血栓和微导管一起回撤到 BGC 导管腔内,同时 BGC 保持负压抽吸状态确保血栓能够完全取出,球囊泄压恢复前向血流。在总共 28 例机械取栓患者中,有 12 例(43%)成功获得了血管内再通,再加上动脉内给予 rt-PA,最终 18 例(64%)获得了血管内再通,提示 Merci 取栓器是安全的,并且可使发病 8 小时内的脑卒中患者获益。在 Merci 取栓器的后续系列研究中,均把 BGC 作为标准搭配。尽管 Merci 取栓器在之后的临床研究中被证明效果不如 Trevo 等新一代取栓支架,但 BGC 却成功地被保留下来,并得到广泛使用。中国目前已有多种国外、国内生产的 BGC 被应用到了临床工作中。

二、球囊指引导管的体外研究

有研究者在体外大脑动脉模型中对 BGC 近端血流控制的有效性和安全性进行了定量分析,取栓器分别使用了 Merci V 系列取栓器(Concentric Medical, MountainView, CA)、Trevo ProVue 取栓支架(Concentric Medical)和 Solitaire FR 支架,指引导管使用 8Fr BGC(Concentric Medical)和 7Fr 常规指引导管(Cordis, Miami Lakes, FL)。结果发现,无论使用何种取栓支架,BGC 均可显著降低远端栓塞的风险。Mokin M 等利用一种新的大脑动脉闭塞模型,比较了支架取栓过程中使用常规指引导管(CGC)、BGC、支架联合抽吸技术和直接抽吸技术在血管内再通率及远端栓塞事件发生率方面的区别,发现使用 BGC 可以显著减少新区域的栓塞事件。

三、支持球囊指引导管的临床研究

大量临床研究发现,BGC 配合取栓支架进行机械取栓,可以提高首次取栓成功率(first pass effect, FPE),减少取栓次数,缩短手术时间,从而改善患者的预后。Solitaire 和 Trevo 作为应用最多的两款取栓支架,在美国上市后分别进行了北美 Solitaire 取栓支架急性卒中登记研究(NASA)和 Trevo 取栓支架急性卒中登记研究(TRACK)。在这两项研究中,均有部分患者在支架取栓时使用了 BGC 临时阻断颈动脉前向血流,使用比例也类似(NASA 44% vs. TRACK 47%)。研究结果均发现,与不用 BGC 相比,BGC 组手术时间更短,90 天临床预后更好，BGC 是良好临床结局的独立预测因素。因此，Solitaire 和 Trevo 支架的制造商都建议在支架取栓时常规使用 BGC。

一项来自欧洲两个中心的回顾性研究，纳入了 183 例进行支架取栓的患者。其中一个中心的 102 例患者使用了 BGC，另一个中心的 81 例患者没有使用 BGC。结果发现，血管内再通率 BGC 组为 89.2%，不用 BGC 组只有 67.9%（$P=0.0004$），一次取栓成功率也是 BGC 组更高（63.7% vs. 35.8%，$P=0.001$），BGC 组平均手术时间为 20.5 分钟，显著低于不用 BGC 组的 41.0 分钟（$P=0.0001$）。

2019 年发表的 STRATIS 研究，纳入了美国 55 个卒中中心 1 000 个接受 Solitaire 或 MindFrame 装置取栓治疗的急性缺血性脑卒中患者，根据使用的辅助导管类型分为三组，即 BGC 组、远端抽吸导管（DAC）组和传统指引导管（CGC）组。在符合入组条件的 745 例患者中，445 例（60%）应用 BGC 辅助技术，238（32%）例应用 DAC 辅助技术，62（8%）例应用 CGC 辅助技术。BGC 组首次再通率为 48%（mTICI 分级 ≥ 2c 级），显著高于 CGC 组（16%）和 DAC 组（35%）。比较 90 天良好预后（mRS 0～2 分）的比例，与 CGC 组（42%）和 DAC 组（52%）相比，BGC 组（61%）的良好预后率最高。最后得出结论，BGC 是首次取栓后实现再通的独立预测因素，BGC 的常规使用能够提高患者早期成功再通率和实现良好的临床预后。

以上几项研究都是关于 BGC 和支架取栓配合使用的，那么对于目前指南推荐的另一项一线取栓方法——ADAPT 技术或者接触抽吸取栓技术（contact aspiration thrombectomy，CAT），BGC 是否也适用呢？之所以有这个疑问，是因为 BGC 的内腔有限，通过较粗的抽吸导管后 BGC 的抽吸效能会大为减弱。韩国研究者对这一问题进行了探索，回顾性分析了 6 个卒中中心接受 CAT 技术作为一线治疗方法的 429 例患者，并根据是否使用 BGC 将这些患者分为两组，其中使用 BGC 组占 45.2%。与不使用 BGC 组相比，BGC 组平均抽吸次数更少 [（2.6±1.6） vs. （3.4±1.5）]，股动脉穿刺至再通的时间更短 [（56±27）分钟 vs. （64±35）分钟]，额外使用溶栓药物的比例更低（1.0% vs. 8.1%），远端栓塞事件发生率更低（0.5% vs. 3.4%），最终血管内再通率更高（89.2% vs. 72.8%），首次取栓再通率也更高（24.2% vs. 8.1%），90 天的良好预后率更高（60.3% vs. 45.1%）。因此得出结论，使用 BGC 进行接触抽吸取栓可以提高血管内再通率和患者的良好预后率。

无论采用支架取栓还是接触抽吸取栓作为一线治疗方法，BGC 都显示出了良好的作用。有研究显示，不用考虑首选的一线取栓方法，使用 BGC 都可以提高血管内再通率、改善患者预后，该研究纳入了 955 例患者，首选支架取栓的 526 例（55.1%），首选抽吸取栓的 429 例（44.9%）。516 例患者使用了 BGC，占全部患者的 54.0%。其中支架取栓患者使用 BGC 的比例为 61.2%，抽吸取栓患者使用 BGC 的比例为 45.2%。BGC 组成功血管内再通率显著高于不用 BGC 组，分别为 86.8% 和 74.7%（$P<0.001$），首次取栓再通率 BGC 组更高（37.0% vs. 14.1%，$P<0.001$），平均取栓次数 BGC 组更低 [（2.5±1.9） vs. （3.3±2.1），$P<0.001$]，股动脉穿刺至血管内再通时间 BGC 组更短 [（54.3±27.4）分钟 vs. （67.6±38.2）分钟，$P<0.001$]。

四、不支持球囊指引导管的临床研究

虽然大多数临床研究都证实了 BGC 在支架取栓中的有效性,也有部分研究没有发现其具有改善患者临床预后的作用。研究者分析了 MR CLEAN 登记的研究数据,纳入 2014—2016 年 887 例患者的资料,其中 528 例(60%)使用了 BGC,359 例(40%)未使用 BGC。结果发现,BGC 组有较高的 eTICI 分级再通率和早期 NIHSS 评分改善,但在长期预后方面(90 天 mRS)两组之间没有差别,BGC 组没有显示出优势。Tekle WG 等分析了 DAWN 试验中影响血管内再通和患者预后的围手术期及技术因素,发现用 BGC 和不用 BGC 相比,血管内再通率没有显著差别(79.2% vs. 68.4%,P=0.27),90 天 mRS 0～2 分的比例也没有差别(41.7% vs. 54.3%,P=0.24)。Bourcier R 等回顾分析了 ETIS 登记研究(endovascular treatment in ischemic stroke)的数据,发现当支架取栓和接触抽吸联合应用时,用与不用 BGC 对于最终血管内再通率、首次取栓再通率和患者预后均没有影响。

五、球囊指引导管在机械取栓中的重要作用

综合前述文献资料,可把 BGC 的作用归纳为以下几个方面:①减少远端栓塞事件;②提高首次取栓成功率;③提高最终血管内再通率;④减少取栓次数;⑤缩短股动脉穿刺至血管内再通时间;⑥减少机械取栓过程中额外使用溶栓药物;⑦改善患者预后。在临床实际操作中,应当摒弃使用常规指引导管进行支架取栓的做法,建议使用 BGC 进行支架取栓,特别是对于颈内动脉终末段大负荷量血栓,BGC 的优势可以得到充分体现。

为了进一步提高首次取栓成功率,结合 BGC、取栓支架和抽吸导管各自的优势和特点,有专家提出三者组合使用,并将其命名为 BADDASS(balloon guide with large bore distal access catheter with dual aspiration with stent-retriever as standard approach)技术。该技术有 8 个操作要点:①建立 BGC、内腔直径较大的远端通路导管和微导管三轴导管系统;②选择较长取栓支架(长度 30 mm 及以上),将其远端置于大脑中动脉较粗的下干中;③采用推挤释放技术保证支架充分打开并与血栓嵌合;④取栓时撤出微导管采用裸导丝技术保证抽吸效能最大化;⑤牵引支架微导丝跟进远端通路导管至支架近端;⑥释放支架微导丝张力,避免将支架拉入导管内切割血栓;⑦充盈球囊进行双抽吸;⑧将取栓支架血栓复合体与远端通路导管整体撤出。BADDASS 技术的具体操作步骤见分解演示(视频 9)。考虑到目前有些相关材料在我国临床工作中获得尚有难度,以及卫生经济学因素,该方案目前在临床实践中广泛推广还有一定困难,但毕竟指出了未来可能的发展方向。

视频 9
BADDASS
技术演示

BGC 对于心源性栓塞所导致的大动脉闭塞的机械取栓效果明显,笔者韩红星将其用于颈动脉串联闭塞也取得了不错的效果。颈动脉串联闭塞是指颈内动脉颅外段闭塞或重度狭窄,同时伴有颈内动脉终末段或大脑中动脉 M1 及其远端分支的栓塞,约占全部大血管闭塞缺血性脑卒中的 1/6。由于远端栓塞和近端病变同时存在,故需要考虑治疗的先后顺序。在一项单中心回顾性分析中,30 例颈动脉串联闭塞患者,17 例采用了逆向开通技术,其中 16 例使用

了 BGC。逆向开通组的首次取栓成功率达到 82.4%（14/17），显著高于顺向开通组的 [30.0%（3/10）]，这一结果得益于 BGC 的高使用率（94.1%）。笔者将这一技术命名为"RETS"技术，取四个步骤单词（reperfusion,expanding,thrombectomy,stenting）的首字母，如图 4-39 所示。具体过程如下：①恢复灌注（reperfusion）。微导管通过颈动脉起始部闭塞处后直接到达 M2，在颈内动脉终末段及 M1 释放取栓支架。如果存在大脑动脉环代偿，此时就可以建立前向血流，可比顺向开通提前 5～10 分钟恢复远端灌注；②球囊扩张（expanding）。利用支架锚定撤出微导管，通过取栓支架的微导丝送入扩张球囊（推荐 3mm×20mm 或 4mm×30mm），对颈动脉起始部闭塞部位进行扩张成形；③机械取栓（thrombectomy）。BGC 沿球囊输送系统前进，越过狭窄部位，按照标准步骤进行机械取栓，直至成功开通远端血管；④支架成形（stenting）。保留微导丝，BGC 保持负压状态回撤至颈总动脉，观察颈动脉起始部狭窄形态，若前向血流不能维持需要进行支架成形，则充盈 BGC 球囊，在单球囊近端保护下置入颈动脉支架。这一技术比传统的顺向开通方案减少了操作保护伞的步骤，可以更早恢复远端灌注，提高首次取栓成功率。因为临床应用经验尚少，其疗效需要进一步进行验证。

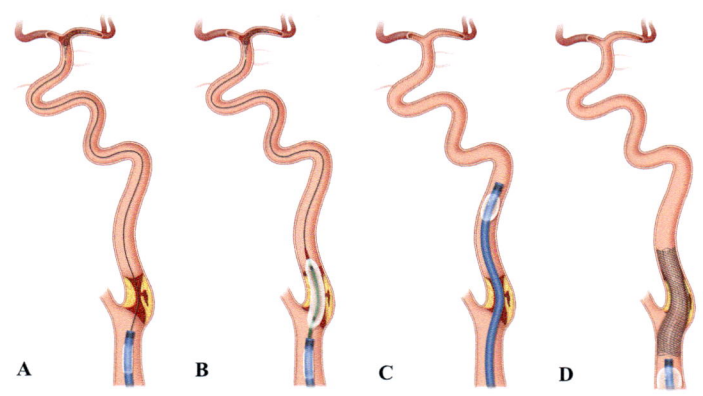

图 4-39 "RETS"技术治疗颈动脉串联闭塞示意

A. 恢复灌注（reperfusion）；B. 球囊扩张（expanding）；C. 机械取栓（thrombectomy）；
D. 支架成形（stenting）。

六、球囊指引导管的操作要点

目前在中国上市的 BGC 是史塞克公司 Merci BGC 和 Flowgate 2 BGC，后者因其 8Fr 外径有更大内腔而优势明显。现根据 Flowgate 2 的操作要求对 BGC 的使用进行介绍。考虑到急诊取栓手术对时间节点的控制，材料制造商推荐的有些操作步骤可以进行适当简化，前期的冲洗、连接等环节把 BGC 当成长鞘或普通指引导管即可。

1. 建立股动脉入路 建议首选 8Fr 短鞘，避免直接使用长鞘。术中一旦发生大块血栓堵管情况，需要将 BGC 完全撤出至体外，有时血栓会卡在动脉鞘内，若使用长鞘时更换相对困难一些。如果使用 9Fr BGC，则需要选用 9Fr 短鞘。

2. 采用同轴技术将 BGC 送达合适位置 Flowgate 2 的配件中包括扩张器（辅助指引导管），其头端角度不适合在主动脉弓进行超选。临床上多使用 BGC+5F 125cm 多功能导管 + 泥鳅导丝同轴系统。将 BGC 送至颈总动脉或颈内动脉。遇到迂曲路径，可以采用交换技术，先把 260 cm 泥鳅导丝送到位，沿泥鳅导丝送入 BGC+ 扩展器组合。BGC 头端置于颈内动脉 C1 远端，距离颞骨岩部的岩段 1～2cm。

3. 取栓前充盈 BGC 球囊 体外的球囊排气充盈准备过程可以省略。充盈球囊的接口可以使用三通阀或自带的鲁尔接头流控阀。操作说明书要求推注 0.6～1.0 ml 1:1 生理盐水造影剂充盈球囊，实际使用时最好在 X 线透视下缓慢充盈，避免球囊过度充盈而发生破裂。

4. 取栓过程保持负压抽吸 一般使用 60 ml 注射器或抽吸泵大力抽吸，使用卡口注射器操作更简便，也可以用 60 ml 注射器 +10 ml 注射器内芯 + 三通阀自制"卡口"注射器（图 4-40）。

5. 在负压状态下卸载球囊 取栓装置整体取出后，如果 BGC 回血不畅或无回血，需要在负压状态下卸载球囊，并缓慢回撤 BGC 直至见到通畅的回血。

BGC 作为取栓利器，其效果已经得到广泛认可，无论是配合支架取栓还是接触抽吸，都可以提高血管内再通率、改善患者预后。从事取栓工作的神经介入医师应当充分认识 BGC，并在临床应用中不断总结经验，探索符合中国患者特点的取栓技术。

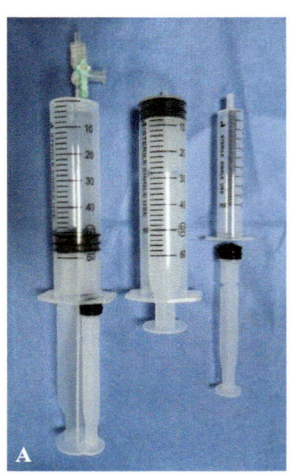 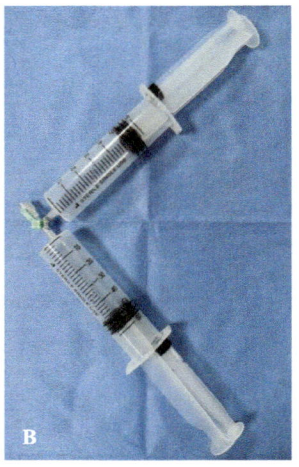

图 4-40　自制"卡口"注射器

A. 60ml 注射器 +10ml 注射器内芯 + 三通阀制作"卡口"注射器；B. 连接两条"卡口"注射器。

（韩红星）

参考文献

[1] GOBIN Y P, STARKMAN S, DUCKWILER G R, et al. MERCI 1: A phase 1 study of mechanical embolus removal in cerebral ischemia[J]. Stroke, 2004, 35(12): 2848-2854.

[2] NOGUEIRA R G, LUTSEP H L, GUPTA R, et al. Trevo versus Merci retrievers for thrombectomy

revascularisation of large vessel occlusions in acute ischaemic stroke (TREVO 2): a randomised trial[J]. Lancet, 2012,380(9849):1231-1240.

[3] CHUEH J Y, KÜHN A L, PURI A S, et al. Reduction in distal emboli with proximal flow control during mechanical thrombectomy: a quantitative in vitro study[J]. Stroke,2013,44(5):1396-1401.

[4] MOKIN M, SETLUR NAGESH S V,IONITA C N, et al. Comparison of modern stroke thrombectomy approaches using an in vitro cerebrovascular occlusion model[J]. AJNR Am J Neuroradiol, 2015 ,36(3):547-551.

[5] NGUYEN T N, MALISCH T, CASTONGUAY A C, et al. Balloon guide catheter improves revascularization and clinical outcomes with the solitaire device: analysis of the north American solitaire acute stroke registry[J]. Stroke,2014 ,45(1):141-145.

[6] ZAIDAT O O, CASTONGUAY A C, NOGUEIRA R G, et al. Trevo stent-retriever mechanical thrombectomy for acute ischemic stroke secondary to large vessel occlusion registry[J]. J Neurointerv Surg ,2018 ,10(6):516-524.

[7] VELASCO A, BUERKE B, STRACKE C P, et al. Comparison of a balloon guide catheter and a non-balloon guide catheter for mechanical thrombectomy[J]. Radiology,2016,280(1):169-176.

[8] ZAIDAT O O, MUELLER-KRONAST N H, HASSAN A E, et al. Impact of balloon guide catheter use on clinical and angiographic outcomes in the stratis stroke thrombectomy registry[J]. Stroke,2019,50(3):697-704.

[9] KANG D H, KIM B M, HEO J H, et al. Effect of balloon guide catheter utilization on contact aspiration thrombectomy[J]. J Neurosurg, 2018,1:1-7.

[10] BAEK J H, KIM B M, KANG D H, et al. Balloon guide catheter is beneficial in endovascular treatment regardless of mechanical recanalization modality[J]. Stroke,2019,50(6):1490-1496.

[11] GOLDHOORN R B, DUIJSTERS N, MAJOIE C, et al. Balloon guide catheter in endovascular treatment for acute ischemic stroke: Results from the MR CLEAN registry[J]. J Vasc Interv Radiol, 2019,30(11):1759-1764.

[12] TEKLE W G, HASSAN A E, JADHAV A P, et al. Impact of periprocedural and technical factors and patient characteristics on revascularization and outcome in the dawn trial[J]. Stroke, 2020,51(1):247-253.

[13] BOURCIER R, MARNAT G, LABREUCHE J, et al. Balloon guide catheter is not superior to conventional guide catheter when stent retriever and contact aspiration are combined for stroke treatment[J]. Neurosurgery, 2020,88(1):E83-E90.

[14] OSPEL J M, MCTAGGART R, KASHANI N, et al. Evolution of stroke thrombectomy techniques to optimize first-pass complete reperfusion[J]. Semin Intervent Radiol, 2020,37(2):119-131.

[15] 张斌升,韩红星,王浩,等.顺向、逆向开通技术在颈动脉串联闭塞致急性缺血性卒中治疗中的应用对比观察 [J]. 山东医药 ,2019,59(30):51-53.

第十节 串联闭塞急性缺血性脑卒中的血管内再通

一、串联闭塞的定义、流行病学、病因和发病机制

急性大血管闭塞性脑卒中约占 AIS 的 1/3,有极高的残死率。串联闭塞是急性大血管闭塞的一种特殊类型,手术难度大,操作复杂。关于串联闭塞的定义一般为:颅内血管闭塞的

同时合并近端血管的重度狭窄（血管狭窄程度为70%～99%）或闭塞。在前循环一般表现为颈内动脉起始段重度狭窄或闭塞合并同侧颈内动脉末端、大脑中动脉或大脑前动脉闭塞。在后循环中一般表现为椎动脉全程任何部位的闭塞或重度狭窄（多见于椎动脉开口处、椎动脉 V4 段）合并基底动脉闭塞。

串联闭塞的发生率在不同的报道中略有差异。在荷兰急性缺血性脑卒中血管内治疗（endovascular treatment for acute ischemic stroke in the netherlands）和前循环脑卒中 8 小时内采用 Solitaire 装置进行血管内再通与最佳药物治疗比较（endovascular revascularization with solitaire device versus best medical therapy in anterior circulation stroke within 8 hours）两项研究中，前循环串联闭塞约占前循环大血管闭塞患者的 25%。而在伴有小梗死核心灶和近端血管闭塞的缺血性脑卒中血管内治疗（endovascular treatment for small core and proximal occlusion ischemic stroke）试验中，串联闭塞占比约为 17%。国内回顾性研究 ACTUAL 显示，串联闭塞的占比约为 10%。总体来说，串联闭塞占前循环大血管闭塞的 10%～25%，占后循环大血管闭塞的 25%～30%。

串联闭塞病变的常见病因主要包括大动脉粥样硬化、动脉夹层及串联栓塞。

1. **动脉粥样硬化** 动脉粥样硬化是以脂质代谢障碍为病变基础的，受累动脉的病变从内膜开始，先有脂质和复合糖类积聚、出血及血栓形成，进而纤维组织增生及钙质沉着，并有动脉中层的逐渐蜕变和钙化，最后导致动脉壁增厚变硬、管腔狭窄，病变常累及大、中肌性动脉。大动脉粥样硬化性串联闭塞多数由于斑块破裂栓塞远端血管导致。

2. **动脉夹层** 是指各种原因使血液成分通过破损的动脉内膜进入血管壁，导致血管壁间剥离分层形成血肿，或动脉壁内自发性血肿，造成血管狭窄、闭塞或破裂的一种疾病。动脉夹层导致急性脑卒中的机制为：夹层内血栓脱落栓塞远端血管导致串联闭塞；夹层导致动脉狭窄或闭塞，引起血流动力学障碍，最终导致脑梗死。

3. **串联栓塞** 是指房颤患者血栓脱落，栓塞颈内动脉或者颈外动脉的同时，也栓塞了同侧大脑中动脉或大脑前动脉。

根据国际多中心前循环串联病变取栓协作组（Thrombectomy in Tandem Lesion, TITAN）的研究结果显示，动脉粥样硬化约占 70%，动脉夹层占 20%～30%，栓塞则较为少见，约为 10%。由于不同病因的串联病变处理策略存在差异，因此明确病因十分必要。通常动脉夹层所致颈内动脉闭塞患者的发病年龄较轻，其发病机制可能与动脉自身病变、外伤或感染有关，如无明确诱因则称为自发性动脉夹层。而颈内动脉粥样斑块性闭塞患者年龄较大，通常与脂质代谢异常、高血压、糖尿病，以及吸烟、肥胖等危险因素有关，可伴有其他颅内血管或冠状动脉、下肢动脉等狭窄。

二、串联闭塞急性缺血性脑卒中的血管内再通

（一）前循环串联闭塞

在 2015 年之前，IVT 是急性颅内大血管闭塞的首选治疗方法。相对于单一血管病变，

串联病变单纯 IVT 的血管内再通率和早期功能改善率均较差。2015 年以后,血管内再通作为急性颅内大血管闭塞患者的首选治疗,串联闭塞血管内再通同样被大多数学者所认同。TITAN、ACTUAL 等研究结果显示,血管内再通可以明显提高串联闭塞血管的再通率,改善患者临床预后。

由于颈动脉串联闭塞病变的特殊性,对术者血管内再通技术提出了更高的要求。因此,如何制定出合理的再通策略,快速、安全地实现远端血管复流显得尤为重要。当前,对于颈动脉串联病变的急诊处置顺序,即近端颈动脉支架置入与远端机械取栓哪一个优先处理、顺行性开通和逆行性开通哪个更好,尚无定论,但越来越多的研究证据支持逆行性开通。

1. 顺行性开通和逆行性开通

(1) 顺行性开通:是指在远端血管再通之前,先在近端血管病变处置入支架或行血管成形的血管内再通技术。对于顺行性再通的方法,有学者认为近端血流的恢复提供了更好的侧支代偿,并且至少在理论上降低了术中近端颈动脉斑块脱落引起的进行性远端栓塞的风险。在一项 meta 分析中, Sivan-Hffmann 汇总了 2010—2015 年期间的 11 项研究,共 237 例经急性支架治疗的串联闭塞患者。其中 81% 的患者采用了顺行性开通技术。再通率达到了 81%。汇总分析显示,44% 的患者获得了良好预后,症状性颅内出血率为 7%。还有部分研究报道了随着近端颈动脉闭塞支架置入而自然发生的远端再通的散在病例。这些数据显示顺行性开通的方法是可行、安全、有效的。

(2) 逆行性开通:是指与上述技术顺序相反,先开通远端颅内的闭塞血管,再处理近端的狭窄。有学者对既往 22 项研究(共纳入 790 例急性脑梗死串联闭塞患者)进行汇总分析,结果显示:远端—近端顺序和近端—远端顺序的平均技术成功率分别为 52.5% 和 33.3%。逆行性开通组的预后良好率高于顺行性开通组,该学者分析此差异归因于优先开通远端血管能较早实现缺血脑组织的再灌注。

2. 不同闭塞病因的再通特点 颈内动脉颅外段粥样斑块所导致的串联闭塞通常表现为颈内动脉起始段闭塞,呈兔尾征,病变主要位于窦部,且病变长度较短,大部分病例可见闭塞部位有钙化斑块,或对侧颈内动脉也有不同程度的狭窄。根据这些影像学特征,结合患者的临床病史和危险因素,较易识别近端血管闭塞的病理性质。粥样硬化所导致的急性闭塞通常为斑块破裂诱发的急性血栓所致,而血栓的移位又会造成颅内段血管的闭塞。微导丝、微导管穿越这种新鲜血栓易于成功,使得近端闭塞的有效再通率很高。正是由于斑块及表面血栓的不稳定性,如采取逆行性开通治疗,则在指引导管穿越近端病变及后续的操作过程中,均易引起斑块进一步损伤或脱落,同时导致更多的新鲜血栓生成和脱落,造成远端血管栓塞。但是,在最短时间内开通颅内段闭塞是预后良好的独立预测因素,故对颈内动脉颅外段粥样斑块所致的串联闭塞采用逆行性开通的治疗方案时,在远端血管再通成功后、行近端血管处理退出中间导管前,可将保护伞放置在颈内动脉岩骨段,再将中间导管撤出近端闭塞段,以预防近端栓塞脱落重新栓塞远端。

颅外段颈动脉夹层表现为颈动脉窦以远的鼠尾征或线样征,颈动脉管腔长段狭窄或闭塞,通常病变延伸至颅底,重建夹层往往需要多支架串联技术。而在颈内动脉近端行造影评估时,很难直观地显示病变的长度和形态,此时行夹层部位支架重建难度大、耗时长,还可能引起局部血管的严重痉挛,造成远端治疗困难。通常夹层部位的血栓来源于壁间血肿,而夹层真腔仅受压闭塞并无血栓存在,有利于探查真腔,通过微导丝、微导管采用同轴技术将指引导管越过夹层到达颈内动脉颅底段,顺利实施大脑中动脉闭塞支架取栓术。在大脑中动脉闭塞开通后,将指引导管回撤至夹层近端,重新造影评估动脉夹层情况。由于指引导管通过对动脉夹层的"重塑"作用和血流动力学改变,此时闭塞夹层往往自行开通。如果闭塞夹层已经开通,不影响前向血流,则不予一期支架处理;对于夹层仍闭塞或残留狭窄致血流缓慢者,建议予以一期支架重建。逆行性治疗最大的优势是可以在最短时间开通颈内动脉颅内段闭塞,通过大脑动脉环前、后交通动脉能恢复脑组织供血。

3. 常用的几种开通技术　　对于前循环串联闭塞,再通的两大原则,一是阻断近端血流防止血栓逃逸;二是快速有效开通远端闭塞血管,恢复颅内血流,恢复脑组织灌注。在广泛的临床实践中,临床医师根据自己的经验,总结出了一系列再通技术,包括:远端 – 近端逆向操作技术、RETS 技术、DOUBLE PT 技术、PEARS 技术、改良 Dotter 技术、复合手术再通技术等。每项技术都有自己的独到之处,值得借鉴。当然,随着材料的不断进步,部分技术仍需进一步完善和改进,比如随着球囊指引导管在前循环取栓中的广泛应用,原来的一些技术在加用球囊指引导管后能简化一些步骤,提高手术效率。

(1)远端 – 近端逆向操作技术:详见图 4-41。

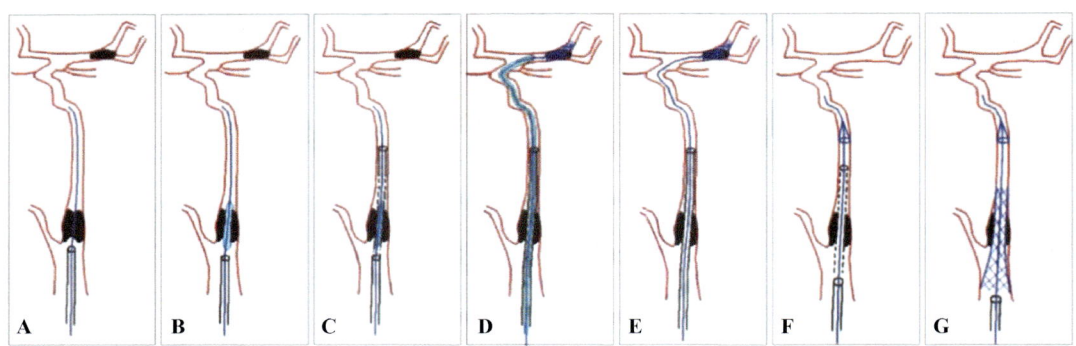

图 4-41　远端 – 近端逆向操作技术开通颈内动脉急性串联示意

A. 经股动脉入路将 8F 指引导管(或 6F 长鞘)送至颈总动脉近分叉处,应用微导丝、微导管(或微导丝 + 小球囊)通过颈内动脉 C1 闭塞段,并确认远端在真腔;B. 应用球囊导管对颈内动脉闭塞段进行预扩张;C. 在球囊导管同轴支撑下使指引导管通过颈内动脉闭塞段,并向上送至颈内动脉 C1 远段;D、E. 经指引导管同轴送入中间导管,在微导管、导丝(或支架锚定)引导下将中间导管越过同侧大脑前动脉 A1 段开口后,应用颅内支撑导管辅助支架取栓技术(SWIM)行大脑中动脉 M1 闭塞段取栓。或指引导管到达颈内动脉 C1 远段后不应用中间导管,直接对大脑中动脉 M1 闭塞段行单支架取栓术(目前不应用中间导管的这种操作在减少);F. 经指引导管送入远端脑保护伞后,回撤指引导管至颈总动脉;G. 脑保护伞下行至颈内动脉 C1 段置入支架。

（2）RETS 技术：具体见本章第九节相关内容。

（3）DOUBLE PT 技术：所谓"DOUBLE PT"技术，主要用于房颤大负荷血栓的串联栓塞患者的 pass（通过）-thrombectomy（取栓）-protect（保护）-thrombectomy（取栓），即 PT-PT，所以称为 DOUBLE PT，具体见图 4-42。

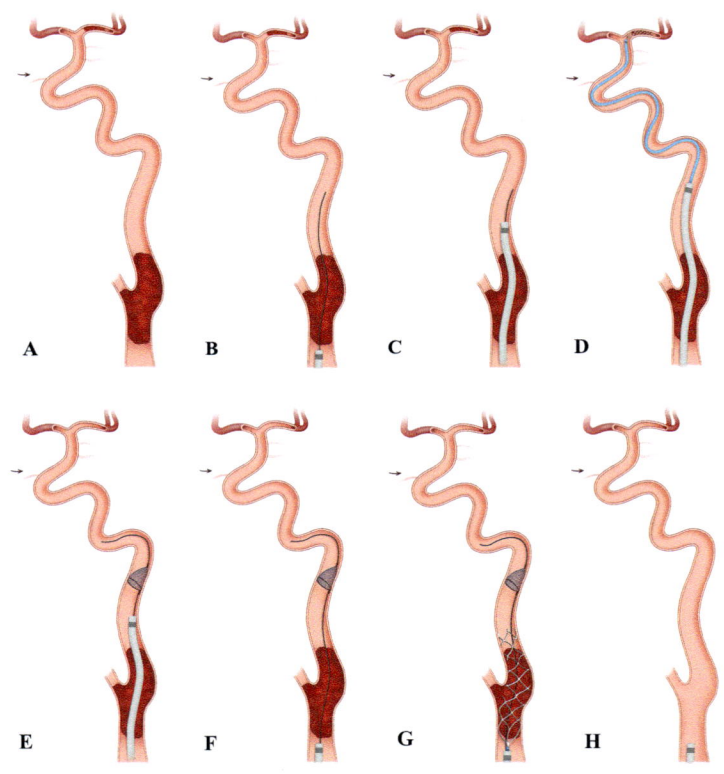

图 4-42 DOUBLE PT 技术示意

A. 造影显示颈总动脉及大脑中动脉串联栓塞；B. 先使指引导管上行，接近近端血栓；C. 指引导管在 0.035 英寸泥鳅导丝导引下较容易通过近端栓塞点（pass）；D. 对颅内栓塞进行动脉取栓（thrombectomy）；E. EPD（spider 保护伞）交换到位（protect）；F. 指引导管回撤到颈总动脉栓塞部位近端；G. 在保护伞保护下对颈总动脉栓塞进行取栓（thrombectomy）；H. 颈总动脉及大脑中动脉串联栓塞全程获得开通。

（4）PEARS 技术：PEARS 技术[保护（protect）-扩张（expand）-抽吸（aspiration）-取栓（retrieval）-支架（stent）]主要用于颈内动脉起始段动脉粥样硬化狭窄基础上的串联闭塞（图 4-43）。

（5）改良 Dotter 技术：Dotter 技术是一种基于导管的血管成形术，最早由外周血管介入放射科医师广泛使用，由于 Dotter 技术的简单性和即时性，亦有神经介入医师开始在颈内动脉闭塞的 AIS 病例中应用。手术步骤如下。

1）首先将 Neuron Max 088（90cm，6F，直头）指引导管放置于颈内动脉闭塞处的近端。

同轴操作下置入 Neuron Maxx 088 专用扩张器及泥鳅导丝,并尝试应用泥鳅导丝在路图指引下通过闭塞部位,沿泥鳅导丝跟进扩张器使其通过闭塞部位,随后在泥鳅导丝和扩张器的共同作用下跟进 NeuronMax 导管,使其通过闭塞部位到达颈内动脉岩段。撤出扩张器和泥鳅导丝并全程行负压抽吸。

2）采用 ADAPT 或 SWIM 技术进行取栓,开通颅内血流。一旦颅内血流恢复,则在持续负压抽吸下将 Neuron MAX 088 导管回撤至颈动脉闭塞近端。

3）在严重多处颈内动脉钙化性或动脉粥样硬化性病例中,考虑到在撤出过程中可能存在远端动脉新发栓塞的风险,可以置入远端保护装置。

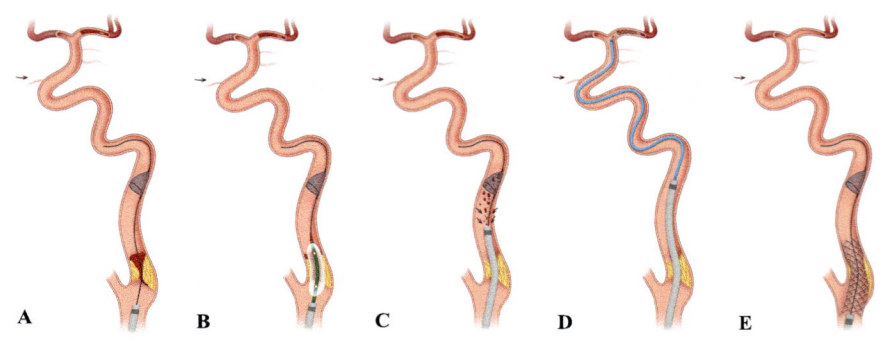

图 4-43　PEARS 技术示意

A. 保护（protect）：先将保护伞跨过近端闭塞段释放,起到保护远端血流的作用。B. 扩张（expand）：球囊扩张建立通道,利用球囊系统的微导丝送入扩张球囊（推荐型号 3mm×20mm 或 4mm×30mm）。颈内动脉起始部动脉粥样硬化性闭塞如果不进行扩张,球囊指引导管将很难通过。如果考虑是颈动脉夹层,不需要进行球囊扩张,建议使用中间导管越过颈动脉夹层。C. 抽吸（aspiration）：在球囊泄气的过程中将 Guiding 导管跨过狭窄段,将头端置于 C1 段,跨过的过程中持续负压抽吸,越过狭窄部位,撤出球囊输送系统。D. 取栓（retrieval）：行远端血管闭塞支架取栓术,恢复远端血流。E. 支架（stent）：再次将保护伞到位,将 Guiding 导管退至颈总动脉,颈动脉支架置入成形。

4）评估颈内动脉通畅性（间隔 10～15 分钟）,确认可以保持持续的颈内动脉血流通畅或至少提供短期稳定性血流时再结束手术。如果造影发现颈内动脉再闭塞,则应考虑球囊扩张血管成形或颈动脉支架置入。

（6）复合手术再通技术：颈动脉串联闭塞复合手术再通技术是对单纯介入技术无法再通或困难入路的患者,采取急诊颈动脉切开取栓或斑块切除,通过颈动脉切口置入指引导管或中间导管,再行颅内闭塞动脉取栓的手术方式。是将外科手术和介入手术密切结合的技术,是一种积极的探索和尝试。应用复合手术再通技术治疗串联闭塞的典型病例见图 4-44。

复合手术再通技术主要适用于以下几种情况：①颈内动脉近端闭塞处斑块钙化严重,单纯介入导丝、导管无法通过。②血栓负荷量较大或血栓体积大、质地过硬,通过单纯介入手术无法取出,需行颈动脉切开取栓。③急性前循环大血管闭塞,困难路径（路径迂曲或股动脉路径闭塞）,通过单纯介入手段指引导管或中间导管无法到位者。

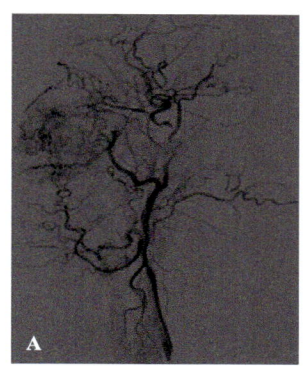 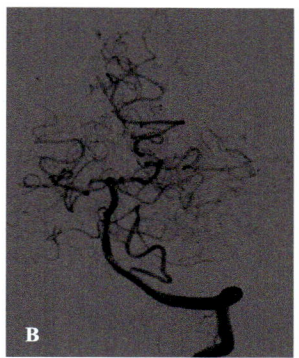 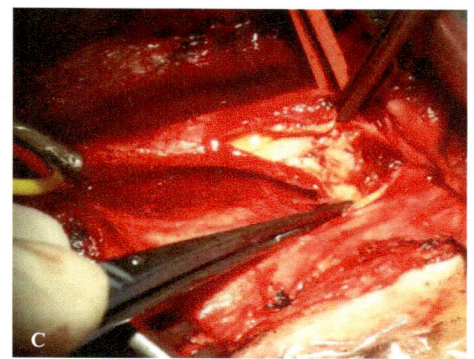

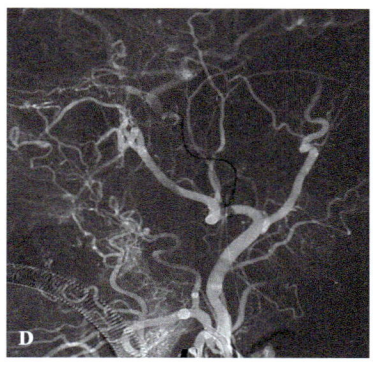 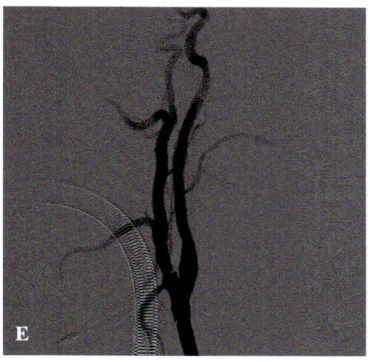

图 4-44 用复合手术再通技术治疗串联闭塞典型病例

患者男性,54 岁。主因"突发右侧肢体麻木、无力伴头晕 3 小时"入院。既往多次因缺血性脑卒中住院,检查出左侧颈内动脉存在重度狭窄。吸烟史 30 年余。入院后行颅脑 CT 检查排除颅内出血;头颈 CTA 提示左侧颈内动脉闭塞。A. 术前 DSA 及左侧颈内动脉侧位造影显示左侧颈内动脉闭塞,未见明显残端,可见左侧颈外动脉通过眼动脉向颈内动脉代偿,并反流至海绵窦后膝部;B. 左侧椎动脉正位造影示左侧后交通动脉开放,向前循环代偿供血;C. 术中尝试微导丝通过闭塞段未成功,改为用复合手术再通技术行颈动脉切开;D. 术中双腔 Fogarty 球囊导管取栓;E. 术后血管内再通。

颈动脉串联闭塞复合手术再通技术的常用步骤如下。

1)胸锁乳突肌前缘直切口,切开皮肤、颈阔肌,沿胸锁乳突肌内侧充分暴露并切开颈动脉鞘。

2)阻断颈总动脉、颈外动脉、甲状腺上动脉、颈内动脉,切开颈动脉(常采用标准式,即沿颈动脉长轴纵形切开管壁),切除颈动脉斑块或取出血栓。肝素盐水反复冲洗管腔,清除残留斑块。

3)直视下置入指引导管或中间导管,妥善固定后,常规介入方法行颅内动脉取栓。

4)颅内动脉再通成功后,撤出指引导管和中间导管。用肝素盐水反复冲洗后缝合动脉管壁(注意排除空气并注意阻断钳开放的顺序),妥善止血。

4. 置入支架的安全性 颈动脉串联闭塞患者,远端再通成功后,颈动脉近端闭塞处往往需要球囊扩张甚至支架置入方能维持血流(典型病例见图 4-45)。目前对颈内动脉支架置入在串联闭塞所导致的急性缺血性脑卒中中的应用仍存在争议。急性期支架置入后,为避免支架内血栓形成多需立即给予负荷剂量的抗血小板聚集药物治疗,但其可能会增加颅内出血的风险,尤其当患者在接受 IVT 治疗 24 小时内。Heck 和 Brown 的研究显示,在急诊颈内动脉支架置入术后接受积极的抗血小板聚集药物治疗的患者中,sICH 的发生率高达 22%。不过,更多的研究显示急诊颈内动脉支架置入治疗串联闭塞并不会增加 sICH。Broeg-Morvay 等研究表明,急诊颈内动脉支架置入术治疗串联闭塞并未增加 sICH 的比例。因此,是否行颈内动脉支架置入,需要根据术中的前向血流、颅内造影剂渗出多少等情况综合决定。

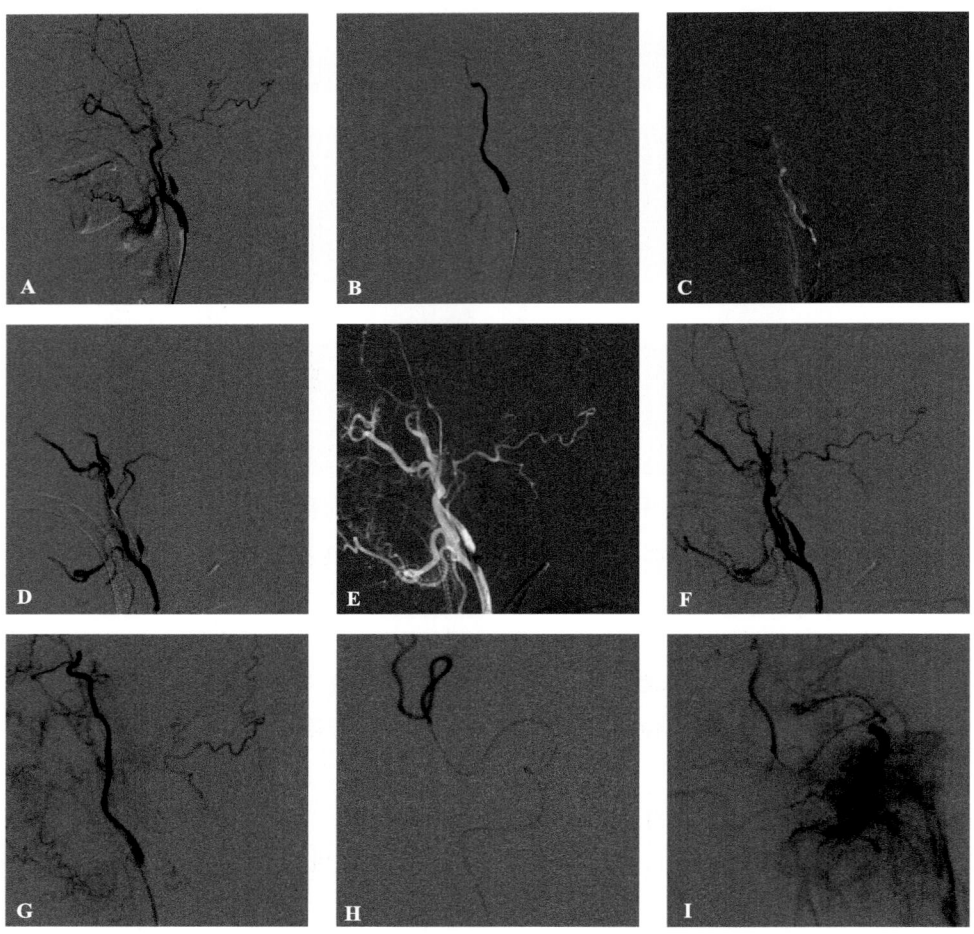

图 4-45　介入手术开通串联闭塞典型病例

患者男性,57 岁。主因"左侧肢体无力伴言语不清 2 小时"入院。

A. 右侧颈内动脉侧位造影示右侧颈内动脉起始段闭塞;B. 微导管在微导丝的导引下到位右侧颈内动脉海绵窦段,微导管造影颈内动脉末段以上未显影;C. 沿长交换微导丝将 2.5mm×12.0mm 球囊送至颈内动脉起始段狭窄部位;D. 2.5mm×12.0mm 球囊扩张后造影示局部狭窄稍改善,但 5F Navien 中间导管通过困难;E. 遂更换 4mm×12mm 球囊再次扩张颈内动脉起始段 Navien 中间导管跨过狭窄段,造影;F. 4mm×12mm 球囊扩张后造影示局部狭窄明显改善;G. 取栓支架释放后造影;H. 应用 SWIM 技术取栓,一次开通;I. 撤出 Navien 中间导管,放置保护伞,将 9～7mm×30mm 的锥型颈动脉支架放置到颈动脉起始部。

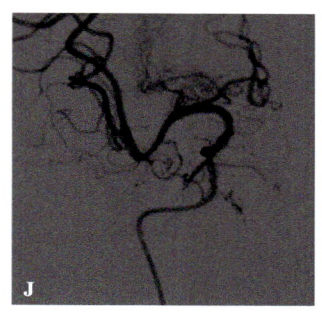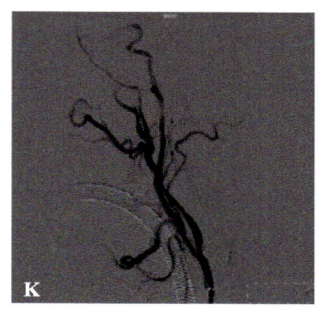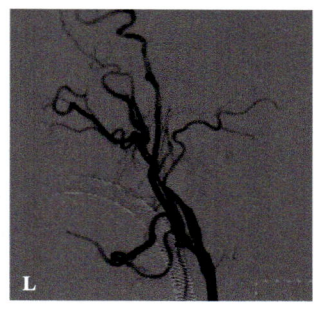

图 4-45　介入手术开通串联闭塞典型病例（续）

J. 释放颈动脉支架后造影显示颅内动脉血管；K. 颈内动脉窦部残余狭窄；L. 在颈内动脉窦部置入颈动脉支架。

（二）后循环串联闭塞

关于后循环串联闭塞的最佳治疗方法尚无高级别循证医学推荐。后循环串联闭塞再通入路需要个体化。可以选择病变侧椎动脉作为入路（dirty-road 路径）。当采取 dirty-road 路径时，一般采用"远端 - 近端"的治疗策略，先行基底动脉闭塞取栓，后治疗近端病变；若近端病变导致中间导管不能通过，先行近端病变单纯球囊扩张再行基底动脉闭塞取栓，最后行近端病变血管成形术。如果对侧椎动脉通畅，管腔足够粗大，也可以选健侧椎动脉入路（clean-road 路径），直接行椎 - 基底动脉远端支架取栓（见本章第七节的图 4-36）。

关于取栓路径的选择，有学者认为如果条件允许的情况下应尽可能通过健侧椎动脉入路，行基底动脉远端支架取栓，由于另一侧椎动脉闭塞，无血流动力学的冲击作用，通过健侧椎动脉行血栓抽吸的负压效果会更好。但在临床工作中，因优势侧椎动脉起始部急性闭塞合并基底动脉栓塞的发生率较高，只有大约 25% 的病例能够通过健侧椎动脉取栓，其他的健侧椎动脉纤细，只供应小脑后下动脉段或先天缺如，所以只能通过闭塞侧行血管内再通。

关于取栓顺序，有学者认为优先采用逆行性再通技术，使中间导管尽快到达指定位置，从而尽可能缩短基底动脉再通时间，再行椎动脉起始段支架成形术。但是近端病变有时候会阻碍中间导管的通过，这时椎动脉颅外段应先选择小球囊进行预扩张，使病变扩张后恰好能通过指引导管，起到 BGC 阻断前向血流的效果，既减少了取栓远端血管栓塞的风险，又可以缩短血管内再通的时间。

总之，与单一部位闭塞相比，串联闭塞血管内再通更加复杂，手术难度更大，对术者的技术要求更高。需要根据每一例患者的发病机制和血管闭塞特点等采取个体化的治疗方案，方能取得最好的治疗效果。

（张利勇　郝继恒）

参考文献

[1] HELDNER M R, ZUBLER C, MATTLE H P, et al. National institutes of health stroke scale score and vessel occlusion in 2152 patients with acute ischemic stroke[J]. Stroke, 2013, 44(4):1153-1157.

[2] ASSIS Z, MENON B K, GOYAL M, et al. Acute ischemic stroke with tandem lesions: technical endovascular management and clinical outcomes from the ESCAPE trial[J]. J Neurointerv Surg, 2018, 10(5): 429-433.

[3] JOVIN T G, CHAMORRO A, COBO E, et al. Thrombectomy within 8 hours after symptom onset in ischemic stroke[J]. N Engl J Med, 2015, 372(24):2296-2306.

[4] BERKHEMER O A, FRANSEN P S, BEUMER D, et al. A randomized trial of intraarterial treatment for acute ischemic stroke [J]. N Engl J Med, 2015, 372(1):11-20.

[5] ZI W, WANG H, YANG D, et al. Clinical effectiveness and safety outcomes of endovascular treatment for acute anterior circulation ischemic stroke in China[J]. Cerebrovasc Dis, 2017, 44(5-6):248-258.

[6] YANG D, SHI Z, LIN M, et al. Endovascular retrograde approach may be a better option for acute tandem occlusions stroke[J]. Interv Neuroradiol, 2019, 25(2):194-201.

[7] WALLOCHA M, CHAPOT R, NORDMEYER H, et al. Treatment methods and early neurologic improvement after endovascular treatment of tandem occlusions in acute ischemic stroke[J]. Front Neurol, 2019, 10:127.

[8] SLAWSKI D E, JUMAA M A, SALAHUDDIN H, et al. Emergent carotid endarterectomy versus stenting in acute stroke patients with tandem occlusion[J]. J Vasc Surg, 2018, 68(4):1047-1053.

[9] BAIK S H, PARK H J, KIM J H, et al. Mechanical thrombectomy in subtypes of basilar artery occlusion: Relationship to recanalization rate and clinical outcome[J]. Radiology, 2019, 291(3):730-737.

[10] BAIK S H, JUNG C, KIM B M, et al. Mechanical thrombectomy for tandem vertebrobasilar stroke: Characteristics and treatment outcome[J]. Stroke, 2020, 51(6):1883-1885.

[11] PAPANAGIOTOU P, HAUSSEN D C, TURJMAN F, et al. Carotid stenting with antithrombotic agents and intracranial thrombectomy leads to the highest recanalization rate in patients with acute stroke with tandem lesions[J]. JACC Cardiovasc Interv, 2018, 11(13):1290-1299.

[12] MARNAT G, MOURAND I, EKER O, et al. Endovascular management of tandem occlusion stroke related to internal carotid artery dissection using a distal to proximal approach: Insight from the recost study[J]. AJNR Am J Neuroradiol, 2016, 37(7):1281-1288.

[13] LINFANTE I, LLINAS R H, SELIM M, et al. Clinical and vascular outcome in internal carotid artery versus middle cerebral artery occlusions after intravenous tissue plasminogen activator[J]. Stroke, 2002, 33(8):2066-2071.

[14] 朱旭成, 彭亚, 宣井岗, 等. 颈内动脉颅外段伴同侧大脑中动脉急性串联闭塞的血管内治疗[J]. 中华神经外科杂志, 2018,34(3):242-247.

[15] YANG D, SHI Z, LIN M, et al. Endovascular retrograde approach may be a better option for acute tandem occlusions stroke[J]. Interv Neuroradiol, 2019, 25(2):194-201.

[16] SHI S Q, ANSARI T S, MCGUINNESS O P, et al. Circadian disruption leads to insulin resistance and obesity[J]. Curr Biol, 2013, 23(5):372-381.

[17] LABEYRIE M A, DUCROUX C, CIVELLI V, et al. Endovascular management of extracranial occlusions at the hyperacute phase of stroke with tandem occlusions[J]. J Neuroradiol, 2018, 45(3):196-201.

[18] 孙海川, 鄂亚军, 孙猛, 等. 远端-近端逆向操作技术在颈动脉串联病变急诊处置中的应用[J]. 中华神经外科杂志, 2019,35(12):1262-1265.

[19] CHEN W H, YI T Y, WU Y M, et al. Endovascular therapy strategy for acute embolic tandem occlusion: The pass-thrombectomy-protective thrombectomy (double PT) technique[J]. World Neurosurg, 2018, 120:e421-e427.

[20] YI T Y, CHEN W H, WU Y M, et al. Another endovascular therapy strategy for acute tandem occlusion: Protect-expand-aspiration-revascularization-stent (PEARS) technique[J]. World Neurosurg, 2018, 113:e431-e438.

[21] K AMULURU, D SAHLEIN, FAL-MUFTI, et al.The dilator-dotter technique: A modified method of rapid internal carotid artery revascularization in acute ischemic stroke[J]. AJNR Am J Neuroradiol, 2020, 41(10):1863-1868.

第十一节 颅内动脉粥样硬化性疾病所致急性缺血性脑卒中的血管内再通

一、概述

颅内动脉粥样硬化性疾病（intracranial atherscierotic disease,ICAD）是AIS常见病因之一，其常见的狭窄部分位于大脑中动脉，其次是基底动脉、颈内动脉颅内段、椎动脉颅内段。因ICAD导致急性颅内大血管闭塞的发生率亦具有种族差异性，故其在西方国家的发生率大约是5.5%，在亚洲国家则高达22.9%。中国的取栓研究显示，ICAD导致急性颅内大血管闭塞的发病率随时间的延长而升高。DIRECT-MT研究纳入的是发病4.5小时内的人群，其ICAD的发病率是5.8%～8.0%。EAST研究纳入的是发病12小时以内的人群，其ICAD的发病率则上升为33.6%。福建医科大学附属漳州市医院单中心前瞻性登记的取栓治疗数据库示发病时间在6小时内的患者，ICAD的发病率为11%；发病时间为6～24小时的患者，ICAD的发生率高达37%。

ICAD的危险因素可分为可调节性和不可调节性。不可调节性危险因素包括：年龄、种族、男性、放疗史、脂联素下降、内皮抑素与血管内皮生长因子的比值、谷胱甘肽somega-1基因。可调节性因素包括：高血压、糖尿病、高脂血症、吸烟、血浆同型半胱氨酸血症、缺乏运动。年龄、糖尿病、高血压是症状性和无症状性ICAD的独立预测因子。Apo-B/A的升高、脂蛋白、C反应蛋白、纤溶酶原激活物抑制剂-1、内皮抑素与血管内皮生长因子的比值与ICAD的进展有关。

根据ICAD导致AIS的发病机制，可将梗死分为4种模型：①穿支模型。由动脉狭窄部位发出穿支所供应的区域发生的皮层下梗死，穿支模型梗死在后循环比前循环常见，其主要机制为狭窄斑块覆盖单个或多个穿支。②流域模型。动脉狭窄远端供应区域出现的梗死，包括皮层、皮层下或皮层和皮层下均受累，其主要机制为动脉-动脉栓死或狭窄原位血栓形成闭死。③分水岭模型。梗死位于内分水岭（放射冠区、半卵圆中心）和皮层分水岭。皮层分水岭可分为皮质前型（位于大脑中动脉与大脑前动脉交界区）和皮质后型（位于大脑中动脉与大脑后动脉交界区）。其主要机制为低灌注。④混合模型：以上几种模型的任意组合。分水岭模型梗死的患者代偿差、复发率高，这部分患者从急诊血管内再通中获益的可能性大。

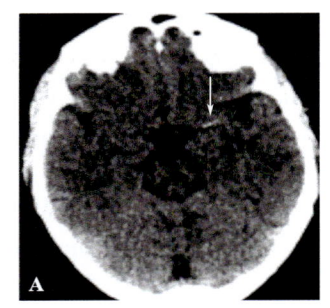

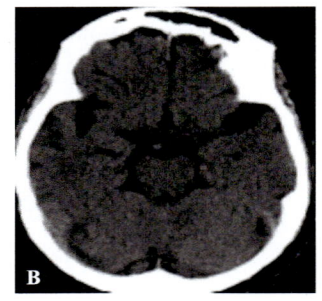

二、影像学诊断

（一）头颅 CT 的大脑中动脉高密度征

大脑中动脉高密度征（hyperdense middle cerebral artery sign，HMCAS）阳性（图4-46A），提示血栓富含红细胞，往往提示心源性栓塞；HMCAS 征阴性（图4-46B），提示血栓富含纤维蛋白成分，其 ICAD 性闭塞的可能性较大，但该征象灵敏度、特异度均较低。

图 4-46　2 例左侧大脑中动脉闭塞不同的 CT 表现

A. 心源性栓塞（箭头所指）；
B. ICAD 性闭塞。

（二）头颅 MRI 的磁敏感血管征

文献报道磁敏感血管征（susceptibility vessel sign，SVS）有助于诊断 ICAD 的病因。图4-47 所示为典型 SVS 阳性取栓病例，其中图4-47B 示 SVS 阳性，提示血栓富含红细胞，其心源性栓塞可能性大。图4-48 所示为典型 SVS 阴性取栓病例，其中图4-48B 示血栓富含纤维蛋白成分，其 ICAD 性闭塞可能性较大。SVS 诊断 ICAD 性闭塞的灵敏度为 100.0%，特异度为 67.1%，阳性预测值为 42.9%，阴性预测值为 100.0%，准确性为 73.6%。

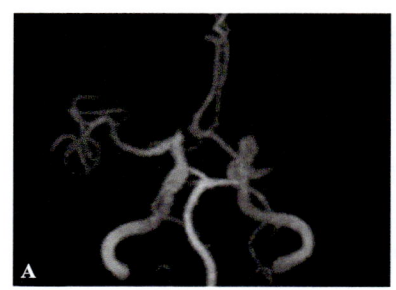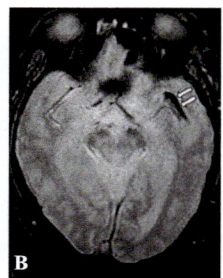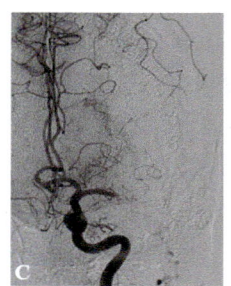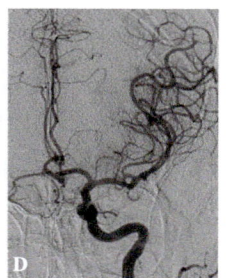

图 4-47　典型磁敏感血管征阳性取栓病例

患者男性，74 岁，急性缺血性脑卒中，既往有心房纤颤病史。
A. 头颅 MRA 示左侧 MCA 闭塞；B. SWI 序列示左侧 MCA 远端 SVS 阳性（箭头所示）；C. DSA 示左侧 MCA 闭塞；D. Solitaire 支架一次取出血栓，完全再通。

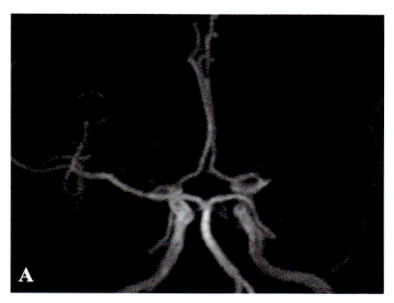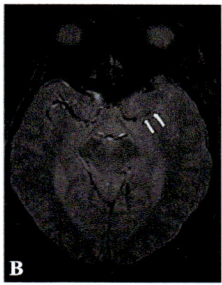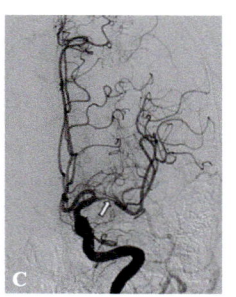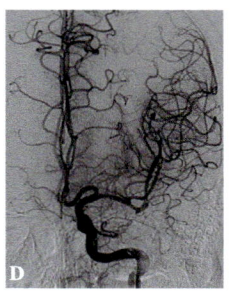

图 4-48 典型磁敏感血管征阴性取栓病例

患者男性,74 岁,急性缺血性脑卒中。

A. 头颅 MRA 示左侧大脑中动脉闭塞;B. SWI 序列示左侧 MCA 远端 SVS 阴性(箭头所示);C. Solitaire 支架一次取栓,未取出血栓,左侧 MCA 复通同时发现有一重度狭窄(箭头所示);D. 予急诊球囊成形术后,左侧 MCA 完全再通。

(三)DSA 示微导管首过效应现象和支架释放效应现象

1. 微导管首过效应现象 福建医科大学附属漳州市医院报道的"微导管首过效应"有助于鉴别 ICAD 性闭塞(图 4-49 C、视频 10)。微导管首过效应的主要原因是大多数 ICAD 性闭塞的血栓负荷量相对较小,当微导管通过闭塞段,血栓被推向远端血管溶解或被挤压在血管壁间,因此出现一个小通道,允许血流通过(图 4-49)。微导管首过效应现象对于判断 ICAD 性闭塞的灵敏度为 90.9%,特异度为 87.2%,阳性预测值为 80.0%,阴性预测值为 94.4%,准确性为 88.5%。

视频 10

微导管首过效应现象

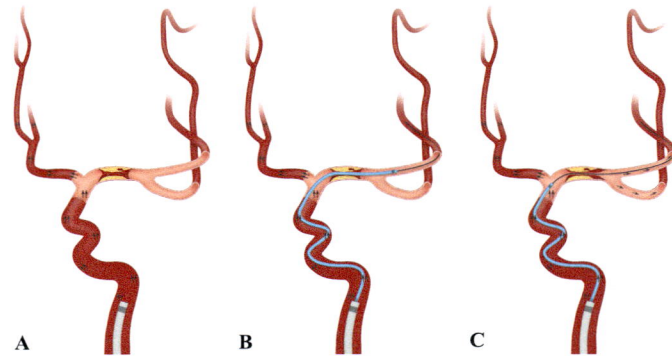

图 4-49 微导管首过效应现象示意

A. 左侧大脑中动脉闭塞合并 ICAD 病变;B. 微导管、微导丝通过大脑中动脉闭塞段至远端;C. 微导丝保留在远端,微导管退回闭塞近端,若大脑中动脉存在前向血流,则认为存在微导管首过效应现象。

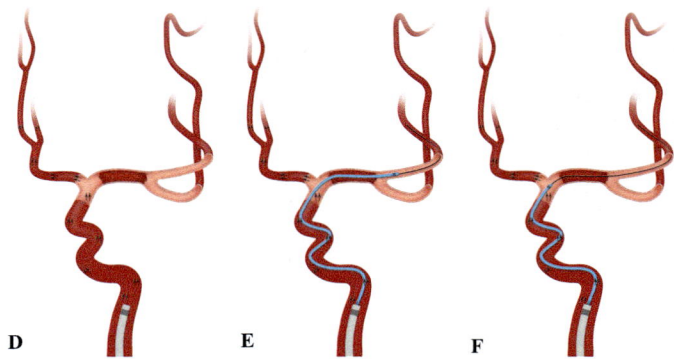

图 4-49 微导管首过效应现象示意（续）

D. 栓塞性左侧大脑中动脉闭塞；E. 微导管、微导丝通过大脑中动脉闭塞段至远端；F. 微导丝保留在远端，微导管退回闭塞近端，若大脑中动脉无前向血流，称之为无微导管首过效应现象。

2. 支架释放效应现象 福建医科大学附属漳州市医院还报道了支架释放效应现象。支架释放效应的主要原因是大脑中动脉远端闭塞常见于大脑中动脉分叉前或者其中一干，因 ICAD 性闭塞的血栓负荷量小，故支架释放后闭塞的血管多会复通，而大脑中动脉分叉部的栓塞易累及双干，当支架释放后血栓会被挤到另一干，而出现分支的减少。支架释放效应现象对于判断 ICAD 性闭塞的灵敏度为 100%，特异度为 85%，阳性预测值为 69%，阴性预测值为 100%，准确性为 88.7%，其阳性预测值较低的原因是栓塞不累及双干的情况下支架释放后亦不会出现分支减少。因此，支架释放效应阴性往往提示栓塞的可能性大，且血栓累及双干，可能为困难取栓病例（图 4-50）。

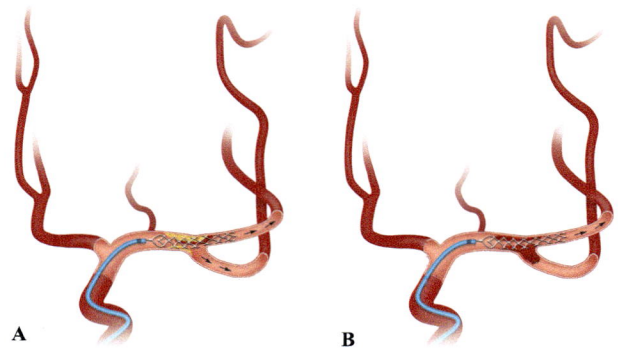

图 4-50 支架释放效应现象示意

A. 支架释放后未见分支减少，称之为支架释放效应阳性；B. 支架释放后出现分支减少，称之为支架释放效应阴性。

三、急诊再通策略

（一）动脉粥样硬化性闭塞病理分型

根据狭窄程度及血栓形成特点，可以将 ICAD 性闭塞分为 3 型：1 型，在重度狭窄的基础上斑块破裂、形成血栓,导致急性闭塞(图4-51A);2型,狭窄性闭塞合并闭塞远端血栓形成(图4-51B);3型,轻中度狭窄不稳定斑块破裂、形成血栓,导致急性闭塞(图4-51C)。

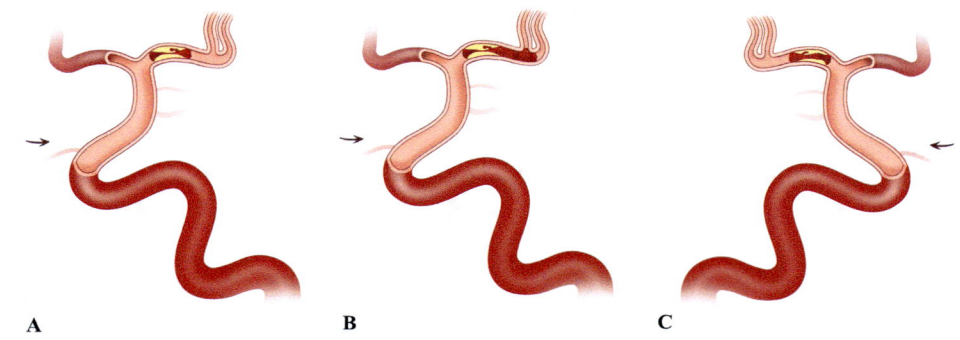

图4-51 动脉粥样硬化性闭塞病理分型

A.在重度狭窄的基础上斑块破裂、血栓形成,导致急性闭塞;B.狭窄性闭塞合并闭塞远端血栓形成;
C.轻中度狭窄不稳斑块破裂、血栓形成,导致急性闭塞。

(二)常见的急诊再通策略

1. 支架取栓术 是指南推荐的常用的再通方式。

2. 抽吸取栓术 比支架取栓术更简单、学习曲线更短、血管内再通时间更短,费用更低,但抽吸取栓术可能需要更高比例的补救性措施。

3. 急诊血管成形术 包括球囊成形术、支架成形术,是ICAD性闭塞急诊血管内再通常用的再通策略。

(三)一线急诊血管内再通

1. 抽吸取栓术并不适合作为动脉粥样硬化性闭塞急诊血管内再通的一线策略 因ICAD局部有狭窄,对狭窄病变近端的表面血栓用抽吸导管进行抽吸问题不大(图4-52A),但对于狭窄病变远端的血栓想用抽吸导管直接接触血栓进行抽吸的难度则较大(图4-52B)。但若是应用取栓支架,则可以完全覆盖狭窄部位的血栓,将血栓清除干净(图4-52C)。

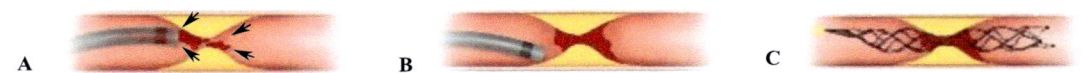

图4-52 对动脉粥样硬化性闭塞抽吸取栓不同效果的示意

A.狭窄病变近端的表面血栓用抽吸导管抽吸难度不大;B.狭窄部位的血栓及其远端血栓,因狭窄部位管腔缩窄、不规则,用抽吸导管进行抽吸则比较困难;C.取栓支架可以完全覆盖狭窄部位及血栓,将血栓清除干净。

2. 比较抽吸取栓术与支架取栓术治疗动脉粥样硬化性闭塞的效果 对于ICAD性闭塞,与支架取栓术对比,抽吸取栓术治疗失败转换成其他血栓清除术的比例更高(40.0% vs. 4.3%, OR=2.543, 95%可信区间为1.893～3.417),平均穿刺至首次再通时间更长(31分钟 vs. 17 分钟, $P < 0.001$), 手术时间更长 (75.5 分钟 vs. 39 分钟, $P < 0.001$), 抽吸取栓术首次再通的概率更低 (43.5% vs. 77.6%, $P = 0.001$), 需要抢救措施的比例更高 (59.7% vs. 12.2%, $P < 0.001$), 医源性血管夹层或破裂的比例更高 (29.0% vs. 8.2%, $P = 0.012$)。

3. 支架取栓术在动脉粥样硬化性闭塞治疗中的优势

(1) 可了解血管闭塞的情况及病变部位有无血栓 (病例 1, 图 4-53)。

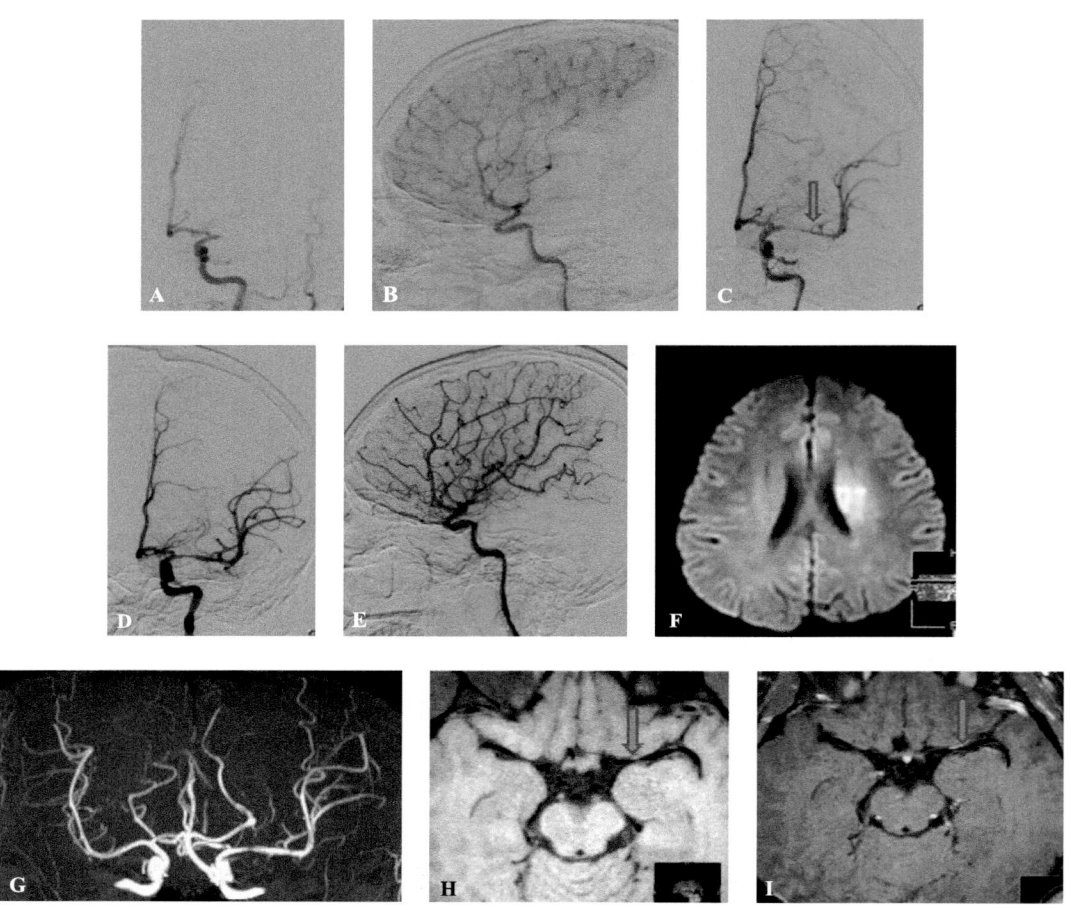

图 4-53 应用支架取栓术了解闭塞血管情况及病变有无血栓

病例 1, 患者男性, 28 岁。主因"突发右侧肢体无力伴失语 4 小时"入院。查体: NIHSS 评分 18 分, 神志清楚, 混合性失语, 双侧眼球向左侧凝视, 右侧中枢性面瘫, 右侧偏瘫肌力 0 级。

A、B. 左侧大脑中动脉近端闭塞, 左侧大脑前动脉通过脑膜支代偿左侧大脑中动脉供血区; C. 支架释放后提示病变长度长, 远端可见血栓 (箭头所示); D、E. 支架一次取栓后左侧大脑中动脉复通, mTICI 分级 3 级, 近端可见轻度狭窄; F. 术后 DWI 提示左侧侧脑室旁脑梗死; G.MRA 提示左侧大脑中动脉及其分支通畅, 近端可见一轻度狭窄; H、I. 提示左侧大脑中动脉可见斑块, 伴有强化 (箭头所示)。

(2) 取出血栓, 防止后期血管成形过程中血栓闭塞穿支或发生远端逃逸 (病例 2, 图 4-54)。

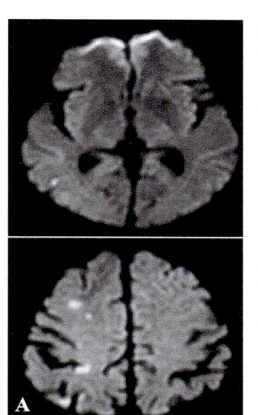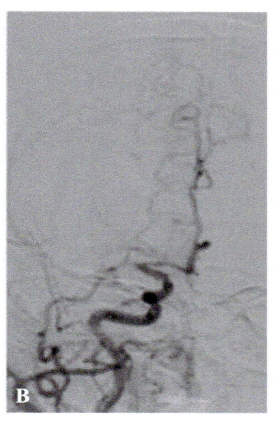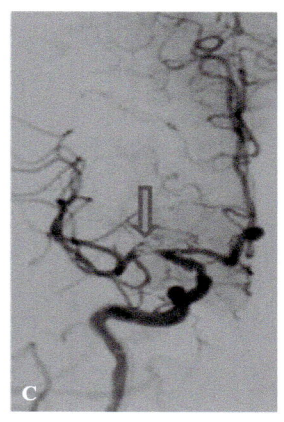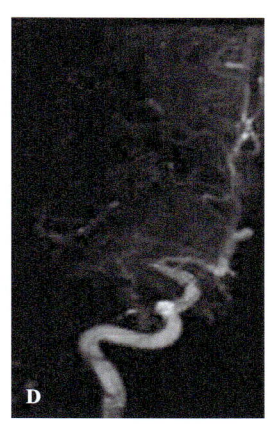
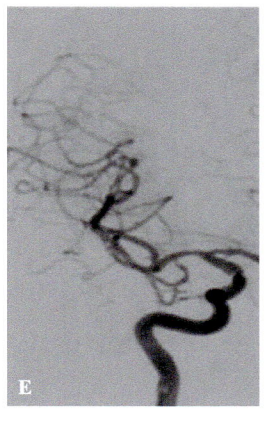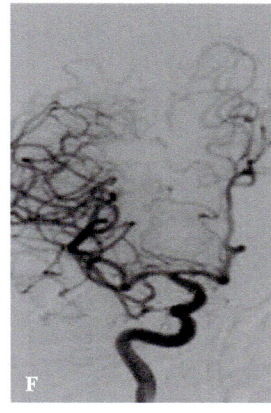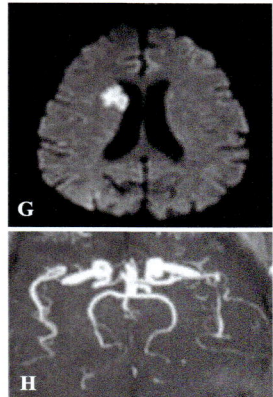

图 4-54　应用支架取栓术减灭血栓后再行支架成形术

病例 2，患者男性，67 岁。主因"进行性左侧肢体无力 12 小时"入院。查体：NIHSS 评分 14 分，神志清楚，双侧眼球向右侧凝视，左侧鼻唇沟浅，左侧肢体肌力 0 级。

A. 头颅 MR-DWI 示右侧大脑半球皮质后型、内分水岭型梗塞；B. 右侧颈总动脉造影示右侧大脑中动脉闭塞；C. 微导管首过效应阳性，右侧大脑中动脉可见血栓（箭头所示）；D. 直接行右侧大脑中动脉支架置入血管成形术；E. 支架置入后造影示右侧大脑中动脉成形良好，但豆纹动脉未见显影；F. 经动脉途径予替罗非班 0.175mg 后豆纹动脉显影；G.MR-DWI 示右侧尾状核头梗塞，考虑与术中豆纹动脉闭塞有关；H.TOF-MRA 示右侧大脑中动脉主干信号丢失，考虑与支架引起的信号丢失有关，远端分支血管正常。

（3）了解血管狭窄程度：为进一步血管成形术提供依据。有部分病例为 ICAD 闭塞分型 3 型，病理生理为不稳定斑块破裂血栓形成而致的急性闭塞，支架取栓术后血管狭窄程度轻中度，前向血流佳，则不需要进一步的血管成形术（病例 3，图 4-55）。有部分病例为 ICAD 闭塞分型 1 型，病理生理为重度狭窄基础上斑块破裂血栓形成而致的急性闭塞，取栓支架术后血管狭窄程度重，前向血流不佳，则需要进一步的血管成形术（病例 4，图 4-56）。

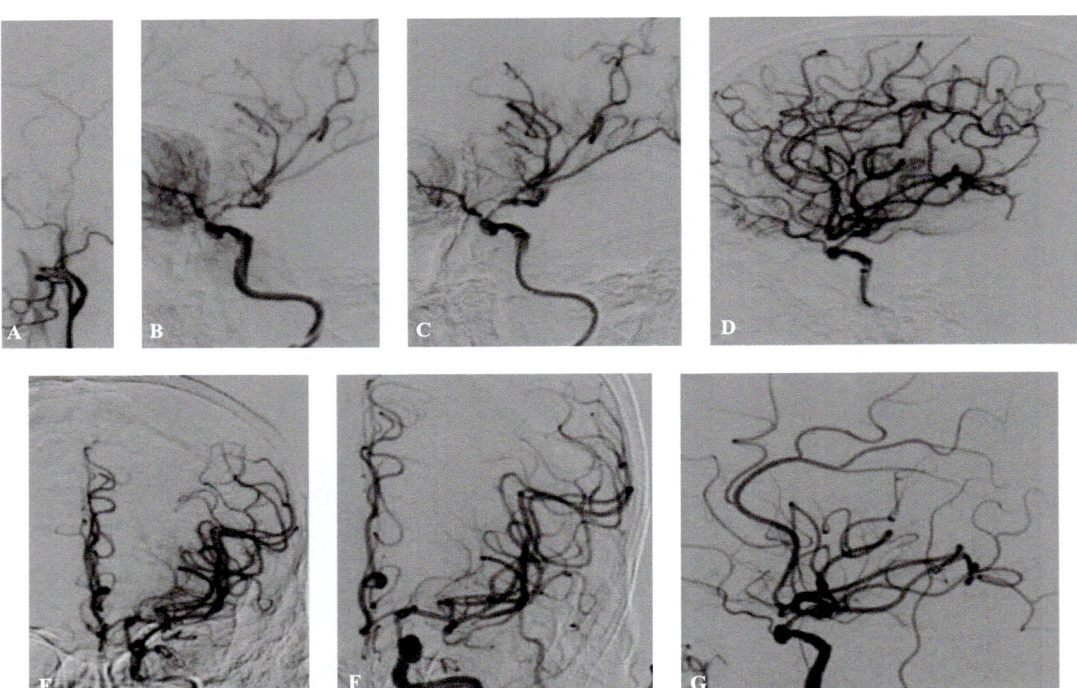

图 4-55 取栓后不需急诊行血管成形术的病例

病例 3,患者男性,71 岁。主因"高血压病史 10 余年,突发右侧肢体无力 16 小时,加重 3 小时"入院。查体:NIHSS 评分 13 分,神志清楚,双侧眼球向左侧凝视,右侧鼻唇沟浅,右侧肢体肌力 0 级。

A. 左侧颈总动脉造影示左侧颈内动脉 C1 远端未见显影;B. 微导管首过效应阳性,左侧颈内动脉末段可见一重度狭窄;C. Solitaire 6mm×30mm 支架释放于左侧颈内动脉末段;D、E. 支架取栓一次,左侧颈内动脉颅内段复通,狭窄程度中等,mTICI 分级 3 级,观察 20 分钟血流无明显变化,未行急诊血管成形术;F、G. 术后 3 个月复查 DSA 示左侧颈内动脉末段中度狭窄,大脑中、前动脉主干及其分支血流通畅。

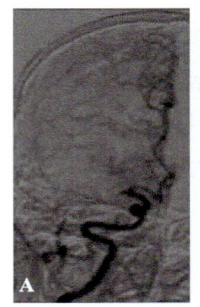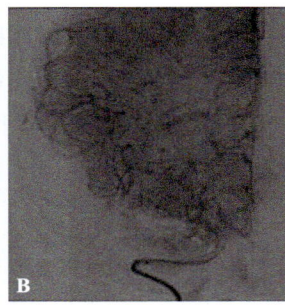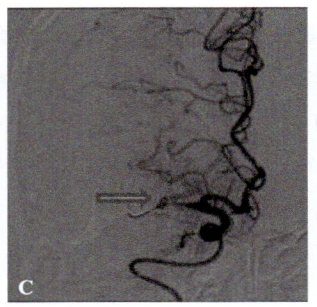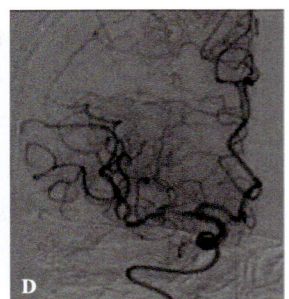

图 4-56 取栓后需急诊行血管成形术的病例

病例 4,患者男性,67 岁。主因"突发左侧肢体无力 8 小时"就诊。查体:NIHSS 评分 6 分,神志清楚,双侧眼球部分凝视,左侧鼻唇沟浅,左侧肢体肌力 3 级。

A、B. 右侧颈总动脉造影示右侧大脑中动脉闭塞,右侧大脑前动脉通过脑膜支代偿右侧大脑中动脉供血区;C. 微导管首过效应阳性;Solitaire 4mm×20mm 支架释放于右侧大脑中动脉,远端可见豆纹动脉共干(箭头所示);D. 支架取栓一次,右侧大脑中动脉复通,远端分支血流通畅,大脑中动脉可见一重度狭窄,mTICI 分级 3 级。

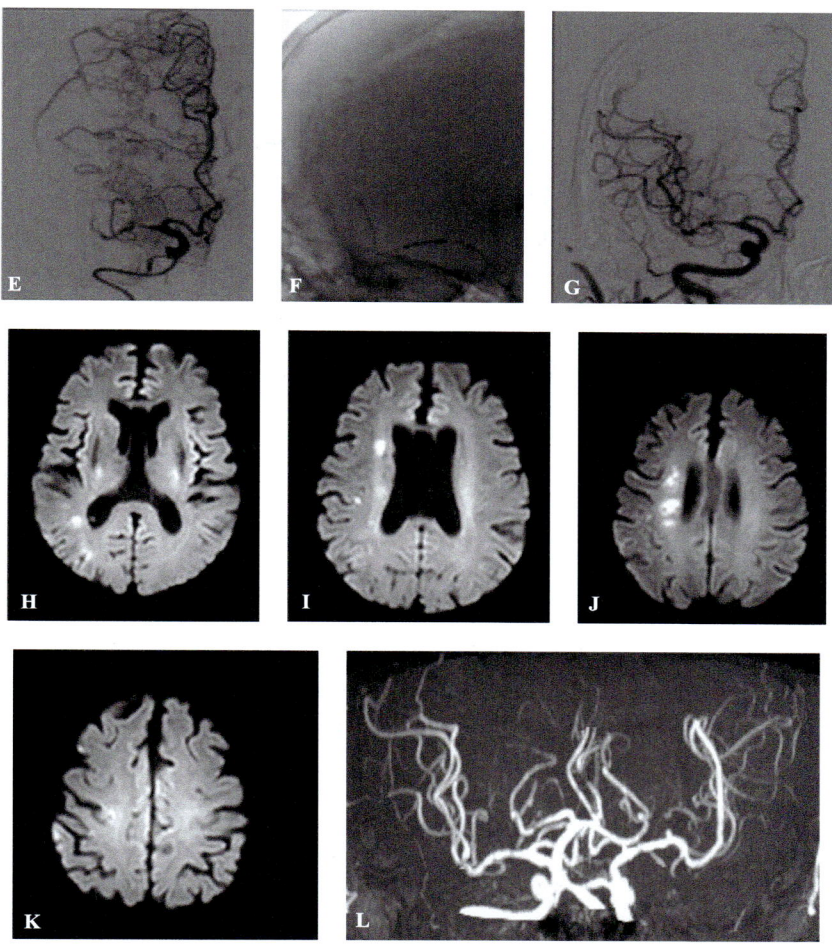

图 4-56 取栓后需急诊行血管成形术的病例（续）

E. 观察过程中发现右侧大脑中动脉血流速度明显减慢，mTICI 分级 2a 级；F. 急诊行右侧大脑中动脉球囊扩张成形术；G. 球囊扩张后右侧大脑中动脉狭窄程度明显改善，前向血流佳，mTICI 分级 3 级；H～K. 术后头颅 MR-DWI 提示右侧大脑半球多发散在脑梗死；L. 右侧大脑中动脉通畅。

4. 球囊和 / 或支架血管成形术在治疗动脉粥样硬化性闭塞性病变中的地位

（1）球囊和 / 或支架血管成形术是治疗 ICAD 性闭塞性病变的重要补救措施。有研究表明血管内再通后有残余狭窄的病例 54.1% 的病因是 ICAD 性闭塞性病变，AOL 与术后早期再闭塞密切相关。因此急诊球囊和 / 或支架血管成形术是 ICAD 性闭塞性病变的重要抢救性措施。

（2）球囊和 / 或支架血管成形术的时机：急诊球囊和 / 或支架血管成形术不作为 ICAD 性闭塞性病变的一线血管内再通措施。因为急性 ICAD 性闭塞性病变一般合并有血栓，如果直接行急诊球囊和 / 或支架血管成形术，可能会引起穿支的闭塞。在某些特殊情况下，如微导管首过效应图像显示前向血流通畅清晰可见，无血栓者，或者责任血管未发出任何穿支,这种情况下直接行急诊球囊和/或支架血管成形术可能是可行的。

5. 静脉抗血小板聚集药物在急性动脉粥样硬化性闭塞性病变的血管内再通中的地位 静脉抗血小板聚集药物是急性ICAD性闭塞性病变的血管内再通中不可或缺的一种药物。静脉抗血小板聚集药物的代表为替罗非班,它是Ⅱb/Ⅲa抗体的高效性拮抗剂,起效快,作用时间短。研究表明在血管内再通中,联合静脉应用替罗非班比动脉给药来得安全、有效。静脉替罗非班组的再通率、90天良好预后率、90天死亡率明显高于无替罗非班组及动脉替罗非班组,血肿型出血也同样低于另两组。替罗非班的用量一般是负荷剂量 0.10～0.15μg/kg,稀释至5ml,3分钟内给药;维持剂量为 0.10～0.15μg/(kg·min)。

四、急诊再通的特殊病例

(一)伪血栓的斑块

1. 急性ICAD性闭塞疾病往往合并不稳定斑块,在DSA影像中表现为充盈缺损的类似血栓的影像,临床医师需要注意鉴别。鉴别点:首先,从形态学的角度,斑块往往不规则,而血栓通常是规则的;其次,斑块一般不容易被取栓支架取出(图4-57A、B),而血栓较容易被取栓支架取出(图4-57C、D)。

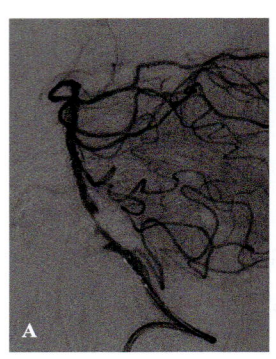
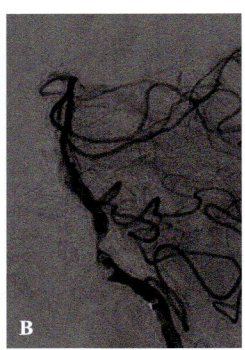
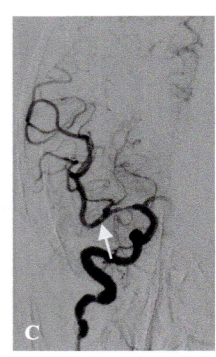
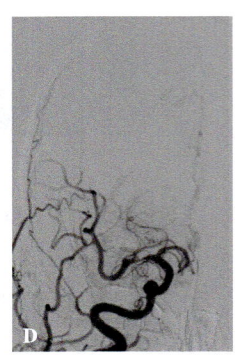

图4-57 斑块与血栓数字减影血管造影影像表现的区别

A、B. 为左侧椎动脉V4段闭塞;C、D. 为右侧大脑中动脉闭塞。

A. Solitaire 6mm×30mm 支架释放于左侧椎动脉闭塞段;B. 支架取栓一次后的图像,狭窄部位可见充盈缺损。C. Solitaire 4mm×20mm 支架释放于右侧大脑中动脉闭塞段,狭窄远端可见血栓,如箭头所示;D. 支架取栓一次后的图像。

2. **正确识别伪血栓斑块** 如果狭窄程度重,可行急诊球囊/支架血管成形术(病例5,图4-58),如果血流不能保持稳定,可增加替罗非班用量(病例6,图4-59),但不建议多次支架取栓,易造成血管夹层(病例7,图4-60)。

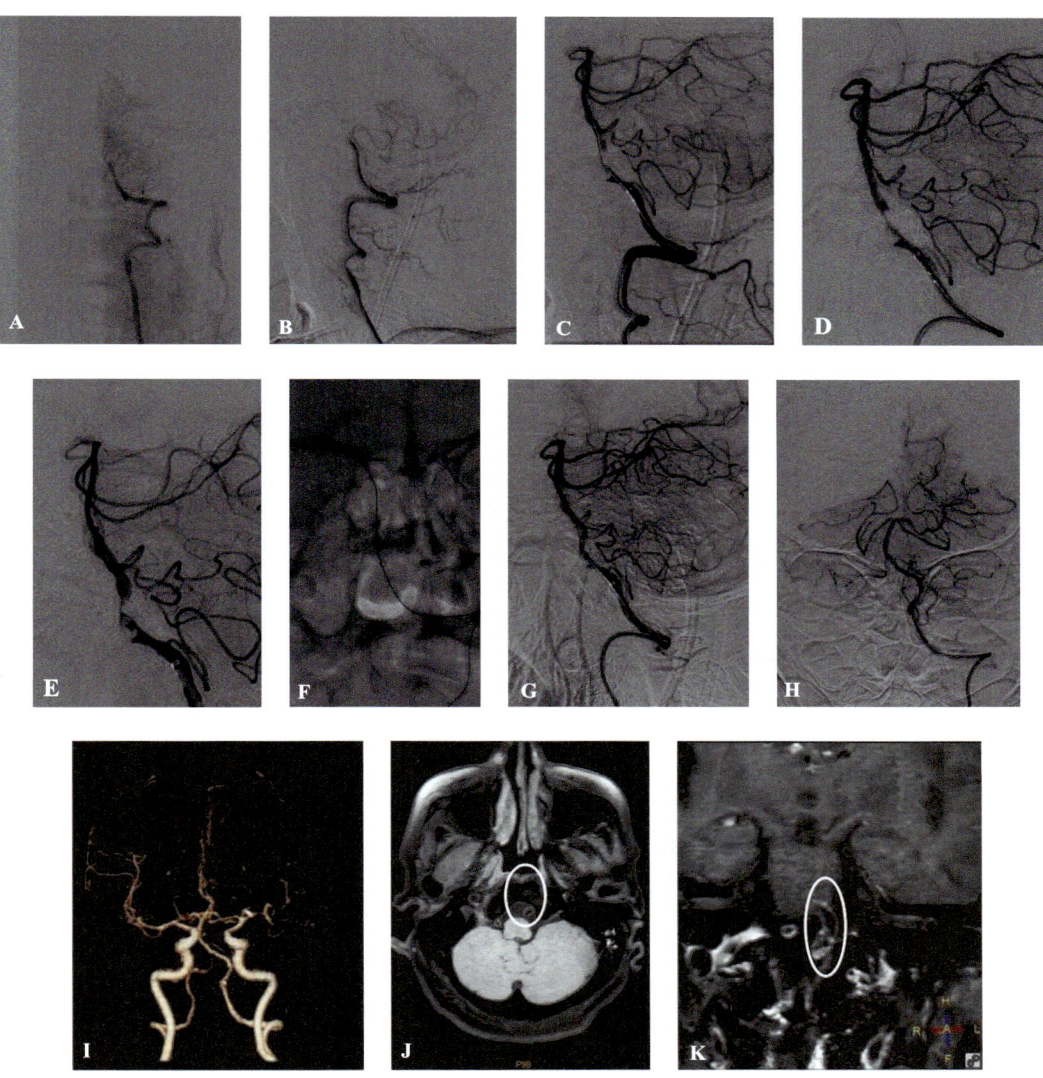

图 4-58　对取栓后有"伪血栓斑块"的病例行急诊球囊扩张血管成形术

病例 5，患者女性，79 岁。主因"头晕 4 天，加重并意识障碍 2 小时"就诊入院。查体：NIEHSS 评分 16 分，神志呈嗜睡状态，构音障碍，双侧眼球活动自如，左上肢肌力 0 级，左下肢肌力 0 级，左侧偏身痛觉减退。

A、B. 左侧椎动脉发出小脑后下动脉后闭塞，左侧小脑后下动脉通过脑膜支代偿小脑半球血供；C. 微导管首过效应阳性，左侧椎动脉可见前向血流，局部有重度狭窄；D. Solitaire 6mm×30mm 支架释放于左侧椎动脉闭塞段；E. 支架取栓一次后见椎动脉颅内段存在一重度狭窄，近端有充盈缺损，类似血栓信号，但因形态不规则，考虑为斑块；F. 急诊行球囊扩张血管成形术；G、H. 急诊血管成形术后血管成形良好，无明显狭窄，前向血流佳；I. 术后复查头颅 CTA 显示左侧椎动脉颅内段尚通畅；J. 高分辨率 MR 示左侧椎动脉颅内段有偏心斑块（圈内）；K. 增强高分辨率 MR 示斑块轻度强化（圈内）。

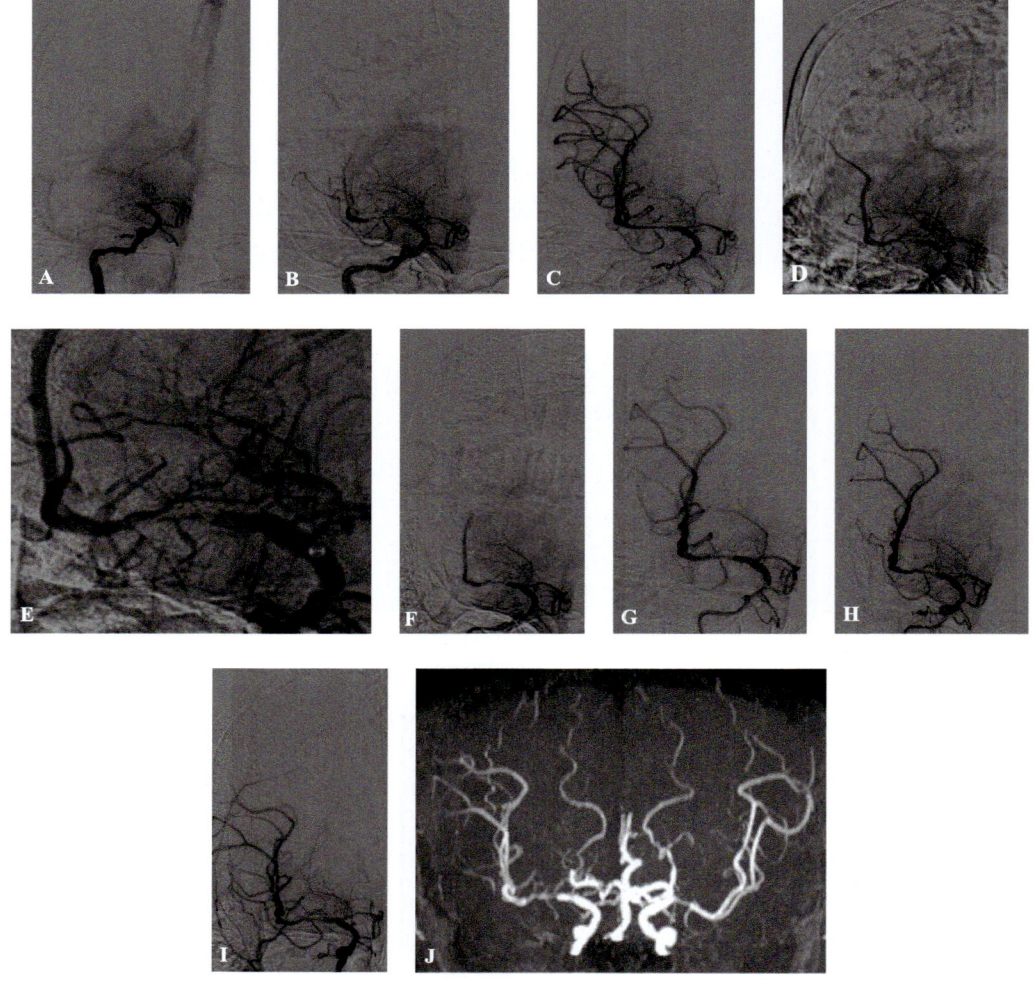

图 4-59　对取栓后有"伪血栓斑块"的病例单用替罗非班

病例 6，患者男性，61 岁。主因"突发左侧肢体无力 7 小时"入院。查体：NIHSS 评分 5 分，神志清楚，言语欠流利，左侧鼻唇沟浅，伸舌左偏，左侧肢体肌力 4 级，左侧病理征阳性。

A. 右侧颈总动脉造影示右侧大脑中动脉闭塞；B. 微导管首过效应阳性，可见右侧大脑中动脉有缓慢的前向血流；C. 行 Solitaire 4mm×20mm 支架取栓，术中在取栓支架释放时应用替罗非班（0.5mg 静脉负荷后按照 0.3mg/h 的剂量持续静脉泵入），取栓一次后右侧大脑中动脉复通，前向血流 mTICI 分级达 2b 级；D.5 分钟后复查造影示右侧大脑中动脉前向血流明显变慢，mTICI 分级仍为 2b 级；E. 右侧大脑中动脉局部放大图提示狭窄段长节段不规则充盈缺损，将替罗非班的剂量调至 0.4mg/h，并局部动脉注射替罗非班 0.125mg；F. 8 分钟后再次复查造影示右侧大脑中动脉血流速度更慢；G. 将 Solitaire 4mm×20mm 支架再次释放于右侧大脑中动脉，同时将替罗非班调到 0.5mg/h 持续静脉泵入；H.5 分钟后将取栓支架原位回收，将微导丝送至大脑中动脉病变远端，将微导管退回病变近端，复查造影示右侧大脑中动脉血流速度较前改善，但仍较慢，将替罗非班的剂量调至 0.55mg/h；I. 分别在调整替罗非班的剂量后 5、10、15 分钟复查造影示血流速度明显改善，mTICI 分级 3 级；J. TOF-MRA 示右侧大脑中动脉血流通畅，主干长节段不规则狭窄。

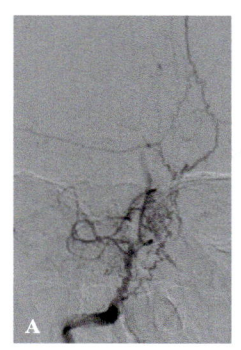
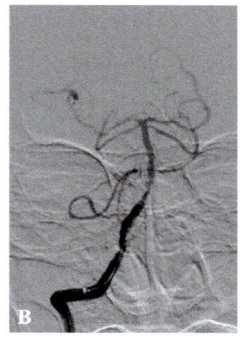
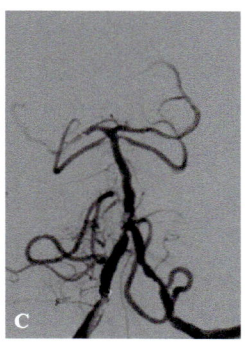
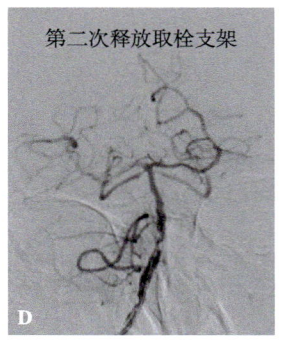
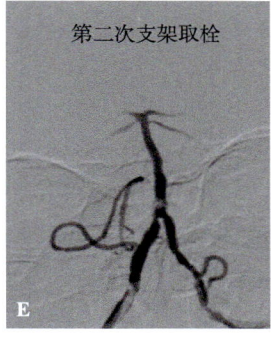
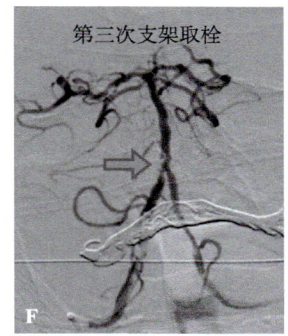

图 4-60　对取栓后有"伪血栓斑块"的病例多次取栓致血管夹层

病例 7，患者女性，62 岁。主因"发病前 1 周出现眩晕伴视物旋转"入院。曾于 2 天前夜间就诊于我院急诊科。当时予阿司匹林及他汀类药物治疗但症状未见缓解。2 小时前晨起发现左侧乏力，站立不能。患者既往有高血压病史并长期服用降压药，血糖升高 4～5 年。查体：NIHSS 评分 12 分，神志清楚，言语欠流利，左侧眼球固定，右侧眼球只能外展且伴有眼震，左侧鼻唇沟浅，伸舌左偏，左侧上、下肢体肌力 2 级，左侧病理征阳性。

A. 右侧椎动脉颅内段闭塞；B. 将 Solitaire 6mm×30mm 的支架释放于闭塞段；C. 支架取栓一次后复查造影示右侧椎动脉颅内段复通，右侧椎-基底动脉汇合处见一重度狭窄，局部可见充盈缺损伪血栓信号；D. 第二次释放取栓支架；E. 第二次支架取栓后仍有充盈缺损的类血栓信号，进行第三次支架取栓；F. 第三支架取栓后仍有充盈缺损的类血栓信号，同时出现血管夹层（箭头所示）。

（二）动脉粥样硬化闭塞性病变特殊治疗技术

ICAD 闭塞性病变特殊治疗技术具体有 BASIS 技术和球囊穿梭技术。

1. BASIS 技术　ICAD 闭塞性病变分型的 2 型是狭窄性闭塞合并闭塞远端血栓形成，倘若近端狭窄程度重，远端血栓负荷量大，近端狭窄可能会影响远端血栓的取出，如果先行近端狭窄扩张，使血流恢复，远端的血栓可能会向前移位。这种情况下可利用支架锚定将中间导管越过狭窄段进行取栓，但可能带来的风险是病变部位易并发血管夹层。福建医科大学附属漳州市医院团队提出另一种可行的方法，即远端取栓支架保护下的近端球囊扩张术（balloon angioplasty with the distal protection of stent retriever，BASIS），这是一种闭塞段以远在取栓支架保护下的直接球囊扩张血管成形术，具体方法为：先释放取栓支架于病变部位，再将另一根微导丝通过病变段，将球囊沿另一根导丝送至狭窄段行球囊扩张，扩张完毕后再行取栓术（图4-61及视频10），该技术可同时处理近端狭窄与远端栓塞，减少手术时间，提高再通效率。

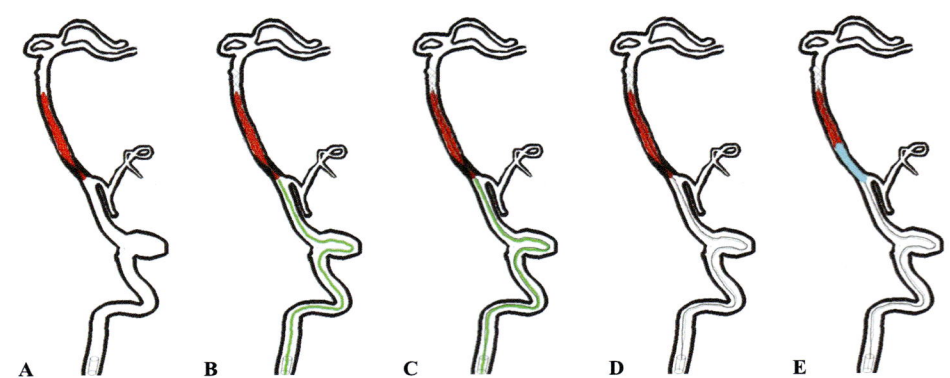

图4-61　闭塞远端在取栓支架保护下的直接球囊扩张血管成形术示意

A. 椎动脉重度狭窄闭塞合并远端高负荷血栓形成；B. 释放取栓支架；C. 送入一根0.014英寸微导丝至狭窄远端；D. 利用支架锚定退出微导管；E. 沿微导丝送入球囊行狭窄处球囊扩张血管成形术。

改良BASIS技术需使用输送导丝更细的取栓支架，让颅内扩张球囊能沿着此类取栓支架的输送导丝同轴上行至闭塞部位。改良BASIS技术对于器械的适配性有较高的要求，要求球囊的内腔能容纳取栓支架导丝及取栓支架，目前大部分的颅内球囊的内腔大部分为0.0165英寸或0.017英寸，因此它所能容纳的导丝直径最大不能超过0.015英寸，目前市面符合这类要求的支架有加奇的取栓支架Syphonet系列、瑞康通的取栓支架JRecan系列、史赛克的取栓支架Trevo 3mm×20 mm等。改良BASIS技术的操作步骤会更为简单，操作会更安全，因为将球囊直接沿着取栓支架输送杆上行，就可以避免需要将另一根0.014英寸微导丝上行引起进入血管夹层或者通过困难的问题（图4-62）。

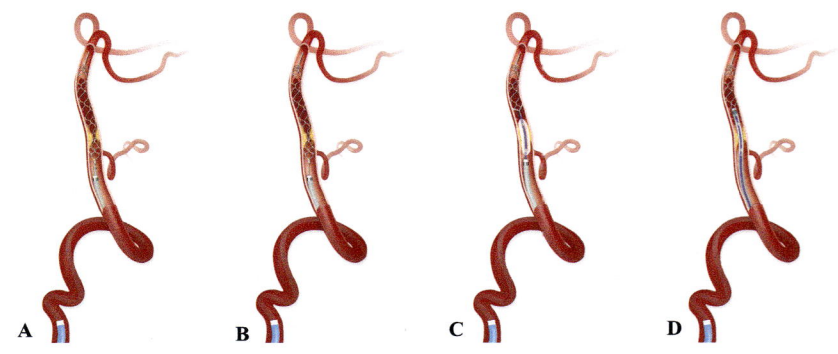

图4-62　BASIS技术示意

A. 构建三轴导管系统，微导管穿过血栓远端15mm以上，释放Syphonet取栓支架；B. 撤出微导管；C. 沿Syphonet取栓支架的输送微导丝送入快速交换球囊，将球囊置于狭窄段（根据血栓与狭窄的相对位置决定是否半回收Syphonet取栓支架）充盈球囊进行扩张；D. 球囊泄压，利用支架的锚定效果使中间导管越过狭窄段。

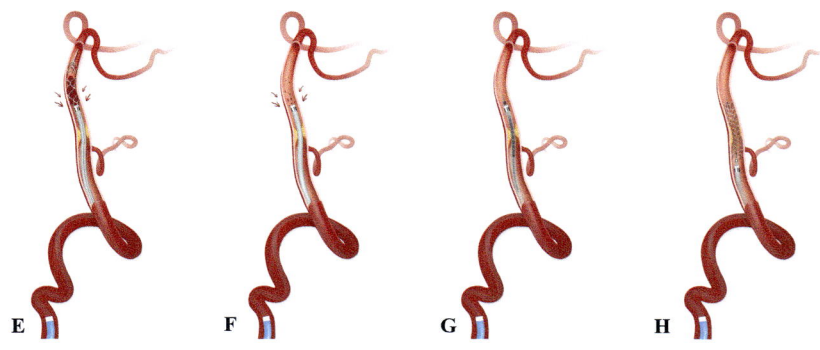

图 4-62　BASIS 技术示意（续）

E. 撤出快速交换球囊以增大抽吸内腔，利用 SWIM 技术取栓；F. 中间导管保持负压抽吸以清理残余血栓；G. 经中间导管输送颅内支架到位；H. 释放颅内支架，造影确认再通，结束手术。

2. 球囊穿梭技术　球囊穿梭技术（balloon-assisted tracking, BAT）也适用于 ICAD 闭塞性病变 2 型病例。BAT 技术的核心在于球囊"半含"，即球囊的一半隐藏于抽吸导管内，另一半露出于抽吸导管外、位于狭窄处，然后充盈球囊，借助充盈球囊减少大口径抽吸导管与微导丝之间的缝隙，降低边缘效应，形成无缝隙载体向前推送，使抽吸导管顺利越过狭窄处，到达远端直接抽吸。

（陈文伙　易婷玉）

参考文献

[1] BANERJEE C, CHIMOWITZ M I. Stroke caused by atherosclerosis of the major intracranial arteries[J]. Circ Res, 2017, 120(3):502-513.

[2] GASCOU G, LOBOTESIS K, MACHI P, et al. Stent retrievers in acute ischemic stroke: complications and failures during the perioperative period[J]. AJNR Am J Neuroradiol, 2014, 35(4):734-740.

[3] YOON W, KIM S K, PARK M S, et al. Endovascular treatment and the outcomes of atherosclerotic intracranial stenosis in patients with hyperacute stroke[J]. Neurosurgery, 2015, 76(6):680-686.

[4] YANG P, TREURNIET K M, ZHANG L, et al. Direct intra-arterial thrombectomy in order to revascularize AIS patients with large vessel occlusion efficiently in Chinese tertiary hospitals: A multicenter randomized clinical trial (DIRECT-MT): protocol[J]. Int J Stroke, 2020, 15(6):689-698.

[5] JIA B, FENG L, LIEBESKIND D S, et al. Mechanical thrombectomy and rescue therapy for intracranial large artery occlusion with underlying atherosclerosis[J]. J Neurointerv Surg, 2018, 10(8):746-750.

[6] BAE H J, LEE J, PARK J M, et al. Risk factors of intracranial cerebral atherosclerosis among asymptomatics[J]. Cerebrovasc Dis, 2007, 24(4):355-360.

[7] UEHARA T, TABUCHI M, MORI E. Risk factors for occlusive lesions of intracranial arteries in stroke-free Japanese[J]. Eur J Neurol, 2005, 12(3):218-222.

[8] KIM D E, KIM J Y, JEONG S W, et al. Association between changes in lipid profiles and progression of symptomatic intracranial atherosclerotic stenosis: A prospective multicenter study[J]. Stroke, 2012, 43(7):1824-1830.

[9] ARENILLAS J F, ÁLVAREZ-SABÍN J, MOLINA C A, et al. Progression of symptomatic intracranial large artery atherosclerosis is associated with a proinflammatory state and impaired fibrinolysis[J]. Stroke, 2008,39(5):1456–1463.

[10] ARENILLAS J F, ÁLVAREZ-SABÍN J, MONTANER J, et al. Angiogenesis in symptomatic intracranial atherosclerosis: Predominance of the inhibitor endostatin is related to a greater extent and risk of recurrence[J]. Stroke, 2005,36(1):92–97.

[11] LÓPEZ-CANCIO E, MATHEUS M G, ROMANO J G, et al. Infarct patterns, collaterals and likely causative mechanisms of stroke in symptomatic intracranial atherosclerosis[J]. Cerebrovasc Dis, 2014,37(6): 417–422.

[12] WABNITZ A M, DERDEYN C P, FIORELLA D J, et al. Hemodynamic markers in the anterior circulation as predictors of recurrent stroke in patients with intracranial stenosis[J]. Stroke, 2019.50(1):143-147.

[13] KIM S K, YOON W, HEO T W, et al. Negative susceptibility vessel sign and underlying intracranial atherosclerotic stenosis in acute middle cerebral artery occlusion[J]. AJNR Am J Neuroradiol, 2015,36(7): 1266–1271.

[14] CHEN W, WU Y, ZHANG M, et al. Microcatheter "first-pass effect" predicts acute intracranial artery atherosclerotic disease-related occlusion[J]. Neurosurgery, 2019, 84(6):1296-1305.

[15] CHEN W HUO, YI T Y U, ZHAN A LAI, et al. Stent-unsheathed effect predicts acute distal middle cerebral artery atherosclerotic disease-related occlusion[J]. J Neurol Sci, 2020,416 :116957.

[16] BERKHEMER O A, FRANSEN P S S, BEUMER D, et al. A randomized trial of intraarterial treatment for acute ischemic stroke[J]. N Engl J Med,2015,372(1):11–20.

[17] CAMPBELL BC V, MITCHELL P J, KLEINIG T J, et al. Endovascular therapy for ischemic stroke with perfusion-imaging selection[J]. N Engl J Med, 2015,372(11):1009–1018.

[18] GOYAL M, DEMCHUK A M, MENON B K, et al. Randomized assessment of rapid endovascular treatment of ischemic stroke[J]. N Engl J Med, 2015,372(11):1019–1030.

[19] SAVER J L, GOYAL M, BONAFE A, et al. Stent-retriever thrombectomy after intravenous t-PA vs. t-PA alone in stroke[J]. N Engl J Med, 2015,372(24):2285–2295.

[20] ALBERS GW, MARKS MP, KEMP S, et al. Thrombectomy for stroke at 6 to 16 hours with selection by perfusion imaging[J]. N Engl J Med, 2018,378(8):708–718.

[21] NOGUEIRA R G, JADHAV A P, HAUSSEN D C, et al. Thrombectomy 6 to 24 hours after stroke with a mismatch between deficit and infarct[J]. N Engl J Med,2018, 378(1):11-21.

[22] POWERS W J, RABINSTEIN A A, ACKERSON T, et al. 2018 Guidelines for the early management of patients with acute ischemic stroke: A guideline for healthcare professionals from the American Heart Association/American Stroke Association[J]. Stroke,2018,49(3):e46-e110.

[23] LAPERGUE B, BLANC R, GORY B, et al. Effect of endovascular contact aspiration vs stent retriever on revascularization in patients with acute ischemic stroke and large vessel occlusion: The ASTER randomized clinical trial[J]. JAMA, 2017,318(5):443–452.

[24] TURK A S, SIDDIQUI A, FIFI J T, et al. Aspiration thrombectomy versus stent retriever thrombectomy as first-line approach for large vessel occlusion (COMPASS): a multicentre, randomised, open label, blinded outcome, non-inferiority trial[J]. Lancet, 2019,393(10175):998–1008.

[25] KANG D H, YOON W. Current opinion on endovascular therapy for emergent large vessel occlusion due to underlying intracranial atherosclerotic stenosis[J]. Korean J Radiol, 2019,20(5):739–748.

[26] KANG D, YOON W, BAEK B H, et al. Front-line thrombectomy for acute large-vessel occlusion with underlying severe intracranial stenosis: stent retriever versus contact aspiration[J]. J Neurosurg, 2019,132(4):1202-1208.

[27] YOO J, LEE S J, HONG J H, et al. Immediate effects of first-line thrombectomy devices for intracranial atherosclerosis-related occlusion: Stent retriever versus contact aspiration[J]. BMC Neurol, 2020, 20(1):283.

[28] WU C, CHANG W, WU D, et al. Angioplasty and/or stenting after thrombectomy in patients with underlying intracranial atherosclerotic stenosis[J]. Neuroradiology, 2019, 61(9):1073-1081.

[29] YI T Y, CHEN W H, WU Y M, et al. Special endovascular treatment for acute large artery occlusion resulting from atherosclerotic disease[J]. World Neurosurg, 2017, 103:65–72.

[30] SIEBLER M, HENNERICI M G, SCHNEIDER D, et al. Safety of tirofiban in acute ischemic stroke: The satis trial[J]. Stroke, 2011, 42(9):2388-2392.

[31] KWON J H, SHIN S H, WEON Y C, et al. Intra-arterial adjuvant tirofiban after unsuccessful intra-arterial thrombolysis of acute ischemic stroke: preliminary experience in 16 patients[J]. Neuroradiology, 2011, 53(10):779-785.

[32] YANG J, WU Y, GAO X, et al. Intraarterial versus intravenous tirofiban as an adjunct to endovascular thrombectomy for acute ischemic stroke[J]. Stroke, 2020, 51(10):2925-2933.

[33] TAKAYANAGI A, CHENG P K, FENG L. A novel technique for stenting of intracranial stenosis using the neuroform atlas stent and gateway balloon catheter interv[J]. Neuroradiol, 2021, 27(6): 770–773.

[34] KÜHN A L, WAKHLOO A K, LOZANO J D, et al. Two-year single-center experience with the "baby trevo" stent retriever for mechanical thrombectomy in acute ischemic stroke[J]. J. Neurointerv. Surg, 2017, 9(6): 541–546.

第十二节 颅内外动脉夹层所致急性大血管闭塞的血管内再通

颅内外动脉夹层是指颅内外动脉因各种原因发生内膜撕裂,血液进入血管管壁形成壁间血肿,随着内膜逐步剥离、扩展,在动脉内形成真、假腔,亦可造成血栓脱落。当血肿聚集在动脉内膜和中膜之间可导致动脉管腔狭窄或闭塞,当血肿累及中膜与外膜时则可形成动脉瘤样扩张或者破裂出血,前者在临床上多以缺血性脑卒中为首发表现。

一、流行病学

既往报道显示,在青年脑卒中患者中,动脉夹层所致缺血性脑卒中占20%,在小于45岁的青年脑卒中患者中的比例可高达8%～25%;而在普通人群,颅颈动脉和/或椎动脉夹层发病率分别为2.6/10万和1.0/10万。15%的颅内外动脉夹层患者合并有多个颅内外动脉夹层。在北美的研究中,颈动脉夹层平均发病年龄为45.8岁,在欧洲的两个研究报道中颈动脉夹层的平均发病年龄分别为44.0岁和45.3岁。在北美的研究中,50%～52%的患者为女性,而在欧洲的研究中,男性患者占到53%～57%。颈内动脉夹层似乎在男性和老年人中的比例比椎动脉夹层略高。

二、病因学

颅内外动脉夹层的发病机制尚不清楚，相关研究提出多个可能的危险因素，包括高血压、高同型半胱氨酸血症、纤维肌发育不良、近期感染等。目前，被较为广泛接受的假说是患者自身存在遗传性或先天性的血管壁异常，而后天的环境因素、感染、创伤等促发了动脉夹层的形成。

1. 高血压　　高血压是颅内外动脉夹层的一个重要病因。随着血压升高，动脉管壁上压力负荷的主要承担部分由弹性胶原纤维向非弹性胶原纤维转化，导致动脉纤维性硬化，血管内膜容易撕裂而引起动脉夹层。高血压还可以通过调节血管活性物质、生长因子和黏附分子等的代谢促进血管内皮细胞的形态、排列发生变化，引起内皮细胞骨架结构和细胞间连接发生变化，导致内皮损伤和动脉粥样硬化。

2. 高同型半胱氨酸血症　　血浆同型半胱氨酸为一种含硫氨基酸，是甲硫氨酸代谢过程中的中间产物，可促进血管内皮损伤和动脉粥样硬化，影响动脉管壁中层的氧供和营养，导致动脉管壁中层的缺血性损伤和退变。

3. 纤维肌发育不良　　以平滑肌细胞发生成纤维细胞样转化为主要特征，可出现纤维增生、胶原沉积、内弹力板分裂、动脉中层弹力纤维减少，既可导致动脉的狭窄和闭塞，又可引起动脉瘤或血管夹层。

4. 感染　　这也是导致动脉夹层一个重要的发病因素，近期感染通过血液循环把感染的炎性反应播散到颈部血管壁，引起血管壁轻微的外膜炎症，产生大量的炎性细胞、自由基和蛋白酶，这些物质作用于血管壁，造成血管动脉壁的损伤。

5. 外源性损伤　　外源性损伤可能是由于：①颈部长期处于压迫状态或颈部旋转过度引起颈部动脉的过度拉伸，使血管内膜变薄而破裂，导致动脉内膜夹层形成；②医源性原因，主要是由于各种手术器械、支架置入等医源性异物，或者是手术产生的轻微创伤直接导致的血管内膜损伤；③近期颈椎外伤史，这是一个众所周知的、主要的和已被确定的颈动脉夹层的危险因素，同时已发现颈椎的手法治疗可能会导致颈动脉夹层。

虽然动脉夹层引起急性缺血性脑卒中的确切发病机制还不完全清楚，最有可能的机制是动脉血栓或假腔血栓形成动脉栓塞。脑成像研究已经证实，大多数颅内外动脉夹层脑卒中患者均有血栓形成。其他的可能机制包括严重血管狭窄导致的低灌注引起分水岭梗死、夹层血管闭塞。在一项共纳入 172 例患者的研究中，其中 58% 的颈动脉夹层患者 DWI 提示急性脑卒中证据，脑卒中的发病原因包括继发血栓（85%）、血流动力学异常（12%）及上述两种原因均存在（3%）。另一项研究提示，存在管腔狭窄与脑卒中发生并不相关，然而闭塞性动脉夹层患者较非闭塞性动脉夹层患者脑梗死的面积更大。

三、临床表现

颅内外动脉夹层的临床表现多样，局部症状以脑神经受累多见，继发的脑血管病可能导致严重的神经功能缺损。缺血性脑卒中是动脉夹层最常见的脑血管病变类型。此外，约

6%的动脉夹层患者无临床症状。

1. 疼痛 头痛可表现为轻微的、难以描述的或类似于蛛网膜下腔出血的霹雳样头痛，可为单侧或双侧。部分患者可出现搏动性耳鸣，部分椎动脉夹层患者可表现为单侧上肢疼痛。颈动脉夹层发病初期症状通常表现为同侧颈部疼痛或头痛和霍纳综合征，其次为视网膜或脑缺血，上述3条中的任何2条存在应高度怀疑颈动脉夹层。

2. 神经功能缺损症状 约半数以上颅内动脉夹层患者出现脑或视网膜缺血症状。临床症状与病变血管部位有关，可表现为肢体无力、语言障碍、黑矇、视力减退、口角歪斜、复视等，严重时可致昏迷。缺血症状常在颈部疼痛数分钟或数周后出现，但一般不超过1个月。典型的椎动脉夹层可表现为后颈部或枕部疼痛之后出现的后循环缺血症状，如脑干、丘脑、颞顶叶和小脑半球的表现，通常间隔时间为2周。超过90%的缺血性椎动脉夹层累及小脑后下动脉，累及同侧供血区域的延髓，导致典型的延髓背外侧综合征，其以对侧上下肢痛温觉缺失、同侧上颌（V2）及下颌（V3）区域的感觉缺失、吞咽困难、构音障碍、霍纳综合征及上腭肌阵挛为主要症状。单侧上肢力弱或疼痛可因C5～C6颈神经根缺血造成。

四、影像学表现

颅内外动脉夹层的诊断很大程度依赖于影像学检查。影像学检查除可以发现动脉夹层导致的继发性神经功能缺损外，还可以提供具有特异度的诊断信息。影像学结果阴性不能完全排除动脉夹层的诊断，特别是如果影像学检查的时间较晚，而夹层血管可能会因发生早期再通而出现影像学阴性结果。

1. DSA DSA是诊断颅内外动脉夹层的金标准，主要表现为局部动脉不规则狭窄，狭窄管腔呈现不规则线珠状或波纹状，严重时呈线样征或管腔呈双腔征，伴内膜瓣，也可见管腔完全闭塞。其中双腔征、内膜瓣是DSA最典型且具有诊断意义的征象，但临床较少见到，更多见的是动脉锥形狭窄，表现为线样征或鼠尾征。但DSA检查存在一定的局限性，如耗时、昂贵、对设备要求高、需注射造影剂等。

2. MRI/MRA MRI/MRA检查在夹层的评估中有重要价值，具有无创、无放射性损伤、灵敏度高和特异度高等优势，是目前首选的检查方法。MRI在常规颈部横断位可清楚地显示血管壁的断面，壁内血肿在T_1WI常表现为新月形高信号，内膜瓣在T_1WI和T_2WI表现为位于血管腔中的高信号瓣状结构，以T_2WI最明显。MRA也可以显示夹层动脉瘤的真假腔。双腔征也是夹层的直接征象，真腔一般较窄，呈类圆形，为不完全闭塞的血管腔，有血流通过，假腔较宽，多呈新月形，为内膜夹层分离所致。假腔内血流速度多较慢，易形成湍流，在MRI中多呈不均匀信号，常见血肿形成，当血肿增大到一定程度，真腔闭塞，往往形成火焰征或鼠尾征。壁间血肿在高分辨率磁共振（high-resolution MRI，HR-MRI）中也较常见，但其与动脉粥样硬化性斑块内出血较难鉴别。二者在HR-MRI上还是有所差异的，动脉粥样硬化性斑块内出血常常在出血周围可见非出血成分。

MRA的缺点是对微小的动脉夹层难以发现，不能准确地显示狭窄的程度。与CTA相比，MRA较少受骨结构干扰，显示血管结构更完整，尤其在注射造影剂检查时更明显，有助于发现血管夹层改变特征,如线样征、双腔征、动脉瘤样扩张、假性动脉瘤及血管狭窄闭塞。

3. **CTA**　随着 CT 技术的不断发展,CTA 对颅内外动脉夹层诊断的敏感性及特异度也有提高。CTA 有助于发现动脉血管壁的改变、狭窄、闭塞、假性动脉瘤、内膜瓣、线样征及双腔征等征象。有研究显示,CTA 诊断血管闭塞的假阳性率为 0,对血管壁不规则改变和增厚的检出率高达 96%,CTA 在发现假性动脉瘤和内膜瓣方面优于 MRI。在分析诊断动脉夹层时,一定要重视轴面原始图像的分析,通过多平面、多角度重组图像,可比较直观地显示动脉夹层的范围、程度及内膜瓣、动脉瘤、管壁有无斑块钙化、腔内有无血栓等。

4. **颈动脉超声**　对诊断颈动脉或椎动脉颅外段夹层有较高价值,常见超声表现为:动脉内膜破口血流信号;内膜瓣分隔呈双腔结构;不规则狭窄;远端逐渐变细甚至闭塞;局部管腔外径增加,甚至呈现瘤样扩张;少数呈现壁内血肿;亦可单纯表现为动脉狭窄。

五、治疗

颅内外动脉夹层往往是一个动态变化的过程,其具体修复机制尚不清楚。有研究表明,破损的动脉内膜/内弹力层的修复约需要 2 个月完成,若新生的内膜较脆弱,则有再次发生内膜或内弹力层撕裂的风险,2 个月后血管壁仍有缓慢变化。在发病早期(2 个月内)应及时评估动脉夹层的变化,确认有无动脉夹层扩大导致血管闭塞或夹层动脉瘤的形成。因此,对缺血型动脉夹层患者,其治疗应在严格控制危险因素的基础上,积极进行溶栓(超早期)、抗血小板聚集或抗凝治疗,适当控制血压,预防血栓形成。在治疗过程中,应对患者密切随访,根据患者症状和影像学变化,个体化调整治疗方案,必要时进行血管内再通,从而预防脑卒中事件的发生。

1. **溶栓治疗**　迄今尚无 IVT 治疗颅内外动脉夹层相关急性缺血性脑卒中的随机对照研究。2011 年的一篇 meta 分析总结了 180 例颈动脉夹层相关急性缺血性脑卒中患者,其中 67% 接受 rt-PA 溶栓治疗,33% 接受血管内溶栓治疗,其在颅内出血、死亡率或临床转归方面与普通缺血性脑卒中患者接受再灌注治疗患者无显著性差异。现有证据显示在发病 4.5 小时内运用静脉 rt-PA 溶栓治疗颅内外动脉夹层所致急性缺血性脑卒中是安全的(Ⅱ级推荐,C 级证据)。

值得注意的是,动脉夹层患者溶栓可能会增加血管壁水肿、腔内血栓逃逸、蛛网膜下腔出血等风险,故临床表现支持动脉夹层的患者溶栓需格外慎重,有条件的患者应急诊行脑血管造影明确病因及发病机制。

2. **抗血小板/抗凝治疗**　由于缺乏在颅内外动脉夹层急性期或长期使用抗栓治疗的随机对照研究,基于长期临床实践推荐在颅内外动脉夹层形成的急性期,使用抗血小板或抗凝治疗(Ⅰ级推荐,B 级证据)。AHA 指南指出对于有脑卒中或短暂性脑缺血发作的动脉夹层患者,给予至少 3～6 个月的抗栓治疗是合理的。

(1)抗血小板或抗凝治疗均可降低症状性颅内外动脉夹层患者脑卒中或死亡的风险(Ⅰ级推荐,B 级证据)。临床上可结合具体情况进行选择。颅内外动脉夹层患者出现大面积脑梗死、神经功能残疾程度严重(NIHSS 评分 ≥ 15)、有使用抗凝禁忌时,倾向于使用抗血小板药;如果动脉夹层出现重度狭窄、存在不稳定血栓、管腔内有血栓或假性动脉瘤时,倾向于使用抗凝治疗（Ⅲ级推荐，C级证据）。

（2）目前缺乏足够的证据对抗血小板治疗的疗程和种类进行推荐。应结合患者颅内外动脉夹层病因及血管病变程度，决定抗血小板治疗的疗程，通常维持抗血小板治疗3～6个月（Ⅱ级推荐，B级证据）。应对患者进行随访，疗程结束时，如仍然存在动脉夹层，推荐进行长期抗血小板药治疗（Ⅱ级推荐，C级证据），对伴有结缔组织病或动脉夹层复发或有动脉夹层家族史的患者，也应考虑长期抗血小板治疗（Ⅱ级推荐，C级证据），可单独应用阿司匹林、氯吡格雷或双嘧达莫，也可选择阿司匹林联合氯吡格雷或阿司匹林联合双嘧达莫（Ⅰ级推荐，B级证据）。

（3）目前缺乏足够的证据对抗凝治疗的疗程和种类进行推荐。对出现缺血性脑卒中或TIA的动脉夹层患者，通常维持抗凝治疗3～6个月（Ⅱ级推荐，B级证据）。应对患者进行随访，疗程结束时如仍然存在动脉夹层，推荐更换为抗血小板药治疗（Ⅲ级推荐，C级证据）。

3. 血管内再通　对于颅内外颈动脉夹层所致大血管闭塞基本分为3种类型：A型，近端血管夹层，但未闭塞，远端大血管闭塞（夹层血栓脱落所致动脉—动脉栓塞）；B型，近端动脉夹层所致大血管闭塞，远端血管通畅；C型，近端动脉夹层所致大血管闭塞合并远端血管闭塞（串联病变）。通常动脉夹层部位的血栓来源于壁间血肿，而夹层真腔仅受压闭塞并无血栓存在，有利于探查真腔，通过微导丝、微导管采用同轴技术将指引导管或抽吸导管越过动脉夹层到达闭塞段远端，以顺利实施抽栓或支架取栓。

A型病变（图4-63）的血管内再通包括经动脉置管溶栓、抽吸导管抽栓、支架取栓及以上若干方法的联合。如果近端动脉夹层不影响血流，在急性期可以不放置支架处理夹层，而给予抗血小板聚集或抗凝治疗。过了急性期后，如药物治疗无效，可置入支架治疗动脉夹层。如若动脉夹层较为严重，直接影响血流，则急性期给予支架置入处理夹层。

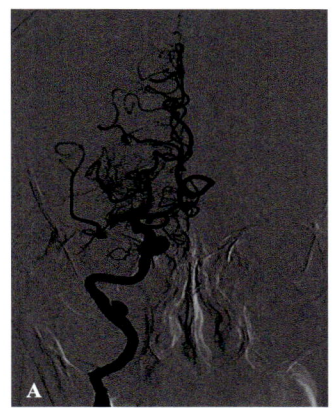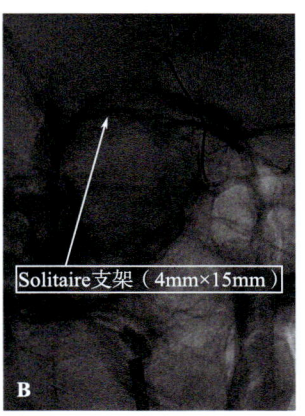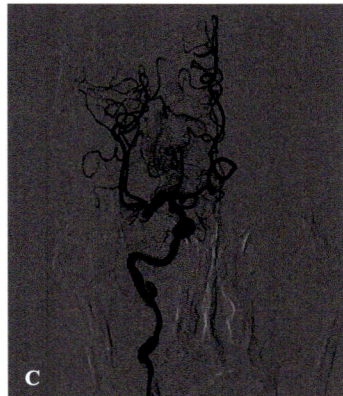

图4-63　A型动脉夹层（所致急性缺血性脑卒中）病例

患者男性，75岁，为A型动脉夹层所致AIS患者。主因"突发左侧肢体无力3小时"入院。NIHSS评分11分。A. DSA显示右侧颈动脉C1远端夹层动脉瘤，右侧大脑中动脉M1接近闭塞；B. 给予Solitaire支架（4mm×15mm）取栓，闭塞血管完全再通（mTICI分级3级）；C. 近端动脉夹层不影响血流，给予抗血小板聚集药（阿司匹林100mg + 氯吡格雷75mg/d）治疗。

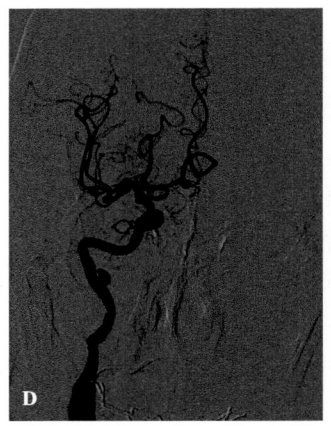
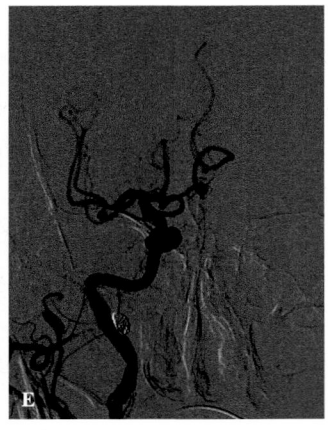

图4-63 A型动脉夹层（所致急性缺血性脑卒中）病例（续）

D. 50天后复查，夹层动脉瘤无明显缓解；E. 遂给予支架辅助下弹簧圈栓塞治疗。

B型病变（图4-64）的血管内再通包括经动脉置管溶栓、抽吸导管抽栓、支架取栓、球囊扩张和支架置入。对于该型病变，大部分患者需要在急性期进行支架置入，以维持良好的血流。

C型病变为串联病变（图4-65），血管内再通方式包括先处理近端动脉夹层再开通远端闭塞血管及先开通远端闭塞血管再处理近端动脉夹层。Stampfl等回顾性分析了24例颈内动脉和大脑中动脉串联闭塞患者，予以大脑中动脉支架取栓术和颈内动脉支架置入术，术后62.5%（15/24）的患者实现血管内再通（TICI分级2b级或3级），仅29.2%（7/24）的患者术后

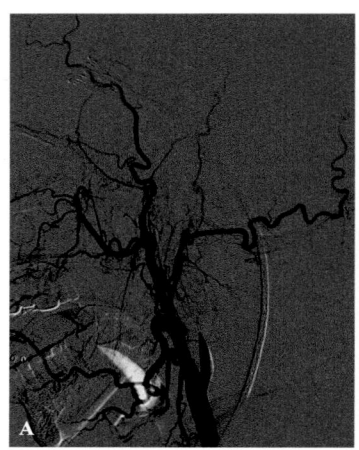
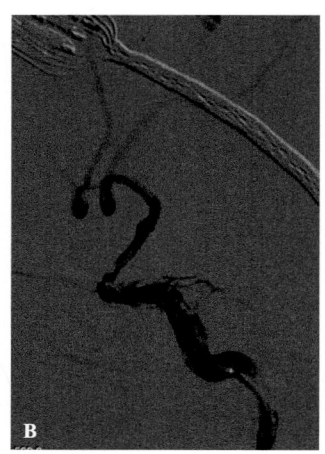
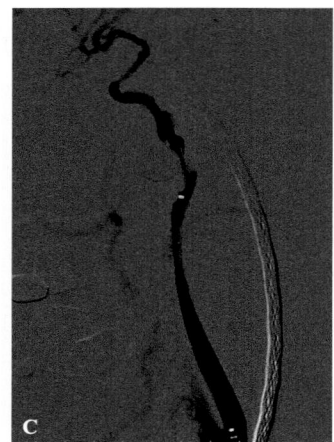

图4-64 B型动脉夹层所致急性缺血性脑卒中病例

患者男性，63岁，为B型动脉夹层所致AIS患者。主因"突发左侧肢体无力4小时"入院。NIHSS评分15分。

A. DSA显示右侧颈动脉C1闭塞，呈火焰征，考虑为颈动脉夹层所致颈动脉闭塞；B. 微导管在0.014英寸微导丝引导下穿越闭塞段，造影显示颈动脉长段夹层；C、D. 自近端至远端分别置入Wallstent支架（7mm×40mm）和Enterprise支架（4mm×30mm）。

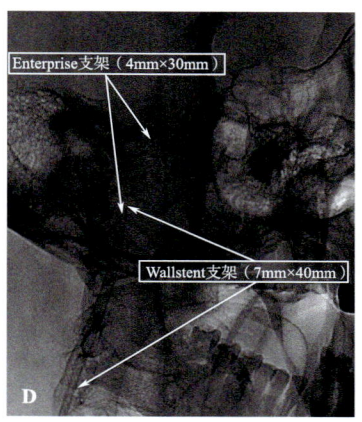
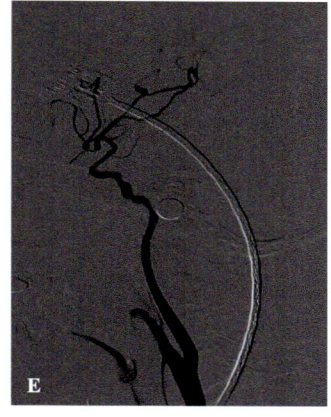

图 4-64　B 型动脉夹层所致急性缺血性脑卒中病例（续）

E. 造影显示闭塞血管完全再通（mTICI 分级 3 级），术中给予替罗非班抗血小板聚集，8 小时后给予负荷量抗血小板聚集药（阿司匹林 300mg + 氯吡格雷 300mg）。

3 个月临床预后良好（mRS ≤ 2 分）。因此对于串联闭塞患者，有学者建议处理远端闭塞前应先常规处理颈动脉病变（即顺行性治疗），这样近端和远端的再通率可超过 84% 和 33%。先恢复颈动脉血流的优点还包括：可以更安全地进入远端病变，提高远端血栓清除率，同时，由于顺行血流增加可以增强动脉溶栓的效果，降低远端再闭塞风险和缺血性事件复发的长期风险。而逆行性治疗最大的优势是可在最短时间开通颅内段闭塞，通过大脑动脉环交通即能恢复缺血区供血。有研究亦显示，逆行性治疗有利于缩短再灌注时间，改善串联闭塞患者的临床预后。无论采取何种治疗策略，主要目的是及时有效开通闭塞血管，快速恢复脑组织灌注。

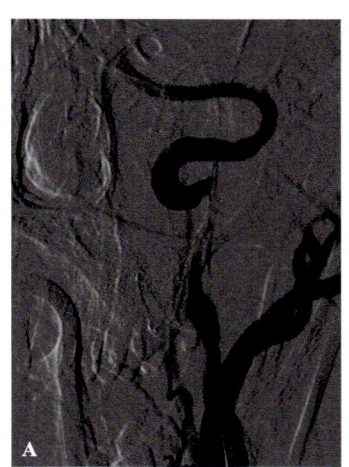
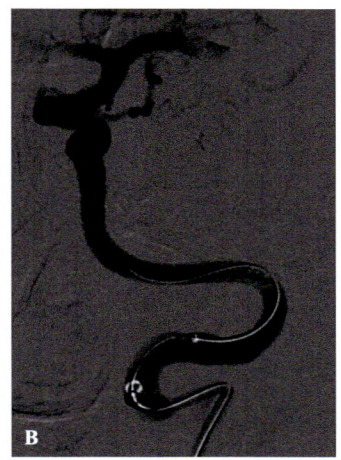
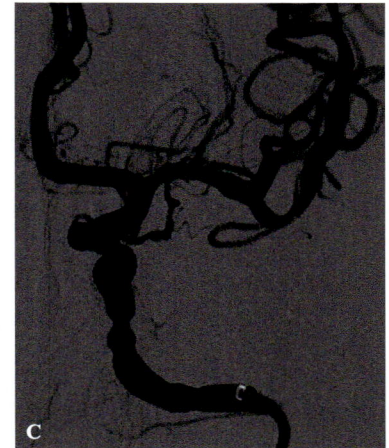

图 4-65　C 型动脉夹层所致急性缺血性脑卒中病例

患者男性，56 岁，为 C 型动脉夹层所致 AIS 患者。主因"突发右侧肢体无力、言语不清、意识模糊 5 小时"入院。NIHSS 评分 22 分。

A. 造影显示左侧颈动脉 C1 动脉夹层、闭塞，大脑中动脉 M1 以远闭塞，考虑为颈动脉夹层血栓脱落所致；B. 微导管在 0.014 英寸微导丝引导下穿越闭塞段，进行抽栓；C. 闭塞血管完全再通。

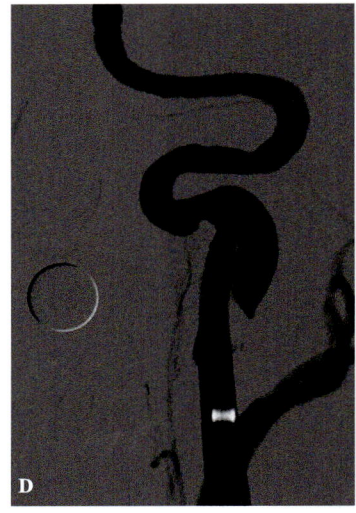
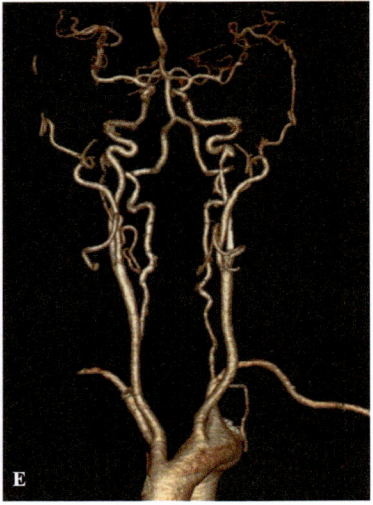

图 4-65　C 型动脉夹层所致急性缺血性脑卒中病例（续）

D. 置入 Wallstent 支架（7mm×30mm）覆盖动脉夹层，造影显示闭塞血管完全再通（mTICI 分级 3 级），术中给予替罗非班抗血小板聚集，8 小时后给予负荷量抗血小板聚集药（阿司匹林 300mg + 氯吡格雷 300mg）；E. 术后 3 天复查头颈 CTA，显示左侧颈动脉及大脑中动脉通畅，但于动脉夹层处有中度狭窄，给予随访处理，必要时行球囊扩张。

总之，对颅内外颈动脉夹层导致的急性大血管闭塞，可考虑采用血管内再通，但目前尚缺乏循证医学证据，有经验的中心可以慎重开展。

（徐浩文）

参考文献

[1] PATEL S D, HAYNES R, STAFF I, et al. Recanalization of cervicocephalic artery dissection[J]. Brain Circulation,2020,6(3):175-180.

[2] DMYTRIW A A, PHAN K, MAINGARD J, et al. Endovascular thrombectomy for tandem acute ischemic stroke associated with cervical artery dissection: a systematic review and meta-analysis[J]. Neuroradiology, 2020,62(7):861-866.

[3] FAROUK M, SATO K, MATSUMOTO Y, et al. Endovascular treatment of internal carotid artery dissection presenting with acute ischemic stroke[J]. J Stroke Cerebrovasc Disease, 2020 ,29(3):104592.

[4] BERNARDO F, NANNONI S, STRAMBO D, et al. Efficacy and safety of endovascular treatment in acute ischemic stroke due to cervical artery dissection: A 15-year consecutive case series[J]. Int J Stroke, 2019,14(4):381-389.

[5] TRAENKA C, JUNG S, GRALLA J, et al. Endovascular therapy versus intravenous thrombolysis in cervical artery dissection ischemic stroke: Results from the SWISS registry[J]. Eur Stroke J,2018 ,3(1):47-56.

[6] MARNAT G, BÜHLMANN M, EKER OF, et al.multicentric experience in distal-to-proximal revascularization

of tandem occlusion stroke related to internal carotid artery dissection[J]. AJNR Am J Neuroradiol, 2018,39(6):1093-1099.
[7] JENSEN J, SALOTTOLO K, FREI D, et al. Comprehensive analysis of intra-arterial treatment for acute ischemic stroke due to cervical artery dissection[J]. J Neurointerv Surg,2017 ,9(7):654-658.
[8] MA Y D, WANG J, DU Z H, et al. Mechanical thrombectomy with Solitaire stent for acute internal carotid artery occlusion without atherosclerotic stenosis: dissection or cardiogenic thromboembolism[J]. Eur Rev Med Pharmacol Sci,2014,18(9):1324-1332.

第十三节 合并颅内动脉瘤的缺血性脑卒中的血管内再通

一、对于合并颅内动脉瘤的缺血性脑卒中的认识

血管内再通虽然已成为颅内急性大血管闭塞的首选治疗方案,但通常认为治疗 AIS 合并颅内动脉瘤等有出血风险的脑血管疾病具有一定的挑战性。正常人群中颅内动脉瘤的患病率为 2%～7%,由于合并有共同的危险因素(如高血压、高龄、吸烟等),此种情况在 AIS 患者中的比例可能更高。因此,临床上 AIS 合并颅内动脉瘤的情况并不罕见,应引起重视。对于此类合并颅内动脉瘤的 AIS 患者,颅内大血管急性闭塞的主要原因是心源性栓塞或动脉粥样硬化性原位血栓形成,部分可能是由于颅内未破裂动脉瘤自发性血栓形成引起的。

因为既往文献显示对合并颅内动脉瘤的 AIS 患者行 IVT 是安全可行的,存在未破裂颅内动脉瘤的患者行 IVT 的颅内出血率与不合并颅内动脉瘤的患者并没有明显差异,故有关 AIS 的诊疗指南仅将 AIS 合并颅内巨大动脉瘤列为 IVT 的禁忌证,而将 AIS 合并未破裂且未经治疗的颅内小动脉瘤(≤10mm)列为 IVT 治疗的相对禁忌证。然而目前关于合并颅内动脉瘤的急性脑动脉闭塞患者行血管内再通的安全性报道相对较少,且均为个案报道。在真实世界中,此类患者在急性大血管闭塞机械性再通操作过程中,动脉瘤有一定破裂的概率。

血管内再通前的影像学检查对合并颅内动脉瘤的急性脑动脉闭塞患者的及时检出至关重要,有助于降低治疗过程中颅内动脉瘤的破裂风险。文献中报道,颅内动脉瘤最常见的部位有大脑中动脉、后交通动脉、前交通动脉等。目前,对于此类患者影响动脉瘤检出的因素有:①术前的影像学检查方式。头颅 CT 或 MRI 平扫敏感度最低,无创血管成像 CTA 或 MRA 次之,DSA 效果最佳。②合并动脉瘤的大小、位置。微小动脉瘤(直径≤3mm)或小型动脉瘤(直径为 3～5mm)容易被遗漏,处于闭塞段及远端的不易被检出;③动脉瘤形态、瘤内血流动力学等的影响。

从位置上看,颅内动脉瘤可位于急性闭塞血管同流域或不同流域(见图 4-1)。同流域的情况下可位于闭塞血管近段,也可位于闭塞血管段及闭塞部位以远。尤其当动脉瘤位于闭塞段或闭塞血管以远血管床时,急性颅内大血管闭塞合并颅内动脉瘤患者的动脉瘤检出率往往较低。虽然术前行影像学检查可提高动脉瘤的检出率,但对于闭塞处及闭塞部位以远断流区域的动脉瘤检出仍是难点,仅少数患者可通过侧支代偿显示。对于颅内动脉瘤发现的时机,部分患者在血管内再通前结合相关病史或术前脑血管影像学检查可判断动脉瘤

所处位置，但更多的是在血管内再通前的造影或闭塞血管内再通术后发现（图4-66）。

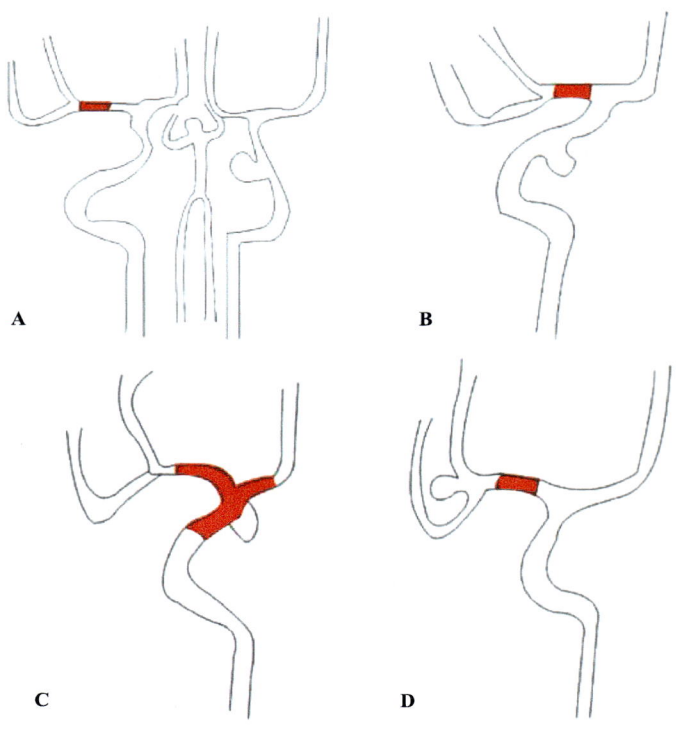

图4-66 急性大血管闭塞合并颅内动脉瘤示意

A. 急性颅内大血管闭塞和颅内动脉瘤位于不同流域；B. 急性颅内大血管闭塞和颅内动脉瘤位于同一流域，动脉瘤位于闭塞部位近端；C. 急性颅内大血管闭塞和颅内动脉瘤位于同一流域，动脉瘤位于闭塞段内；D. 急性颅内大血管闭塞和颅内动脉瘤位于同一流域，动脉瘤位于闭塞部位以远。

二、合并颅内动脉瘤的缺血性脑卒中的血管内再通

对于急性颅内大血管闭塞合并颅内动脉瘤的患者急诊再通时，与IVT相比，动脉溶栓或机械开通等血管内再通方式需将手术器材通过闭塞血管、接触血管壁，直接接触动脉瘤的机械应力有可能导致动脉瘤破裂出血。当颅内动脉瘤位于取栓器械（微导丝、微导管、取栓支架、抽吸导管）操作区域内时则存在器械戳破颅内动脉瘤的风险，特别是当颅内动脉瘤隐匿于血栓中难以察觉时。尤其对于宽颈动脉瘤或路径迂曲等血管条件下，微导丝等通过困难，瘤颈更宽、更大的动脉瘤与介入治疗器材直接接触的可能性增加，相对更容易破裂。一方面，可回收取栓装置需将微导丝及支架微导管通过闭塞血管；另一方面，取栓装置回撤时同样可能会造成血管损伤，上述操作步骤均可能导致颅内动脉瘤的破裂出血。除了取栓器械的机械性损伤造成颅内动脉瘤破裂出血外，其他一些因素同样可能导致颅内动脉瘤破裂出血。如动脉溶栓时局部较高浓度的溶栓药物可能是颅内动脉瘤破裂出血的潜在风险之一。此外，其他一些因素如术中血压波动、应激反应、血流动力学改变等也是颅内动脉瘤破

裂出血的潜在风险因素。

由于动脉瘤有破裂出血的可能,对于合并动脉瘤的 AIS 患者行再通时需谨慎,高质量的术前影像学检查有助于动脉瘤的检出和指导操作。术中操作时需轻柔小心。当微导丝通过闭塞段困难,或明显偏离急性闭塞段大血管解剖位置时,有可能是微导丝疝入动脉瘤的瘤腔所致,此种情况下可重新调整微导丝方向,不可暴力强行推送微导丝以免戳破动脉瘤。此外,将微导丝头段塑形成猪尾巴型可能会减少微导丝对管壁的损伤风险。对于术前或术后造影已观察到颅内动脉瘤的患者,在取栓支架拉栓过程中通过动脉瘤位置时,同样需要缓慢操作。相对于使用可回收支架取栓装置,血栓抽吸系统在一定程度上可能会更有效地减少对血管壁的侧向压力及对管壁的损伤风险。典型左侧颈内动脉颅内段急性闭塞合并后交通动脉瘤行血管内再通的病例见图 4-67。

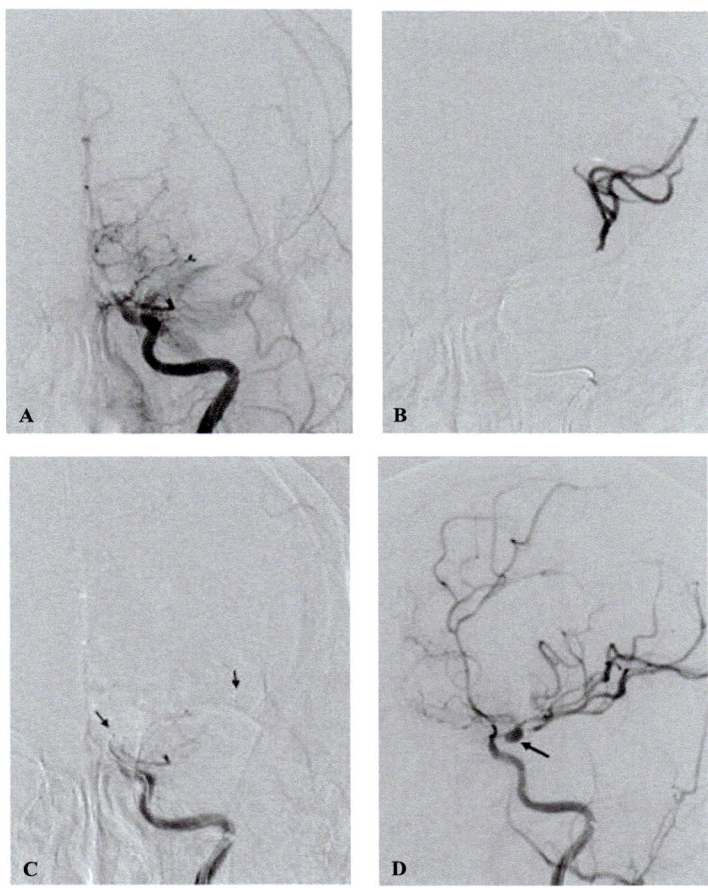

图 4-67　左侧颈内动脉颅内段急性闭塞合并后交通动脉瘤行血管内再通病例

患者女性,75 岁。主因"失语、右侧肢体无力 5 小时"入院。既往有高血压及糖尿病病史。查体:NIHSS 评分 20 分。入院后急诊行血管内再通。

A. 脑血管造影左侧颈内动脉末端及左侧大脑中动脉未见显影;B. 微导丝在通过闭塞段时多次误入后交通动脉,经过反复调整后进入 MCA 方向;C、D.Solitaire 取栓支架到位并展开支架(箭头所示为取栓支架两端标记),闭塞血管成功再通后,发现后交通动脉瘤(箭头所示)。

对于 AIS 合并动脉瘤的患者，多数情况下不需要同时处理。如动脉瘤与血管闭塞处于不同区域且破裂风险不大；患者缺血症状较重、难以耐受动脉瘤栓塞或夹闭治疗的；预期缺血事件预后严重不良，患者预期生存期较短，复杂动脉瘤处理困难的，上述情况均可考虑保守治疗或择期处理动脉瘤。

两者一期处理的弊端如下：①技术操作复杂，手术耗时长；②患者预后的不确定性。毕竟在真实世界中，颅内急性大血管闭塞患者机械性再通症状改善的良好预后率一般不足50%；③经济花费高。

但在有些情况下，可考虑一期处理：①急性大血管闭塞血管内再通过程中出现颅内动脉瘤急性破裂出血时；②因颅内动脉瘤内血栓形成导致载瘤动脉闭塞时；③对一些经评估具有较高破裂出血风险且较容易治疗的颅内动脉瘤。

总而言之，AIS 血管内再通过程中暴露的颅内动脉瘤要采取高度个体化的处理策略，急性缺血性脑卒中合并颅内动脉瘤的临床诊疗思路见图 4-68。

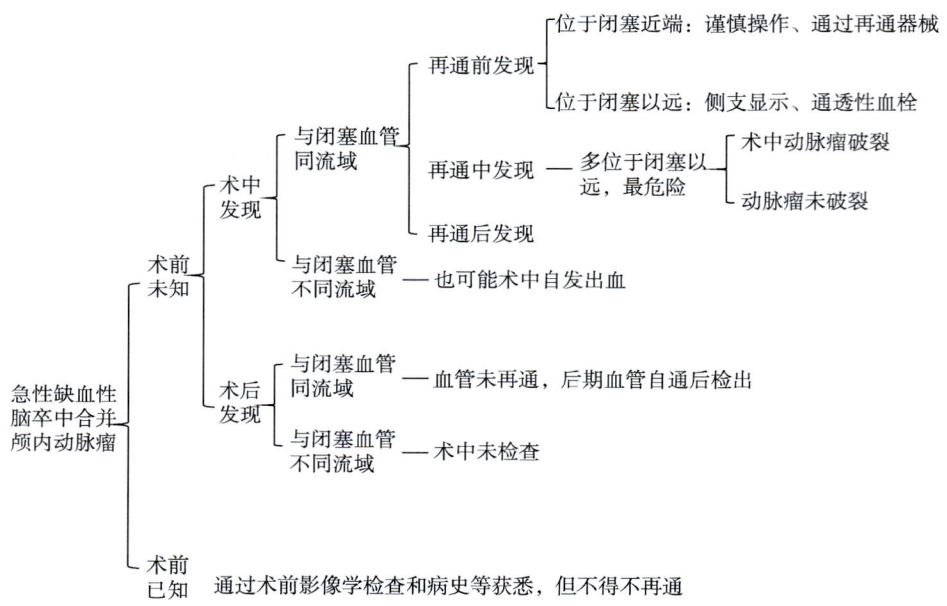

图 4-68　急性缺血性脑卒中（AIS）合并颅内动脉瘤的临床诊疗思路

（邵秋季　朱良付）

参考文献

[1] EDWARDS N J, KAMEL H, JOSEPHSON S A. The safety of intravenous thrombolysis for ischemic stroke in patients with pre-existing cerebral aneurysms: a case series and review of the literature[J]. Stroke, 2012, 43(2):412-416.

[2] CHEN F J, YAN S Q, JIN X C,et al. Post-thrombolysis hemorrhage risk of unruptured intracranial

aneurysms[J]. Eur Neurol, 2015, 73（1-3）: 37-43.

[3] 中华医学会神经病学分会, 中华医学会神经病学分会脑血管病学组, 中华医学会神经病学分会神经血管介入协作组. 中国急性缺血性脑卒中早期血管内介入诊疗指南 2018[J]. 中华神经科杂志, 2018,51(9):683-691.

[4] ZHOU T, LI T, ZHU L, et al. Endovascular thrombectomy for large-vessel occlusion strokes with preexisting intracranial aneurysms[J]. Cardiovasc Intervent Radiol, 2018, 41（9）:1399-1403.

[5] RITTER M A, KLOSKA S, KONRAD C, et al. Rupture of a thrombosed intracranial aneurysm during arterial thrombolysis[J]. J Neurol, 2003, 250(10):1255-1256.

第五章

急性缺血性脑卒中血管内再通并发症的预防和处理

伴随 AIS 血管内再通的推广应用,其相关并发症的预防和处理也越发重要。血管内再通的并发症可在术中或术后发生,且严重程度不等。大型临床随机对照试验报告的血管内再通总体并发症发生率为 4%～29%,而非随机对照试验研究中则为 7%～31%。并发症易发生在具有以下特征的患者中:肥胖、高血压、糖尿病、肾功能异常、周围血管疾病、血小板减少症、接受抗凝治疗、高龄、术中躁动、难以配合、大负荷血栓、多发栓塞、血管夹层、复杂病变机制等。血管内再通围手术期并发症可分为入路相关并发症、器械相关并发症及其他相关并发症。术者应熟悉这些并发症,以便更好地预防、识别和及时恰当地治疗。

第一节　入路相关并发症

因经股动脉穿刺是血管内再通最常用的入路方式,故本节重点介绍与股动脉入路相关的并发症。具体并发症包括:穿刺部位血肿、感染、血管夹层、假性动脉瘤、动静脉瘘、腹膜后血肿、急性下肢远端缺血、神经压迫综合征、导丝异物滞留体内等。对于血管内再通期间采用镇静麻醉方式的中心,AIS 患者常因躁动难以配合血管内再通操作,此时更应注意穿刺部位发生的并发症。

与入路并发症相关的危险因素包括:高龄、肥胖、穿刺部位血管本身病变(如动脉迂曲、狭窄、钙化甚或闭塞)、凝血功能障碍和患者躁动等。高龄患者通常伴随动脉迂曲,迂曲严重时暴力操作可导致导丝、动脉鞘或指引导管等损伤血管壁并发血管夹层,甚至发生血管壁穿孔。急诊环境下术者穿刺手法粗暴可导致医源性入路并发症。非动脉粥样硬化性动脉疾病包括肌纤维发育异常和其他血管结缔组织疾病(埃勒斯-当洛综合征Ⅳ型、马方综合征等),患者的血管壁结构不良更易发生动脉痉挛或夹层。肥胖是经皮动脉入路时原位并发症的另一个众所周知的危险因素。在非全身麻醉条件下行血管内再通的过程中,患者躁动可引起导引鞘的移位,从而导致动脉通路的丢失或动脉夹层或穿孔。

一、动脉夹层

穿刺过程中导丝走行于内膜下常导致股动脉夹层。股动脉夹层可以延伸到髂外动脉,但因夹层延伸的方向通常与股动脉正向血流的方向相反,所以一般不会影响股动脉的正向血流,多不需进一步治疗(图 5-1)。

二、假性动脉瘤

假性动脉瘤是由于动脉全层结构或者内膜、中层被破坏,仅残留动脉外膜,血液溢出血管腔外,但被局部周围组织包裹。假性动脉瘤形成的危险因素包括使用较大的导引鞘、无效的手动压迫、高龄、高血压及抗纤溶治疗等。患者可表现为无症状或穿刺部位局部的肿胀、瘀斑和不同程度的疼痛。超声常

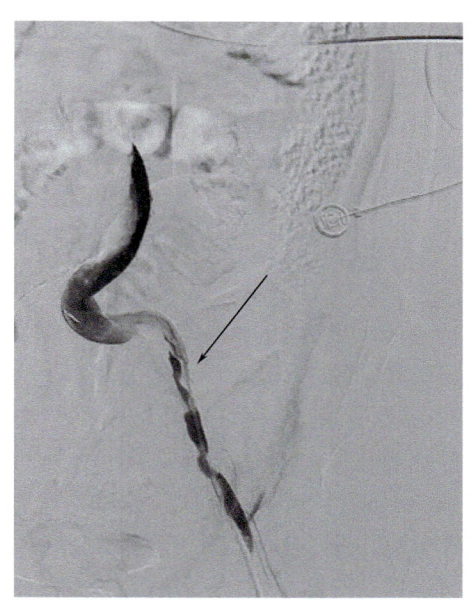

图 5-1 股动脉夹层(箭头)

表现为无回声及双向血流,较大的假性动脉瘤引起的占位效应可压迫股神经和附近的其他神经、血管结构(图 5-2)。治疗方面:较小的假性动脉瘤(直径≤ 2 cm)多可自发闭合,可随访

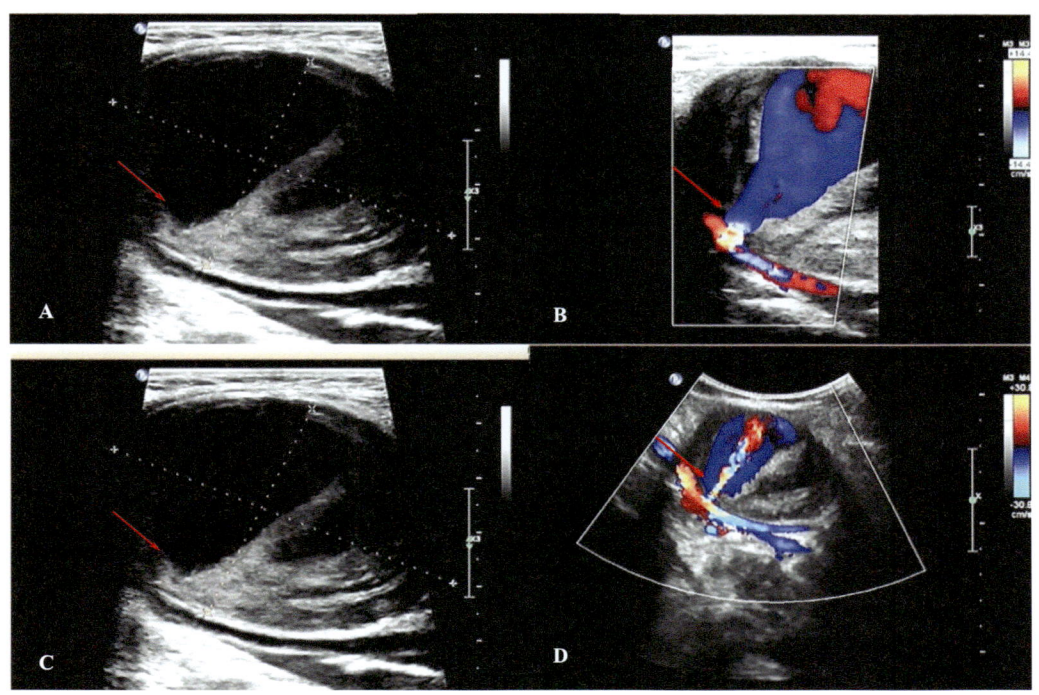

图 5-2 股动脉假性动脉瘤彩色多普勒超声表现

A、C. 股动脉假性动脉瘤瘤颈(箭头);B、D. 假性动脉瘤局部彩色多普勒成像血流信号。

观察和动态超声检查，加压包扎可促进其更早闭合；当假性动脉瘤瘤颈较宽、无法压迫时，单纯压迫则难以达到治疗效果，在超声引导下的假性动脉瘤假腔内局部凝血酶注射常有效，有时可完全消除假性动脉瘤。动静脉瘘是凝血酶注射的禁忌证，在局部注射凝血酶之前，应仔细检查邻近静脉以排除动静脉瘘的存在。

三、动静脉瘘

股动脉在腹股沟区域走行于股静脉的外侧。穿刺针和导引鞘穿破股动脉横穿静脉时，可在静脉和动脉之间形成异常连通，即动静脉瘘（图5-3）。该并发症的危险因素包括使用较粗导引鞘、多次穿刺、无效的手动压迫、高龄、抗纤溶治疗和高血压等。股动脉穿刺引起的腹股沟区动静脉瘘通常无症状，不需要进一步治疗。若静脉动脉化、在下肢产生逆行静脉高压，可导致静脉血栓形成和与静脉充血有关的症状（疼痛和水肿）；严重的动静脉瘘可能导致明显的血流动力学分流、肿胀、压痛、高排出量性心力衰竭、静脉功能不全及伴有间歇性肢体缺血的盗血综合征。可选择从对侧股动脉入路在病变侧股动脉放置覆膜支架以治疗腹股沟区动静脉瘘。

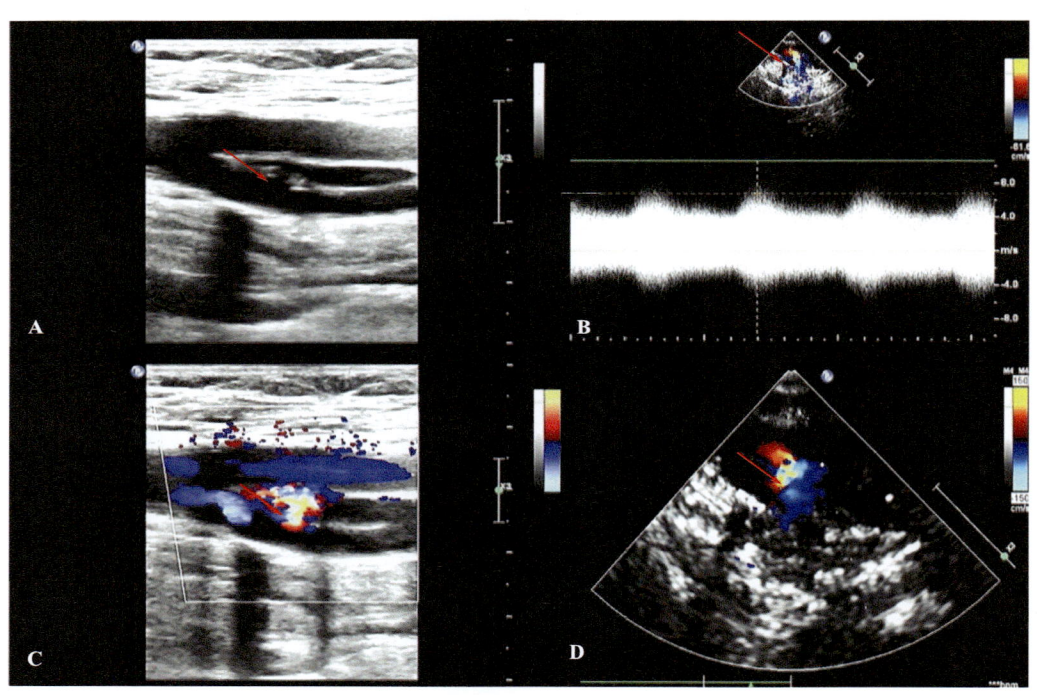

图5-3 股动脉动静脉瘘彩色多普勒超声表现

A 股动脉动静脉瘘瘘口；B 异常高速流动血流；C、D 引流静脉出现动脉化频谱波形。

四、腹膜后血肿

腹膜后血肿是腹股沟血肿扩展到腹膜后间隙所致，并可能延伸到腹腔。该并发症通常与穿刺点位置过高、透壁穿刺等有关。腹膜后血肿是内、外科的重要急症，最常见的症状是腹股沟部位疼痛、腹痛、恶心、呕吐、低血压和心动过速，清醒患者有时可因血肿压迫膀胱和直肠壁而有里急后重的症状。部分患者可能仅有低血压表现而无其他症状。怀疑腹膜后血肿时，首先应确认动脉血外渗，并进行紧急的血管内再通或血管外科手术，同时迅速纠正急性血容量不足和休克。根据所使用的抗血小板药、抗凝药物和溶栓剂，选择相对应的出血逆转方案。在活动性动脉血液外渗时，经对侧动脉通路行患侧临时性球囊扩张可暂时减轻血流动力学效应；条件允许时放置覆膜支架多能更有效止血。若确定是穿刺股动脉的后壁活动出血，则血管外科团队也可在控制患侧动脉近心端血流（经对侧动脉通路行患侧临时球囊扩张阻断或外科阻断近心端血流）的情况下，对患侧腹股沟区切开探查和修补动脉壁上的破口。如果最终控制了动脉血渗漏但仍持续低血压，则应寻找由于腹腔筋膜室综合征引起的急性腹胀和压痛的迹象。腹膜后血肿产生的高腹腔内压力可压迫大型血管结构（主要是下腔静脉），从而抑制静脉血回流至右心。基于动脉活动出血已有效控制的情况下，采用穿刺减压解除压迫症状是可采取的微创方法，而急诊剖腹探查止血虽见效快但创伤较大，应谨慎选择。

五、急性下肢远端缺血

AIS患者伴发周围动脉疾病并不少见，主要发生在髂动脉和股动脉。这些患者大多同时伴有脑、冠状动脉和外周动脉的粥样硬化性疾病。经病变侧股动脉入路，特别是导引鞘较粗时，可因溃疡性动脉粥样斑块脱落导致远端栓塞或动脉完全闭塞，从而导致下肢远端血流灌注不足。使用动脉闭合装置时偶有上述并发症出现。若发现患者远端脉搏消失、皮肤变色和疼痛时应立即评估患者远端血管情况。当患者存在股动脉粥样硬化性病变或股动脉管径较小时，应尽量避免使用血管闭合装置。如果在下肢出现远端栓塞性闭塞，可尝试应用胃肠外抗凝药和动脉内溶栓治疗。如果闭塞部位位于股动脉近心段，可选择对侧入路行血管造影，进一步行机械取栓或血管成形等以帮助病变动脉再通。

六、神经压迫综合征

穿刺点周围出现出血和血肿形成等情况时容易出现神经压迫综合征。血肿可表现为疼痛、肿胀和皮肤颜色改变。血肿周围神经被压迫时常表现为疼痛、感觉异常及无力等，必须及早发现这些症状以提供及时的治疗。关于神经压迫综合征，有以下几个关键点需要注意：①血肿的大小与神经损伤的程度无关，任何神经系统症状或体征的出现都应进行超声检查和/或手术探查；②远端动脉搏动明显减弱不一定在神经压迫综合征之前出现，因为较低的压力改变（低至30mmHg）即可影响微神经的供血；③及时紧急手术减压对于完全康复至关重要。

七、穿刺部位感染

穿刺部位局部感染的发生率较低。危险因素包括同一部位多次穿刺、多鞘交换、血肿形成、手术时间较长、肥胖、糖尿病和免疫功能低下。避免这种并发症的最佳方法是严格遵守无菌操作原则。最常见的感染病原菌是金黄色葡萄球菌，患者通常在穿刺局部出现发热、疼痛、红斑、压痛及脓肿形成等症状和体征，更甚者出现高热、脓毒血症等。处理措施包括外科探查、清创术、移除闭合装置（如果使用）和应用抗生素等。

综上所述，熟悉以下几点可能有助于减少入路相关并发症：①在开始穿刺之前，应快速评估入路相关并发症发生的可能性，如肥胖、外周动脉疾病史，特别注意有无动脉穿刺或外周动脉手术后遗留的皮肤痕迹；②尽量选择瘫痪侧肢体穿刺，尤其是对于不能提供全身麻醉、难以配合的患者；③注意穿刺点的选择，尤其是肥胖患者，腹股沟区表皮皱褶位置较腹股沟韧带会有所下移，穿刺点位置应稍高于普通患者；④导丝进入困难或发生任何怀疑与穿刺相关的并发症时，利用鞘管或穿刺针造影及时探查具体情况；⑤如果在手术过程中出现意外的血压降低或窦性心动过速、腹股沟区疼痛、腰痛或腹痛突然发作，应立即重新评估穿刺部位、及早识别动脉穿孔和活动性出血，以避免演变为低血容量性休克和腹腔筋膜室综合征。

（温昌明　孙　军　高　军）

参考文献

[1] DAVIS M C, DEVEIKIS J P, HARRIGAN M R. Clinical presentation, imaging, and management of complications due to neurointerventional procedures[J]. Semin Intervent Radiol, 2015,32(2): 98-107.
[2] BALAMI J S, WHITE P M, MCMEEKIN P J, et al. Complications of endovascular treatment for acute ischemic stroke: Prevention and management[J]. Int J Stroke, 2018,13(4):348-361.
[3] SALSANO G, PRACUCCI G, MAVILIO N, et al. Complications of mechanical thrombectomy for acute ischemic stroke: Incidence, risk factors, and clinical relevance in the Italian registry of endovascular treatment in acute stroke[J]. Int J Stroke, 2021, 16(7):818-827.

第二节　器械相关并发症

器械相关并发症包括：支架脱载、导丝导管断裂、动脉夹层、颈动脉海绵窦瘘、动脉穿孔、其他流域栓塞/异位栓塞、血管痉挛及靶血管再闭塞、再灌注损伤、颅内出血或蛛网膜下腔出血等。

一、支架脱载及导丝导管断裂

（一）支架脱载

支架脱载在血管内再通术中偶有发生。据报道，支架脱载与发生颅内出血（intracerebral hemorrhage，ICH）、临床结局较差和死亡率升高有关。非RCT研究中该并发症的发生率为0.66%～3.90%，最近的大型临床试验没有报道这一并发症。尽管支架脱载通常无症状，但当脱载的支架留置于血管内，特别是试图回收已脱载的支架时，可能会出现进一步的并发症，如血管痉挛、动脉穿孔或动脉闭塞及ICH。

1. **潜在原因或诱发因素** ①支架的结构特征；②手术过程中支架取栓的次数（多次操作后器械疲劳和导丝疲劳）；③困难取栓时（质地坚韧的血栓、大负荷血栓、路径迂曲、动脉粥样硬化性狭窄等），取栓多次或强力取栓；④通过近端已释放支架的动脉。串联病变患者在远端血栓取出之前需要放置近端颈动脉支架，由于支架的缠绕可能会使支架脱载的风险增加。

2. **预防** ①按照产品使用说明操作，特别是熟悉每种装置的最大通过次数可以降低支架脱载概率；②合理使用抽拉结合的技术（如SWIM或Solumbra等）可改变取栓血管局部牵张力和降低取栓装置所受的机械力量。

3. **处理** 支架脱载后的处理方案取决于对取出脱载支架的风险获益评估，分为以下几种处理方式：①将支架留在原位；②使用另一装置捕获和取回脱载的支架；③外科手术取出脱载的支架（在颅内该操作风险较高，尤其是在静脉溶栓后）。

（二）导丝导管断裂

导丝导管断裂和支架脱载均属于器械并发症。导丝导管断裂在血管内再通术中偶有发生，导丝断裂偶见于导丝在迂曲血管内多圈扭动以后；导管断裂偶见于不规范操作、导管在迂曲血管内多圈扭动以后。遵守制造商的使用说明，特别是熟悉每种导丝的扭控旋转圈数，可以降低导丝断裂的概率。治疗方案同样取决于对取出断裂导丝导管的风险获益评估，分为以下几种处理方式：①将断裂的导丝、导管留在原位；②使用另一装置捕获取回断裂的导丝导管（图5-4、图5-5）；③外科手术取出断裂的导丝、导管（在颅内该操作风险较高，尤其静脉溶栓后）。

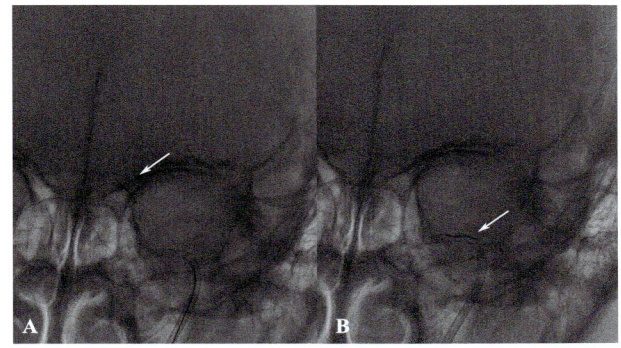

图5-4 导丝断裂的处理

A.导丝断裂留置在血管内（箭头所示）；B.使用可回收支架将导丝取出（箭头所示）。

（福建医科大学附属漳州市医院提供图片）

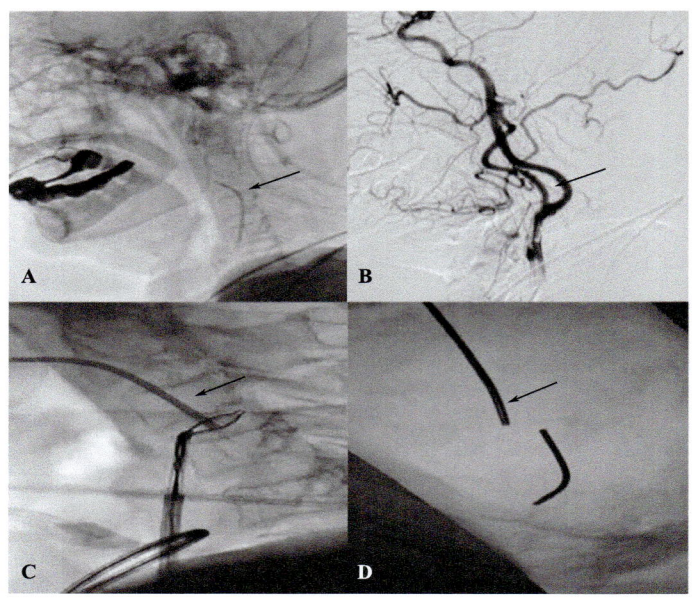

图 5-5 导管断裂的处理

A、B. 导管断裂在体内（箭头所示）; C. 使用抓捕器将断裂导管取出（箭头所示）; D. 取出的断裂导管（箭头所示）。

（河南省人民医院提供图片）

二、动脉夹层

1. 诱发因素 大型临床试验报道血管内再通术中动脉夹层的发生率可达 4%。动脉夹层通常发生于以下情况：①导丝导管通过动脉粥样硬化闭塞的血管（图 5-6）；②颅外段球

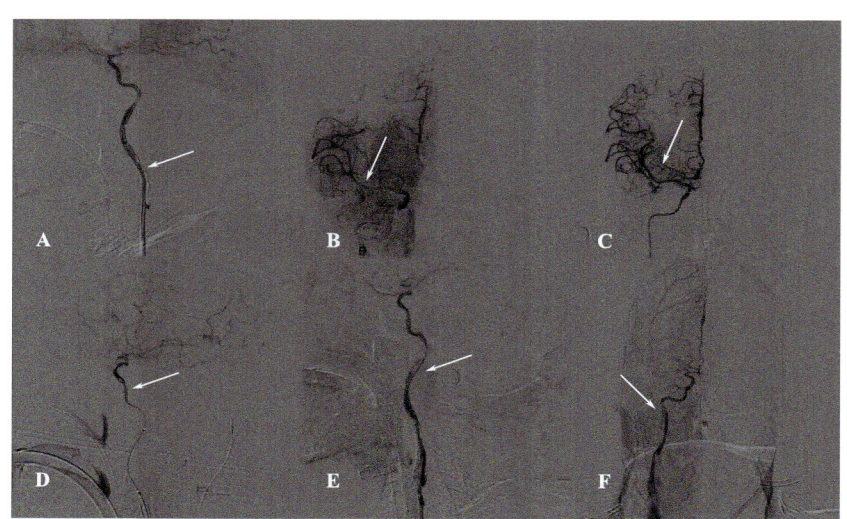

图 5-6 导丝导管通过动脉粥样硬化闭塞的血管造成动脉夹层

A. 颈动脉闭塞导丝及球囊通过钙化闭塞区（箭头所示）; B. 大脑中动脉上干栓塞（箭头所示）;
C. 大脑中动脉上干取栓再通（箭头所示）; D～F. 颈内动脉夹层（箭头所示）。

囊指引导管充盈或颅内球囊导管充盈；③在迂曲血管中通过微导丝、微导管、支架等器械；④通路导管因为张力释放向前窜动。上述操作导致血管内膜轻度受损时，通常不需特殊处理；血管内膜受损严重时，诱发的夹层可能发生动脉闭塞，有时需要行支架血管成形处理。

2. 预防　以下要点可能有助于预防血管内再通术中动脉夹层的发生：①仔细辨别血管真腔，动作轻柔灵活；②回撤取栓支架时尽量使用中间导管保护非病变部位血管；③注意调控导管系统张力，减少拉栓时各级导管之间的相对运动；④对于狭窄病变尽量选择直径稍小的球囊，缓慢、轻柔地充盈和排空。

3. 处理　需要特别注意的是，在既存主动脉弓夹层等特殊情况下，血管内再通的决策及操作需更加谨慎。头颈部大血管闭塞合并主动脉夹层时，血管内再通的手术风险常高于一般人群。术中应尽量减少操作，如果血管真腔不易进入，应及时中止介入治疗，以防止主动脉夹层扩大甚至发生主动脉完全穿孔（图 5-7）。条件允许时可改变手术入路（经桡动脉或肱动脉，超声引导或开放探查颈总动脉直接穿刺入路），尽量规避手术风险。

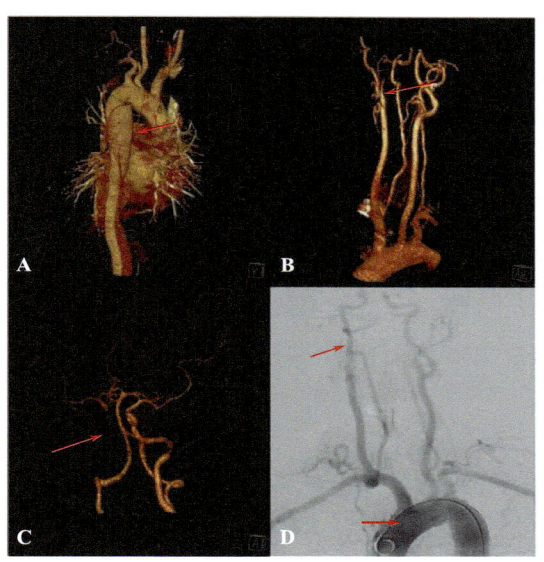

图 5-7　既存主动脉弓夹层患者的取栓治疗

A. 主动脉弓夹层（箭头）患者院内脑卒中发作；B、C. 头颈 CTA 示右侧颈内动脉闭塞（箭头）；D. 急诊行右侧颈内动脉血管内再通（细箭头），术后桥接主动脉夹层支架修复（粗箭头）。术中小心操作，未出现夹层破裂等相关并发症。

三、动脉穿孔

动脉穿孔是血管内再通术中较严重的并发症之一，可能导致功能结局不良和死亡率升高，最近或正在进行溶栓的患者尤其危险。在 RCT 中，动脉穿孔的类型并未统一定义，发生率为 0.9%～4.9%；在 NRCT 中，动脉穿孔的发生率为 0.7%～4.9%。术者观察得越认真，小的局部穿孔越有可能被识别。动脉穿孔可能与 DSA 设备的质量、患者保持静止的程度及术者的意识和经验有关。在 7 大 RCT 试验中，报道 868 例患者总的动脉穿孔发生率为 1.4%（12 例）。其中，MR CLEAN 的动脉穿孔率 0.9%（2 例）；ESCAPE 的动脉穿孔率为 0.6%（1 例）；EXTEND-IA 的动脉穿孔率为 2.9%（1 例）；SWIFT PRIME 的动脉穿孔率为 1%（1 例）；REVASCAT 的动脉穿孔率为 4.9%（5 例）；THERAPY 的动脉穿孔率为 1.8%（1 例），THRACE 的动脉穿孔率为 0.7%（1 例）。动脉穿孔通常通过造影发现造影剂外渗来识别。

下列情况下动脉穿孔的风险会增加：①试图利用指引导管/微导丝/微导管进入或越过闭塞的颅内血管（图 5-8～图 5-10）；②释放及回撤取栓支架；③合并动脉狭窄者使用球囊成形；④合并未被发现的颅内动脉瘤或闭塞血管床烟雾化或动静脉畸形。

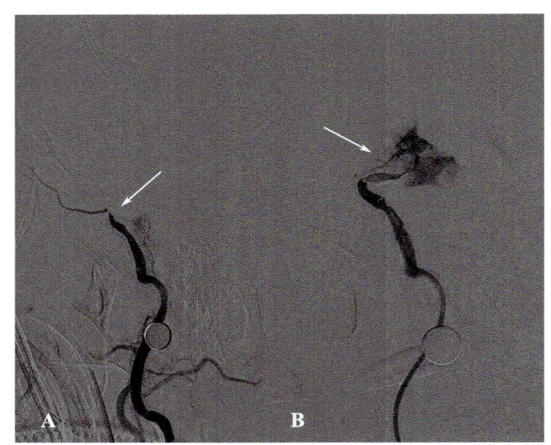

图 5-8　术中微导丝致动脉穿孔并发症

A. 颈内动脉眼动脉段闭塞（箭头所示）；B. 中间导管随微导丝、微导管向前跟进，微导丝导致穿孔（箭头所示）。

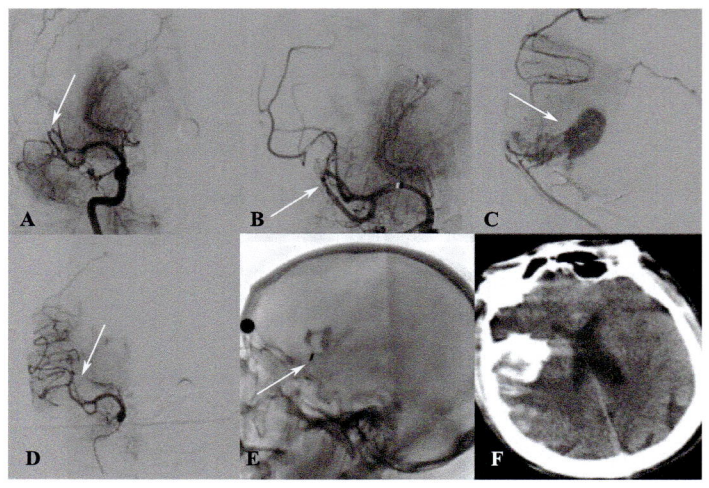

图 5-9　术中微导管致动脉穿孔并发症

A. 大脑中动脉上下干闭塞（箭头所示）；B、C. 大脑中动脉上干取栓时微导管跟进后破裂（箭头所示）；D、E. 弹簧圈栓塞出血血管（箭头所示）；F. 术后 CT 表现。

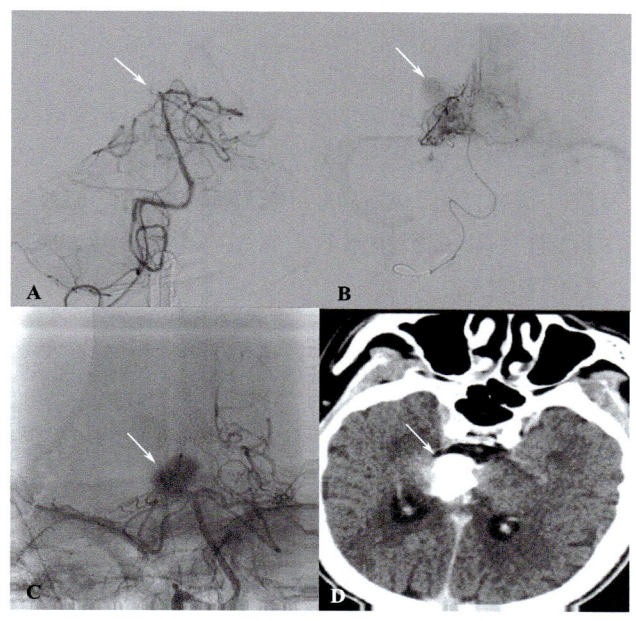

图 5-10　术中微导管致动脉穿孔并发症

A. 右侧大脑后动脉闭塞（箭头所示）；B. 微导管在小动脉区域造影导致穿孔（箭头所示）；
C. 右侧大脑后动脉分支穿孔（箭头所示）；D. 穿孔后形成的血肿（箭头所示）。

动脉穿孔的潜在危险因素包括血管迂曲和动脉粥样硬化，这在老年人中很常见。

造成动脉穿孔的主观因素包括：①操作不规范，导丝溢出照射野，系统非同轴前进；②解剖结构和血管走行不熟悉，未注意多角度投照及对侧参照；③不良操作习惯与技巧，过于自信、心存侥幸、操作粗暴、盲目求快，微导丝或微导管快速前行损伤边支或穿支；④微导丝、微导管距离保持不佳，不能很好地配合协同前进；⑤对导管系统张力的感知与把控不足。

血管内再通术中发生动脉穿孔通常需要立即采取措施，因为患者出现症状性颅内出血及病情恶化的风险较高。与任何操作导致血管破裂相似，导致动脉穿孔的器械不应立即撤回，因其正在部分堵塞穿孔部位。通常应对措施包括通过指引导管造影确认是否存在穿孔及穿孔位置。最初的处理措施包括：采用适当的措施降低血压和逆转抗凝（如用鱼精蛋白中和肝素），但由于降低血压有导致侧支循环失效及发生大范围梗塞的风险，因此也可以考虑使用颅内球囊封闭。如果在球囊封闭一段时间后（5～10分钟）出血仍然存在，可以注入提前制备的自体血栓、液体栓塞剂或置入可解脱弹簧圈来栓塞损伤血管。通常微导管损伤、球囊扩张损伤、支架牵拉损伤导致的出血快而多且难以控制，往往需要弹簧圈填塞或自体血栓封堵；导丝损伤出血慢而少，容易处置，往往自行止血或球囊封堵得以止血。随后需要进行影像学检查，以监测穿孔部位有无假性动脉瘤和血栓栓塞并发症的发生。有时动脉穿孔可自发愈合，复查造影可见造影剂外渗现象消失，术中CT平扫显示少量蛛网膜下腔出血，通常对临床预后影响不大。

四、颈内动脉海绵窦瘘

如果血管穿孔发生在颈内动脉海绵窦段,则可能发生颈内动脉海绵窦瘘(carotid-cavernous fistula,CCF)(图 5-11)。血管内再通术中 CCF 通常发生于颈内动脉严重迂曲导致中间导管、微导管等难以通过虹吸弯时。近年来,随着柔软性、通过性更佳的微导管及中间导管等应用于血管内再通,CCF 的发生率较前有所降低。低流量 CCF 可自发愈合,高流量 CCF 可能需要急诊或择期治疗。

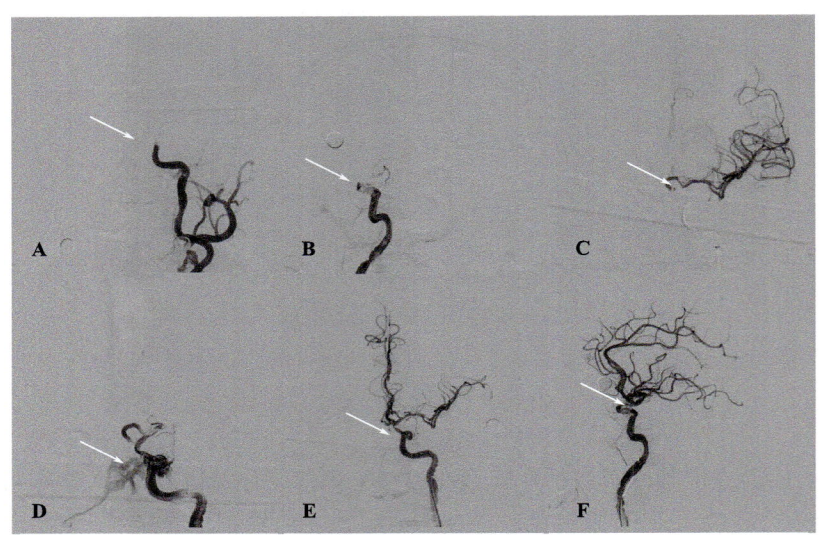

图 5-11 取栓致颈内动脉海绵窦瘘并发症

A、B. 颈内动脉虹吸段闭塞(箭头所示);C. 支架置入后血流再通(箭头所示);D. 取栓后出现颈内动脉海绵窦瘘,血栓未取出;E、F 最终血管内再通,颈内动脉海绵窦瘘消失(箭头所示)。

五、其他流域栓塞/异位栓塞

血管内再通过程中血栓移位、碎裂,可能造成闭塞血管的邻近分支或次级分支血管栓塞(图 5-12、图 5-13)。异位栓塞的发生率在 RCT 中为 1.0%～8.6%,在 NRCT 中为 1.0%～12.5%。MR CLEAN 233 例患者中有 20 例(8.6%)发生异位栓塞,但 SWIFT PRIME 和 PISTE 试验未报道 1 例异位栓塞。在支架回撤过程中,血栓可以逃逸到近端先前未受影响的流域(因此可能向其他流域远侧逃逸)或在目标动脉内向远侧迁移。在异位栓塞过程中,逃逸的血栓可以保留在同一个血管中或分解并消散成许多微小血栓影响其他血管流域。据报道,使用普通指引导管、血栓质地较软及术前 IVT 是异位栓塞潜在的诱发因素。相关研究提示,使用球囊指引导管可降低血管内再通术中异位栓塞的发生率。

在血管内再通术中,注意灵活使用中间导管保护血栓近端的分支血管(如 MCA M1 远端栓塞,如果同侧大脑前动脉存在,可使用中间导管跨越 A1 开口进行保护)。异位栓塞发生于远端小动脉（如 A3，M2 等）时，可能需要更小的取栓支架或管径更小的抽吸导管才能实现血管内再通。而对于 MCA M3 以远、大脑后动脉 P2 以远等功能意义不大且取栓装置不易到达的次级分支血管栓塞，或支架置入操作后远端血管分支闭塞等有较大操作难度的栓塞事件，可考虑不给予干预，或在评估出血风险后给予局部碎栓或动脉溶栓。

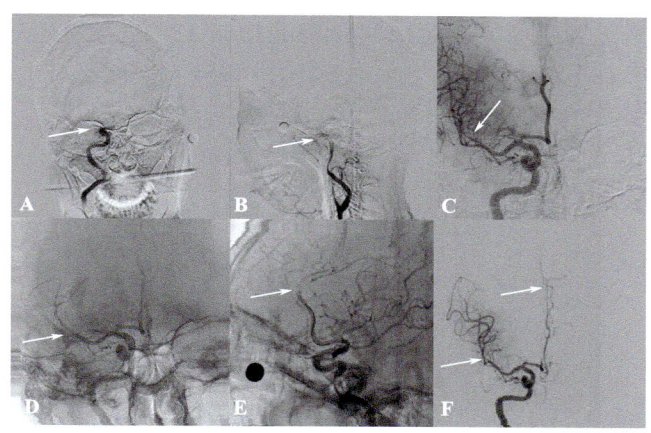

图 5-12　右侧颈内动脉颅内段闭塞取栓术中异位栓塞

A、B. 右侧颈内动脉颅内段闭塞（箭头所示）；C. 血栓移动至大脑中动脉 M2 及大脑前动脉 A3 段（箭头所示）；D.M2 支架取栓（箭头所示）；E.A3 段支架取栓（箭头所示）；F. 术后大脑前动脉及大脑中动脉再通（箭头所示）。

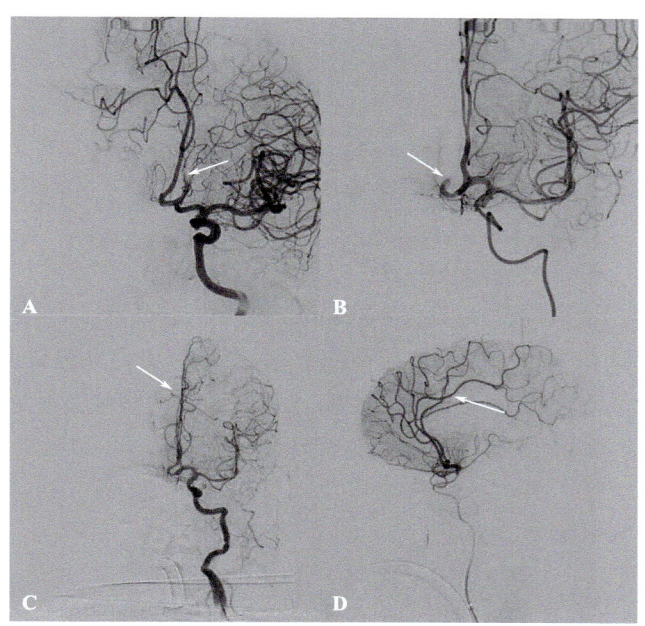

图 5-13　左侧大脑前动脉栓塞取栓术中异位栓塞

A. 左侧大脑前动脉 A2 段栓塞（箭头所示）；B. 血栓取栓过程中移动至右侧大脑前动脉 A2 段（箭头所示）；C、D. 取出大部分血栓，碎小血栓移动至大脑前动脉 A3 远端（箭头所示）。

六、血管痉挛

通常是由血管内再通术中导管操作（图 5-14）或释放及回撤支架刺激造成的。虽然血管痉挛通常无症状，但严重时可出现动脉闭塞，导致血流量减少及血管内再通不良。在 RCT 中，血管痉挛并未统一定义，发生率为 3.9%～23%，NRCT 中为 3%～20%。血管痉挛是 THRACE 试验中最常见的手术并发症，200 例患者中有 33 例（23%）出现。SWIFT 数据库检索到 144 例患者中有 29 例（20%）发生血管痉挛，但没有一例患者出现任何不良反应或临床恶化。

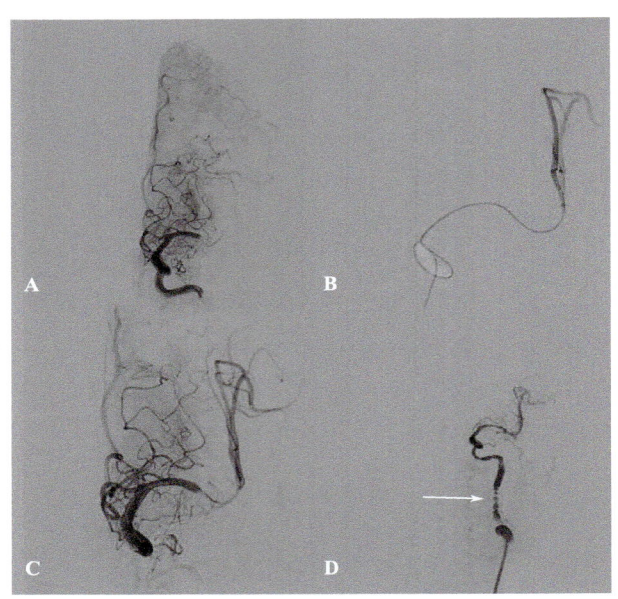

图 5-14　取栓术中血管痉挛

A. 左侧大脑中动脉闭塞；B. 微导管确认闭塞远端血管真腔；C. 支架置入取栓；
D. 取栓再通后颈内动脉近端痉挛（箭头所示）。

对于导管或导丝引起的血管痉挛，应立即调整装置头端位置，以尽量减少对血管壁的刺激，并造影确认血流是否受阻。在大多数情况下，血管痉挛会在几分钟内消失，无须进一步治疗。如果血管痉挛持续存在，可以升高血压，且可在动脉内缓慢注射尼莫地平等血管扩张药物。虽然血管扩张剂是有效的，但其可同时降低血压，应密切监测。

七、靶血管再闭塞

靶血管再闭塞定义为靶血管内再通后在同一部位再发血管闭塞（图 5-15），这通常是由于存在潜在的血管病变（动脉粥样硬化性狭窄或自发性动脉夹层）。大多数研究都集中在 rt-PA 应用之后或血管内再通期间发生的靶血管再闭塞，但这是一种潜在的并发症，也可能发生于血管内再通术后。血管再闭塞的确切机制尚未完全阐明，但血管内再通操作本身会导致动脉粥样斑块破裂或引起内皮损伤，从而触发血小板活化、黏附和聚集，并暴露组织因子，从而激活外在凝血级联途径，从而导致血栓形成。血管内再通术中发生的局部动脉夹层进展也可能导致靶血管再闭塞。

相关研究表明，在血管内介入治疗之前接受静脉 rt-PA 治疗的患者，在血运重建过程中再次闭塞的概率是 17%～18%；未接受 IVT 的患者靶血管再闭塞率相对较高。成功的血管内血运重建后迟发性靶血管再闭塞的发生率为 3.5%。迟发性靶血管再闭塞通常在初次血运重建后的 12～18 小时内发生，表现为神经系统症状突然加重。通常，初次发病 NIHSS 评分较高的患者发生该并发症的风险较高。由于该并发症已被证明对临床结果具有重大的负面影响，因此应尽早识别并及时处理。如果怀疑发生靶血管再闭塞，应通过 CT 血管造影或常规脑血管造影复查靶血管通畅情况。

治疗方面可联合应用药物治疗（动脉内 rt-PA、替罗非班、依替巴肽等）和血管内再通（支架取栓、血管成形术、支架置入术等）以实现有效的再通。靶血管再次再通后，患者的神经系统状况会有所改善，但通常无法达到再闭塞前的最佳状态。血管内再通术中置入的颅内或颅外支架也容易导致靶血管再闭塞。血管内再通术中及术后需应用抗血小板聚集药物以防止支架内血栓形成及支架内再闭塞，但 AIS 患者术后应用抗栓药物同时会增加颅内出血风险。

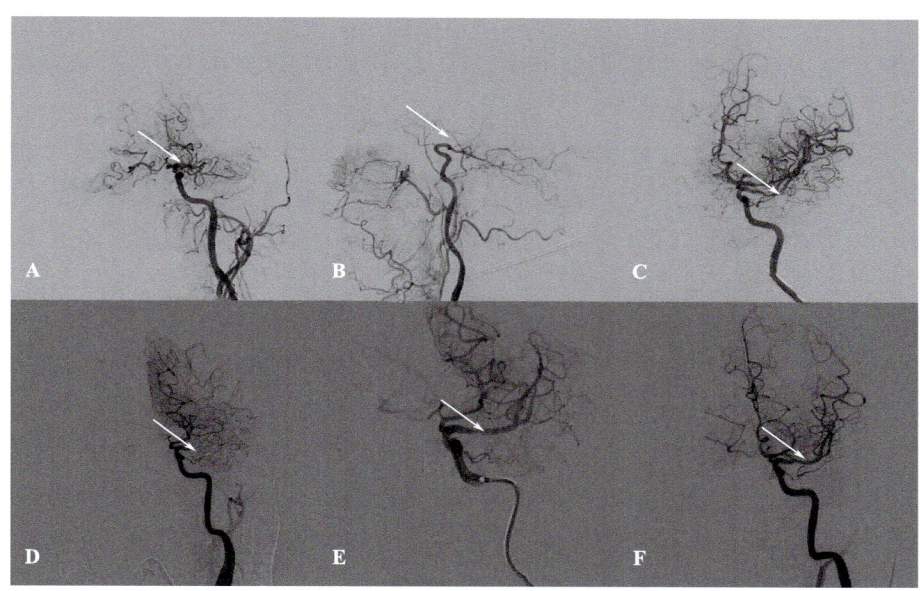

图 5-15 取栓后靶血管再闭塞

A、B. 左侧大脑中动脉闭塞（箭头所示）；C. 支架取栓再通（箭头所示）；D.24 小时后靶血管再次闭塞（箭头所示）；E、F. 再次取栓再通（箭头所示）。

八、再灌注损伤

血流恢复是血管内再通的主要目的。但在某些情况下，血管内再通和血流恢复可能会加剧最初的缺血性损伤,这一过程称为再灌注损伤。目前尚不清楚其确切的损伤机制。再灌注损伤可能导致严重的临床结果,甚至可能是致命的(图 5-16)。

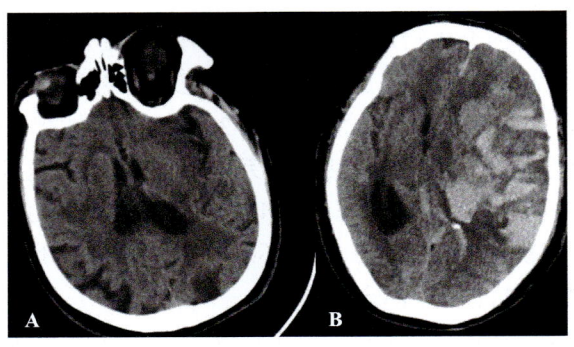

图 5-16 取栓后再灌注损伤致脑出血

A. 取栓术前 CT；B. 取栓术后 CT 显示脑实质出血。

识别有再灌注损伤风险的患者对于避免这种并发症至关重要。ASPECTS ≤ 7 分的患者发生再灌注损伤的风险更高。其他危险因素还包括:再通时间延长、NIHSS 评分 > 20 分、年龄较大 (> 80 岁)、术前静脉应用 rt-PA、高血糖和血小板减少症等。再灌注损伤发生时,由于脑血流量增加、脑水肿,患者可能出现恶心、呕吐、头痛、对侧神经系统症状或体征及癫痫发作等,损伤严重时可能出现颅内出血。上述症状通常在术后最初 24 小时内发生,少数会延迟至术后数天发生;为了避免这种潜在的破坏性并发症,应通过定期的床旁神经系统评估对患者进行密切监测。血管内再通后稳定的血压控制可能有助于预防再灌注损伤,但具体控制于何种水平目前尚无定论。对于出现提示再灌注损伤症状的患者,应立即进行神经影像学检查。双能 CT 扫描是此类患者血管内再通术后最快和最好的影像学随访方式,因其能够区分造影剂渗出还是再灌注出血。

没有颅内出血的患者应接受对症治疗(即癫痫发作者抗癫痫治疗、头痛者给予镇痛药等),并在严密控制血压的情况下继续密切观察。在发生颅内出血的患者中,应尽力防止血肿扩大。目标 SBP 应 < 140 ~ 160mmHg,并进行凝血检查以评估是否存在凝血功能异常,必要时应逆转抗凝作用。应用抗纤溶药物或冷凝蛋白以对抗阿替普酶等静脉溶栓制剂的药效,应用鱼精蛋白中和肝素,应用凝血酶原复合物浓缩物逆转华法林和 X a 因子抑制剂的作用。如果颅内出血是皮质性出血,考虑到癫痫发作的高风险,应采取抗癫痫预防措施。2015 年,研究人员在以往的分型基础上,制定了脑梗死后出血转化的海德堡分型(Heidelberg classification, HBC)(表 5-1)。

表 5-1 脑梗死后出血转化的海德堡分型与 ECASS 分型对比

HBC 分型	ECASS 分型	脑出血的解剖描述
1		梗死组织出血
1a	HI1	分散的小出血点,无占位效应

续表

HBC 分型	ECASS 分型	脑出血的解剖描述
1b	HI2	出血点融合成斑，无占位效应
1c	PH1	梗死组织内血肿＜30% 梗死体积，无大的占位效应
2	PH2	梗死组织内血肿≥30% 梗死体积，有明显占位效应
3		梗死组织以外出血
3a		梗死远隔部位血肿
3b		脑室内出血
3c		蛛网膜下腔出血
3d		硬膜下出血

考虑到 NIHSS 评分增加≥4 分或 NIHSS 中单项评分增加≥2 分表明神经功能状态的变化，且可能与长期不良预后有关，故建议血管内再通术后至少 5 天内应每天对患者进行密切的评估。NIHSS 评分每增加≥4 分或单项增加≥2 分，则需行头部 CT 或 MRI 检查。

脑水肿可能源于大脑自动调节功能障碍，并可能随着脑组织结构移位和颅内压升高而产生压力梯度。对具有较重单侧占位效应的患者（大面积脑梗死或再灌注治疗后颅内血肿）进行颅内压监测可能无法及时检测到脑疝，因此在这些情况下进行连续查体和及时影像检查最为可靠。NIHSS 评分＞15 的年轻患者和颅后窝梗死的患者发生脑疝的风险较高。当患者出现恶性脑水肿或脑疝相关的症状或体征或影像学发现上述情况时，应给予静脉高渗疗法（20% 甘露醇或高渗盐水，后者需经中央静脉应用）。过度换气可以迅速降低颅内压，但它通过诱导脑血管收缩而起作用，因此应限制使用其作为短暂的抢救措施，以免加重缺血性损伤。恶性脑水肿或脑疝较重时可能需要开颅去骨瓣减压治疗，外科减压的最佳时机目前尚无定论。

九、颅内出血或蛛网膜下腔出血

颅内出血（ICH）或蛛网膜下腔出血（SAH）是 AIS 血管内再通后的常见并发症，大多无症状。据报道，症状性颅内出血（sICH）的发生率为 3.6%～9.3%，SAH 的发生率为 0.6%～5.5%。心源性栓塞、侧支循环不良、延迟的血管内再通、取栓次数过多、ASPECTS 较低和糖尿病等可能会增加 sICH 的风险。ICH 可发生于血管内再通期间或之后，可能是由于血管壁机械性损伤、再灌注损伤、血－脑脊液屏障通透性增加、与溶栓剂或肝素化有关的出血倾向及血压波动引起的血流动力学因素所致。机械性损伤，包括在闭塞动脉前进过程中的微导丝、微导管穿出血管及支架取栓装置的释放、回撤使小穿支血管内膜受损，这些都可能导致 ICH 或 SAH。

神经介入医师在血管内再通术前应快速综合考虑多种因素、全面评估患者状况，若患者存在失语、不合作、近期接受抗凝、抗栓或 IVT 治疗、病态肥胖、血管迂曲或其他可能延长手术时间的因素,则术者应尽量采取全身麻醉并在术中更加小心操作以降低出血并发症的风险。

术中怀疑发生 ICH 或 SAH 并发症时,应及时进行平板 CT 检查,有助于及早鉴别、及时处理。积极降压可能有助于减少出血并发症的发生。术后怀疑出血并发症发生时,应进行连续 CT 扫描以区分出血和造影剂外渗;术后 CT 平扫所示原位梗死区域内高密度灶且无占位效应往往提示造影剂外渗,而非出血并发症。

(温昌明　孙　军　高　军)

参考文献

[1] LIN C M, CHANG C H, CHEN S W, et al. Direct neck exposure for rescue endovascular mechanical thrombectomy in a patient with acute common carotid occlusion concurrent with type a aortic dissection[J]. World Neurosurg, 2019, 124:361-365.

[2] GOELZ L, SPARENBERG P, BRUCH L, et al. Intracranial thrombectomy followed by aortic repair for acute type a aortic dissection[J]. J Vasc Interv Radiol, 2019,30(10):1711-1714.

[3] REZNIK M E, ESPINOSA-MORALES A D, JUMAA M A, et al. Endovascular thrombectomy in the setting of aortic dissection[J]. J Neurointerv Surg, 2017,9(1):17-20.

[4] MOKIN M, FARGEN K M, PRIMIANI C T, et al. Vessel perforation during stent retriever thrombectomy for acute ischemic stroke: technical details and clinical outcomes[J]. J Neurointerv Surg, 2017,9(10): 922-928.

[5] LEE D H, SUNG J H, KIM S U, et al. Effective use of balloon guide catheters in reducing incidence of mechanical thrombectomy related distal embolization[J]. Acta Neurochir (Wien), 2017,159(9):1671-1677.

[6] HAO Y, YANG D, WANG H, et al. Predictors for symptomatic intracranial hemorrhage after endovascular treatment of acute ischemic stroke[J]. Stroke, 2017,48(5):1203-1209.

第三节　其他并发症

其他并发症包括容量超负荷、造影剂肾病、心律失常和脏器出血等。

1. **容量超负荷**　困难开通的病例操作时间可能很长,并且患者可能会通过导管接受大量的液体。在这些情况下,具有充血性心力衰竭病史的患者可能会发展为肺水肿。大多数情况下,麻醉医师无法量化这种多余的液体。

2. **造影剂肾病**　另一种很少见的并发症是造影剂引起的肾病。血管内再通操作时间过长时,可能使用超过 300ml 的造影剂。造影剂肾病定义为注射造影剂后 48 小时内肌酐增加至少 44.2μmol/L(绝对增高定义),或至少增加 25%(相对增高定义)。造影剂诱发的肾病有时可能在术后 96 小时内才能表现出来。密切监测肾功能并适当水化是治疗急性肾损伤的关键。此外,术后也应避免使用影响肾功能的药物。

3. 心律失常 在上述这些患者中,心律失常也很常见。肺水肿、肾病环境下的电解质紊乱及潜在的心脏病是发生快速心室率性房颤等心律失常的常见原因。

4. 脏器出血 颅脑以外其他脏器出血极其少见(图 5-17)。

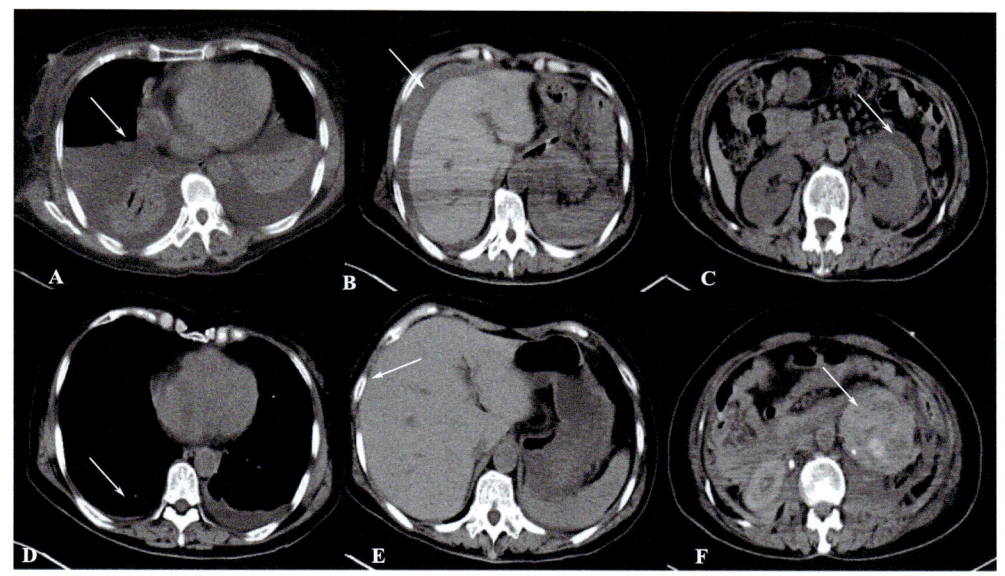

图 5-17 取栓后腹腔出血病例

A～C. AIS 取栓患者围手术期应用替罗非班后出现胸膜腔、肝脏被膜下及左侧肾脏被膜下出血(箭头所示);D～F. 治疗后上述部位的血肿基本消失(箭头所示)。

(温昌明 孙 军 高 军)

第六章 缺血性脑卒中血管内再通围手术期管理

第一节 缺血性脑卒中血管内再通的麻醉管理

据全球疾病负担统计,我国人群脑卒中的终生风险高达39.3%。最新发布的《中国卒中报告2019》中指出,2018年我国脑血管病死亡率为149.49/10万,死亡人数高达157万,占我国居民总死亡率的22.3%,造成我国沉重的社会经济负担。

AIS是最常见的脑卒中类型,尽早开通闭塞血管是救治的关键。目前被证实有效的AIS早期血管内再通的治疗方法包括静脉应用rt-PA溶栓和血管内再通。2015年起,五项急性前循环大血管闭塞血管内再通的随机对照试验及后续研究(DAWN和DEFUSE 3等)均确证急性前循环大血管闭塞患者通过血管内再通明确获益,并将机械取栓的时间窗由原来的6小时扩展至目前的16~24小时,使更多的AIS患者从血管内再通中获益。目前,国内外指南对血管内再通给予最高级别的推荐(Ⅰ级推荐,A级证据)。

血管内再通效果可以用当前血管内再通技术带来的良好再通率解释。然而,仍有相当比例的患者临床症状没有改善,即使闭塞动脉成功再通和缺血区成功获得最佳再灌注后,神经功能预后仍未达到良好水平(mRS≤2分)。随着血管内再通用于治疗AIS研究的不断深入,麻醉方法及麻醉管理成为影响患者神经功能预后的关键因素之一,麻醉方法选择及围手术期麻醉管理如急性高血压、高血糖和发热与脑卒中后较差的预后相关。

目前,关于麻醉方法对AIS患者预后的影响仍处于争论中。2019年,《AHA/ASA急性缺血性脑卒中早期管理指南》指出,亟须多中心、前瞻、随机、对照研究确证全身麻醉和局部麻醉/清醒镇静两种方法对AIS行血管内再通患者神经功能转归的影响;麻醉管理(血压、二氧化碳分压、血糖及体温等)对AIS患者预后的影响亦尚无大样本研究给予确切结论。

一、局部麻醉/清醒镇静和全身麻醉在急性缺血性脑卒中患者行血管内再通中的应用

AIS 患者行血管内再通最常选用的麻醉方法包括局部麻醉/清醒镇静（conscious sedation，CS）和全身麻醉（general anesthesia，GA）。两者具有各自的优缺点，如何选择麻醉方法是一个值得探讨的问题。

（一）局部麻醉/清醒镇静在急性缺血性脑卒中患者血管内再通中的应用及优缺点

近年来，局部麻醉/清醒镇静被广泛应用于 AIS 患者的血管内再通临床研究中。研究表明：大部分（＞50%）接受血管内再通的患者可以在 CS 下成功接受治疗。在 ESCAPE 和 REVASCAT 研究中，分别有 90.9% 和 93.0% 的病例在取栓术中实施了局部麻醉/清醒镇静；在 SWIFT PRIME 研究中，该比例约为 63%，且未对术后神经功能预后产生不良影响；在 THRACE 研究中，两组患者都取得良好血流再通（TICI 2b/3 级，$P=0.059$）且对神经功能预后也未产生不良影响。因此，局部麻醉/清醒镇静在部分血管内再通中可行。

局部麻醉/清醒镇静的优点在于：在手术操作过程中，患者保持清醒或可唤醒状态，有利于发现手术过程中新的神经功能缺失、减少医源性血流动力学波动、启动血管内介入治疗的时间延迟性较小。

局部麻醉/清醒镇静的缺点：此种麻醉方法不能完全抑制疼痛与患者体动和躁动，可能会延长手术时间及使用更多对比剂，增加肾功能不全患者的术中风险，还存在上呼吸道阻塞、呼吸抑制和二氧化碳蓄积，以及缺乏气道保护时反流误吸的风险，增加转化为全身麻醉的可能。

（二）全身麻醉在急性缺血性脑卒中患者血管内再通中的应用及优缺点

全身麻醉通常被认为是 AIS 行血管内再通的安全麻醉方法。回顾性研究显示全身麻醉与局部麻醉/清醒镇静具有同样的安全性。首项前瞻性随机对照临床研究（SIESTA）显示局部麻醉/清醒镇静对患者早期神经功能改善的影响并不优于全身麻醉。其他两项前瞻性随机对照研究（AnStroke 和 GOLIATH）也显示全身麻醉与清醒镇静具有相同的安全性，以及可能更好的神经功能预后。因此，全身麻醉也是 AIS 患者行血管内再通的一种选择。

全身麻醉的主要优点包括：制动、抑制疼痛、气道的保护作用、降低术中误吸的风险，以及充分的氧气供应和最佳的二氧化碳控制水平等。

全身麻醉的主要缺点是麻醉准备和诱导延长了治疗启动的时间，即进入手术间至动脉穿刺的时间，术中循环难以控制（低血压和血压波动增加），会出现与气道相关的并发症（气道痉挛，术后肺炎等），麻醉苏醒延迟，更高的费用及麻醉医师参与手术。

（三）局部麻醉／清醒镇静与全身麻醉对急性缺血性脑卒中患者行血管内再通预后的影响

自 2010 年以来,比较清醒镇静和全身麻醉对 AIS 患者行血管内再通预后影响的研究越来越受到关注。全身麻醉的支持者认为此种麻醉方式可对术中的突发情况进行控制,提高血流灌注再通率和降低术中并发症。与此同时,清醒镇静的支持者则认为实施全身麻醉时,术中低血压的发生率增加,吸入性麻醉药存在颅内窃血的潜在风险,麻醉准备和诱导延长了入室至股动脉穿刺时间及增加了呼吸并发症等。

早期的回顾性及前瞻性队列研究显示,实施清醒镇静的患者其预后更好。在 MR CLEAN 研究中,全身麻醉组与局部麻醉／清醒镇静组比较,良好预后比例降低 51%(95% 可信区间为 31%～86%),局部麻醉／清醒镇静组患者的疗效显著优于全身麻醉组患者(acOR 2.18,95% 可信区间为 1.49～3.20)。在 Brinjikji 等的一篇 meta 分析中,收集了 9 项非随机对照研究,其中局部麻醉／清醒镇静组 1 142 例,全身麻醉组 814 例,研究结果显示全身麻醉组 90 天神经功能良好预后(mRS ≤ 2 分)比例显著低于局部麻醉／清醒镇静组。Campbell 等于 2018 年发表在 Lancet Neurology 的一篇 meta 分析,纳入 7 项研究(MR CLEAN,ESCAPE,EXTEND-IA,SWIFT PRIME,REVASCAT,PISTE,THRACE)1 764 例患者,接受全身麻醉 236 例,接受局部麻醉／清醒镇静 561 例,全身麻醉组预后良好率(mRS 0～2 分)显著低于局部麻醉／清醒镇静组：全身麻醉组约为 40.2%,而局部麻醉／清醒镇静组约为 50.3%。Jumaa 等在一项对 126 名 AIS 患者行血管内再通的研究中发现：清醒镇静与患者良好的出院 NIHSS 评分、再通级别及良好的神经功能预后独立相关。但上述研究存在显著不足：①研究结果不是来源于以麻醉方法为干预手段的随机对照研究；②麻醉方法选择偏倚,在不同区域的医疗中心,其所实施的麻醉方式存在很大差异,多以各医疗机构各自的麻醉方案及麻醉医师的习惯进行麻醉选择；③患者的基础状态不同,局部麻醉／清醒镇静多在 NIHSS 评分较低的患者中应用,而全身麻醉更多用于 NIHSS 评分较高的患者。因此,上述研究尚无法确证麻醉方式对 AIS 患者神经功能预后的影响。

2016—2020 年 5 项随机对照研究探索了麻醉选择对 AIS 患者血管内再通后神经功能预后的影响,阐明了全身麻醉也可安全应用于血管内再通中。其中 ANSTROKE、CANVAS 预实验及 Ren 等的研究以术后 90 天 mRS 作为主要结局指标,结果显示全身麻醉与局部麻醉／清醒镇静对于术后 90 天的神经功能预后两组间无差异；而 SIESTA 和 GOLIATH 研究以术后 90 天 mRS 作为次要结局指标,结果提示全身麻醉组术后 90 天可能有更好的神经功能预后。此结论与 Campbell 等 2019 年发表的对于 SIESTA、ANSTROKE、GOLIATH 及 CANVAS 预实验 4 项 RCT 研究进行的 meta 分析结果一致。Sivasankar 等研究显示,术中仅接受吸入麻醉药的脑卒中患者,具有较好的临床预后。这对脑卒中患者行 EVT 麻醉药物的选择提供了一个新视角：不同的麻醉方法及药物的选择可能会有不同的结果。但以上研究存在以下不足：单中心、样本量小、研究效能不足以支持次要结局、麻醉药物选择不统一及围手术期管理标准不一致等,因此,也难以得出全身麻醉比局部麻醉／清醒镇静更加合理的结论。

鉴于局部麻醉/清醒镇静与全身麻醉对 AIS 患者行血管内再通后的神经功能预后的影响尚无有力的临床研究进行确证，2018 年《AHA/ASA 急性缺血性卒中早期管理指南》推荐在行血管内再通的患者中，依据患者个体的危险因素、介入治疗情况及其他临床特点，实行个体化麻醉管理。局部麻醉/清醒镇静及全身麻醉均可应用于 AIS 患者的血管内再通中，但仍需强有力的临床研究，进一步阐明麻醉方法选择及麻醉管理对 AIS 患者血管内再通术后神经功能的影响。

（四）麻醉管理对急性缺血性脑卒中患者行血管内治疗预后的影响

闭塞血管快速再通及缺血性半暗带区域恢复灌注是 AIS 预后的最重要因素。然而，有些患者在血管内再灌注后，神经功能没有改善甚至恶化，即使在没有出血或其他明显的再灌注损伤迹象的情况下也是如此，其可能与围手术期麻醉管理相关。个体化血压管理，以及控制高血糖和避免发热等优化麻醉管理过程的措施，可能有利于患者的临床预后，尽管它们的临床价值仍有待证实。

1. **时间** AIS 的治疗越早开始效果越好。AIS 患者的救治每延迟 1 分钟，将有 190 万个脑细胞和 138 亿个突触失去功能。延迟进入手术室至动脉穿刺的时间及延迟血管内介入治疗的启动是全身麻醉的一个主要问题。研究中发现，与清醒镇静相比，这种延迟约 15～20 分钟。一些研究人员认为这种延迟是全身麻醉导致更差的神经功能预后的原因。但这种相对较短的延迟似乎是可以接受的，特别是考虑到全身麻醉能够为完成手术提供更佳条件，从而避免了治疗过程中的延迟。

SIESTA 研究是第一个关于麻醉对 AIS 患者行血管内介入治疗神经功能预后影响的随机对照研究，在这项研究中，全身麻醉与清醒镇静比较，患者从进入手术至动脉穿刺开始的时间延迟 10 分钟。而在后两项的随机对照研究中（AnStroke, GOLIATH），两种麻醉方式对启动时间的影响没有统计学差异。

2. **体动与躁动** 患者术中体动是清醒镇静的主要问题，也是导致更多神经介入医师更加愿意接受全身麻醉的主要原因。一项 2010 年对 68 名神经病学介入分会会员的调查显示，超过一半的受访者首选全身麻醉，因为清醒镇静下患者的体动给操作的安全性带来风险。

AIS 患者血管内再通期间出现体动和躁动，可能与疼痛有关，这可能是由血管内操作引起或者由紧张情绪所导致。由于患者的体动，会导致脑血管造影模糊不清，增加手术难度和引起并发症的风险，如血管穿孔和颅内出血及蛛网膜下腔出血等。然而，一些研究人员报道，在冠心病患者中，行经皮冠状动脉介入治疗时，心脏持续运动导致导丝穿破血管的概率非常低，他们声称血管内介入治疗中的穿破血管可能主要不是由于患者体动引起的。然而，在 Jumaa 等的一项研究中发现，全身麻醉组患者出现颈动脉穿孔和夹层的频率出人意料的高。在 AnStroke 的研究中显示，清醒镇静组和全身麻醉组的手术并发症发生率相似，但清醒镇静组的患者体动发生率较高，脑血管造影的质量较低。Janssen 等应用一种颈部固定装置（颈部环状固定物）制动患者头部活动，有利于降低清醒镇静患者的体动相关风险。

3. **血压** AIS 患者的缺血性半暗带对血压的变化高度敏感，全身麻醉诱导后常出现低血压，可能会减少侧支循环对缺血性半暗带的血供，加重脑缺血。由于 AIS 时，脑血管自动调节功能受损。高血压引起脑水肿、颅内出血或心脏病发作；低血压又可进一步降低脑血流，加重脑缺血，对预后产生严重不良影响。SNACC共识建议的血压目标为收缩压140～180mmHg，舒张压控制在105mmHg以下。2018年《AHA/ASA急性缺血性卒中早期管理指南》针对AIS机械取栓治疗推荐24小时内的目标血压为将血压控制在180/105mmHg以下。

在SIESTA研究中，全身麻醉组患者获取良好的神经功能预后的关键因素是严格的血压控制（目标值：收缩压140～160mmHg）、严格的呼气末二氧化碳控制（目标值：40～45mmHg）及严格的血氧饱和度控制（目标值：SPO_2 95%～98%）。

Lowhagen等研究显示：接受全身麻醉的患者在手术过程中，约63.8%的患者血压比基线下降了40%以上，是神经功能预后不良的独立危险因素。因此建议，从麻醉诱导开始，在纠正可能存在的低血容量状态（容量治疗）或心力衰竭（正性肌力药物）后，早期应用血管活性药物进行血压控制。AnStroke研究对术中患者的血压进行了积极的控制，与清醒镇静组比较，全身麻醉组应用了更多的血管活性药物。

Whalin等发现术中低血压与不良预后之间存在显著的相关性，平均动脉压每下降10mmHg，神经预后不良的比例就会增加30%。通过比较清醒镇静与全身麻醉发现，全身麻醉期间术中低血压的发生率更高，尤其是在诱导期。

低血压是AIS患者术后神经功能不良的独立危险因素，血压变异性也是其独立危险因素。Mundiyanapurath等的研究发现，接受全身麻醉的患者，血压变异性增加，当平均动脉压低于100mmHg时，应及时应用去甲肾上腺素等血管活性药物。然而在一项对190名AIS患者的研究中，John等发现全身麻醉和清醒镇静之间的血流动力学没有显著差异。Schönenberger等进行的前瞻性随机对照研究中也显示全身麻醉组患者与清醒镇静组患者平均动脉压变异性和收缩压变异性无显著差异，与大多数回顾性证据相矛盾。在既往的研究中血压结果的多样性可能是由于镇静剂的多样性及剂量不同所致。

血压降低时，应在补液的同时应用血管活性药物（Ⅱa类推荐，B级证据）。常用的血管升压药有肾上腺素、去甲肾上腺素、苯肾上腺素或麻黄碱，但使用时应根据患者的个人特点进行个体化选择。

4. 二氧化碳分压　过度通气和低碳酸血症会导致脑血管收缩，减少脑血流量，并对缺血性半暗带区域造成不利影响。证据显示，全身麻醉与低碳酸血症相关，过度通气与不良神经功能预后相关。因此在全身麻醉机械通气时，应调节通气，以维持正常的二氧化碳分压（$PaCO_2$ 35～45mmHg）（Ⅱa类推荐，C级证据）。在清醒镇静患者中测量呼气末二氧化碳分压可能存在测量误差，清醒患者存在自主呼吸过度通气与通气不足的可能，应通过动脉血气分析了解通气情况。

一项对AIS患者在全身麻醉下行血管内再通的观察性研究表明，预后不佳的患者呼气末二氧化碳值较低。虽然这个观察性研究结果存疑，但是过度通气（低碳酸血症）已明确是AIS患者术后神经功能预后不良的危险因素。然而，高碳酸血症对血管内再通患者的影响却尚未明确。AIS患者屏气15～30s时，大约10%的受累血管区域出现CBF降低，这种现象可能是由于高碳酸血症导致非缺血组织CBF再分布（"窃血"）引起，且此现象在慢性（非急性）颅内闭塞性脑血管病患者中也有发现，因此建议血管内再通中维持正常的二氧化碳分压，包括局部麻醉/清醒镇静和全身麻醉。

5. 血糖　住院期间任何时候患者的高血糖均与 AIS 后的不良后果有关。高血糖会促进脑水肿和颅内出血。在脑缺血的实验室模型中，高血糖增加了扩散性抑制，即细胞的自动去极化，这可能会导致缺血组织的继发性损伤。有人提出，每出现一次扩散性抑制，脑损伤的程度就会增加 23%。关于高血糖对 AIS 行血管内再通患者的不利影响已在观察性研究中得到证实：当血糖 > 140mg/dl 时，与不良结局相关。SWIFT 研究也提示：机械取栓术后，在脑血流灌注部分恢复的患者中，高血糖与不良预后相关，而在脑血流完全恢复灌注的人群中未发现这一相关关系，提示脑血流恢复程度与血糖之间存在交互作用。

6. 体温　AIS 患者体温升高与预后不良相关。体温升高，代谢增加，神经递质释放增加，炎性反应及自由基生产增加。寒战时，可应用曲马多或哌替啶等进行治疗，需同时加用 5-HT 药物预防恶心呕吐。

对体温升高（体温 > 38℃）的患者应寻找和处理发热原因，如存在感染应给予抗感染治疗。对体温 > 38℃的患者应给予退热措施：应用非甾体抗炎药或物理降温，但应预防物理降温引起的寒战反应，增加代谢和耗氧。不推荐诱导性低温治疗。

二、麻醉方案实施

AIS 患者在准备进行血管内再通前需要进行多项检查和评估。但因患者可能存在意识障碍、语言障碍等改变，不能快速有效地叙述脑卒中病史、过敏史、药物服用史及他们的进食情况等，无法获取准确的信息导致临床麻醉工作的一定困难，但麻醉决策须在很短的时间内作出，以免病情进展，导致不良预后。

（一）麻醉评估

包括神经功能损伤程度评估、一般情况评估和体格检查。

1. 神经功能损伤程度　AIS 患者神经功能损伤程度的评估包括：脑卒中严重程度评估、日常及发病时生活能力评估及昏迷程度评估。

（1）脑卒中严重程度评估：推荐应用 NIHSS 评分评估脑卒中严重程度。NIHSS 评分的范围为 0~42 分。分级：0～1 分为正常或近乎正常；1～4 分为轻度脑卒中/小卒中；5～15 分为中度脑卒中；15～20 分为中重度脑卒中；20～42 分为重度脑卒中。

（2）日常及发病时生活能力评估：推荐应用改良 Rankin 评分作为评估脑卒中患者生活质量及神经功能恢复的量表。mRS 范围为 0～6 分。分级：0 分完全没有症状；1～2 分为轻度残障，生活可自理；3～5 分为重度残障，无法生活自理；6 分为死亡。

（3）昏迷程度评估：应用格拉斯哥昏迷量表（Glasgow coma scale, GCS）来评估 AIS 患者的意识和神经系统状态，主要评估内容包括睁眼反应、语言反应和肢体运动反应。3～8 分为重度；9～12 分为中度；13～14 分为轻度；15 分为正常。

应用以上量表评估 AIS 患者病情的严重程度时，均存在局限性。2018 年《AHA/ASA 急性缺血性卒中早期管理指南》推荐主要应用 NIHSS 评分来评估脑卒中的严重程度。

2. **患者一般情况** 注重发病时间、神经症状/体征的变化发展、心脏病史及脑卒中病史、呼吸系统病史、肾病病史及糖尿病病史。

（1）发病时间：询问症状出现的时间最为重要。若是醒后脑卒中，则以睡眠前最后表现正常的时间作为发病时间。

（2）神经症状/体征的变化与发展：充分了解病情的发展变化情况，便于确定栓塞部位及梗死程度。

（3）心脏病史及脑卒中病史：便于了解栓塞病因（是否有房颤及瓣膜病等），有利于术中循环管理及术中循环突发事件的处理，如新发脑栓塞及肺栓塞等意外事件。

（4）呼吸系统病史：术后呼吸抑制和呼吸功能不全是围手术期最明显的肺部并发症，其与肥胖及呼吸睡眠暂停综合征密切相关。危险因素包括慢性肺疾病，年龄 > 60 岁，ASA ≥ Ⅲ 级及急诊手术等。

（5）肾病病史：充分了解患者既往肾病史，再结合当前患者肾功能状况，将有利于降低术中造影剂肾损伤的风险，为制定肾保护策略提供信息。

（6）糖尿病病史：推荐进行血糖测定，了解靶器官受损程度。所有 AIS 患者行血管内再通前需进行基线血糖测定，有明确证据显示，围手术期高血糖与患者预后不良相关。

3. **体格检查**

（1）气道评估：AIS 患者并发意识障碍及延髓麻痹影响气道功能者，应进行气道支持及辅助通气。清醒患者一般可配合体格检查，可初步了解气道情况，对意识障碍和/或躁动患者无法进行气道评估者，应按困难气道处理。此外，注意患者禁食水时间，以免发生误吸。若进食水后 8 小时内发生脑卒中，由于应激状态致胃排空时间延迟，宜按照饱胃患者处理。

（2）呼吸功能评估：呼吸系统围手术期并发症居于围手术期患者死亡原因的第二位，仅次于心血管并发症。危险因素包括①肺功能损害程度；②慢性肺疾病。不吸氧的状态下，若 SPO_2 < 94%，或 PaO_2 < 60mmHg 和/或 $PaCO_2$ > 50mmHg 的患者，经吸氧处理后，如无低氧血症及二氧化碳蓄积，可暂不进行气管插管，反之，则需实施气管插管；③哮喘病史及其他气道高反应性肺病。因时间窗限制及延长术前检查时间与严重不良预后相关，此类患者不推荐必须进行术前胸部 X 线、CT 及肺功能等检查，可在准备手术的同时行血气分析检查初步了解呼吸功能。

（3）循环功能评估：循环功能评估主要评估的是患者的心功能，从而帮助完善麻醉管理方案。与麻醉风险相关的因素：心功能不全病史、不稳定型心绞痛病史，近期心肌梗死（< 6 个月），致命性心律失常等。因时间窗的限制，患者术前不推荐必须进行超声心动图等检查，可通过病史初步了解心功能状态。推荐在准备手术的同时进行急诊心电图检查及肌钙蛋白测定，便于进行基线心电图和基线肌钙蛋白的记录，为后续病情变化引起的心脏新发改变提供参考。

（4）肾功能评估：通过术前必要的化验检查了解肾功能情况，制定肾保护策略，降低造影剂肾损伤的风险。

（二）麻醉选择

局部麻醉/清醒镇静及全身麻醉均可应用于 AIS 患者血管内再通术中。

对于意识清醒，指令合作的 AIS 患者可以选择局部麻醉/清醒镇静进行血管内再通。以下五个项目中的任何一个的答案是"否"，则优先考虑全身麻醉。关键因素包括：①患者对语言或触觉刺激是否有反应；②患者仰卧位时是否无呼吸困难、气道阻塞、分泌物（吞咽困难）或病理性呼吸模式；③患者的 SPO_2 是否≥94%～95%（含吸氧状态）；④患者是否理解/遵循指令做出闭眼、张嘴、握手、平卧等动作；⑤患者气道管理是否安全（呕吐、饱胃等）。

（三）麻醉的实施

1. 局部麻醉/清醒镇静　选择局部麻醉/清醒镇静时，可应用芬太尼、舒芬太尼、瑞芬太尼、咪达唑仑、丙泊酚、右美托咪定等药物。使用镇静镇痛药时，务必保持 SPO_2 在 94% 以上，必要时吸氧，避免二氧化碳蓄积。有条件的可监测麻醉深度，维持 BIS 值在 70 以上，保持可唤醒状态。

2. 全身麻醉　对于 AIS 患者全身麻醉的药物无特定要求，但不管如何实施全身麻醉，应力争将术中血压维持在血管内再通之前的水平。血流再通后，需与神经介入医师沟通，根据患者神经系统状况及手术情况调节血压。SNACC 建议诱导期避免收缩压＜140mmHg。

目前无充分的临床证据支持使用特定血管活性药物维持围手术期血压更有利于 AIS 患者的预后，可酌情选用多巴胺、去甲肾上腺素或去氧肾上腺素等。

过度通气不利于 AIS 患者的预后，建议围手术期将 $PaCO_2$ 维持在正常范围内。组织高氧可能加重再灌注相关性脑损伤，气管插管吸入高浓度氧的脑卒中患者预后较差。因此，对于再灌注较好的 AIS 患者血管内再通术后，可考虑减少吸入氧浓度（50%～70%），使 SPO_2 维持在 95%～98%。

3. 麻醉转化　当出现以下情况时，需进行全身麻醉转化：①出现颅内出血或蛛网膜下腔出血者；②持续恶心或呕吐者；③ $PaCO_2$ ＞60mmHg 或 SPO_2 ＜94%，且无法通过吸氧或减少药物使用量改善者；④出现意识状态恶化或深昏迷者（BIS＜60）；⑤气道保护性反射消失；⑥其他干扰手术进程的事件（如躁动或癫痫）。

（韩如泉　梁　发　吴侑煊）

参考文献

[1] 中华医学会神经病学分会，中华医学会神经病学分会脑血管病学组．中国急性缺血性脑卒中诊治指南 2018[J]．中华神经科杂志，2018,51(9):666-682.

[2] 王拥军，李子孝，谷鸿秋，等．中国卒中报告 2019(中文版)(1)[J]．中国卒中杂志，2020,15(10):1037-1043.

[3] RABINSTEIN A A, ALBERS G W, BRINJIKJI W. Factors that may contribute to poor outcome despite good reperfusion after acute endovascular stroke therapy[J]. 2019,14(1):23-31.

[4] 中国卒中学会, 中国卒中学会神经介入分会, 中华预防医学会卒中预防与控制专业委员会介入学组. 急性缺血性脑卒中血管内治疗中国指南 2018[J]. 中国卒中杂志, 2018,13(7):706-729.

[5] BERKHEMER O A, FRANSEN P S, BEUMER D, et al. A randomized trial of intraarterial treatment for acute ischemic stroke[J]. N Engl J Med,2015,372(1):11-20.

[6] GOYAL M, DEMCHUK A M, MENON B K, et al. Randomized assessment of rapid endovascular treatment of ischemic stroke[J]. N Engl J Med,2015,372(11):1019-1030.

[7] OVIN T G, CHAMORRO A, COBO E, et al. Thrombectomy within 8 hours after symptom onset in ischemic stroke[J]. N Engl J Med,2015,372(24):2296-2306.

[8] SAVER J L, GOYAL M, BONAFE A, et al. Stent-retriever thrombectomy after intravenous t-PA vs. t-PA alone in stroke[J]. N Engl J Med,2015,372(24):2285-2295.

[9] CAMPBELL B C, MITCHELL P J, KLEINIG T J, et al. Endovascular therapy for ischemic stroke with perfusion-imaging selection[J]. N Engl J Med,2015,372(11):1009-1018.

[10] POWERS W J, RABINSTEIN A A, ACKERSON T, et al.Guidelines for the early management of patients with acute ischemic stroke: 2019 update to the 2018 guidelines for the early management of acute ischemic stroke: a guideline for healthcare professionals from the American Heart Association/American Stroke Association[J]. Stroke,2019,50(12):e344-e418.

[11] NOGUEIRA R G, JADHAV A P, HAUSSEN D C, et al. Thrombectomy 6 to 24 hours after stroke with a mismatch between deficit and infarct[J]. N Engl J Med,2018,378(1):11-21.

[12] ALBERS G W, MARKS M P, KEMP S, et al. Thrombectomy for stroke at 6 to 16 hours with selection by perfusion imaging[J]. 2018,378(8):708-718.

[13] BENVEGNÙ F, RICHARD S, MARNAT G, et al. Local anesthesia without sedation during thrombectomy for anterior circulation stroke is associated with worse outcome[J]. Stroke,2020,51(10):2951-2959.

[14] RASMUSSEN M, SCHONENBERGER S, HENDEN P L, et al. Blood pressure thresholds and neurologic outcomes after endovascular therapy for acute ischemic stroke: An analysis of individual patient data from 3 randomized clinical trials[J]. JAMA Neurol, 2020 1,77(5):622-631.

[15] CAMPBELL B C V, VAN ZWAM W H, GOYAL M, et al. Effect of general anaesthesia on functional outcome in patients with anterior circulation ischaemic stroke having endovascular thrombectomy versus standard care: a meta-analysis of individual patient data[J]. Lancet Neurol,2018,17(1):47-53.

[16] SCHONENBERGER S, HENDEN P L, SIMONSEN C Z, et al. Association of general anesthesia vs procedural sedation with functional outcome among patients with acute ischemic stroke undergoing thrombectomy: A systematic review and meta-analysis[J]. JAMA,2019,322(13):1283-1293.

[17] POWERS C J, DORNBOS D 3RD, MLYNASH M, et al. Thrombectomy with conscious sedation compared with general anesthesia: A defuse 3 analysis[J]. AJNR Am J Neuroradiol,2019,40(6):1001-1005.

[18] JOVIN T G, CHAMORRO A, COBO E, et al. Thrombectomy within 8 hours after symptom onset in ischemic stroke[J]. N Engl J Med,2015,372(24):2296-2306.

[19] BRACARD S, DUCROCQ X, MAS J L, et al. Mechanical thrombectomy after intravenous alteplase versus alteplase alone after stroke (THRACE): a randomised controlled trial[J]. Lancet Neurol,2016,15(11):1138-1147.

[20] LIANG F, ZHAO Y, YAN X, et al. Choice of ANaesthesia for EndoVAScular treatment of acute ischaemic stroke at posterior circulation (CANVAS Ⅱ): protocol for an exploratory randomised controlled study[J]. 2020,10(7):e036358.

[21] TALKE P O, SHARMA D, HEYER E J, et al. Society for neuroscience in anesthesiology and critical care expert consensus statement: anesthetic management of endovascular treatment for acute ischemic stroke: endorsed

by the society of neurointerventional surgery and the neurocritical care society[J]. J Neurosurg Anesthesiol, 2014,26(2):95-108.

[22] MCDONAGH D L, OLSON D M, KALIA J S, et al. Anesthesia and sedation practices among neurointerventionalists during acute ischemic stroke endovascular therapy[J]. Front Neurol,2010,1:118.

[23] VAN DEN BERG L A, KOELMAN D L, BERKHEMER O A, et al. Type of anesthesia and differences in clinical outcome after intra-arterial treatment for ischemic stroke[J]. Stroke,2015,46(5):1257-1262.

[24] WIJAYATILAKE D S, RATNAYAKE G, RAGAVAN D. Anaesthesia for neuroradiology: thrombectomy: 'one small step for man, one giant leap for anaesthesia'[J]. Curr Opin Anaesthesiol,2016,29(5):568-575.

[25] JUMAA M A, ZHANG F, RUIZ-ARES G, et al. Comparison of safety and clinical and radiographic outcomes in endovascular acute stroke therapy for proximal middle cerebral artery occlusion with intubation and general anesthesia versus the nonintubated state[J]. Stroke,2010,41(6):1180-1184.

[26] BREKENFELD C, MATTLE H P, SCHROTH G. General is better than local anesthesia during endovascular procedures[J]. Stroke,2010,41(11):2716-2717.

[27] DAVIS M J, MENON B K, BAGHIRZADA L B, et al. Anesthetic management and outcome in patients during endovascular therapy for acute stroke[J]. Anesthesiology,2012,116(2):396-405.

[28] ABOU-CHEBL A, LIN R, HUSSAIN M S, et al. Conscious sedation versus general anesthesia during endovascular therapy for acute anterior circulation stroke: preliminary results from a retrospective, multicenter study[J]. Stroke,2010,41(6):1175-1179.

[29] SCHONENBERGER S, UHLMANN L, HACKE W, et al.effect of conscious sedation vs general anesthesia on early neurological improvement among patients with ischemic stroke undergoing endovascular thrombectomy: A randomized clinical trial[J]. JAMA,2016,316(19):1986-1996.

[30] LOWHAGEN HENDEN P, RENTZOS A, KARLSSON J E, et al. General anesthesia versus conscious sedation for endovascular treatment of acute ischemic stroke: The anstroke trial (anesthesia during stroke)[J]. Stroke,2017,48(6):1601-1607.

[31] SIMONSEN C Z, YOO A J, SORENSEN L H, et al. Effect of general anesthesia and conscious sedation during endovascular therapy on infarct growth and clinical outcomes in acute ischemic stroke: A randomized clinical trial[J]. JAMA Neurol,2018,75(4):470-477.

[32] BERKHEMER O A, FRANSEN P S, BEUMER D, et al. A randomized trial of intraarterial treatment for acute ischemic stroke[J]. N Engl J Med,2015,372(1):11-20.

[33] BERKHEMER O A, VAN DEN BERG L A, FRANSEN P S, et al. The effect of anesthetic management during intra-arterial therapy for acute stroke in MR CLEAN[J]. Neurology,2016,87(7):656-664.

[34] BRINJIKJI W, PASTERNAK J, MURAD M H, et al. Anesthesia-related outcomes for endovascular stroke revascularization: A systematic review and meta-analysis[J]. Stroke,2017,48(10):2784-2791.

[35] MCDONALD J S, BRINJIKJI W, RABINSTEIN A A, et al. Conscious sedation versus general anaesthesia during mechanical thrombectomy for stroke: a propensity score analysis[J]. J Neurointerv Surg,2015,7(11):789-794.

[36] REN C, XU G, LIU Y, et al. Effect of conscious sedation vs general anesthesia on outcomes in patients undergoing mechanical thrombectomy for acute ischemic stroke: A prospective randomized clinical trial[J]. Front Neurol,2020,11:170.

[37] SUN J, LIANG F, WU Y, et al.Choice of anesthesia for endovascular treatment of acute ischemic stroke (canvas): Results of the canvas pilot randomized controlled trial[J]. J Neurosurg Anesthesiol,2020,32(1):41-47.

[38] CAMPBELL D, DIPROSE W K, DENG C, et al. General anesthesia versus conscious sedation in

endovascular thrombectomy for stroke: A meta-analysis of 4 randomized controlled trials[J]. J Neurosurg Anesthesiol,2021,33(1):21-27.

[39] SIVASANKAR C, STIEFEL M, MIANO T A, et al. Anesthetic variation and potential impact of anesthetics used during endovascular management of acute ischemic stroke[J]. J Neurointerv Surg,2016,8(11):1101-1106.

[40] POWERS W J, RABINSTEIN A A, ACKERSON T, et al. 2018 Guidelines for the early management of patients with acute ischemic stroke: A guideline for healthcare professionals from the American Heart Association/American Stroke Association[J]. Stroke,2018,49(3):e46-e110.

[41] HINDMAN B J, DEXTER F. Anesthetic management of emergency endovascular thrombectomy for acute ischemic stroke, part 2: Integrating and applying observational reports and randomized clinical trials[J]. Anesth Analg,2019,128(4):706-717.

[42] GOLDHOORN R B, BERNSEN M L E, Hofmeijer J, et al. Anesthetic management during endovascular treatment of acute ischemic stroke in the MR CLEAN Registry[J]. Neurology,2020,94(1):e97-e106.

[43] SAVER J L. Time is brain: quantified[J]. Stroke,2006,37(1):263-266.

[44] JOHN S, THEBO U, GOMES J, et al. Intra-arterial therapy for acute ischemic stroke under general anesthesia versus monitored anesthesia care[J]. Cerebrovasc Dis, 2014,38(4):262-267.

[45] FASSEAS P, ORFORD J L, PANETTA C J, et al. Incidence, correlates, management, and clinical outcome of coronary perforation: analysis of 16,298 procedures[J]. Am Heart J,2004,147(1):140-145.

[46] JANSSEN H, BUCHHOLZ G, KILLER M, et al. General anesthesia versus conscious sedation in acute stroke treatment: The importance of head immobilization[J]. Cardiovasc Intervent Radiol,2016,39(9):1239-1244.

[47] MUNDIYANAPURATH S, SCHONENBERGER S, ROSALES M L, et al. Circulatory and respiratory parameters during acute endovascular stroke therapy in conscious sedation or general anesthesia[J]. J Stroke Cerebrovasc Dis,2015,24(6):1244-1249.

[48] TAKAHASHI C E, BRAMBRINK A M, AZIZ M F, et al. Association of intraprocedural blood pressure and end tidal carbon dioxide with outcome after acute stroke intervention[J]. Neurocrit Care,2014,20(2):202-208.

[49] FROEHLER M T, FIFI J T, MAJID A, et al. Anesthesia for endovascular treatment of acute ischemic stroke[J]. Neurology,2012,79(13 Suppl 1):S167-173.

[50] LOWHAGEN HENDEN P, RENTZOS A, KARLSSON J E, et al. Hypotension during endovascular treatment of ischemic stroke is a risk factor for poor neurological outcome[J]. Stroke,2015,46(9): 2678-2680.

[51] MAIER B, GORY B, TAYLOR G, et al. Mortality and disability according to baseline blood pressure in acute ischemic stroke patients treated by thrombectomy: A collaborative pooled analysis[J]. J Am Heart Assoc,2017,6(10):e006484.

[52] LEONARDI-BEE J, BATH P M, PHILLIPS S J, et al. Blood pressure and clinical outcomes in the international stroke trial[J]. Stroke,2002,33(5):1315-1320.

[53] POWERS W J, DERDEYN C P, BILLER J, et al. 2015 American Heart Association/American Stroke Association focused update of the 2013 guidelines for the early management of patients with acute ischemic stroke regarding endovascular treatment: A guideline for healthcare professionals from the American Heart Association/American Stroke Association[J]. Stroke,2015,46(10):3020-3035.

[54] WHALIN M K, HALENDA K M, D C HAUSSEN, et al. Even small decreases in blood pressure during

conscious sedation affect clinical outcome after stroke thrombectomy: An analysis of hemodynamic thresholds[J]. 2017,38(2):294-298.

[55] JAGANI M, BRINJIKJI W, RABINSTEIN A A, et al. Hemodynamics during anesthesia for intra-arterial therapy of acute ischemic stroke[J]. J Neurointerv Surg,2016,8(9):883-888.

[56] NICHOLS C, CARROZZELLA J, YEATTS S, et al. Is periprocedural sedation during acute stroke therapy associated with poorer functional outcomes?[J]. J Neurointerv Surg,2010,2(1):67-70.

[57] CHUNG J W, KIM N, KANG J, et al. Blood pressure variability and the development of early neurological deterioration following acute ischemic stroke[J]. J Hypertens,2015,33(10):2099-2106.

[58] RUSY D A, HOFER A, RASMUSSEN M, et al. Assessment of anesthesia practice patterns for endovascular therapy for acute ischemic stroke: A society for neuroscience in anesthesiology and critical care (SNACC) member survey[J]. J Neurosurg Anesthesiol, 2021;33(4):343-346.

[59] ROBBA C, BONATTI G, BATTAGLINI D, et al. Mechanical ventilation in patients with acute ischaemic stroke: from pathophysiology to clinical practice[J]. Crit Care,2019,23(1):388.

[60] BACK T, GINSBERG M D, DIETRICH W D, et al. Induction of spreading depression in the ischemic hemisphere following experimental middle cerebral artery occlusion: effect on infarct morphology[J]. J Cereb Blood Flow Metab,1996,16(2):202-213.

[61] OSEI E, DEN HERTOG H M, BERKHEMER O A, et al. Increased admission and fasting glucose are associated with unfavorable short-term outcome after intra-arterial treatment of ischemic stroke in the MR CLEAN pretrial cohort[J]. J Neurol Sci,2016,371:1-5.

[62] KIM J T, JAHAN R, SAVER J L. Impact of glucose on outcomes in patients treated with mechanical thrombectomy: A post hoc analysis of the solitaire flow restoration with the intention for thrombectomy study[J]. Stroke,2016,47(1):120-127.

[63] THOMALLA G, SIMONSEN C Z, BOUTITIE F, et al. Mri-guided thrombolysis for stroke with unknown time of onset[J]. N Engl J Med,2018,379(7):611-622.

第二节 急性缺血性脑卒中血管内再通围手术期抗凝治疗

一、凝血过程及抗凝药物分类

凝血过程根据启动因素及参与因子的不同分为内源性凝血途径和外源性凝血途径。X因子是内源性凝血途径和外源性凝血途径的交汇点，X因子激活后与V因子、Ca^{2+}、PF3等共同形成凝血酶原激活物，可使血浆中无活性的凝血酶原被激活为有活性的凝血酶。后者可使溶于血浆中的纤维蛋白原转变为纤维蛋白单体，进而相互连接、彼此交织形成纤维蛋白网，将血细胞网罗在内，形成凝血块，完成凝血过程。抗凝药物的主要作用环节是针对凝血酶和X因子，凝血酶是凝血过程最终共同通路的关键酶，抑制凝血酶的药物还具有抑制血小板聚集的作用。根据不同的作用机制，抗凝药物分为凝血酶直接抑制剂、凝血酶间接抑制剂、维生素K拮抗剂及Xa因子抑制剂（图6-1）。

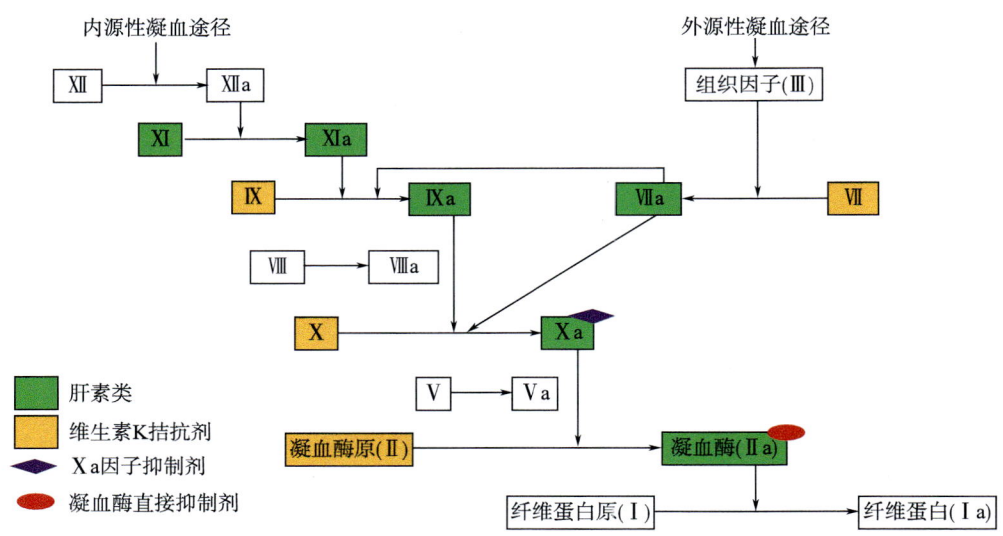

图6-1 凝血途径及各类抗凝药物的作用靶点

根据给药途径,抗凝药物分为口服抗凝药物(如维生素K拮抗剂、直接凝血酶抑制剂和Xa因子抑制剂)和胃肠外抗凝药物(如普通肝素、低分子量肝素、磺达肝癸钠、比伐芦定和阿加曲班)。常用抗凝药物的特点见表6-1。

表6-1 常用抗凝药物的特点

药物	特点	不良反应	实验室监测
普通肝素	①为Xa和Ⅱa因子间接抑制剂 ②分子量为3 000~30 000Da,半衰期为30~150min ③主要经血管内皮系统清除,部分经肾脏排出,肾功能不全患者可使用	出血;肝素诱导的血小板减少症(HIT);骨质疏松等(HIT评估方法详见本节第三部分)	注射前测定APTT、PT和血小板基线值,维持APTT在正常值的1.5~2.5倍
低分子量肝素	①为Xa和Ⅱa因子间接抑制剂。灭活Xa的作用更强,对Ⅱa因子的作用较弱 ②分子量为3 500~7 500Da,半衰期为静脉注射2~4h、皮下注射3~6h。皮下注射吸收好,生物利用度高 ③主要经肾清除,肾功能不全患者慎用	不良反应同普通肝素,但发生率较普通肝素低	皮下注射不需监测APTT,静脉使用难以监测APTT
磺达肝癸钠	①为Xa因子间接抑制剂,需在抗凝血酶Ⅲ存在的情况下发挥作用 ②皮下注射的生物利用度可达100%,经肾清除,半衰期为17h ③体重<50kg、肾功能不全者慎用	与依诺肝素相比,其血栓事件有所增加	无须监测

续表

药物	特点	不良反应	实验室监测
比伐芦定	①不依赖抗凝血酶Ⅲ，可抑制与纤维蛋白结合的凝血酶并且不与凝血酶以外的血浆蛋白结合，抗凝作用稳定 ②经肾清除，半衰期为25min	出血、过敏等	APTT基线值的1.5～2.5倍
阿加曲班	①抑制游离凝血酶、抑制血栓内部结合态的凝血酶 ②静脉给药起效快，胃肠刺激小，无免疫原性，安全性高。1～3 h可达稳态血药浓度。肝代谢，半衰期为45min	合并肝脏疾病或肝功能异常者会增加出血转化的概率	APTT基线值的1.5～3.0倍，停药后2～4 h APTT恢复正常
华法林	①香豆素类口服抗凝药，使维生素K依赖性凝血因子Ⅱ、Ⅶ、Ⅸ、Ⅹ等的合成显著减少 ②一般使用3～5天后起效，7～10天达到稳态	常见不良反应包括：胃肠道症状和脱发 严重不良反应包括：坏疽；皮肤组织坏死；出血；超敏反应；骨筋膜隔室综合征；颅内出血等	INR控制在2.0～3.0
新型口服抗凝药物	①达比加群为直接酶抑制剂；利伐沙班、阿哌沙班为Ⅹa因子抑制剂 ②新型口服抗凝药物很少与食物或其他药物相互作用，可提高患者的依从性 ③血浆药物达峰时间为2～4h，半衰期为7～14h，一般不建议与低分子量肝素桥接使用	常见不良反应包括：胃肠道症状；皮肤出血 严重不良反应包括：晕厥；胃肠道出血；硬膜外或脊柱血肿；血管性水肿	无须监测

注：APTT，活化部分凝血活酶时间；PT，凝血酶原时间；INR，国际标准化比值。

二、急性缺血性脑卒中血管内再通围手术期的抗凝治疗

（一）术前抗凝

抗凝药物用于治疗急性缺血性脑卒中始于20世纪50年代，Wright等人首先在脑卒中患者中使用普通肝素（unfractionated heparin，UFH）进行抗凝治疗。1962年，Baker等人发表了第一个抗凝药物治疗AIS的随机对照研究的结果，遗憾的是该研究结果没有证明其疗效。20世纪90年代以后，由于在房颤患者中证明抗凝药物具有预防脑卒中的效果，更多的研究者进行了抗凝药物治疗AIS的临床试验。2015年发表的一项Cochrane系统评估纳入2008—2014年AIS早期抗凝治疗的24项RCT（其中21项所用药物为UFH），共23 748例患者，评估缺血性脑卒中急性期抗凝治疗的有效性和安全性。结果显示：抗凝治疗能降低缺血性脑卒中的复发率、降低肺栓塞和深静脉血栓的形成率，但被症状性颅内出血风险增加所抵消。2017年，Sandercock等纳入了9项RCT，共3 137例患者，研究表明缺血性脑

卒中患者发病后 14 天内使用 LMWH 或类肝素与使用 UFH 相比,除了在预防深静脉血栓形成方面更有效以外,没有其他治疗效果,且会增加颅内或颅外出血风险。因此,目前国内外指南对于 AIS 患者,不推荐无选择地早期进行抗凝治疗;对少数特殊的急性缺血性脑卒中患者(如放置有心脏机械瓣膜的患者)是否进行抗凝治疗,需综合评估(如病灶大小、血压控制情况及肝肾功能等),如出血风险较小,致残性脑栓塞风险高,可在充分沟通后谨慎选择使用;特殊情况下溶栓后还需抗凝治疗的患者,应在 24 小时后使用抗凝药物;对存在同侧颈内动脉严重狭窄和非闭塞性颅外管腔内血栓形成的缺血性脑卒中患者,使用抗凝治疗的疗效尚不明确;凝血酶抑制剂和 Xa 因子抑制剂治疗急性缺血性脑卒中的有效性尚不明确。

重庆大坪医院经验,对于错过溶栓时间窗的非动脉粥样硬化性狭窄所导致的大血管闭塞性 AIS,如心源性栓塞或动脉夹层,术前给予 UFH 桥接,可能有助于防止血栓延长、降低血栓负荷、提高再通效率、减少远端微栓塞,但对于患者的长期预后影响还有待更多长期随访数据及其统计结果进一步证实。

(二)术中抗凝

心内科 PCI 手术使用 UFH 已经成为临床标准,目的是避免血流淤滞和凝血因子激活导致的血栓形成。目前缺乏 AIS 患者血管内再通期间使用 UFH 效果的 RCT 数据,已发表的有关血管内再通期间静脉注射 UFH 的安全性和有效性的临床研究结果并不一致。

1998 年,Zoppo 等人进行的 PROACT Ⅰ 试验研究了高剂量 UFH(100 U/kg 静脉推注,1 000 U/h 持续静脉输注 4 小时)和低剂量 UFH(2 000 U 静脉推注,500 U/h 持续静脉输注 4 小时)联合动脉内给予重组尿激酶原(rPro-UK,6mg)对急性大脑中动脉闭塞的治疗效果。高剂量组 11 例患者中,81.8%(11/40)实现血管内再通(TIMI≥2 级),sICH 的发生率为 27.3%;低剂量组 sICH 的发生率降至 6.7%,但 MCA 的再通率也降至 40.0%。随后的 PROACT Ⅱ 研究共纳入 180 例患者,分为低剂量 UFH+ 动脉内 rPro-UK(9mg)治疗组(121 例)和单纯低剂量 UFH 治疗组(59 例),两组间 90 天良好预后(mRS 0～2 分)为 rPro-UK 组 40% vs. 对照组 25%($P=0.04$),成功再通率为 66% vs. 18%($P<0.001$),sICH 发生率为 10% vs. 2%($P=0.06$),死亡率为 25% vs. 27%。结果表明:急性脑梗死 6 小时内动脉给予 rPro-UK 联合 UFH 与单纯低剂量 UFH 相比,尽管增加了 sICH 的发生率,但可以明显改善患者 90 天良好预后。2013 年,Kidwell 等对 MR RESCUE 试验进行回顾性分析,64 名患者接受了机械取栓治疗,术中是否使用 UFH 由术者决定,如使用 UFH 则按照 2 000 U 静脉推注并以 500 U/h 的剂量静脉输注维持。结果表明患者 sICH 的发生率为 5%,与是否使用 UFH 无关,死亡率和 90 天随访神经功能独立比例都为 19%,与是否使用 UFH 也无关。

2012 年,Nahab 等对 Mluti MERCI 试验进行回顾性分析,24 名(24/51)患者围手术期接受平均 3 000 U 的静脉 UFH 治疗,多变量分析结果显示患者 90 天良好预后(mRS 0～2 分)与年龄($OR=0.92$;95% 可信区间为 0.86～0.98;$P=0.0104$)、成功血运重建($OR=6.86$;95% 可信区间为 1.39～33.81;$P=0.0179$)和围手术期使用 UFH($OR=5.89$;95% 可信区间为

1.34～25.92；P=0.0189）显著相关。2016 年，Enomoto 等对 RESCUE-Japan 试验进行回顾性分析，409 名（409/1 357）患者接受了血管内再通，所有患者术中静脉推注 3 000～5 000 U UFH 并以 1 000U/h 维持，使 ACT 维持在 250～350s，多变量分析结果显示全身肝素化可降低 sICH 的发生率（OR=0.405，0.205～0.801；P=0.009）。2017 年，Winningham 等对 TREVO 2 试验进行回顾性分析，53 名（53/173）患者围手术期接受平均 3 000U 的静脉 UFH 治疗，结果表明 90 天良好预后（mRS 0～2 分）与静脉使用 UFH 相关（OR=5.30；95% 可信区间为 1.70～16.48），且 sICH 发生率差异无统计学意义。2019 年，Graaf 等对 MR CLEAN 研究中来自 16 家中心的 1 488 例患者进行回顾性分析，其中 398 例（27%）接受了静脉 UFH 治疗（中位剂量 5 000U），两组患者间功能预后（OR=1.17；95% 可信区间为 0.87～1.56）、成功再通率（OR=1.24；95% 可信区间为 0.89～1.71）、sICH 发生率（OR=1.13；95% 可信区间为 0.65～1.99）和死亡率（OR=0.95；95% 可信区间为 0.66～1.38）无明显差异。对不同卒中中心在围手术期静脉使用 UFH 对于患者预后的影响进行进一步分析发现，在使用 UFH 比例更高的中心，患者预后更好（使用率每增加 10%，OR=1.07，95% 可信区间为 1.01～1.13）。

2020 年，Hebert 等对 ETIS 研究进行分析，该研究最终入组 751 名超出 4.5 小时 IVT 时间窗仅接受了血管内再通的急性脑梗死患者，223 名患者在术中使用了 UFH。其中 37 名患者使用 UFH 的剂量＜ 2 500 U，165 名患者使用 UFH 的剂量为 2 500～5 000 U，16 名患者使用 UFH 的剂量＞ 5 000 U。多因素分析结果显示，UFH 组患者与对照组患者相比成功再灌注（mTICI 分级 ≥ 2b 级）比例更高：83.4%（186/223）vs. 77.7%（410/528），P=0.08；校正后 OR=1.62；P=0.03。然而，完全再灌注（mTICI 分级 3 级）比例较低，校正后 OR=0.68；P=0.02。UFH 组患者 24 小时 NIHSS 评分（OR=1.82；95% 可信区间为 0.29～3.35；P=0.02）和 90 天 mRS（OR=1.58；95% 可信区间为 1.05～2.40；P=0.03）更高。

在这些研究中，sICH 的发生率为 5%～12%。总体来看，sICH 风险似乎被更好的功能预后所抵消，这表明在血管内再通期间给予 UFH 可能是获益的。对上述研究入组患者的基线特征进行分析，发现术中使用 UFH 的患者入院 NIHSS 评分可能更低，ASPECTS 可能更高，术前使用 rt-PA 静脉溶栓的比例更低，这种选择偏倚对于最终的结果判断可能产生影响。此外，各研究在术中具体的肝素使用剂量往往是根据介入专家个人的经验所决定的，其中高剂量肝素组可能再通更困难。

目前的脑卒中管理指南中并没有关于血管内再通期间使用肝素的推荐，然而肝素在血管内再通期间已经被一些神经介入专家所积极使用，偶尔也作为标准治疗的一部分。重庆大坪医院目前术中使用肝素的经验为：对于术前未接受 IVT 的患者，手术开始后一般给予 UFH 2 000～3 000U 静脉推注，以后每小时追加 500 U。对于术前 2 小时内接受 IVT 的患者，一般不给予 UFH；间隔时间大于 2 小时的患者，视术中是否有高凝状态倾向给予适量 UFH，如果可以在术中监测 ACT 并以此调整用量会更合理。

（三）术后抗凝

术后抗凝的主要目的是预防血管再闭塞和脑梗死复发，常用于心源性栓塞导致的脑卒中。对于房颤患者脑卒中后何时重启/启动抗凝治疗目前缺乏研究证据,可参考2016年欧洲心脏学会和欧洲心律协会在《房颤卒中管理指南》中提出的1-3-6-12法则,即TIA发作1天后、轻度脑卒中(NIHSS评分<8分)3天后、中度脑卒中(NIHSS评分为8~15分)6天后、重度脑卒中(NIHSS评分≥16分)12天后可重启抗凝治疗。2019年的《AHA/ASA急性缺血性脑卒中早期管理指南》主要根据研究结果作出推荐:对大多数伴心房颤动的AIS患者,在发病后4~14天启动口服抗凝治疗是合理的。

需要指出的是,由于血管内再通技术与材料的不断更新,大血管闭塞的及时完全再通率明显提高,原来的严重脑卒中很可能变为小卒中甚至完全恢复(如同TIA),所以重庆大坪医院会根据患者的再通程度、术后梗死核心灶的大小、术后NCCT上高密度征及APTT结果,采取更积极的早期抗凝治疗。对于动脉夹层或心源性栓塞患者,明确无活动性出血后,在术后0~4小时启动肝素抗凝二级预防:起始给予UFH 300~500 U/h微量泵入,4~6小时后根据复查的头颅CT和凝血结果调整肝素剂量(APTT控制在正常高限或1.5倍基础值,ACT>180s),并逐渐过渡为LMWH及口服抗凝药。之所以选择UFH,是因为其作用强、起效快、易监测(滴定用量)、可逆转(可用鱼精蛋白中和)。

重庆大坪医院早期抗凝的另一个目的是期望改善微循环。血管内再通血管内再通率可达80%~90%,但90天良好预后<50%,原因之一可能是微血管不完全再灌注(incomplete microvascular reperfusion,IMR)。出现IMR的一个重要原因就是中性粒细胞胞外诱捕网(neutrophil extracellular traps,NETs)的形成。NETs是由DNA、组蛋白和活化的中性粒细胞释放的颗粒共同组成的。NETs与纤维蛋白网一起形成血栓支架并通过与血小板、红细胞和血小板黏附分子如纤维蛋白原、血管性血友病因子、纤连蛋白等相互作用的方式积极参与血栓形成。UFH可去除NETs核心染色质纤维中的组蛋白,使含有大量NETs的血栓更容易溶解。UFH还通过灭活凝血酶防止纤维蛋白形成,抑制凝血酶诱导的血小板、V因子和Ⅷ因子的活化。对于已经有较大梗死核心灶的患者,尤其是有颅内高压的患者,在积极使用渗透性脱水药物降低颅内压的同时给予抗凝药物,可以改善微循环,阻断颅内高压→静脉受压→静脉回流障碍→颅内压进一步升高的恶性循环。

三、抗凝药物的并发症及其处理

1. **出血并发症** 各种抗凝药物最常见的并发症为出血。轻度出血表现为牙龈出血、皮肤瘀点等,可监测相关指标并减少用量;明显出血表现为鼻出血、血尿等,可考虑停用;若出现严重出血,如咯血、呕血、颅内出血时,需积极处理。

(1)肝素出血后处理:首先停用肝素,根据之前2~3小时肝素的使用剂量,每100 U给予1mg鱼精蛋白,最大单次剂量50mg;复查APTT如持续升高,建议再次给予鱼精蛋白注射,每100 U给予0.5 mg鱼精蛋白。

(2)低分子量肝素出血后处理:①依诺肝素使用时间在8小时内,每1 mg依诺肝素给予1 mg鱼精蛋白,最大单次剂量50 mg,8~12小时内减半;②达肝素钠、那曲肝素、亭扎肝素:在3~5个半衰期内,每100 U给予1 mg鱼精蛋白,最大单次剂量50 mg。

（3）华法林出血后处理：推荐给予维生素 K 10mg 静脉注射。24～48 小时内复查 INR，若 INR ≥ 1.4，推荐再次给予维生素 K 10mg 静脉注射。

（4）直接凝血酶抑制剂（达比加群）出血后处理：3～5 个半衰期内，且没有肾衰竭的患者，使用艾达赛珠单抗 5g 静脉注射，分 2 次。

（5）Xa 因子直接抑制剂（利伐沙班、阿哌沙班）出血后处理：3～5 个半衰期内或存在肝衰竭的患者给予 4 因子凝血酶原复合物浓缩物（prothrombin complex concentrate,PCC，50 U/kg）或者活化的新鲜冰冻血浆（active fresh frozen plasma,aPCC, 50 U/kg）。

2. 肝素诱导的血小板减少（heparin-induced thrombocytopenia,HIT） UFH 或 LMWH 进入体内后可与血小板因子 4 结合形成复合物，激活产生相应抗体，最终形成肝素 –PF4– 抗体复合物。这一复合物与血管内皮黏附，刺激血管内皮细胞释放组织因子和多种促凝物质，导致血栓形成和血小板消耗减少。临床主要表现为血小板减少（常 < 150×10^9/L 或较基础值下降 30%～50%）、血栓形成和皮肤坏死。一旦确诊为 HIT，随即需要停用肝素，同时需要应用另一种抗凝药物。替代抗凝治疗需持续 3 个月，待血栓并发症消失 4 周后才能考虑停用。目前可以考虑的替代药物及剂量：①阿加曲班，0.5～2.0μg/(kg·min) 持续泵入，每 4 小时监测 1 次 APTT，使 APTT 维持于正常水平的 1.5～2.0 倍。②比伐芦定，肝肾功能正常者 0.15 mg/(kg·h) 泵入；肝肾功能不全者酌情减量，每 4 小时监测 1 次 APTT，使 APTT 维持于正常水平的 1.5～2.0 倍。

（张　猛　许亚宁）

参考文献

[1] A FENECH, J H WINTER, A S DOUGLAS. Individualisation of oral anticoagulant therapy[J]. Drugs, 1979, 18(1):48-57.

[2] BAKER R N. Anticoagulant therapy in cerebral infarction report on cooperative study[J]. Neurology, 1962, 12(12):823-835.

[3] SANDERCOCK P A, COUNSELL C, KANE E J. Anticoagulants for acute ischaemic stroke[J]. Cochrane Database Syst Rev, 2015(3):CD000024.

[4] SANDERCOCK P A, LEONG T S, S L STOBBS. Low-molecular-weight heparins or heparinoids versus standard unfractionated heparin for acute ischaemic stroke[J]. Cochrane Database Syst Rev,2017,4(4):CD000119.

[5] ROB A VAN DE GRAAF , VICKY CHALOS, GREGORY J DEL ZOPPO, et al. Periprocedural antithrombotic treatment during acute mechanical thrombectomy for ischemic stroke: A systematic review[J]. Front Neurol, 2018, 9:238.

[6] G J DEL ZOPPO, R T HIGASHIDA, A J FURLAN, et al.Proact: A phase Ⅱ randomized trial of recombinant pro-urokinase by direct arterial delivery in acute middle cerebral artery stroke[J]. Stroke, 1998, 29(1):4-11.

[7] FURLAN A, HIGASHIDA R, WECHSLER L, et al. Intra-arterial prourokinase for acute ischemic stroke the proact Ⅱ study: A randomized controlled trial[J]. JAMA, 1999, 282（21）:2003-2011.

[8] CHELSEA S KIDWELL, REZA JAHAN, JEFFREY GORNBEIN, et al. A trial of imaging selection and

endovascular treatment for ischemic stroke[J]. N Engl J Med,2013, 368(10):914-923.

[9] NAHAB F, WALKER G A, DION J E, et al. Safety of periprocedural heparin in acute ischemic stroke endovascular therapy: the multi MERCI trial [J]. J Stroke Cerebrovasc Dis,2012,21(8):790-793.

[10] ENOMOTO Y, YOSHIMURA S, EGASHIRA Y, et al. The risk of intracranial hemorrhage in Japanese patients with acute large vessel occlusion; subanalysis of the RESCUE-Japan registry[J]. J Stroke Cerebrovasc Dis, 2016:25(5):1076-1080.

[11] WINNINGHAM M J, HAUSSEN D C, NOGUEIRA R G, et al. Periprocedural heparin use in acute ischemic stroke endovascular therapy: the TREVO 2 trial[J]. J Neurointerv Surg,2018,10(7):611-614.

[12] GRAAF RAVD, CHALOS V, E S ACGM, et al. Periprocedural intravenous heparin during endovascular treatment for ischemic stroke: Results from the mr clean registry[J]. Stroke, 2019, 50(8) :2147-2155.

[13] HEBERT S, CLAVEL P, MAIER B, et al. Benefits and safety of periprocedural heparin during thrombectomy in patients contra-indicated for alteplase[J]. J Stroke Cerebrovasc Dis, 2020, 29(10):105052.

[14] POWERS W J, RABINSTEIN A A, ACKERSON T, et al. Guidelines for the early management of patients with acute ischemic stroke: 2019 update to the 2018 guidelines for the early management of acute ischemic stroke[J]. Stroke, 2019, 50(12):e344-e418.

[15] KIRCHHOF P, BENUSSI S, KOTECHA D,et al. 2016 ESC Guidelines for the management of atrial fibrillation developed in collaboration with EACTS[J]. Eur Heart J,2016,37(38):2893-2962.

[16] PACIARONI M, AGNELLI G, FALOCCI N, et al. Early recurrence and cerebral bleeding in patients with acute ischemic stroke and atrial fibrillation: effect of anticoagulation and its timing: the RAF study[J]. Stroke, 2015,46(8):2175-2182.

[17] FUCHS T A, BRILL A, DUERSCHMIED D, et al. Extracellular DNA traps promote thrombosis[J]. Proc Natl Acad Sci U S A, 2010;107(36):15880-15885.

[18] LARIDAN E, DENORME F, DESENDER L, et al. Neutrophil extracellular traps in ischemic stroke thrombi[J]. Ann Neurol,2017;82(2):223-232.

[19] HIRSH J, ANAND S S, HALPERIN J L, et al. Mechanism of action and pharmacology of unfractionated heparin[J]. Arterioscler Thromb Vasc Biol, 2001;21(7):1094-1096.

第三节 急性缺血性脑卒中血管内再通围手术期抗血小板治疗

一、急性缺血性脑卒中血管内再通围手术期抗血小板治疗现状

血小板的过度活化在大血管闭塞导致的 AIS 患者中发挥着不可忽视的作用：血管内膜损伤导致胶原暴露，血小板被激活，随即释放出血小板激活剂，如二磷酸腺苷（ADP）、血栓素 A2（TXA2）、5-羟色胺（5-HT）等物质，使血流中的血小板不断地在局部黏附、聚集。同时，内皮损伤还通过暴露胶原、激活Ⅶ因子，以及释放组织因子而启动凝血途径，使凝血酶原转变为凝血酶。凝血酶将纤维蛋白原转变为纤维蛋白，后者与受损内膜基质中的纤维连接蛋白结合，形成纤维蛋白网，使黏附的血小板堆牢固附着于受损的血管内膜表面，形成不可

逆的血小板血栓。AIS 血管内再通的治疗目标是在不增加出血风险的基础上实现快速再通，并充分防止发生再闭塞。在通过不断更新改良的取栓器械达到大血管快速再通的同时，合理的抗血小板药使用无疑具有重要作用。

在溶栓时间窗内的大血管闭塞的 AIS 患者采取桥接治疗仍为目前指南首选推荐。但因考虑到出血风险，在 IVT 后 24 小时内使用抗血小板药尚未被推荐，对血管内再通围手术期的抗血小板治疗也无明确建议。而在动脉粥样硬化性大血管闭塞或在术中因反复操作造成血管内膜损害的情况下，血小板的激活为必然现象，且溶栓剂本身也具有激活血小板的作用，这一现象的存在势必影响血管内再通效率，进而影响患者最终预后。综上所述，AIS 患者围手术期抗血小板治疗的必要性和充分的循证依据之间仍有较大缺口，不能满足指导临床治疗的需求。

二、常用的抗血小板药

抗血小板药从不同环节干扰血小板的活化或聚集，按照作用机制及作用位点不同分为不同种类（表 6-2）。

表 6-2 抗血小板药的分类及特点

药品种类		作用机制	代表药物	半衰期	停药后血小板恢复时间	常见不良反应
环氧合酶（COX）抑制剂		不可逆地抑制血小板环氧酶的活性	阿司匹林	3～15 小时	5～7 天	出血、胃肠道反应
P2Y12 受体拮抗剂	噻吩吡啶类	抑制二磷酸腺苷与血小板受体结合，抑制二磷酸腺苷介导的糖蛋白Ⅱb/Ⅲa复合物活化	氯吡格雷	6 小时	5 天	出血、胃肠道反应
	非噻吩吡啶类		普拉格雷	23 小时	7～10 天	出血、头晕、面部水肿
			替格瑞洛	8～12 小时	3～5 天	出血、呼吸困难、胃肠道反应
磷酸二酯酶抑制剂		抑制血小板内磷酸二酯酶活性，增加血小板环磷酰胺浓度	西洛他唑	α 相为 2.2 小时，β 相为 18 小时	48 小时	出血
糖蛋白Ⅱb/Ⅲa受体拮抗剂		与血小板表面的糖蛋白Ⅱb/Ⅲa受体结合，阻断纤维蛋白原、VWD 因子和其他有黏性的分子与受体位点结合	替罗非班	1.4～1.8 小时	4 小时	出血、血小板减少
			阿昔单抗	10～30min	4～5 天	出血、血小板减少
			依替巴肽	10～15min	4 小时	出血、血小板减少

三、急性缺血性脑卒中血管内再通围手术期抗血小板治疗研究进展

AIS 血管内治疗的围手术期抗血小板治疗需要快速达到抑制血小板聚集的效果，因此早期阶段宜首选静脉制剂，也就是糖蛋白受体拮抗剂（glycoprotein receptor inhibitor, GPI）类药物，后续再根据患者的具体情况交叠使用口服抗血小板药。

最初一些小型临床研究曾提出围手术期静脉应用 GPI 类药物联合动脉内给予尿激酶溶栓，并发现这种方法可有效提高再通率，但部分患者出现了颅内出血不良反应。尽管如此，越来越多的临床研究对围手术期的 GPI 治疗进行了观察，其中大多数研究选择采用替罗非班进行干预。

（一）GPI 干预时机、给药方式和适宜人群

现有研究中，以血管内再通失败后给予补救性替罗非班干预者为主，如：血管内再通后因内膜损伤诱发原位血栓形成导致再闭塞，再次及时取栓并联合动脉内使用低剂量替罗非班，可使大部分患者（85.7%，30/35）最终实现血管内再通（TICI ≥ 2b 级），且术后未出现症状性颅内出血。有研究者在机械取栓术中常规给予替罗非班，以观察血管内再通效率及出血风险。针对在取栓治疗后仍需置入支架保障前向血流的患者观察替罗非班的安全性，此类患者因前期未服用抗血小板药，需要应用替罗非班快速抑制血小板活性，防止支架内血栓形成。有研究针对动脉粥样硬化性大血管闭塞患者，术中经动脉单纯给予替罗非班，并认为治疗效果不劣于急诊球囊扩张或支架置入。少数国外研究在串联病变的 AIS 患者置入颈动脉支架后给予依替巴肽预防再闭塞，研究对象还包括术前使用阿替普酶溶栓的患者，研究显示术后给予依替巴肽，不增加出血风险。但由于这些研究均为单中心、小样本的回顾性研究，研究结果尚不能充分证明依替巴肽干预的有效性。

目前大部分研究采取在血管内再通时直接通过导管到达闭塞动脉局部给药，而经动脉内使用替罗非班多为低剂量（0.25 ~ 0.50mg，以 0.05mg/min 的速度输注）。低剂量动脉内给予替罗非班的安全性已被多项研究所证实，认为不会增加出血风险，即便是术前接受 IVT 后桥接手术的患者，术中再联合使用替罗非班，也并不增加出血风险。但也有研究认为低剂量的动脉内替罗非班不能明显改善患者预后。近年有研究在术前即通过静脉途径给予替罗非班抑制血小板活性并观察到其充分的安全性及提高血管内再通效率的作用。重庆大坪医院对于超出溶栓时间窗的 ICAS 患者在取栓术前即开始使用替罗非班 0.4μg/(kg·min) 持续泵注 30 分钟，观察到该方案具有充分的安全性，且能提高再通效率。此外，在术中经动脉给予低剂量替罗非班后，在术后继续静脉滴注（0.20 ~ 0.25mg/h，维持 12 ~ 24 小时）以维持抗血小板效能也并不增加症状性颅内出血的风险，且能降低死亡率。

总之，近年来陆续不断的临床研究结果证实，AIS 患者血管内再通围手术期联合应用替罗非班有效且不增加出血及死亡风险，但其有效性与病因有密切相关性，替罗非班干预主要适用于大动脉粥样硬化型 AIS 患者及术后有残余狭窄者，而对心源性脑卒中患者无明显效果，除非考虑到在取栓过程中有额外内膜损伤的情况。

(二) 我国现有指南及共识的相关推荐

2015 年《中国急性缺血性卒中早期血管内介入诊疗指南》推荐可根据情况选择下列两种方法：①动脉或静脉途径使用 GP Ⅱb/Ⅲa 受体拮抗剂；②有条件时可紧急行支架置入术，亦可给予 GP Ⅱb/Ⅲa 受体拮抗剂。《急性缺血性卒中血管内治疗中国指南 2018》中推荐，明确串联病变或原位狭窄病变，需要进行血管成形术时，可术中使用替罗非班或依替巴肽，替罗非班可首先通过静脉给药或联合导管内给予负荷剂量持续 30 分钟 [0.4μg/(kg·min)，总剂量不超过 1mg]，后静脉泵入 0.1μg/(kg·min) 维持 24 小时。2019 年发布的《替罗非班在动脉粥样硬化性脑血管疾病中的临床应用专家共识》中推荐：对于接受血管内再通的急性缺血性脑卒中患者，可考虑术中动脉内使用小剂量替罗非班（0.25～0.50mg，以 0.05mg/min 的速度输注），随后静脉滴注（0.20～0.25mg/h）维持 12～24 小时，并严格监测出血（Ⅱb 级推荐，B 级证据）。对于急性缺血性脑卒中血管成形术或取栓术后内皮损伤反复闭塞的患者，可使用替罗非班作为血管内再通的辅助治疗。目前推荐的剂量方案为联合导管内动脉给药给予替罗非班负荷剂量 [0.4μg/(kg·min)，持续 30 分钟，总剂量不超过 1 mg]，随后静脉泵入 0.1μg/(kg·min)，维持 24～48 小时，并结合 CT 复查结果调整用药（Ⅱa 级推荐，B 级证据）。替罗非班用药后桥接口服抗血小板治疗时，建议重叠 4～6 小时（Ⅱb 级推荐，B 级证据）。

四、抗血小板治疗后监测及并发症处理

在 AIS 血管内再通围手术期抗血小板药使用前应仔细评估患者的适应证、禁忌证，在使用过程中必须密切观察有无不良反应的出现，及时对症处理。不良反应主要为出血和血小板减少，还可能有非出血性不良反应包括恶心、发热、头痛、过敏等。

(一) 出血

抗血小板药导致的出血多为轻微的出血，如皮肤、黏膜，但仍可导致消化道大出血、颅内出血等严重的并发症。出血并发症的预防，包括选择安全的药物、适宜的剂量、减少联合抗栓和抗血小板治疗的时间。因此，针对出血风险的监测包括皮肤、黏膜、消化道等出血症状及体征；实验室监测包括血常规（Hb、PLT）、幽门螺杆菌（HP）的筛查及必要时胃肠镜的检查。对有幽门螺杆菌感染者需根除幽门螺杆菌，针对消化道溃疡或消化道出血的预防和治疗可联合应用 PPI 或 H2 受体拮抗剂，但在使用氯吡格雷的患者中应尽量选择不主要经 CYP2C19 途径代谢的 PPI。如发生不能控制的严重出血，需暂停抗血小板药，但需与血栓事件风险权衡，特别是置入支架后。

(二) 血小板减少

导致血小板减少的抗血小板药主要是替罗非班和氯吡格雷。血小板减少症的定义为血小板计数 $< 100 \times 10^9$/L 或较用药前下降 50% 以上。替罗非班诱导的血小板减少称为糖蛋白受体拮抗剂诱导的血小板减少症（glycoprotein receptor inhibitor induced thrombocytopenia,GIT),其机制可能是替罗非班诱导血小板糖蛋白受体变构,产生新的抗原决定簇,形成抗原抗体复合物,从而被血清中已存在的抗体清除,导致血小板迅速被激活、识别和破坏。GIT 的发生率为 0.1%～2.0%,一般于首次应用药物 1～24 小时后出现严重的血小板减少,多在及时停药后自行恢复,但如血小板计数 $< 10 \times 10^9$/L 且有出血倾向或已经发生严重出血时需输注血小板。对于严重血小板减少症的患者,停药后血小板计数持续不恢复时可输注免疫球蛋白。停药后仍需每天监测血小板计数,直至其恢复至正常范围。

较罕见的是氯吡格雷导致的血栓性血小板减少性紫癜(thrombotic thrombocytopenic purpura,TTP),多发生在用药后的 2 周以内,病死率非常高,主要治疗方法是血浆置换。

(三)血小板的反应多样性

血小板的反应多样性(ariability of platelet response,VPR)是指不同个体对抗血小板药治疗反应存在的差异,低反应性可能存在高血栓风险,发生术后的血管再闭塞等,高反应性则易发生出血转化。因此,在围手术期还需监测所使用的抗血小板药的反应性,临床上使用的方法有针对氯吡格雷的 CYP2C19 的基因筛查,以及血小板功能检查。常见的检测方法包括光学比浊法(light transmittance aggregometry,LTA)、Verify Now、血栓弹力图(thromboelastography,TEG)、Plateletworks/PL-12 等。根据上述监测,可以更为精准地选择及调整围手术期的抗血小板制剂的使用方案。

AIS 血管内再通围手术期抗血小板治疗的推荐意见如下。

1. 对于接受血管内再通的动脉粥样硬化 AIS 患者,可考虑术中动脉内使用小剂量替罗非班 0.25～0.50mg,以 0.05mg/min 的速度输注,随后静脉滴注 0.20～0.25mg/h,维持 12～24 小时,并监测出血及血小板计数(Ⅱb 级推荐,B 级证据)。

2. 对于术中发生再闭塞或有高度再闭塞风险者(反复取栓损伤内皮、球囊扩张或支架成形术),可使用替罗非班作为血管内再通的辅助措施,目前推荐的剂量方案为术中导管内动脉给药(0.25～0.50mg,以 0.05mg/min 速度输注),随后静脉泵入 0.1μg/(kg·min),维持 24～48 小时,并结合 CT 复查结果调整用药(Ⅱa 级推荐,B 级证据)。

3. 就诊时超过溶栓时间窗的大动脉粥样硬化性 AIS 患者,如符合血管内再通要求,在行血管内再通前可考虑经静脉途径给予替罗非班干预,用法为 0.4μg/(kg·min)持续泵注 30 分钟,后续根据情况在术中动脉内给药。

4. 替罗非班用药后桥接口服抗血小板治疗前,建议复查影像学检查以排除出血。可以考虑重叠 4～6 小时(Ⅱb 级推荐,B 级证据)。常规选择阿司匹林及氯吡格雷双联抗血小板药,氯吡格雷抵抗者可换用替格瑞洛。

(张 猛 李 玮)

参考文献

[1] MANGIAFICO S, CELLERINI M, NENCINI P, et al. Intravenous glycoprotein Ⅱb/Ⅲa inhibitor (tirofiban)

followed by intra-arterial urokinase and mechanical thrombolysis in stroke[J]. AJNR Am J Neuroradiol, 2005, 26(10):2595-2601.

[2] IHN Y K, SUNG J H, KIM B S. Intravenous glycoprotein Ⅱb/Ⅲa inhibitor (tirofiban) followed by low-dose intra-arterial urokinase and mechanical thrombolysis for the treatment of acute stroke[J]. Neuroradiol J, 2011, 24(6):907-913.

[3] KANG D H, KIM Y W, HWANG Y H, et al. Instant reocclusion following mechanical thrombectomy of in situ thromboocclusion and the role of low-dose intra-arterial tirofiban[J]. Cerebrovasc Dis, 2014, 37(5):350-355.

[4] SEO J H, JEONG H W, KIM S T, et al. Adjuvant tirofiban injection through deployed solitaire stent as a rescue technique after failed mechanical thrombectomy in acute stroke[J]. Neurointervention, 2015, 10(1):22-27.

[5] BARACCHINI C, FARINA F, SOSO M, et al. Stentriever thrombectomy failure: A challenge in stroke management[J]. World Neurosurg, 2017, 103:57-64.

[6] ZHAO H, ZHANG J, GU D, et al. Tirofiban facilitates the reperfusion process during endovascular thrombectomy in ICAS[J]. Exp Ther Med, 2017, 14(4):3314-3318.

[7] ZHANG S, HAO Y, TIAN X, et al. Safety of intra-arterial tirofiban administration in ischemic stroke patients after unsuccessful mechanical thrombectomy[J]. J Vasc Interv Radiol, 2019, 30(2):141-147.

[8] HUO X, YANG M, MA N, et al. Safety and efficacy of tirofiban during mechanical thrombectomy for stroke patients with preceding intravenous thrombolysis[J]. Clin Interv Aging, 2020, 15:1241-1248.

[9] YANG M, HUO X, GAO F, et al. Low-dose rescue tirofiban in mechanical thrombectomy for acute cerebral large-artery occlusion[J]. Eur J Neurol, 2020, 27(6):1056-1061.

[10] GOH D H, JIN S C, JEONG H W, et al. Mechanical solitaire thrombectomy with low-dose booster tirofiban injection[J]. Neurointervention, 2016, 11(2):114-119.

[11] ZHAO W, CHE R, SHANG S, et al. Low-dose tirofiban improves functional outcome in acute ischemic stroke patients treated with endovascular thrombectomy[J]. Stroke, 2017, 48(12):3289-3294.

[12] ZHANG Y, ZHANG Q Q, FU C, et al. Clinical efficacy of tirofiban combined with a Solitaire stent in treating acute ischemic stroke[J]. Braz J Med Biol Res, 2019, 52(10):e8396.

[13] ZHAO L, JIAN Y, LI T, et al. The safety and efficiency of tirofiban in acute ischemic stroke patients treated with mechanical thrombectomy: A multicenter retrospective cohort study[J]. Biochem Res Int, 2020, 2020:5656173.

[14] LEE J I, GLIEM M, GERDES G, et al. Safety of bridging antiplatelet therapy with the gp Ⅱb-Ⅲa inhibitor tirofiban after emergency stenting in stroke[J]. PLoS One, 2017, 12(12):e0190218.

[15] KANG D H, YOON W, KIM S K, et al. Endovascular treatment for emergent large vessel occlusion due to severe intracranial atherosclerotic stenosis[J]. J Neurosurg, 2019, 130(6):1949-1956.

[16] OSTERAAS N D, CROWLEY R W, PANOS N, et al. Eptifibatide use following emergent carotid stenting in acute anterior circulation ischemic stroke with tandem occlusion[J]. J Stroke Cerebrovasc Dis, 2020, 29(9):105021.

[17] JOST A, ROELS C, BROWN M, et al. Low-dose eptifibatide for tandem occlusion in stroke: Safety and carotid artery patency[J]. AJNR Am J Neuroradiol, 2021, 42(4):738-742.

[18] YI H J, SUNG J H, LEE D H. Safety and efficacy of intra-arterial tirofiban injection during mechanical thrombectomy for large artery occlusion[J]. Curr Neurovasc Res, 2019, 16(5):416-424.

[19] KIM Y W, SOHN S I, YOO J, et al. Local tirofiban infusion for remnant stenosis in large vessel occlusion: tirofiban ASSIST study[J]. BMC Neurol, 2020, 20(1):284.

[20] YU T, LIN Y, JIN A, et al. Safety and efficiency of low dose intra-arterial tirofiban in mechanical thrombectomy during acute ischemic stroke[J]. Curr Neurovasc Res, 2018, 15(2):145-150.

[21] LUO Y, YANG Y, XIE Y, et al. Therapeutic effect of pre-operative tirofiban on patients with acute ischemic stroke with mechanical thrombectomy within 6-24 hours[J]. Interventional Neuroradiology, 2019, 25(6):705-709.

[22] PEN X, ZHENG D, ZHENG Y, et al. Safety and efficacy of tirofiban combined with endovascular treatment in acute ischaemic stroke[J]. European Journal of Neurology, 2019, 26(8):1105-1110.

[23] SUN C, LI X, ZHAO Z, et al. Safety and efficacy of tirofiban combined with mechanical thrombectomy depend on ischemic stroke etiology[J]. Front Neurol,2019, 10:1100.

[24] 朱武生，刘文华，刘新峰．中国急性缺血性脑卒中早期血管内介入诊疗指南[J]．中华神经科杂志，2015, 48(05): 356-361.

[25] 中国卒中学会．急性缺血性脑卒中血管内治疗中国指南2018[J]．中国卒中杂志，2018, 013(007):706-729.

[26] 中国卒中学会，中国卒中学会神经介入分会，中华预防医学会卒中预防与控制专业委员会介入学组．替罗非班在动脉粥样硬化性脑血管疾病中的临床应用专家共识[J]．中国卒中杂志,2019,14(10):1034-1044.

第四节 急性缺血性脑卒中血管内再通后的血压管理

一、概述

机械取栓术被证明是治疗 AIS 的一种安全有效的方法，但包括血压管理在内的围手术期和术后管理方面仍有许多问题有待解决。血压管理被认为是 AIS 患者临床结局的重要决定因素，在机械取栓术后急性期的血压管理仍然是一个难题。尽管机械取栓术可能让血管完全再通，但再通后血压的剧烈波动会加剧再灌注损伤，导致出血转化和脑水肿并发症，尤其是对于再通时间窗越长、梗死体积越大的患者，发生这些并发症的风险越高。2019 年的《AHA/ASA 急性缺血性脑卒中早期管理指南》和《中国急性缺血性脑卒中诊治指南 2018》建议在机械取栓术后 24 小时内将血压维持在 180/105mmHg 以下。然而，最近的研究表明，在成功的血管重建术后的前 24 小时内将血压维持在较低水平与良好的功能结果、死亡率和出血并发症的降低有关。不仅是绝对血压，在机械取栓术后 24 小时内的血压变化情况与神经系统的预后也有密切关系。对于 AIS 患者，有证据表明机械取栓术后 24 小时内较高的血压变异率（blood pressure variability,BPV）与 AIS 的功能预后不良相关，虽然这样的证据较少。同时，个体之间的侧支循环、再通程度及患者血流动力学特征也可能是血压管理目标的考虑因素。

当脑部血管发生急性闭塞（完全或不完全）时，脑细胞缺血并出现功能障碍，如果数分钟内血流不能恢复即可出现不可逆的神经损伤和细胞坏死，即梗死核心灶，而其周围的缺血性半暗带是需要我们积极挽救的区域，随着缺血时间的延长和缺血程度的加重，将会进一步发生细胞坏死,从而使梗死核心灶扩大;但如果在短时间内恢复缺血性半暗带的血供,该脑区组织的损伤是可逆的,神经细胞有可能存活并恢复功能。根据侧支循环的程度不同缺血性半暗带存在的时间也不同。正常情况下,因存在脑血流自动调节机制,即全身动脉血压发生变化和因而产生的脑灌注压在一个较大范围内发生变化时,脑通过调节脑小血管的管径使脑血管阻力发生相应变化,从而使脑血流量维持恒定。缺血事件会损害脑血流自动调节机制的生理功能,导致脑循环被动承受血管压力,无法应对血压的巨大变化,表现为缺血性半暗带内血管失去自动收缩以减少血流的能力,使缺血组织易受血压波动的影响,从而导致缺血性脑卒中后继发性神经元损伤。急性脑血管闭塞初期,缺血性半暗带内血流减少导致相应区域血管内压力下降,侧支循环内的血液顺压力梯度可逆流至缺血性半暗带内供血,为增加侧支循环供血达到需求的能力,通过收缩外周动脉及闭塞区域近端动脉提高压力,但是这个过程中存在血压与颅内压的抵抗,提示颅内压升高及血压降低都可导致缺血性半暗带损伤加重,为了保证足够血供可能需要更高的血压;但是,血压较高可由于脑血管自动调节功能受损而引起高灌注综合征,从而导致颅内出血、脑水肿等的发生。同时,AIS 患者通常又存在血管内膜通透性增加、血-脑脊液屏障损害,从而导致液体外渗而形成水肿、出血。

缺血性半暗带内血流还与缺血时间、梗死面积等相关,血压能反映一定的血流情况,但不完全,同时因血流情况还受动脉粥样硬化程度、基础血压水平等因素影响,给目标血压范围的确定带来了挑战。目前尚无手段可以计算缺血性半暗带具体所需血流,并转变成相应血压值。

二、急性缺血性脑卒中血管内再通后的血压管理

(一)血管内再通后的血压目标

2019 年《AHA/ASA 急性缺血性卒中早期管理指南》仍沿用前面版本的推荐,建议在手术期间和成功再灌注术后 24 小时内将血压维持在 180/105mmHg 以下。此外,美国麻醉和重症医学神经科学学会建议维持围手术期收缩压控制在 140~180mmHg,舒张压控制在 <105mmHg;他们还建议,在成功地再通闭塞血管后,可以调整(降低)血压管理目标,因为再灌注的大脑通常缺乏自动调节,导致高风险的过度灌注,从而可能导致出血转化。《中国急性缺血性脑卒中诊治指南 2018》同样把 AIS 患者接受血管内再通后的血压管理目标设为 180/105mmHg 以下。而 2018 年《中国急性缺血性脑卒中早期血管内介入诊疗指南》中推荐,除了术前至术后 24 小时血压应控制在 180/105mmHg 以下外,血管内再通成功的患者(mTICI 分级 ≥ 2b 级)可以控制血压至 140/90mmHg 以下或较基础血压降低 20mmHg,但不应该低于 100/60mmHg,而血管内再通情况不佳(mTICI 分级 ≤ 2a 级)或存在血管再闭塞风险的患者不建议控制血压到较低水平,因为在机械取栓术期间和再通后血压管理相关的高质量循证医学证据及数据非常有限,相关指南的推荐比较笼统,且无基于个体化情况的规范化血压管理推荐意见。

近年来的几项关于机械取栓术的多中心随机对照临床试验也基本遵循指南推荐,

把术后 24 小时患者血压控制在 180/105mmHg 以下。ESCAPE 研究将大血管闭塞成功实现再通的患者的血压控制在正常水平，而将术后仍然闭塞的患者的收缩压目标值定在 ≥ 150mmHg，以利于侧支循环血流的维持。DAWN 研究方案，对于成功再通的受试者在机械取栓术后的前 24 小时内收缩压保持在 140mmHg 以下，以减少出血转化、脑水肿和再灌注损伤。

对于机械取栓术后血压管理与脑卒中预后关系的数据，多来自一些回顾性的观察研究和 RCT 研究的事后分析，证据级别尚低。IST 研究证实，对于缺血性脑卒中患者，基线时的血压水平与术后 14 天的病死率及 6 个月的死亡或残疾率均呈 U 形关系，基线收缩压为 149 ~ 179mmHg，与良好预后有关，在此基础上，血压每降低 10mmHg，则早期（术后 14 天）死亡的风险增加 17.9%，6 个月死亡或残疾的风险增加 3.6%，血压每增高 10mmHg，则早期死亡的风险增加 3.8%。Benjamin Maïer 等人发现机械取栓术后患者基线血压与死亡率也存在这种 U 形关系，死亡率最低点的基线血压为 157mmHg（95% 可信区间为 143 ~ 170mmHg）。但是，术后的血压与临床预后的关系是否类似尚无太多数据支持。Nitin Goyal 等人回顾了 217 例急性大血管闭塞进行机械取栓术并完全再通的缺血性脑卒中患者，根据术后 24 小时血压管理目标将其分为 3 组：＜ 140/90mmHg（强化降压）组；＜ 160/90mmHg（中度降压）组；＜ 220/110mmHg 或 ＜ 180/105mmHg（联合 IVT 时）组，3 组的 90 天预后良好（mRS 0 ~ 2 分）的比例分别是 70.0%、75.9%、50.6%，表明收缩压位于 140 ~ 160mmHg 可能有最大比例的良好预后。

最近，Marius Matusevicius 等人利用脑卒中治疗的安全实施（SITS）国际取栓登记（SITS-TBYR）数据，分析了 AIS 机械取栓术后 24 小时平均收缩压与预后的关系，在成功再通的 2 920 例患者中，以 20mmHg 的收缩压间隔分组，收缩压在 100 ~ 119mmHg 范围的这组患者 90 天随访神经功能独立的比例最高（63%），且与收缩压 ＞ 160mmHg 组相比症状性颅内出血比例更低。Choi 等人对基于网络的单中心前瞻性急性脑卒中登记的研究分析，纳入 1 540 例接受再灌注治疗（包括 rt-PA 静脉溶栓和机械取栓术）的 AIS 患者，术后 24 ~ 72 小时的平均血压 ≤ 130/80mmHg 与脑卒中后 90 天的良好预后之间存在显著的相关性；在 ≤ 130/80mmHg 组中，症状性颅内出血和早期神经功能恶化的风险较低；在完全再通患者中，血压 ≤ 130/80mmHg 组患者中预后良好的人数明显高于血压较高组，死亡率明显低于血压较高组。David Cernik 等人的一项回顾性双中心研究中，接受机械取栓术的 AIS 患者中，术后 24 小时内平均收缩压 ＜ 140mmHg 与 90 天的良好结局（mRS 0 ~ 2 分）和较低的死亡率相关。Mohammad Anadani 等人回顾了 298 例大血管闭塞的 AIS 进行机械取栓术的患者，结果显示，机械取栓术后 24 小时平均收缩压 ＜ 120mmHg 的患者比 ≥ 120mmHg 患者有更好的 90 天预后和更低的死亡率。

一项纳入 10 家卒中中心（7 家来自美国，法国、德国和英国各 1 家）的回顾性研究，共收集 1 245 例 AIS 进行机械取栓治疗并达到成功再通（mTICI 分级 ≥ 2b 级）的患者，与预后良好（90 天 mRS 0 ~ 2 分）的患者相比，预后不良的患者具有更高的平均收缩压（131mmHg vs. 127mmHg）、更高的最大收缩压（164mmHg vs. 157mmHg）和更大的收缩压波动范围；与对照组（121 ~ 140mmHg）相比，血压 141 ~ 160mmHg 组和 ＞ 160mmHg 组患者在 90 天内获得良好结果的概率分别低至 43% 和 66%,预后良好的比例在收缩压 101～120mmHg 组最高(55%),在＞160mmHg 组最低(20%)。2020 年 3 月在 ANNALs of Neurology 发表的一项多中心回顾性研究,共纳入 3 个国家(美国、法国、德国)8 个综合卒中中心 1 019 例接受血管内再通的前循环大血管闭塞且取得成功再通(mTICI 分级 ≥ 2b 级)的患者,该研究根据术后 24 小时血压管理目标分为 3 组:强化降压组(SBP＜140mmHg)、中度降压组(SBP＜160mmHg)和遵循指南组(SBP＜180mmHg),结果显示,与遵照指南组和中度降压组相比,强化降压组良好功能预后的可能性更高,且需要行去骨瓣减压术的比例更低;同样,与遵循指南组相比,中度降压组与死亡率低相关;在仅包括术前高血压患者(SBP ≥ 140mmHg)的亚组分析中,与遵循指南组相比,强化降压组良好功能预后的可能性更高,出现症状性颅内出血的概率更低,需要行去骨瓣减压术的比例更低。

ENCHANTED-MT 研究(急性缺血性卒中机械取栓后强化血压控制的研究)是由海军军医大学第一附属医院(长海医院)和乔治全球健康研究院共同发起的一项国际多中心、前瞻性、随机对照、开放标签、盲态评估预后(PROBE)的临床试验,研究纳入 821 例机械取栓术后获得血管成功再通的大血管闭塞型 AIS 患者。结果显示,强化降压组(收缩压＜120mmHg)与中等降压组(收缩压 140～180mmHg)90 天 mRS 0～2 分的比例分别为 47.5% vs. 60.8%,提示强化降压可能有害,该研究探明了血压管理的安全下限。研究团队拟继续开展第二阶段 ENCHANTED-MT 研究,继续探索该类患者术后血压管理的最佳目标值。同时期国际上正在开展的研究还包括 OPTIMAL-BP、BEST-Ⅱ、DETERMINE、INDIVIDUATE 等十余项临床 RCT 研究,期待为机械取栓术后血压管理策略提供直接依据和高级别循证医学证据。

综合上述证据,对 AIS 机械取栓术后成功再通的患者,良好的血压管理似乎在良好预后和死亡率等方面获益明显,收缩压控制在 120～180mmHg 似乎是合理的,但最佳的血压目标值尚未明确,有待进一步研究证实。

(二)血压变异性与临床结局

急性大血管闭塞导致的缺血性脑卒中患者,脑血流调节机制的受损可能导致脑组织更容易受到血压波动的影响。前面提到的多项研究中也同时显示,血压变异率与血管内再通后的结局有关,比如 Mohammad Anadani 等人的研究显示,AIS 进行机械取栓治疗并达到成功再通(mTICI 分级 ≥ 2b 级)的患者中,预后不良的患者(90 天 mRS＞2 分)相比预后良好的患者(90 天 mRS 0～2 分)具有更大的收缩压波动范围。Bennet A E 等针对 182 例 AIS 患者的回顾性研究显示,机械取栓术后 24 小时内较高的血压变异率与 90 天的不良结局有关。Nitin Goyal 等人分析了 88 例急性大血管闭塞且进行机械取栓术但非再通(mTICI 分级＜2b 级)的患者术后 24 小时的血压和结局情况,结果显示 90 天随访神经功能独立(mRS 0～2 分)患者的最大收缩压较低,而最小收缩压较高,结论是在机械取栓术后 24 小时内血压偏离平均值与非再通大血管闭塞患者预后差有关。所以,除了选择合适的血压目标值以外,保持术后血压的平稳也是非常重要的。

(三) 未再通患者的血压管理目标

研究表明，无论血管重建状态如何，在接受 rt-PA 或动脉内治疗的 AIS 患者中，SBP 与 90 天时的功能结果呈线性相关。前面提到的 Nitin Goyal 等人前瞻性研究了 MT 后 24 小时血压水平与未再通大血管闭塞（mTICI 分级＜2b 级）预后的关系，经多变量分析表明，最大收缩压和最小收缩压与 90 天随访神经功能独立比例（mRS 0～2 分）独立相关。90 天随访神经功能独立的患者有更低的最大 SBP [（160±19）mmHg vs.（179±23）mmHg]、更高的最小 SBP [（119±12）mmHg vs.（108±25）mmHg]，最大 SBP、最大 DBP、最小 SBP 皆与 90 天死亡率相关，表明大范围的 BP 偏离将导致不良预后，进一步分析提示将未再通患者的 BP 控制在 180/105mmHg 以下可能是合理的。前述 Marius Matusevicius 等人的研究中，对不完全再通的 711 例患者的分析发现，术后收缩压在 120～139mmHg 组有更高的 90 天随访神经功能独立的比例（31%），且比收缩压＞160mmHg 组的症状性颅内出血比例更低。对于未再通患者的血压管理目标仍然需要更进一步的研究，在保证灌注压的前提下，适当的控制血压可能是合理的。

(四) 其他情况

机械取栓术后的血压管理，往往还要根据患者的具体情况，包括但不限于年龄、梗死体积、脑水肿严重程度、侧支代偿情况，以及是否合并肾功能不全、心功能不全等基础病史，并根据术后是否发生出血转化、大面积梗死、恶性脑水肿、急性冠脉综合征、主动脉夹层、急性肝肾衰竭等情况来调整。

总之，综合目前的多项回顾性研究来看，在机械取栓术后的 24 小时，超出脑血管自我调节能力的血压与不良预后具有密切关系。对于取得完全再通的患者，适当强化降压可能是有益的，而过度强化降压可能有害；但对于未完全再通的患者，血压的目标可能要适当提高。此外，除了关注取栓后的血压绝对值以外，血压的变异率也是需要重点关注的指标，平稳的血压对于预后也十分关键。

（陆正齐　魏　磊　张小曦）

参考文献

[1] W J POWERS, A A RABINSTEIN, T ACKERSON, et al. Guidelines for the early management of patients with acute ischemic stroke: 2019 update to the 2018 guidelines for the early management of acute ischemic stroke: a guideline for healthcare professionals from the American Heart Association/American Stroke Association[J]. Stroke, 2019, 50(12):e344-e418.

[2] 中华医学会神经病学分会. 中国急性缺血性脑卒中诊治指南 2018[J]. 中华神经科杂志, 2018, 51(9):666-682.

[3] J C ROSE, S A MAYER. Optimizing blood pressure in neurological emergencies[J]. Neurocritical Care, 2006, 4(1):98.

[4] L S MANNING, P M ROTHWELL, J F POTTER, et al. Prognostic significance of short-term blood pressure variability in acute stroke: Systematic review[J]. Stroke, 2015, 46(9):2482-2490.

[5] E A MISTRY, A M MISTRY, M O NAKAWAH, et al. Systolic blood pressure within 24 hours after thrombectomy for acute ischemic stroke correlates with outcome[J]. J Am Heart Assoc, 2017, 6(5):e006167.

[6] 王聪, 熊英琼. 急性缺血性脑梗死机械取栓术后血压管理的研究进展[J]. 实用临床医学, 2020, 21(7):99-102.

[7] JAFARI M, DESAI A, DAMANI R. Blood pressure management after mechanical thrombectomy in stroke patients[J]. J Neurol Sci, 2020,418 :117-140. Jafari M, Desai A, Damani R. Blood pressure management after mechanical thrombectomy in stroke patients. J Neurol Sci. 2020;418:117140.

[8] T G ROBINSON, M JAMES, J YOUDE, et al. Cardiac baroreceptor sensitivity is impaired after acute stroke[J]. Stroke, 1997, 28(9):1671-1676.

[9] TALKE P O, SHARMA D, HEYER E J, et al. Society for neuroscience in anesthesiology and critical care expert consensus statement: anesthetic management of endovascular treatment for acute ischemic stroke: endorsed by the society of neurointerventional surgery and the neurocritical care society[J]. J Neurosurg Anesthesiol, 2014, 26(2):95-108.

[10] 中华医学会神经病学分会, 中华医学会神经病学分会脑血管病学组. 中国急性缺血性脑卒中早期血管内介入诊疗指南 2018[J]. 中华神经科杂志, 2018, 51(9):683-691.

[11] M GOYAL, A M DEMCHUK, B K MENON, et al. Randomized assessment of rapid endovascular treatment of ischemic stroke[J]. N Engl J Med, 2015, 372(11):1019-1030.

[12] R G NOGUEIRA, A P JADHAV, D C HAUSSEN, et al. Thrombectomy 6 to 24 hours after stroke with a mismatch between deficit and infarct[J]. N Engl J Med, 2018, 378(1):11-21.

[13] J LEONARDI-BEE, P M BATH, S J PHILLIPS, et al. Blood pressure and clinical outcomes in the international stroke trial[J]. Stroke, 2002, 33(5):1315-1320.

[14] BENJAMIN MAÏER, BENJAMIN GORY, GUILLAUME TAYLOR, et al. Mortality and disability according to baseline blood pressure in acute ischemic stroke patients treated by thrombectomy: A collaborative pooled analysis[J]. J Am Heart Assoc, 2017, 6(12):e004193.

[15] N GOYAL, G TSIVGOULIS, A PANDHI, et al. Blood pressure levels post mechanical thrombectomy and outcomes in large vessel occlusion strokes[J]. Neurology, 2017, 89(6):540-547

[16] M MATUSEVICIUS, C COORAY, M BOTTAI, et al. Blood pressure after endovascular thrombectomy: Modeling for outcomes based on recanalization status[J]. Stroke, 2020, 51(2):519-525.

[17] D CERNIK, D SANAK, P DIVISOVA, et al. Impact of blood pressure levels within first 24 hours after mechanical thrombectomy on clinical outcome in acute ischemic stroke patients[J]. J Neurointerv Surg, 2019, 11(8):735-739.

[18] ANADANI M, ORABI Y, ALAWIEH A, et al. Blood pressure and outcome post mechanical thrombectomy[J]. J Clin Neurosci, 2019, 62:94-99.

[19] ANADANI M, ORABI Y, ALAWIEH A, et al. Blood pressure and outcome after mechanical thrombectomy with successful revascularization[J]. Stroke, 2019, 50(9):2448-2454.

[20] M ANADANI, A S ARTHUR, G TSIVGOULIS, et al. Blood pressure goals and clinical outcomes after successful endovascular therapy: A multicenter study[J]. Annals of Neurology, 2020, 87(6):830-839.

[21] Bennett A E, Wilder M J, McNally J S, et al. Increased blood pressure variability after endovascular thrombectomy for acute stroke is associated with worse clinical outcome[J]. J Neurointerv Surg, 2018, 10(9):823-827.

[22] N GOYAL, G TSIVGOULIS, A PANDHI, et al. Blood pressure levels post mechanical thrombectomy and outcomes in non-recanalized large vessel occlusion patients[J]. J Neurointerv Surg, 2018, 10(10):925-931.
[23] A I MARTINS, J SARGENTO-FREITAS, F SILVA, et al. Recanalization modulates association between blood pressure and functional outcome in acute ischemic stroke[J]. Stroke, 2016, 47(6):1571-1576.

第五节 急性缺血性脑卒中血管内再通后的渗透性治疗

大血管急性闭塞机械取栓术后并发的脑水肿，尤其是恶性脑水肿是血管内再通术患者早期神经功能恶化和预后不良的重要原因。虽然大样本的研究显示机械取栓后开颅去骨瓣减压手术明显减少，但研究仍显示约 1/4 的机械取栓术后患者并发恶性脑水肿（低密度灶大于大脑中动脉分布区的 1/2，脑组织肿胀且在透明隔或松果体部位中线移位大于 0.5cm），并发恶性脑水肿的患者死亡率明显增高（OR=7.958，95% 可信区间为 2.274～27.848），因此对于恶性脑水肿的预防和治疗具有重要作用。

渗透性治疗虽然是神经重症监护病房的常用治疗，它可以在短期内纠正脑疝，但没有改善患者预后的可靠证据，因此在临床上应严格把握适应证以避免滥用，并需要立即考虑后续治疗，如开颅手术等。

一、渗透性治疗的常用药物及作用机制

脑组织的液体移动主要受静水压、渗透压和血-脑脊液屏障通透性三个因素决定。在 BBB 通透性正常及脑血管自动调节功能正常的情况下，脑组织的液体移动主要受到渗透压的影响。血浆渗透压越大脑组织中的水越容易往血管内移动，因此通过快速注射渗透性物质提高血浆渗透压可以使脑组织中的水分进入血管内，从而缩小脑组织的体积和降低脑组织的水含量。与外周组织不同的是，外周组织决定液体移动的渗透压仅为胶体渗透压，而决定脑组织液体移动的渗透压是胶体渗透压和晶体渗透压的总和。

曾经用于渗透性治疗的药物包括：尿素、甘油、高浓度葡萄糖、甘露醇和高渗盐等。由于尿素和甘油的反射系数较小，其脱水和降颅内压的作用容易反弹；而葡萄糖对缺氧、缺血脑组织有毒性作用，且其代谢后可以产生水，因此在临床上已经很少用于渗透性治疗。目前在临床上广泛使用的渗透性治疗药物主要为甘露醇和高渗盐，其使用方法和相关作用的比较见表 6-3。

表 6-3 甘露醇和高渗盐的使用方法及相关作用比较

	甘露醇	高渗盐
适应证	高颅压和脑疝	高颅压和脑疝

续表

	甘露醇	高渗盐
用量和用法	团注：0.5～1.0g/kg，15～20min 内使用完，可4～6h重复使用。	团注：3.0%～23.4%的浓度均可使用。23.4% 30ml，10.0% 75ml，10～20min 内使用完；3% 250ml，30min 内使用完 持续输注：3% 250～500ml，继而3% 50～100ml/h 维持，使第一小时血钠升高 5mmol/L，将血钠维持在 145～155mmol/L 之间
使用途径	外周静脉	浓度≥7.5%时需要使用中央静脉
起效和有效时间	降颅内压作用：数分钟起效，15～30min 达峰，维持3～8h 利尿作用：1～3h 起效，作用持续 4～6h	降颅内压作用：快速起效，维持2～6h。
监测和维持目标	渗透压：300～320 mmol/L 渗透间隙（测量值与理论计算值之间的差值）维持在＜55mmol/L 的有助于预防肾功能损害，＜10mmol/L 时提示需要再次使用	血钠浓度（4～6h 测血钠一次），血钠可维持在 145～155mmol/L 之间，不建议血钠＞160mmol/L。
慎用	肾功能障碍、心力衰竭等	心力衰竭、肝硬化、营养不良、慢性低钠血症等
BBB的通透性	反射系数：0.9	反射系数：1.0
摩尔渗透压浓度	20%：1 100 mol/L	3.0%：1 026 mol/L；7.5%：2 565 mol/L；23.4%：8 008 mol/L
对血容量的影响	降低血容量	扩张血容量
优点	在利尿作用出现前即快速降低颅内压；无须中心静脉置管	23.4% 30ml 可立即降低颅内压，处理脑疝更快速；可扩张血容量
缺点	可降低血容量继而降低 MAP 和 CPP；清除障碍时可导致肾毒性；在病变脑组织由于 BBB 破坏可以贮积而加重脑水肿。	高血容量和肺水肿；高氯性酸中毒；病变脑组织由于 BBB 破坏会继续加重脑水肿；高渗性溶血；需要中心静脉插管；团注，尤其是 23.4% 的浓度可导致一过性低血压。
不良作用	肺水肿、肾功能障碍、心力衰竭、低血压、高血钠、低血钾、低氯性碱中毒	短暂性低血压，静脉炎，电解质紊乱：高氯血症、低血钾、高血钠、高氯性酸中毒、心力衰竭、肺水肿、溶血性贫血、凝血功能障碍

注：BBB，血-脑屏障；MAP，平均动脉压；CPP，脑灌注压。

二、对渗透性治疗的认识误区

见到脑水肿或梗死面积较大就使用渗透性药物是有欠考量的,把甘露醇或高渗盐看作是脑水肿的治疗药物显然是错误的,但在临床上甚至文献或某些指南上把脑水肿和高颅压的概念相互混淆也并不少见。

渗透性药物可以帮助脑组织脱水,其先决条件是 BBB 保持完整。只有 BBB 保持完整,且使用的渗透性药物能够在血管内外形成渗透压梯度时才有可能起到脱水作用。甘露醇可以用来为脑组织脱水,而不能用于治疗外周组织水肿,其根本的原因在于外周组织的毛细血管对晶体是自由通透的,因此甘露醇在外周组织不可能形成血管内外的渗透压梯度,也就不能起到脱水作用。

在病理情况下,脑组织的损伤常伴有 BBB 的破坏,一旦 BBB 被严重破坏,尤其是当血管源性脑水肿发生时(其标志是血浆蛋白的渗漏),甘露醇或高渗盐很难在 BBB 严重损害的脑组织中起到脱水的作用。已经有基础和临床研究证实,在某些情况下甘露醇不仅不能起到减轻脑水肿的作用,反而会加重脑水肿,尤其是反复使用时。

但渗透性治疗并非没有作用,在正常脑组织或 BBB 损伤较轻的脑组织,渗透性药物还是能够起到脱水作用的,这样能通过缩小一部分脑组织的体积起到降低颅内压(ICP)的作用。大量研究表明,甘露醇和高渗盐降低 ICP 的作用是明确的,一次使用甘露醇可平均可降低 ICP 10.9mmHg,而一次使用高渗盐平均可降低 ICP 8.8mmHg。

有关使用渗透性治疗的时机:国内外不同的指南或共识对 ICP 的治疗均指出,除一般治疗以外,仅在 ICP 大于一定的阈值后方启动降低 ICP 治疗的流程,目前推荐的 ICP 处理阈值一般是 20～25mmHg。

ICP 的处理需要设定一定的阈值,其主要原因如下:①降颅内压的治疗是对症处理,并非病因治疗,一般情况下我们降颅内压的目的是预防 ICP 增高引起的脑灌注不足,而 ICP 增高在一定范围内并不会引起脑灌注不足,因此并非 ICP 一增高就需要处理;②渗透性治疗具有一定的副作用,可以引起肾功能障碍、心力衰竭、电解质紊乱和血容量波动等;③如果血压维持稳定,ICP 的降低将加大静水压,有可能促进液体从血管内脑组织。

三、渗透性治疗的临床效果

虽然渗透性治疗在临床应用比较普遍,但至今没有可靠的证据证明其能改善预后。

脑疝是威胁生命的神经危重症并发症,是需要紧急处理的急症。在脑外伤和幕上占位性病变的研究中发现,渗透性治疗可纠正 50%～75% 的脑疝。但其长期预后受病因和后续治疗措施的影响。一项对幕上占位性病变的前瞻性研究发现,至少发生过一次脑疝且经治疗(甘露醇或高渗盐结合过度换气治疗)被成功逆转的 28 例患者中,16 例(57.1%)再次出现脑疝(平均时间 88.2 小时,4 例脑疝纠正),住院死亡率为 60%,11 例存活,其中 7 例在平均 11 个月的随访中预后良好(mRS＜3 分),但预后良好者病因主要为脑肿瘤和非外伤性颅内出血,而脑梗死和脑外伤无一例达到预后良好。

2007年Cochrane对甘露醇治疗脑卒中的三项研究进行了总结,2013年Cochrane对甘露醇治疗脑外伤的四项研究进行了总结,结果未发现甘露醇能改善脑外伤和脑卒中的预后。

2018年,欧洲重症医学学会(European Society of Intensive Care Medicine,ESICM)发布了神经重症监护患者的液体治疗:ESICM专家共识及临床实践推荐。该共识和临床实践推荐对渗透性治疗作了专门论述。针对渗透性治疗是否能改善预后,回顾了四项RCT研究和三项观察性研究,仅一项被列为非常低质量证据的观察性研究发现高渗盐可以改善低血压TBI患者的预后。但由于研究对象是低血压患者,因此这项研究高渗盐的获益更可能来自纠正低血压。因此,从证据上看,目前有关渗透性治疗高质量的研究不多,但现有的研究无法提供渗透性治疗可以改善预后的证据。

四、现有关于急性缺血性脑卒中血管内再通渗透性治疗的指南或共识

2018年《AHA/ASA急性缺血性脑卒中早期管理指南》,其中专有一节是针对脑水肿的,全节共有12条推荐意见,对于渗透性治疗的建议是:脑梗死患者因脑肿胀导致"临床恶化"时使用渗透性治疗是合理的(Ⅱa级推荐,A级证据),该意见引自于2014年AHA/ASA发布的《大脑和小脑梗死伴脑水肿的管理推荐科学声明》。该意见中对于"临床恶化"是有专门定义的,指的是:意识水平下降、逐渐发展的眼球固定居中和运动反应的恶化。小脑梗死的"临床恶化"指的是意识水平下降或新出现脑干受压的症状和体征。在推荐意见的解释中专门指出,幕上半球梗死的患者因脑肿胀导致临床恶化,如果没有颅内压升高,降颅内压措施是无益的;对早期头颅CT显示脑肿胀的患者,没有足够证据推荐甘露醇或高渗盐作为临床恶化的预防措施,因此不推荐脑肿胀之前预防性地使用渗透性利尿治疗(Ⅲ级推荐,C级证据)。

2016年的《重型颅脑创伤诊治指南(第4版)》中没有对高渗性治疗给出专门的意见,但对于ICP和脑灌注压(CPP)的处理阈值给出了意见。对于ICP处理阈值给出的意见是:由于ICP>22mmHg与死亡率升高相关,建议作为ICP升高的处理阈值(Ⅱb级推荐),需要结合ICP数值、临床症状和影像学检查结果综合作出临床决策(Ⅲ级推荐)。

2018年的ESICM专家共识及临床实践推荐,对神经重症患者的液体管理共给出了更具体的建议:推荐神经功能恶化(定义为GCS运动评分下降2或瞳孔对光反射消失或不对称,或头部CT检查显示恶化)同时ICP>25mmHg作为启动渗透性治疗的触发指标(强烈推荐);不推荐ICP>15mmHg(不考虑其他情况)作为启动渗透性治疗的触发指标(强烈推荐);建议将ICP>25mmHg(不考虑其他情况)作为启动渗透性治疗的触发指标(弱推荐)。

五、如何正确使用渗透性治疗

根据以上有关渗透性治疗的作用机制和临床证据,参考相关共识或指南,我们推荐机械取栓术后渗透性治疗可参考以下意见进行使用。

渗透性治疗是脑疝的挽救性治疗措施,一旦发生脑疝应立即使用甘露醇或高渗盐。渗透

性治疗是脑疝的临时性治疗措施，在使用渗透性治疗的同时应判断是否需要手术治疗。如果不采取手术治疗，应根据患者临床表现、影像学检查结果、现有治疗及效果等综合考虑是否需要联合采取其他治疗措施，如抬高床头（注意将患者头部保持居中位）、保持正常体温、镇静镇痛、过度换气、巴比妥昏迷和低温治疗等。脑疝时，渗透性治疗药物的使用方法是：20%甘露醇0.5～1.0g/kg，加压静脉注射；23.4%的高渗盐30ml或60ml，可以重复或联合使用。

渗透性治疗能够降低ICP，但并无改善预后的可靠证据；渗透性治疗可以在ICP监测下实施，启动渗透性治疗的时机应根据ICP数值，同时结合患者的临床表现、影像学检查结果、多模式脑监护和患者病情的动态变化综合考虑；目前并无统一的ICP干预阈值，但在新研究发表之前，建议ICP＜15mmHg时不需要启动渗透性治疗，而ICP＞20～25mmHg时，应该启动渗透性治疗；而ICP在15～20mmHg之间，建议结合临床表现、影像学检查结果、多模式脑监护和患者病情的动态变化综合考虑；无ICP监测者应根据患者的症状、影像学检查结果和多模式脑监护等综合考虑，尤其是患者病情的动态变化，当患者因脑组织肿胀导致病情进行性加重，如GCS运动评分下降2分，影像学检查显示有明显中线移位等情况时，可以启动渗透性治疗；渗透性治疗是高颅压治疗的一部分，应根据患者的情况采取各种脑水肿和高颅压的治疗措施。

不推荐将渗透性治疗用于预防脑水肿和高颅压；不推荐将渗透性药物用于治疗单纯的脑水肿，渗透性治疗仅推荐用于因脑水肿引起的高颅压和脑疝。

六、脑水肿和高颅压的处理流程

渗透性治疗是脑水肿和高颅压治疗中的一部分，因此在使用渗透性治疗前后或同时，应综合脑水肿和高颅压的其他治疗，以下是2017年NCS制定的高颅压和脑疝的治疗流程，包括综合措施和逐步升级的三线治疗，供大家在临床中参考。

综合措施要求对高颅压和脑疝患者的气道和循环情况进行评估；抬高头位在30°左右，并尽量保持头部为居中位以利于静脉回流；尽可能减少升高颅内压的各种刺激，如吸痰等；如果有发热，应尽量维持正常体温；应纠正低钠血症；使用等渗液体或高渗液体，避免使用低渗液体。

一线治疗：①使用渗透性治疗药物（甘露醇或高渗盐），但不建议使血浆渗透压＞320mmol/L；②使用高渗盐时应每4～6小时监测血钠一次；③存在脑积水的患者，应行脑室外引流术；④可以考虑行短暂的过度换气（2小时）将二氧化碳分压控制在30～35mmHg之间；⑤如果颅内压不能控制或脑疝不能纠正，应判断是否采取手术治疗，如果不采取手术治疗应进行下一级治疗。

二线治疗：①如果使用高渗盐治疗，应提高血钠水平，但不建议血钠超过160mmol/L，如果颅内压达到目标并稳定，应保持此时的血钠水平，直至脑水肿改善，血钠水平的维持可通过持续注射3%的氯化钠注射液来获得，并每6小时监测血钠一次；②加深镇静浓度，以降低脑代谢。

三线治疗：①巴比妥昏迷，达到颅内压目标或在脑电波监测下达到暴发抑制；②低温治疗（将体温控制在 32～34℃）；③过度换气，将 $PaCO_2$ 控制在 25～34 mmHg（＜6 小时）。

高颅压的治疗目标是：ICP＜22mmHg，CPP＞60mmHg，但应根据患者临床表现、影像学检查结果和 ICP 的监测情况进行调整。如患者 ICP＞22mmHg、CPP＜60mmHg，但患者清醒且无症状，则无须采取任何处理。

（潘速跃）

参考文献

[1] RUMALLA K, OTTENHAUSEN M, KAN P, et al. Recent nationwide impact of mechanical thrombectomy on decompressive hemicraniectomy for acute ischemic stroke[J]. Stroke, 2019, 50(8):2133-2139.

[2] HUANG X, YANG Q, SHI X, et al. Predictors of malignant brain edema after mechanical thrombectomy for acute ischemic stroke[J]. J Neurointerv Surg, 2019, 11(10):994-998.

[3] FINKME. Osmotherapy for intracranial hypertension: mannitol versus hypertonic saline[J]. Continuum (Minneap Minn), 2012, 18(3): 640-654.

[4] WITHERSPOON B, ASHBY N E. The use of mannitol and hypertonic saline therapies in patients with elevated intracranial pressure: A review of the evidence[J]. Nurs Clin North Am, 2017, 52(2):249-260.

[5] CADENA R, SHOYKHET M, RATCLIFF J J. Emergency neurological life support: Intracranial hypertension and herniation[J]. Neurocrit Care, 2017, 27(Suppl 1):82-88.

[6] KAUFMANN A M, CARDOSO E R. Aggravation of vasogenic cerebral edema by multiple-dose mannitol[J]. J Neurosurg, 1992, 77(4):584-589.

[7] LESCOT T, DEGOS V, ZOUAOUI A, et al. Opposed effects of hypertonic saline on contusions and noncontused brain tissue in patients with severe traumatic brain injury[J]. Crit Care Med, 2006, 34(12):3029-3033.

[8] ODDO M, POOLE D, HELBOK R, et al. Fluid therapy in neurointensive care patients: ESICM consensus and clinical practice recommendations[J]. Intensive Care Med, 2018, 44(4):449-463.

[9] CADENA R, SHOYKHET M, RATCLIFF J J. Emergency neurological life support: Intracranial hypertension and herniation[J]. Neurocrit Care, 2017, 27(Suppl 1):82-88.

[10] CARNEY N, TOTTE A M, O'REILLY C, et al. Guidelines for the management of severe traumatic brain injury, fourth edition[J]. Neurosurgery, 2017, 80(1):6-15.

[11] 潘速跃. 甘露醇能用于脑水肿的治疗吗？[J]. 国际脑血管病杂志, 2019, 27(2):81-83.

[12] QURESHI A I, GEOCADIN R G, SUAREZ J I, et al. Long-term outcome after medical reversal of transtentorial herniation in patients with supratentorial mass lesions[J]. Crit Care Med, 2000, 28(5):1556-1564.

[13] BERECZKI D, FEKETE I, PRADO G F, et al. Mannitol for acute stroke[J]. Cochrane Database Syst Rev, 2007, 18, (3):CD001153.

[14] WAKAI A, MCCABE A, ROBERTS I, et al. Mannitol for acute traumatic brain injury[J]. Cochrane Database Syst Rev, 2013, (8):CD001049.

[15] POWERS W J, RABINSTEIN A A, ACKERSON T, et al. 2018 guidelines for the early management of patients with acute ischemic stroke: A guideline for healthcare professionals from the American Heart Association/American Stroke Association[J]. Stroke, 2018, 49(3):e46-e110.

[16] WIJDICKS E F, SHETH K N, CARTER B S, et al. Recommendations for the management of cerebral and cerebellar infarction with swelling: a statement for healthcare professionals from the American Heart Association/American Stroke Association[J]. Stroke, 2014, 45(4):1222-1238.

第六节 急性缺血性脑卒中血管内低温脑保护治疗进展

并不是所有 AIS 血管内成功再通的患者都能获得良好的临床预后，伴有大梗死核心灶的患者更是如此。因在既往机械取栓治疗的大型临床研究中，大梗死核心灶患者的占比较低，故取栓治疗是否可使这类患者获益尚在研究探索中。一项多中心前瞻性登记研究结果表明，在 2 046 位前循环大血管闭塞的脑卒中患者中，大梗死核心灶（ASPECTS 0～5 分）的脑卒中患者为 237 人。在该亚组中，患者接受机械取栓治疗 90 天后获得良好预后（mRS 0～3 分）的比例为 40.1%，死亡率为 40.9%。梗死核心灶较大的脑卒中患者接受机械取栓治疗后发生症状性颅内出血的风险较高。因此，我们迫切需要在血管内再通的基础上，寻求其他切实可靠的神经保护方法，以进一步提升患者的预后，减少相关并发症的发生。本节将针对 AIS 血管内低温脑保护治疗技术进展进行阐述。

一、低温与脑保护

除药物之外，低温似乎是最有可能产生神经保护作用的方法。首先，低温并不是新兴的神经保护措施，在既往的动物实验中已得到充分验证，其神经保护机制也获得详细的阐述。通过对动物实验相关文献的系统分析发现，AIS 低温脑保护可平均减少脑梗死体积约 44%。其次，低温的神经保护亦获得了临床验证，包括对于心搏骤停、新生儿缺血缺氧性脑病、深低温停循环心外科手术等全脑缺血的神经保护作用。尽管如此，在急性颅脑外伤、AIS、颅内动脉瘤术中脑保护等的临床实践中，低温并没有让患者获得更好的预后。究其原因，主要涉及两个方面：①缺少大动物实验环节，尤其是非人灵长类动物的实验；②在具体低温实施方式上，目前的临床应用存在较严重的问题，低温诱导时间太长，超过神经保护的时间窗；全身低温带来的严重并发症抵消了低温神经保护作用所带来的好处。鉴于目前 AIS 血管内再通存在的问题——血管内再通率和良好预后之间的差异，探讨在血管内再通的基础上结合低温脑保护进一步改善患者的预后显然是很有意义的。本节将介绍低温脑保护相关进展，以及可能与血管内再通相结合，进一步改善伴有大面积梗死核心灶的 AIS 患者的预后。

二、低温治疗在急性缺血性脑卒中基础研究领域的进展

脑缺血模型根据其缺血范围，可以分为全脑缺血模型及局灶性脑缺血模型。全脑缺血

主要由外伤所致低血容量性休克、心搏骤停及新生儿缺血缺氧性脑病等疾病引起。故啮齿动物全脑缺血模型常用于模拟心搏骤停、新生儿缺血缺氧性脑病等疾病。早期也有部分研究人员通过结扎颈内动脉的方式构建全脑缺血模型模拟缺血性脑卒中，其操作方法包括且不限于环境缺血缺氧、断头、双侧颈总动脉及其他大血管结扎。然而，全脑缺血模型与人类发生缺血性脑卒中的病理机制有所不同。研究低温治疗对 AIS 神经保护作用的最佳模型是局灶性脑缺血模型。局灶性脑缺血模型主要是通过结扎颈总动脉以上大血管或利用线栓或自体血栓等闭塞大脑中动脉来起到模拟缺血性脑卒中发病过程的作用。

1954 年，Rosomoff 等人发现，低温可以降低狗的脑代谢率。1957 年，他们在狗的局灶性脑缺血模型上观察到低温（24℃）的脑保护作用。1992 年，Ridenour 等人使用自发性高血压大鼠，首次探讨了低温治疗对大脑中动脉闭塞性脑卒中的作用。研究人员分别构建了永久闭塞模型和短暂闭塞模型，并通过自然降温的方式诱导低温（颅骨膜温度被降至 33℃）。他们发现，低温治疗显著降低了大脑中动脉短暂闭塞模型大鼠的脑梗死体积，而对永久闭塞模型大鼠的脑梗死体积则无明显影响。这一结果不仅提示低温治疗对于缺血性脑卒中具有神经保护作用，还进一步表明低温治疗的疗效可能与血管内再通有关。

2002 年，Ding 等人提出了选择性脑动脉内低温的概念，即直接向短暂脑缺血模型大鼠的闭塞血管内灌注低温液体诱导低温治疗。研究结果证实了这种局部动脉内低温治疗的神经保护作用。选择性脑动脉内低温概念的提出是开创性的，后续有多项研究在此基础上进行了深入探索。在一项研究中，研究人员使用人造血栓短暂或永久闭塞恒河猴大脑中动脉，从而模拟脑卒中患者的血管内再通与未通的情况。他们通过介入治疗的方式向恒河猴大脑中动脉内灌注低温液体，从而使缺血区脑温降至 35℃ 以下。结果发现，在再通组中，局部低温显著减少了模型动物的梗死体积及神经功能损伤程度，改善了恒河猴的肢体运动功能；而在未通组中，局部低温未能有效减少梗死体积及神经功能预后。这一结果一方面提示了低温治疗在非人灵长类动物脑卒中模型中仍能够起到神经保护作用，另一方面提示了再通仍然是对于 AIS 最有效的疗法，低温治疗可以对血管内再通起到辅助作用。

低温治疗的神经保护作用可覆盖脑缺血病理生理进程的各个方面。有学者指出，核心体温降低 1℃，机体的代谢率可降低 5%～8%。在脑组织缺血时，降低细胞代谢一方面可减少细胞对氧气和营养物质的消耗，另一方面也可减少有害物质（如乳酸）的堆积。在脑缺血数小时后，神经细胞可释放"危险信号"，促进细胞炎性因子、趋化因子、活性氧及一氧化氮等神经毒性物质的产生，介导血-脑脊液屏障破坏及一系列的炎症级联反应；与此同时，血管内皮细胞黏附分子表达水平升高，免疫炎症细胞（如多形核细胞、淋巴细胞和单核巨噬细胞等）穿过血管内皮进入脑组织，通过识别脑内中枢神经系统抗原，激活适应性免疫反应。大量基础研究结果表明，低温治疗可通过调节炎症反应以减少缺氧带来的损伤。此外，脑缺血还将诱导细胞凋亡，而低温治疗可抑制细胞凋亡途径从而增加脑细胞的存活率。对于缺血性疾病，其损伤不仅是缺血带来的各种原发性损伤，还有再灌注后发生的继发性损伤。在缺血组织接受再灌注后，细胞在缺血时累积的琥珀酸可经由线粒体产生大量的氧自由基从而引起细胞损伤。低温治疗则可通过减少氧化应激从而减轻再灌注损伤。

三、低温治疗在急性缺血性脑卒中临床研究领域的进展

2019 年的一篇名为 Hypothermic neuroprotection against acute ischemic stroke: The 2019 update 的综述文章列举了 19 项已经完成或正在进行的 AIS 低温临床研究。这些临床研究从开始诱导的低温时间点到低温深度和诱导方式,从患者的脑卒中严重程度到血管内再通情况大都不尽相同。1998 年,Schwab 等人首次对 AIS 患者进行了低温治疗,其目的是用于评估低温治疗能否减轻大脑中动脉闭塞患者的脑水肿并降低其颅内压水平。研究人员通过体表降温的方式将 25 名患者的体温降至 33℃,结果提示低温治疗有显著降低患者颅内压的作用。然而,在 25 名患者中仅有 14 名存活,其余 11 名患者均因复温时的颅内压升高而死亡,且在 25 名患者中有 10 人患上了肺炎。Kammersgaard 等人则以神经保护为目的在急性脑卒中患者中进行了临床试验。该研究将患者体温降至 35℃,维持 6 小时。结果显示,低温治疗对脑卒中患者的死亡率及长期神经功能预后并没有显著的改善作用。此后,不同的研究团队分别进行了低温治疗的相关临床研究,但多数临床试验均未能得到阳性结果,Georgiadis 等人的研究结果甚至表明低温治疗将使患者的临床预后恶化。虽然仍然有研究提示低温治疗可以改善患者的神经功能预后,但是目前的证据显然不能为低温治疗的临床应用提供强有力的支持。同时也应指出,以适当的方式对脑卒中患者进行低温治疗是安全可行的。AIS 患者接受低温治疗的价值仍需大型临床研究的证据支持。

四、低温治疗的具体方式

低温治疗的具体方式对于低温治疗的疗效具有直接影响,恰当的低温治疗方式不仅能够提升低温治疗的神经保护作用,还可减少相关的副作用。目前,临床上通常采用体表低温及血管内低温的治疗方式。随着低温治疗领域研究的不断深入,近年来,一些新型的低温治疗方式相继出现(如药物低温),这些低温治疗方式各具特色,简述如下。

1. 体表低温 体表低温即通过降温毯、冰水浴或者皮肤表面涂抹酒精等方式加速外界与人体的热交换,进而降低核心体温及脑温。全身体表低温无创,操作简便。然而,对于神经系统疾病的患者,降低脑温比降低核心体温更加重要,此外,低温治疗的相关副作用也与核心体温的降低有关。因此,局部的体表低温方式应运而生。这类降温方式在降低脑温的同时可保持体内核心温度的稳定,在一定程度上减少了低温治疗副作用的发生风险。具有代表性的低温方式为冰帽降温及鼻咽部降温。

2. 血管内低温 血管内低温通常是指通过向患者静脉内灌注大量低温液体或通过闭合低温环路与血管进行热交换的方式诱导快速降温,其特点是降温效果确切且效率较高。然而,由于血管内低温同样可使核心体温下降,因此也不可避免地存在副作用。Georgiadis 等人通过对大面积脑梗死患者进行血管内低温治疗,发现这种低温治疗方式显著提升了肺炎、心动过缓及心律失常等并发症的发生风险。

动脉内选择性低温灌注,即通过介入治疗的方式直接向脑动脉内灌注低温液体。这种降温方式具有靶向性,主要针对 AIS 所引起的脑损伤。这一概念最早来自 Ding 的团队。他

们发现，在血管内再通前经由动脉内导管向缺血区脑组织灌注低温液体可增加脑卒中模型大鼠再通后的脑血流量、减少梗死体积并改善神经功能预后。该结果提示了在血管内再通前动脉内选择性低温液体灌注的神经保护作用。此后，有学者在此基础上进一步探讨了血管内再通后动脉内选择性低温液体灌注的疗效，结果发现血管内再通后的低温液体灌注同样可以产生神经保护作用，且在再通后立即给予低温液体灌注所产生的神经保护效果最佳。

3. 药物低温 相比物理低温的方法，药物低温的优势在于操作更加简便。药物低温通过对下丘脑体温调节中枢的作用调节体温，无需外部制冷物质，且可减少体温过低所引起的寒颤及血管收缩等不良反应。目前，可用于降低体温的药物包括大麻素、阿片类受体激动剂、腺苷衍生物、多巴胺受体激动剂、甲状腺素的衍生物等。

一项基于小鼠脑卒中模型的研究表明，甲状腺素类似物 T(1)AM 或 T(0)AM 可在 30 分钟内将模型动物的直肠温度从 37℃降至 31℃，且可持续 6～10 小时，同时，甲状腺素类似物还可减少小鼠的梗死体积。另一项使用神经紧张素类似物 JMV449 的研究结果显示，药物注射 30 分钟后，小鼠的核心体温下降 6～7℃并维持 4～5 小时，该药同样可减少大脑中动脉永久闭塞模型小鼠的梗死体积。氯丙嗪和异丙嗪等吩噻嗪类药物可与物理降温的方法联用，使物理降温更加迅速。基础研究结果表明，吩噻嗪类药物联合物理降温比单纯物理降温效率更高，且模型动物的预后更好。除降低体温外，吩噻嗪类药物也可维持缺血后血-脑脊液屏障的稳定性。

人类对低温的探究与应用已有几千年的历史，低温治疗的相关科学研究也已经过数十年的沉淀。目前，相关研究结果已揭示低温脑保护对 AIS 潜在的应用价值，尽管其更为确切的神经保护机制及使用方式仍有待进一步探讨。特别是在血管内再通对大梗死核心灶患者预后水平不理想的背景下，探究联合低温神经保护作用应该是非常必要的。在临床上，动脉内选择性低温脑保护可以很容易地和 AIS 动脉机械取栓技术相结合，避免了全身低温的副作用，提高了血管内介入治疗的效果，减少相关并发症，期待能使更多急性脑缺血性患者获益。

（陈　健）

参考文献

[1] GOYAL M, MENON B K, VAN ZWAM W H, et al. Endovascular thrombectomy after large-vessel ischaemic stroke: A meta-analysis of individual patient data from five randomised trials[J]. Lancet, 2016, 387(10029): 1723-1731.

[2] YOO A J, BERKHEMER O A, FRANSEN P S S, et al. Effect of baseline alberta stroke program early CT score on safety and efficacy of intra-arterial treatment: a subgroup analysis of a randomised phase 3 trial (MR CLEAN)[J]. Lancet Neurol, 2016, 15(7): 685-694.

[3] KAESMACHER J, CHALOULOS-IAKOVIDIS P, PANOS L, et al. Mechanical thrombectomy in ischemic stroke patients with alberta stroke program early computed tomography score 0-5[J]. Stroke, 2019, 50(4): 880-888.

[4] KAESMACHER J, KAESMACHER M, MAEGERLEIN C, et al. Hemorrhagic transformations after thrombectomy: Risk factors and clinical relevance[J]. Cerebrovasc Dis, 2017, 43(5-6): 294-304.

[5] HAO Y, YANG D, WANG H, et al. Predictors for symptomatic intracranial hemorrhage after endovascular treatment of acute ischemic stroke[J]. Stroke, 2017, 48(5): 1203-1209.

[6] NEZU T, KOGA M, NAKAGAWARA J, et al. Early ischemic change on CT versus diffusion-weighted imaging for patients with stroke receiving intravenous recombinant tissue-type plasminogen activator therapy: stroke acute management with urgent risk-factor assessment and improvement (SAMURAI) rt-PA registry[J]. Stroke, 2011, 42(8): 2196-2200.

[7] DUFF J P, TOPJIAN A, BERG M D, et al. 2018 American Heart Association focused update on pediatric advanced life support: An update to the American Heart Association guidelines for cardiopulmonary resuscitation and emergency cardiovascular care[J]. Circulation, 2018, 138(23): e731-e739.

[8] SHANKARAN S, LAPTOOK A R, EHRENKRANZ R A, et al. Whole-body hypothermia for neonates with hypoxic-ischemic encephalopathy[J]. N Engl J Med, 2005, 353(15): 1574-1584.

[9] AZZOPARDI D V, STROHM B, EDWARDS A D, et al. Moderate hypothermia to treat perinatal asphyxial encephalopathy[J]. N Engl J Med, 2009, 361(14): 1349-1358.

[10] ROSOMOFF H L, HOLADAY D A. Cerebral blood flow and cerebral oxygen consumption during hypothermia[J]. Am J Physiol, 1954, 179(1): 85-88.

[11] ROSOMOFF H L. Hypothermia and cerebral vascular lesions.II. Experimental middle cerebral artery interruption followed by induction of hypothermia[J]. AMA archives of neurology and psychiatry, 1957, 78(5): 454-464.

[12] RIDENOUR T R, WARNER D S, TODD M M, et al. Mild hypothermia reduces infarct size resulting from temporary but not permanent focal ischemia in rats[J]. Stroke, 1992, 23(5): 733-738.

[13] DING Y, LI J, RAFOLS J A, et al. Prereperfusion saline infusion into ischemic territory reduces inflammatory injury after transient middle cerebral artery occlusion in rats[J]. Stroke, 2002, 33(10): 2492-2498.

[14] DING Y, LI J, LUAN X, et al. Local saline infusion into ischemic territory induces regional brain cooling and neuroprotection in rats with transient middle cerebral artery occlusion[J]. Neurosurgery, 2004, 54(4): 956-64; discussion 64-65.

[15] JI Y, HU Y, WU Y, et al. Therapeutic time window of hypothermia is broader than cerebral artery flushing in carotid saline infusion after transient focal ischemic stroke in rats[J]. Neurol Res, 2012, 34(7): 657-663.

[16] JI Y B, WU Y M, JI Z, et al. Interrupted intracarotid artery cold saline infusion as an alternative method for neuroprotection after ischemic stroke[J]. Neurosurg Focus, 2012, 33(1): e10.

[17] WU D, CHEN J, HUSSAIN M, et al. Selective intra-arterial brain cooling improves long-term outcomes in a non-human primate model of embolic stroke: Efficacy depending on reperfusion status[J]. J Cereb Blood Flow Metab, 2020, 40(7): 1415-1426.

[18] LANIER W L. Cerebral metabolic rate and hypothermia: their relationship with ischemic neurologic injury[J]. J Neurosurg Anesthesiol, 1995, 7(3): 216-221.

[19] YENARI M A, HAN H S. Neuroprotective mechanisms of hypothermia in brain ischaemia[J]. Nat Rev Neurosci, 2012, 13(4): 267-278.

[20] CEULEMANS A G, ZGAVC T, KOOIJMAN R, et al. The dual role of the neuroinflammatory response after ischemic stroke: modulatory effects of hypothermia[J]. J Neuroinflammation J, 2010, 7(74).

[21] CHOUCHANI E T, PELL V R, GAUDE E, et al. Ischaemic accumulation of succinate controls reperfusion injury through mitochondrial ROS[J]. Nature, 2014, 515(7527): 431-435.

[22] HORIGUCHI T, SHIMIZU K, OGINO M, et al. Postischemic hypothermia inhibits the generation of hydroxyl radical following transient forebrain ischemia in rats[J]. J Neurotrauma, 2003, 20(5): 511-520.

[23] WU L, WU D, YANG T, et al. Hypothermic neuroprotection against acute ischemic stroke: The 2019 update[J]. J Cereb Blood Flow Metab, 2020, 40(3): 461-481.

[24] SCHWAB S, SCHWARZ S, SPRANGER M, et al. Moderate hypothermia in the treatment of patients with severe middle cerebral artery infarction[J]. Stroke, 1998, 29(12): 2461-2466.

[25] KAMMERSGAARD L P, RASMUSSEN B H, JøRGENSEN H S, et al. Feasibility and safety of inducing modest hypothermia in awake patients with acute stroke through surface cooling: A case-control study: the copenhagen stroke study[J]. Stroke, 2000, 31(9): 2251-2256.

[26] GEORGIADIS D, SCHWARZ S, ASCHOFF A, et al. Hemicraniectomy and moderate hypothermia in patients with severe ischemic stroke[J]. Stroke, 2002, 33(6): 1584-1588.

[27] LIU X, RAO S, WANG J. Intravenous thrombolysis in combination with mild hypothermia therapy in the treatment of acute cerebral infarction[J]. Pakistan journal of medical sciences, 2019, 35(4): 1161-1166.

[28] ABOU-CHEBL A, DEGEORGIA M A, ANDREFSKY J C, et al. Technical refinements and drawbacks of a surface cooling technique for the treatment of severe acute ischemic stroke[J]. Neurocrit Care, 2004, 1(2): 131-143.

[29] KOLLMAR R, SCHELLINGER P D, STEIGLEDER T, et al. Ice-cold saline for the induction of mild hypothermia in patients with acute ischemic stroke: a pilot study[J]. Stroke, 2009, 40(5): 1907-1909.

[30] CHEN J, LIU L, ZHANG H, et al. Endovascular hypothermia in acute ischemic stroke: Pilot study of selective intra-arterial cold saline infusion[J]. Stroke, 2016, 47(7): 1933-1935.

[31] DOYLE K P, SUCHLAND K L, CIESIELSKI T M, et al. Novel thyroxine derivatives, thyronamine and 3-iodothyronamine, induce transient hypothermia and marked neuroprotection against stroke injury[J]. Stroke, 2007, 38(9): 2569-2576.

[32] TORUP L, BORSDAL J, SAGER T. Neuroprotective effect of the neurotensin analogue JMV-449 in a mouse model of permanent middle cerebral ischaemia[J]. Neurosci Lett, 2003, 351(3): 173-176.

[33] AN H, DUAN Y, WU D, et al. Phenothiazines enhance mild hypothermia-induced neuroprotection via PI3K/Akt regulation in experimental stroke[J]. Sci Rep, 2017, 7(1): 7469.

[34] LI F, GENG X, YIP J, et al. Therapeutic target and cell-signal communication of chlorpromazine and promethazine in attenuating blood-brain barrier disruption after ischemic stroke[J]. Cell Transplant, 2019, 28(2): 145-156.

第七节 急性缺血性脑卒中血管内再通后的镇静镇痛治疗

AIS血管内再通后的并发症常导致患者预后不良,常见的并发症有症状性颅内出血、脑高灌注综合征(cerebral hyperperfusion syndrome,CHS)、栓塞事件、血管再狭窄和再闭塞等,大部分并发症的防治可以参照急性缺血性脑卒中的处理原则。鉴于AIS血管内再通后患者后续需要严格且必要的血压控制、神经功能监测及对可能出现的并发症的评估及预防,普通病房的医护强度无法满足这些要求,故此类患者术后应常规收入神经重症监护室(neurointensive care unit, NICU)以进行综合监护管理及治疗。

镇静镇痛治疗虽然是NICU临床处理血管内再通后患者的重要组成部分,但在现实应用中存在争议,且在不同单位中存在很大差异,原因主要有两点:首先,镇静镇痛药物对意识评估的影响是临床医师在对血管内再通患者实施镇静镇痛治疗时的主要担心;其次,对于血管内再通患者的镇静镇痛治疗缺乏循证医学证据,尤其是对远期神经系统转归的影响。本节根据现有的神经重症知识就下述四个方面的关键问题进行探讨。

一、血管内再通患者镇静镇痛治疗的目的及监测

对于接受取栓治疗的AIS患者术后应用镇静的目的除了提高患者舒适度、减轻应激反应、利于医疗护理操作以外,更重要的是具有脑保护作用,可降低脑代谢,可避免或治疗高灌注综合征。镇静镇痛治疗在危重患者中应用的目的是多元化的,包括控制焦虑、躁动和疼痛;减轻应激反应;提高机械通气的协调性;减轻医疗护理操作对患者造成的伤害性刺激。这些基本目的也同样适用于再通术后患者。神经重症临床治疗的核心在于维持脑氧供需平衡。疾病和诊疗操作对患者造成的伤害性刺激,无疑均可能导致脑损伤患者脑氧耗水平的升高,尤其是当患者脑血管自身调节功能受损时。在这些情况下应用镇静镇痛药物,其目的不仅在于提高患者的舒适度,更重要的是发挥脑保护作用。目前的主要问题不是讨论镇静镇痛治疗对于颅脑损伤患者的必要性和重要性,而是讨论如何恰当地实施镇静镇痛治疗。

镇静深度监测的重要性已经获得广泛认同,将患者维持于较浅的镇静深度是最新指南的特点。目前临床仍主要应用主观评分系统进行镇静深度的评估,其中应用最多、信度和效度最好的评分系统为里士满躁动镇静评分(Richmond agitation-sedation scale,RASS)和Riker镇静躁动评分(sedation-agitation scale,SAS)。镇静深度的客观监测手段主要是量化脑电图(quantitative electroencephalogram,qEEG)监测技术,包括脑电双频指数(bispectral index,BIS)、Narcotrend指数(Narcotrend index,NI)、脑状态指数(cerebral state index,CSI)、听觉诱发电位(auditory evoked potential,AEPs)、反应熵(response entropy,RE)和状态熵(state entropy,SE)等。对于清醒且能够交流的危重患者,目前的证据尚不支持将qEEG作为镇静深度监测的首选工具。但是对于接受肌肉松弛药物或不能表达的患者,qEEG可作为镇静深度监测的辅助工具。此外,镇静的主观评分系统并不适用于严重意识障碍的患者。患者普遍存在疼痛问题,且是导致应激的重要因素,现在临床上多采用疼痛的行为学评估系统。这些疼痛评估系统包括了生命体征变化和疼痛的行为学特征,其中信度和效度最好的是疼痛行为学评分(behavioral pain scale,BPS)和重症监护疼痛观察工具(critical care pain observation tool,CPOT)。针对创伤/神经外科ICU患者临床上推行成人非语言疼痛评分(nonverbal adult pain assessment scale,NVPS)。虽然目前尚缺乏将NVPS常规用于脑损伤患者的确切证据,但是考虑到潜在的效益和低风险程度,应针对脑损伤患者建立相似的疼痛评估常规。

二、血管内再通患者镇静镇痛治疗在目标导向治疗中的应用

脑血流量取决于脑的动、静脉压力差和脑血管的血流阻力,即脑灌注压(cerebral perfusion pressure,CPP) = 平均动脉压(MAP) − 颅内压(ICP)。在正常情况下,当平均动脉压在 8.0 ~ 18.6kPa(60 ~ 140mmHg)范围内变化时,脑血管可通过自身调节机制使脑血流量保持恒定。AIS 血管内再通术后早期患者颅内压升高若不明显,脑血流量则主要取决平均动脉压。为了提高患者的生存率并改善其预后,推荐 CPP 的目标值在 50 ~ 70mmHg,这取决于患者的脑血管自主调节的状态。血管内再通患者往往是老年人,可能因为高血压导致血管自我调节能力降低,自我调节曲线向更高的血压水平偏移。事实上,现有的数据表明,年龄大于 55 岁的患者和 55 岁以下的患者相比,幸存者的脑灌注压阈值更高,尤其是既往有高血压病史的患者,较高的脑灌注压更合适。但是再通术后的高灌注损伤及出血转化要求把血压控制在最低的合理水平(血压管理详见本书第六章第四节),因此如何平衡正常脑组织与再灌注区的脑血流供给,需要设定个体化 CPP 值,而镇静镇痛及亚低温治疗可能是最有效的手段。

1. 对于轻症再通术后患者采用"镇痛为先的最小化镇静"原则 即应用镇静剂前应首先控制疼痛,纠正生理学异常(如低氧血症、低血压和低血糖等)。当以控制躁动为主要目的时,应定时监测镇静程度,宜维持较浅的镇静深度。对于颅脑损伤患者,这些原则尤其重要。某些情况下,躁动是颅内压升高的初期表现,若不加排除地应用镇静药物,将可能掩盖颅内病情变化,延误治疗时机。镇静镇痛目标:RASS 评分 −2 ~ 1 分;NVPS 评分 0 ~ 1 分。至少每 2 小时进行一次评分,以 RASS 评分和 NVPS 评分结果为导向,进行镇静镇痛治疗。总体镇静镇痛原则:首先进行充分镇痛,如果需要再进行镇静。

(1)瑞芬太尼:负荷量 0.2 μg/kg;维持剂量 0.05 μg/(kg·min)。

(2)若患者因躁动等其他原因无法达到目标镇静镇痛深度时(维持 NVPS 评分 0 ~ 1 分,RASS 评分 −2 ~ 1 分),则加用右美托咪定,用法:静脉泵入;用量 0.1 ~ 0.6μg/(kg·h)。

(3)以 RASS 评分及 NVPS 评分为导向,瑞芬太尼泵速也可下调至 0.01μg/(kg·min)。

(4)注意事项:在镇静镇痛治疗中出现以下情况的处理。

1)急性躁动的处理:给予负荷量瑞芬太尼或低剂量丙泊酚。

2)严重低血压:减少右美托咪定用量,必要时给予去甲肾上腺素泵注。

3)严重心动过缓:减少右美托咪定用量,必要时给予升心率药物。

4)极度躁动:定义为给予负荷量瑞芬太尼或低剂量丙泊酚次数达 3 次仍不能有效控制的躁动。调整为使用丙泊酚镇静 6 小时,必要时给予抗精神病药物(氟哌啶醇),6 小时丙泊酚镇静结束后,再次调整为右美托咪定镇静。若此情况达 3 次,则调整为丙泊酚持续镇静。镇静镇痛患者推荐每日定时唤醒评估,其目的是避免镇静镇痛过度、减少镇静过度引起的并发症,并提高镇静镇痛的疗效安全性、评估患者意识及肌力等神经系统症状与体征。

2. 对再通术后危重患者以维持脑氧供需平衡导向的治疗 梗死核心灶面积较大的超时间窗再通,或考虑术后出现高灌注综合征、出血转化高危的患者,血管内再通后连续的脑血流监测对于及早发现高灌注或再灌注损伤具有重要价值,并有助于指导个体化的液体和

血压管理。对于合并高颅压的患者,有时提高脑供氧的空间有限,降低脑氧耗就成为了主要治疗措施。其中最为典型的例子就是大剂量巴比妥类药物的应用,虽然目前尚未获得其改善患者转归的证据,但在欧洲和北美洲针对重症脑损伤患者治疗的指南中,多推荐将巴比妥类药物作为其他内科和外科治疗手段无效时的挽救性治疗措施。由于巴比妥类药物对循环的影响可能导致脑灌注压的降低,近年来有部分研究探讨了其他镇静药物在难治性高颅压中的应用。对于已出现高灌注综合征的患者需要收住 NICU 进行密切的监护及紧急处理,给予适当镇静、强化血压控制、适当脱水治疗及其他相关并发症的预防,仅有脑水肿的患者不应停止抗血小板药的使用,对合并有颅内血肿伴占位征象者必要时行去骨瓣减压术等治疗,具体情况建议根据患者情况酌情处理。

三、镇静镇痛药物选择

脑损伤患者镇静镇痛药物的选择应遵循两个基本原则,即对中枢神经系统无附加损害且药物作用能够快速消除。脑损伤患者常用的镇静镇痛药物包括丙泊酚、苯二氮䓬类、巴比妥类和阿片类药物。近年来,右美托咪定应用于脑损伤患者的研究逐渐增多。到目前为止,尚无研究证实任何一种镇静镇痛药物具有绝对的选择优势。当预计将于短时间内进行意识评估时,低剂量丙泊酚持续静脉注射可能是合理的选择;而当预计近期无须进行意识评估时,咪达唑仑则可能是合理的选择。对于超短效阿片类药物瑞芬太尼和高选择中枢 $α_2$ 受体激动剂右美托咪定在脑卒中患者中的应用,有研究显示出其优势,但尚需进一步研究证实。当其他内科和外科治疗手段仍不能控制患者的高颅压时,可选择大剂量麻醉镇静药物作为挽救性治疗措施。

四、镇静镇痛药物在血管内再通后低温治疗中的应用

缺血性脑损伤是一个级联反应过程,缺血部位由梗死核心灶和周围缺血性半暗带组成,尽快恢复缺血性半暗带的血流有可能挽救神经细胞并有利于神经功能的恢复。低温治疗是以治疗为目的控制性地使体温降至 36℃ 以下,根据降温方式的不同可分为体表降温和深部降温。大量基础研究和临床试验证明,低温治疗可通过多个环节对缺血性半暗带起到神经保护作用,减缓或阻止神经细胞死亡。其中血管内低温(特别是血管内冷却导管)是近年来新兴的降温方法,由于其具有降温迅速、效果稳定且温度可控等优点,现已被临床认可并应用。研究显示,脑缺血时,体温每下降 1℃,脑代谢率降低 6%~7%。这不仅可以减少脑需氧量,而且还能防止乳酸酸中毒,有利于神经细胞的存活。在缺血性半暗带组织,线粒体功能障碍导致 Ca^{2+} 内流和兴奋性神经递质释放,并产生大量自由基并与 DNA、脂膜等发生反应,进而导致神经细胞死亡和血-脑脊液屏障完整性破坏。研究表明,锰超氧化物歧化酶在低温条件下表达上调,可保护线粒体呼吸链酶功能。同时,低温还能影响 N-甲基-D-天冬氨酸受体活性,减少谷氨酸的释放并促进其清除,保证 Ca^{2+} 体内平衡和神经可塑性。缺血性脑损伤后炎性反应时,低温可抑制小胶质细胞和星形胶质细胞的活化,减少炎性细胞因子

TNF-α、白细胞介素（interleukin, IL）-10 的释放，从而对缺血性半暗带起到神经保护作用。

镇静镇痛药物常用于低温治疗过程中，目的在于辅助降温并预防和控制寒战。常用的药物是泮库溴铵和顺式阿曲库铵。这些药物的应用基本代表了欧美国家在实施低温治疗过程中的常规。国内低温研究中多采用冬眠合剂用于镇静镇痛治疗。冬眠合剂曾经是低温治疗的标准辅助药物，优点在于降低体温调定阈值，主要缺点在于对循环的影响。

（钟　书）

参考文献

[1] GREEN D M, BURNS J D, DEFUSCO C M. ICU management of aneurysmal subarachnoid hemorrhage[J]. Journal of Intensive Care Medicine,28(6):341-354.

[2] 中国卒中学会重症脑血管病分会专家撰写组．急性缺血性脑卒中血管内治疗术后监护与管理中国专家共识[J]．中华医学杂志, 2017,97(3): 162-172.

[3] SANGEETA M, LISA B, SANDRA F, et al. Canadian survey of the use of sedatives analgesics and neuromuscular blocking agents in critically ill patients[J]. Crit Care Med, 2006, 34(2) : 374-380.

[4] GRANT I S, ANDREWS P J. ABC of intensive care: neumlogical support[J].BMJ,1999,319（7202）:110-113.

[5] DAGAL A,LAM A M. Cerebral blood flow and the injured brain:how should we monitor and manipulate it[J].Curr Opin Anaesthesiol,2011,24（2）:131-137.

[6] BARR J,FRASER G L,PUNTILLO K, et al. Clinical practice guidelines for the management of pain agitation and delirium in adult patients in the intensive care unit[J].Crit Care Med,2013,41(1):263-306.

[7] ROBERTSON C S, VALADKA A B, HANNAY H J. Prevention of secondary ischemic insults after severe head injury[J]. Crit Care Med, 1999,27(10):2086-2095.

[8] LUZIUS A S, MAREK C, STEFAN K P. Continuous monitoring of cerebrovascular pressure reactivity allows determination of optimal cerebral perfusion pressure in patients with traumatic brain injury[J]. Crit Care Med,2002,30(4):733-738.

[9] Devlin J W, Skrobik Y, Gélinas C, et al.Clinical practice guidelines for the prevention and management of pain, agitation/sedation, delirium, immobility and sleep disruption in adult patients in the ICU[J]. Crit Care Med,2018,46(9):825-873.

[10] KRESS J P, POHLMA A S, O'CONNOR M F, et al. Daily interruption of sedative infusions in critically ill patients undergoing mechanical ventilation[J]. N Engl J Med,2000,342(20):1471-1477.

[11] Brain Trauma Foundation, American Association of Neurological Surgeons, Congress of Neurological Surgeons, et al. Guidelines for the management of severe traumatic brain injury. Ⅵ. Indications for intracranial pressure monitoring[J]. J Neurotrauma, 2008, 25(3):276-278.

[12] ROBENS D J,HALL R I,KMMER A H, et al. Sedation for critically ill adults with severe traumatic brain iniury:a systematic review of randomized controlled trials[J].Crit Care Med,2011,39(12):2743-2751.

[13] LAUER K K, CONNOLLY L A, SCHMELING W T. Opioid sedation does not alter intracranial pressure in head injured patients[J].Can J Anaesth,1997,44(9):929-933.

[14] GU L J,XIONG X X,ITO T, et al. Moderate hypothermia inhibits brain inflammation and atternuates stroke-induced immunodepression in rats[J]. CNS Neurosci Ther,2013,20(1):67-75

第八节 大灶梗死急诊去骨瓣减压术

大灶梗死多定义为 CT 或 DWI 影像的 ASPECTS 评分 < 6 分或梗死体积 ≥ 70ml 或梗死面积 > 1/3 大脑中动脉供血区。临床上根据梗死部位可分为幕上大脑大灶梗死和幕下小脑大灶梗死。前循环大灶梗死约占缺血性脑卒中的 10%~15%，Heinsius 利用基于医院登记的洛桑卒中注册，对 3 038 例经头颅 CT 确诊的脑卒中患者进行了研究，结果发现引起大脑中动脉大灶梗死的常见原因主要有：心源性栓塞、颈内动脉闭塞、颈内动脉夹层。小脑大灶梗死占脑卒中患者的 1.5%，Amarenco 等分析发现，其发生原因主要为：心源性栓塞（43%）、动脉粥样硬化（35%）、其他原因（22%）。研究显示，虽然恶性大脑中动脉梗死的发生率仅占所有脑卒中的 1%，但如果没有神经外科干预，30 天死亡率可达 80%。大灶梗死一经形成，往往表现为病情进行性加重，虽然部分患者经溶栓和内科治疗有效，但仍有部分患者即使经过最大程度的内科治疗，缺血仍将引起严重的脑水肿，进而颅内压升高，一旦引发脑疝则将危及生命，此时及时行去骨瓣减压术成了唯一有效的可减少死亡率的救治措施。

1908 年，在对颅骨骨折患者行颞下减压的描述记载中，Harvey Cushing 认识到减压手术对于血肿等占位损伤及继发于脑水肿的颅内高压症状具有重要意义。1956 年，Scarcella 在对 6 例临床和影像特征酷似肿瘤的脑软化灶病例的报道中，讨论了将梗死类比具有占位效应的肿瘤进行处理的必要性。1971 年，Kjellberg 和 Prieto 对弥漫性脑水肿患者行双额去骨瓣减压术取得成功。在早期文献报道中，虽然对颅脑外伤和脑卒中治疗都会用到去骨瓣减压术，但一般都会强调去骨瓣减压术对于多种原因所致难治性脑水肿的重要作用。

一、治疗机制

大灶梗死的患者由于梗死后脑水肿的存在，大概率会出现颅内压升高的情况，升高的颅内压会导致正常脑组织受压、缺血，甚至形成脑疝。通过去骨瓣减压术去掉部分颅骨，可使肿胀的脑组织疝到颅外从而避免了正常脑组织受压及缺血损伤（图 6-2）。一项针对包括创伤性脑损伤、颅内出血、自发性蛛网膜下腔出血、恶性脑梗死和脑炎患者在内的共 134 人的研究显示，当上述患者进展到昏迷、基底池受压、中线移位和难治性高颅压时行去骨瓣减压术，术后 12 月随访结果介于死亡和永久性植物状态之间。3 项欧洲的关于去骨瓣减压术治疗恶性大脑中动脉梗死的随机对照试验 [法国恶性大脑中动脉梗死去骨瓣减压术多中心随机对照试验（decompressive craniectomy in malignant middle cerebral artery infarction，DECIMAL）、德国恶性大脑中动脉梗死去骨瓣减压术随机对照临床试验（decompressive surgery for the treatment of malignant infarction of the middle cerebral artery，DESTINY）、丹麦有占位效应的半球梗死行偏侧颅骨切除术随机对照临床试验（hemicraniectomy after middle cerebral artery infarction with life-threatening edema trial，HAMLET）] 进行聚类分析的结果表明，手术效果与该 3 项随机对照试验高度一致，在脑卒中发生 48 小时内进行的去骨瓣减压术可减少术后 12 个月时患者 50% 的死亡率，同时增加功能预后良好患者的数量。

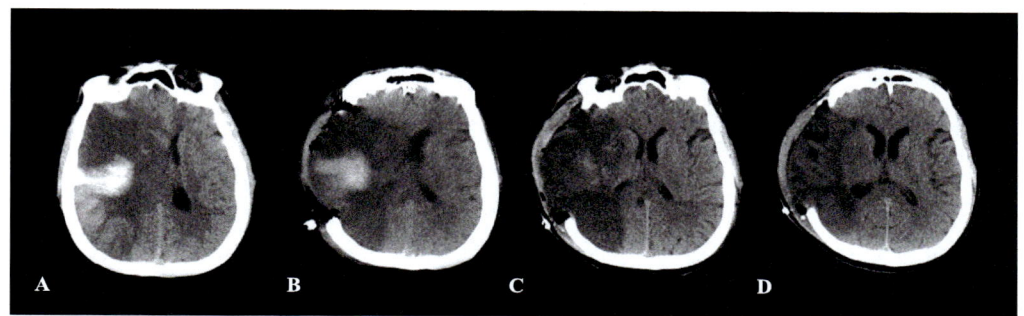

图 6-2　右侧大脑中动脉闭塞致供血区梗死患者去骨瓣减压术 CT 扫描影像变化过程

A. 去骨瓣术前 CT 结果：梗死组织（低密度影）伴出血（高密度影），梗死组织水肿明显伴中线移位；B. 去骨瓣减压术后 1 天时 CT 结果：移位的中线和扩大的左侧脑室枕角部分恢复，肿胀的脑组织通过骨窗疝出颅外；C. 去骨瓣减压术后第 2 天 CT 结果：中线移位基本恢复正常，组织水肿情况进一步改善，疝出组织张力减小；D. 去骨瓣减压术后第 6 天 CT 结果：中线居中，组织水肿明显减轻，颅内压力明显缓解。

二、幕上大灶梗死

（一）手术时机和适应证

对一部分大灶梗死的患者而言，若经渗透疗法、短暂适度过度通气等积极内科治疗后，病情仍进行性加重，此时若不进行去骨瓣减压术，患者极有可能死亡，许多学者将此时进行的减压性手术称为"救命"手术，是常规内科治疗的必要补充。一般认为减压性手术主要有 4 个目的：保存生命；阻止梗死扩大；防止系统并发症；利于康复。

下列手术适应证可供参考：①患者经积极内科治疗无效，处于脑疝早期或前期；② CT 见大面积脑梗死和水肿，中线结构侧移 ≥ 5mm，基底池受压；③ ICP ≥ 30mmHg（4kPa）；④年龄 ≤ 70 岁；⑤排除系统疾病。

决定手术成败和远期功能恢复的一个关键因素是手术时机的把握。尽管所有的随机对照研究都定义了一个针对行去骨瓣减压术时间窗的纳入标准，但都没有阐明手术的理想时机。2018 年，美国心脏学会和美国卒中学会《急性缺血性卒中患者早期管理指南》中提出尽管去骨瓣减压术的最佳时机仍不清楚，但将由于脑水肿导致的意识下降作为选择进行手术的标准是比较合理的。脑卒中发生 48 小时内，对于年龄 ≤ 60 岁，经充分保守治疗后，由于单侧大脑中动脉梗死导致脑水肿引起的神经功能减退患者可行去骨瓣减压术、硬膜扩大术；对于年龄 > 60 岁的患者，经上述治疗仍然出现神经功能减退时也可考虑行去骨瓣减压术、硬膜扩大术。虽然上述指南推荐的是脑卒中发生后的 48 小时内进行去骨瓣减压术,但并不意味 48 小时以后再进行手术就无意义。Goedemans 等进行了为期 10 年(2007—2017 年)的单中心队列研究,最终纳入 66 名患者。其中 26 名(39%)患者结局良好,术后 1 年格拉斯哥预后评分(Glasgow outcome scale,GOS)> 3 分;40(61%)名患者预后不良(1 分 ≤ GOS ≤ 3 分)。分析显示脑卒中确诊 48 小时后行去骨瓣减压术并不会显著增加不良结局(OR=1.11;95% 可信区间为 0.89 ~ 1.38),进一步的荟萃分析显示脑卒中发生后 48 小时手术和更高的不良预后风险无关。

(二)手术方法

采用全身麻醉,患者取平卧位,患侧朝上,额颞顶部马蹄形或"倒问号"形切口,大骨瓣开颅范围前方位于发际内近中线,后方达顶结节,向下延伸达颅中窝底。去除骨瓣,咬除颞骨达颞窝,使骨窗面积至少达 15cm × 15cm,于骨窗边缘悬吊硬脑膜以防发生硬膜外血肿。星形切开硬脑膜即见到向外疝出的梗死脑组织,严格止血后减张缝合硬脑膜,以获得充分减压,缝合颞肌和切口。对存活患者可于术后行颅骨成形术。至于术中是否切除缺血失活的脑组织仍有争议,多数认为不切除,因为目前无有效方法确定不可逆梗死区和缺血性半暗带。

以上传统去骨瓣减压术的皮瓣设计威胁到局部皮肤的血供(颞浅动脉),影响伤口预后,易导致相关并发症,如顶部和颞后部皮瓣处切口裂开、皮肤坏死,如果患者存在糖尿病、滥用药物史或皮瓣处存在挫裂伤,发生伤口并发症的风险会进一步增加。最近 Feng 等人提出了一种新的皮瓣设计方法:在麻醉诱导后,将患者头部向对侧旋转 60°,同侧肩下垫圆枕。标记鼻根至枕骨隆突正中线、横窦及乙状窦位置。皮肤切口起始点位于耳后约 3cm 和同侧横窦 - 乙状窦交汇处上方 1cm。切口向后弯曲至中线,继续沿中线旁 1 ~ 2cm 向前止于发际线。皮肤切开前沿切线注射利多卡因和肾上腺素混合液。剩下的步骤与传统方式相似。该种皮瓣设计方法保留了颞浅动脉和耳后动脉对皮瓣的血供,因而可降低伤口愈合方面的并发症,该术式尚允许去除的骨瓣面积更大,减压更加充分。

(三)预后评估

法国针对恶性大脑中动脉梗死去骨瓣减压术的多中心随机对照试验(DECIMAL)将纳入的患者(18 ~ 55 岁)随机分为去骨瓣减压术 + 标准药物治疗组和标准药物治疗组。其中,标准治疗组依据是 1994 年发布的 AHA 急性缺血性卒中管理指南和 2000 年发布的欧洲卒中促进会(European Stroke Initiative ,EUSI)对卒中管理的推荐意见。4 年间共纳入 38 名患者,其中去骨瓣减压术 + 最佳治疗组 20 名,最佳治疗组 18 名。研究结果显示,术后 6 个月时,去骨瓣减压术 + 最佳治疗组中 25% 的患者获得良好功能预后(mRS ≤ 3 分),而最佳治疗组这一比例为 5.6%(P=0.18);至术后 1 年时,两组功能良好患者的比例分别为 50% 和 22.2%(P=0.10)。同时该研究还显示去骨瓣减压术减少了 52.8% 的绝对死亡率,而非手术组 18 名患者中只有 4 名(22.2%)存活下来。

德国针对恶性大脑中动脉梗死去骨瓣减压术进行的前瞻性、多中心、随机对照临床研究（DESTINY）将纳入的患者（18～60 岁）随机分成手术组和保守治疗组。当该研究纳入到第 32 名患者时，作为主要终点的 30 天死亡率即出现明显减少 [存活者 / 手术组 =15/17（88%）；存活者 / 保守治疗组 =7/15（47%）]，6 个月和 12 个月时两组间良好功能预后（mRS ≤ 3 分）未见明显差别。

丹麦针对具有占位效应的半球梗死行偏侧颅骨切除术进行的随机对照试验（HAMLET）纳入了 64 名（18～60 岁）患者，随机分到去骨瓣减压术组和最佳药物治疗组，每组各 32 人。1 年后结果显示，虽然去骨瓣减压术组良好功能预后（mRS ≤ 3 分）情况较对照组未见差异（25% vs. 25%），但病例死亡风险明显减少（绝对风险减少 38%，95% 可信区间为 15～60；$P = 0.002$）。术后 3 年时结果分析显示，去骨瓣减压术组良好功能预后（mRS ≤ 3 分）情况较对照组仍未见明显差异（26% vs. 25%）。

基于以上 3 个随机对照试验的聚类分析结果显示，术后 1 年时减压手术组和对照组患者 mRS ≤ 4 分分别为 75% 和 24%；mRS ≤ 3 分分别为 43% 和 21%，存活率分别为 78% 和 29%。

三、幕下大灶梗死

（一）手术时机和适应证

幕下小脑梗死后由于脑水肿而出现逐渐加重的占位效应，表现为脑干受压移位、第四脑室移位变形伴阻塞性脑积水，除小脑症状外还有脑干损害和 ICP 升高症状。Heros 曾根据临床表现将小脑梗死分为 3 期：早期为小脑症状；中期为脑干受压症状，但患者神志清楚；晚期患者昏迷，去大脑强直伴呼吸、循环功能异常。由于小脑大灶梗死的死亡率极高，及时进行减压性手术的观点已在许多学者中达成共识，并认为手术是唯一有效的措施。

1956 年，Fairburn 和 Lindgren 等首先报道枕下减压术治疗小脑大灶梗死。Heros 认为手术目的不是针对脑梗死本身，而是针对脑水肿继发的脑干受压和脑积水，因此对小脑梗死患者应密切观察神经系统体征变化，定期复查头颅 CT 和 MRI。此外，决定是否进行手术治疗尚需对脑干原发性与继发性损害进行鉴别，若发病一开始就有脑干体征，表明为原发性脑干梗死，如早期结合脑血管造影和 MRI 检查则诊断更易明确。原发性脑干梗死不宜手术，继发性脑干受压则是手术指征。同时，患者的年龄和全身情况也是选择手术应该考虑的因素。

目前，对手术时机的选择仍有争议，多数学者认为一旦患者出现神志改变即可手术。Chen 等认为内科治疗无效，病情加重，再拖延必然致死时则有手术指征。有学者认为 Heros 的临床分期对手术时机的选择有指导作用。Hornig 根据这一分期在其治疗的患者中发现，中期患者虽可在病情进一步加重前通过保守治疗维持一段时间，但多数于 24 小时内出现继发性脑干损害并进入昏迷状态，一旦进入晚期则手术效果较差，因此他选择治疗的手术时间为中期的早期，即使如此，他仍认为对于进入晚期的患者手术减压仍是唯一有效的选择。

（二）手术方法

手术分为脑室外引流术和枕下减压术。若 CT 证实脑室扩大可行脑室外引流术，一般选择侧脑室的枕角进行穿刺。做枕下减压术时采用全身麻醉，患者取侧卧位或俯卧位，头架固定，取正中或旁正中切口，根据病变部位切除一侧或双侧枕骨鳞部，上方达横窦，外侧达乙状窦，下方切开枕骨大孔，"十"字形切开硬脑膜，对疝出的梗死脑组织和小脑扁桃体予以切除。

虽然一些研究证实单纯脑室外引流术或枕下减压术对死亡率和功能恢复的影响没有明显差别，但由于单纯脑室外引流术后可出现小脑幕切迹上疝，以及梗死脑组织持续存在，脑干受压没有解除，部分患者仍可出现病情恶化，因此目前许多人主张两种手术均需要进行。现有证据不能回答两种手术结合是否会提高疗效，因此对究竟先行哪一种手术和是否两种手术同时进行需要进一步临床前瞻性随机对照研究提供答案。

（三）预后评估

尽管预测预后非常困难，小脑梗死患者与其他脑卒中亚型的患者相比倾向于具有更好的预后，但在小脑梗死的基础上毗邻脑干区域的新发梗死或者先前就存在的梗死可能会造成预后不良。许多学者发现多数术前昏迷的患者于术后数小时到数天神志转清，CT 复查脑积水消失，脑干受压解除。一项名为 German-Austrian space-occupying cerebellar infarction study（GASCIS）的针对小脑梗死的前瞻性观察研究纳入了 84 名（22～78 岁）大面积小脑梗死患者。其中，34 名（40%）患者接受了枕下减压术（内有 4 名患者先接受了脑室外引流术，之后又接受了枕下减压术），14 名（17%）患者接受了脑室外引流术，36 名（43%）患者了接受药物保守治疗，该研究发现预后不良的唯一预测因素是治疗前患者意识状态的下降水平。因该研究是非随机的，故可能存在选择偏倚。

总之，大灶梗死病情重、进展快，死亡率和致残率高。对最佳内科治疗无效的患者，基于每个患者的具体情况，在符合手术适应证的条件下及时行去骨瓣减压术往往不仅可挽救生命，还可减少脑梗死面积，改善神经功能。对小脑大灶梗死患者更应采取积极态度。期待未来有更多基于循证医学的证据可以为临床决策提供更有力的支持。

（史怀璋）

参考文献

[1] 霍晓川, 高峰. 急性缺血性脑卒中血管内治疗中国指南 2018[J]. 中国卒中杂志, 2018, 13(07):706-729.

[2] 周良辅. 现代神经外科学[M]. 上海：复旦大学出版社, 2015.

[3] EINSIUS T, BOGOUSSLAVSKY J, VAN MELLE G. Large infarcts in the middle cerebral artery territory. Etiology and outcome patterns[J]. Neurology, 1998, 50(2): 341-350.

[4] AMARENCO P, HAUW J J, GAUTIER J C. Arterial pathology in cerebellar infarction[J]. Stroke, 1990, 21(9): 1299-1305.

[5] SUBRAMANIAM S, HILL M D. Decompressive hemicraniectomy for malignant middle cerebral artery infarction: an update[J]. Neurologist, 2009, 15(4): 178-184.

[6] VAHEDI K, HOFMEIJER J, JUETTLER E, et al. Early decompressive surgery in malignant infarction of the middle cerebral artery: a pooled analysis of three randomised controlled trials[J]. Lancet Neurol, 2007, 6(3): 215-222.

[7] CUSHING H. I. Subtemporal decompressive operations for the intracranial complications associated with bursting fractures of the skull[J]. Ann Surg, 1908, 47(5): 641-644.

[8] SCARCELLA G. Encephalomalacia simulating the clinical and radiological aspects of brain tumor; a report of 6 cases[J]. J Neurosurg, 1956, 13(4): 278-292.

[9] KOLIAS A G, KIRKPATRICK P J, HUTCHINSON P J. Decompressive craniectomy: past, present and future[J]. Nat Rev Neurol, 201 3, 9(7): 405-415.

[10] KAPAPA T, BRAND C, WIRTZ C R, et al. Outcome after decompressive craniectomy in different pathologies[J]. World Neurosurg, 2016, 93: 389-397.

[11] POWERS W J, RABINSTEIN A A, ACKERSON T, et al. 2018 Guidelines for the early management of patients with acute ischemic stroke: a guideline for healthcare professionals from the American Heart Association/American Stroke Association[J]. Stroke, 2018, 49(3): e46-e110.

[12] POWERS W J, RABINSTEIN A A, ACKERSON T, et al. Guidelines for the early management of patients with acute ischemic stroke: 2019 update to the 2018 guidelines for the early management of acute ischemic stroke: a guideline for healthcare professionals from the American Heart Association/American Stroke Association[J]. Stroke, 2019, 50(12): e344-e418.

[13] GOEDEMANS T, VERBAAN D, COERT B A, et al. Outcome after decompressive craniectomy for middle cerebral artery infarction: Timing of the intervention[J]. Neurosurgery, 2020, 86(3): E318-E325.

[14] SOTO J M, FENG D, SUN H, et al. Novel decompressive hemicraniectomy technique for traumatic brain injury: Technical note[J]. World Neurosurg, 2020, 146: 15-19.

[15] VAHEDI K, VICAUT E, MATEO J, et al. Sequential-design, multicenter, randomized, controlled trial of early decompressive craniectomy in malignant middle cerebral artery infarction (DECIMAL Trial)[J]. Stroke, 2007, 38(9): 2506-2517.

[16] JUTTLER E, SCHWAB S, SCHMIEDEK P, et al. Decompressive surgery for the treatment of malignant infarction of the middle cerebral artery (destiny): A randomized, controlled trial[J]. Stroke, 2007, 38(9): 2518-2525.

[17] HOFMEIJER J, KAPPELLE L J, ALGRA A, et al. Surgical decompression for space-occupying cerebral infarction (the Hemicraniectomy After Middle Cerebral Artery infarction with Life-threatening Edema Trial [HAMLET]): a multicentre, open, randomised trial[J]. Lancet Neurol, 2009, 8(4): 326-333.

[18] VAHEDI K, HOFMEIJER J, JUETTLER E, et al. Early decompressive surgery in malignant infarction of the middle cerebral artery: a pooled analysis of three randomised controlled trials[J]. Lancet Neurol, 2007, 6(3): 215-222.

[19] HEROS R C. Cerebellar hemorrhage and infarction[J]. Stroke, 1982, 13(1): 106-109.

[20] FAIRBURN B, OLIVER L C. Cerebellar softening: A surgical emergency[J]. Br Med J, 1956, 1(4979): 1335-1336.

[21] HEROS R C. Surgical treatment of cerebellar infarction[J]. Stroke, 1992, 23(7): 937-938.

[22] CHEN H J, LEE T C, WEI C P. Treatment of cerebellar infarction by decompressive suboccipital craniectomy[J]. Stroke, 1992, 23(7): 957-961.

[23] HORNIG C R, RUST D S, BUSSE O, et al. Space-occupying cerebellar infarction. Clinical course and prognosis[J]. Stroke, 1994, 25(2): 372-374.
[24] KELLY P J, STEIN J, SHAFQAT S, et al. Functional recovery after rehabilitation for cerebellar stroke[J]. Stroke, 2001, 32(2): 530-534.
[25] NEUGEBAUER H, WITSCH J, ZWECKBERGER K, et al. Space-occupying cerebellar infarction: complications, treatment, and outcome[J]. Neurosurg Focus, 2013, 34(5): E8.
[26] JAUSS M, KRIEGER D, HORNIG C, et al. Surgical and medical management of patients with massive cerebellar infarctions: Results of the German-Austrian cerebellar infarction study[J]. J Neurol, 1999, 246(4): 257-264.

第七章 急性缺血性脑卒中的早期康复治疗

康复治疗是 AIS 患者自理能力提高和功能恢复的最主要机制。美国 2016 年《成人卒中康复指南》中提到，无论住院期间是否开始康复治疗，出院前所有患者均应进行患者康复需求的系统评估（由相应专业的康复治疗师实施）。循证研究证明，按照规范的康复治疗指南进行康复能明显提高脑卒中康复水平和康复质量。我国科技部攻关课题——急性脑血管病三级康复治疗的前瞻性多中心随机对照研究发现，持续进行有组织的康复能够大大提高脑卒中患者的生活能力和患者满意度，减少并发症的发生率，减少家庭和社会的负担，具有良好的经济效益和社会效益。

早期康复是指患者发病后，生命体征稳定 48 小时后开始进行的康复治疗，其可有效预防并发症，最大限度减轻神经功能障碍并改善预后。在脑卒中早期，治疗以临床抢救为主，任何康复医疗措施都要以不影响临床抢救、不造成病情恶化为前提。但若患者生命体征已稳定，又无神经缺损症状波动和进展，则输液、吸氧、鼻饲，甚至手术后都不应成为早期接受康复治疗的障碍。

规范化的早期康复治疗，可将 AIS 患者功能障碍发生率降至最低水平，使患者重获生活自理能力；还可为基层医疗机构提供脑卒中治疗的建设性方法，更好地划分脑卒中患者的层次，优化卫生资源的利用。我们需要把握好康复治疗的介入时机，分层、分级别管理，综合应用多种康复治疗技术，积极探索新的治疗方法，从整体康复理念出发，中西并重，防治结合，跟踪预防于一体，为脑卒中患者提供科学规范的康复救治。

近年来，互联网技术信息化平台建设为脑卒中康复评定、诊断和治疗标准同质化提供了可能，通过数据实时共享机制，完善随访管理平台，优化康复介入时机，与脑卒中急诊绿色通道无缝衔接，逐步实现自动化信息采集。借助区域三级康复网络体系，通过培训技术推广、远程会议等手段实现康复诊疗的规范化、及时化。伴随信息智能科学技术的不断进步，新型智能康复设备将是未来康复医学发展的热点，未来康复医师、治疗师、设计师、工程师和患者均有潜力参与新设备的研发，这将带动更多的人群和产业发展，将使更多的脑卒中患者获益于现代化的康复理念和科技。

第一节 脑卒中早期的康复功能评定

脑卒中所导致的主要功能障碍有意识障碍、偏瘫、失语、偏身感觉障碍、认知知觉障碍和心理障碍等。

一、运动功能评定

偏瘫主要是运动系统失去了高级中枢的控制，使低级中枢如脊髓控制的原始的、被抑制的运动释放，产生患侧肢体肌群间协调紊乱，肌张力异常，导致运动障碍。目前对偏瘫的评定有两大类，一种以肌力变化为标准，另一种则是以运动模式改变为标准。后一种方法符合偏瘫的恢复过程，能客观地反映偏瘫的程度，并对康复治疗起指导作用。目前国际上对偏瘫运动功能评定的主要方法有布伦斯特伦法、Fugl-Meyer 评定法、MAS 法等。

1. **布伦斯特伦法** Brunnstrom 提出了偏瘫恢复的六阶段理论，即偏瘫患者须经历软瘫期、痉挛期、分离运动和协同运动恢复期等过程。这个运动模式的转换过程是偏瘫的临床治疗基础，也是评估患者的依据。

2. **Fugl-Meyer 评定法** 瑞典学者 Fugl-Meyer 根据 Brunnstrom 的观点，设计出评估偏瘫综合躯体功能的一种定量化的方法，能够反映偏瘫患者在功能恢复过程中各种因素的相互作用，可以把握偏瘫患者的临床特征，从而有利于指导治疗。而简式 Fugl-Meyer 运动量表，上肢 33 项共 66 分，下肢 17 项共 34 分，运动总分 100 分。

3. **MAS 法** 运动评定量表（motor assessment scale, MAS）是由澳大利亚的 Carr 等人于 1985 年所提出的用于脑卒中患者的评定工具。MAS 共有 9 个项目，前八项为日常运动活动能力，最后一项为全身肌张力的评估。每项评定得分为 0～6 分，对某项活动而言，若完全不能完成则评为 0 分，若能完全独立且无困难地完成则评为 6 分。研究表明，MAS 能有效地评测脑卒中偏瘫患者的运动功能。其优点有：能够客观、准确地进行定量评定；评定项目在强调功能模式的同时又包括了抑制异常运动模式的内容，与正常的运动功能相近，可兼作功能训练的指导之用；方法简便，易于掌握；实施省时，只需 15～30 分钟即可完成，易于推广。但其也有不足之处，如未能反映出手部的精细运动功能和患者的耐力等。

二、临床神经功能缺失程度评分和病情严重程度评定

神经功能缺失程度评分和病情严重程度评定采用 1995 年全国第四届脑血管病学术会议提出的方法。

三、日常生活活动能力评定

日常生活活动能力（activities of daily living, ADL）的概念由 Sidney Katz 于 1963 年提出，是

指一个人为了满足日常生活的需要每天所进行的必要活动。反映了人们在家庭（或医疗机构内）和在社区中最基本的能力。ADL评定又包括了基本日常生活能力评定（basic ADL）及工具性日常生活能力评定（instrumental ADL）。反映综合功能的日常生活活动能力评定常用巴塞尔指数法或者采用功能独立性评定法（functional indenpendence measure, FIM）。

四、吞咽、语言功能评定

言语障碍是指组成言语的听、看、说、写四个主要方面的各功能环节单独受损或两个以上环节共同受损。目前，国际上对言语障碍的分类尚无统一标准。一般将言语障碍分为失语类、构音障碍和言语失用症三类。

五、认知功能评定

2017版中国《卒中后认知障碍管理专家共识》推荐筛查评估量表如下。

3～5分钟评估：记忆障碍自评量表（AD8）；简易认知评估（mini-cog）量表；NINCDS-CSN-5分钟测验。

5～20分钟评估：简易精神状态检查量表（MMSE）；蒙特利尔认知评估量表（MoCA）。

20～60分钟评估：国际上最常用的是NINDS-CSN关于VCI标准化神经心理测验的建议（1小时版）。

六、心理评定

康复心理学是医学心理学的一个分支，康复心理学将医学心理学知识与技术运用于康复医学的评定与治疗中，对象主要是残疾人与一些心身疾病患者。其中，在智力测验方面常用的有中国修订韦氏智力量表简式用法和成人简易智力测验等。在神经心理测验方面常用的有记忆测验和霍尔斯特德-瑞坦神经心理成套测验（Halstead-Reitan neuropsychological test battery, HRB）等。在人格测验方面常用的有明尼苏达多相人格问卷和艾森克人格问卷等。

（蔡西国　孙振双）

参考文献

[1] WINSTEIN C J, STEIN J, ARENA R, et al. Guidelines for adult stroke rehabilitation and recovery: a guideline for healthcare professionals from the American Heart Association/American Stroke Association[J]. Stroke, 2016,47(6):e98-e169.

[2] Yang Y, Shi Y Z, Zhang N, et al. The disability rate of 5-year post-stroke and its correlation factors: A national survey in China[J]. PLoS One,2016,8(11):e0165341.

[3] ZHANG W W,SPEARE S,CHURILOV L,et al. Stroke rehabilitation in China:a systematic review and meta-analysis[J].Int J Stroke,2014,9(4):494-502.
[4] 张通，李丽林，崔丽英，等．急性脑血管病三级康复治疗的前瞻性多中心随机对照研究[J]．中华神经内科杂志，2004,84(23):1948-1954.

第二节 脑卒中早期康复治疗

一、言语康复训练

超过 1/3 的脑卒中患者可发生言语障碍，最常见的是失语症和构音障碍。患者意识清醒、生命体征平稳即可进行言语康复训练，给予及时治疗可降低脑卒中患者的致残率，提高其生活质量。失语症常见的言语治疗方法主要有言语训练、许尔失语症刺激疗法、交流效果促进疗法、音乐疗法等。近年来，重复经颅磁刺激（repeated transcranial magnetic stimulation;repetitive transcranial magnetic stimulation,rTMS）和经颅直流电刺激（transcranial direct current stimulation,tDCS）作为非侵入性、操作简单的脑刺激技术被研究较多，其可有效促进失语症的恢复，尤其是听理解、图命名、阅读、复述等能力的恢复，但对其远期效应的观察研究尚需加强。

二、吞咽功能训练

吞咽障碍在脑卒中后的发生率为 50%～78%。存在吞咽障碍的脑卒中患者需要及时准确地评估，同时需要合理的营养支持并预防肺炎、营养不良及脱水等并发症。急性脑卒中患者吞咽功能筛查应在入院 24 小时内，在经口进食、进水前完成，并将此作为Ⅰ级推荐。吞咽功能的评估目前尚无标准的临床床旁评估工具。国内常用咽腔测压、动态立体 CT 检查、肌骨超声检查、表面肌电等作为评估手段。治疗方法包括吞咽手法治疗、电刺激、吞咽相关结构的温度觉、触觉刺激等方法。以上方法在临床中应用广泛，适应证广且疗效肯定，但因缺少大量高质量临床证据支持，尚无明确的指南推荐等级。研究发现脑干梗死合并吞咽困难的患者进行改良球囊扩张术康复训练，吞咽功能可显著改善，可能与皮质脑干束的兴奋性增加有关。对于康复治疗无效的严重吞咽障碍患者严格把握适应证和禁忌证后可考虑会厌重塑、环咽肌切开术等手术治疗。

三、运动康复训练

（一）肢体被动活动

为了保持关节活动度，预防关节肿胀和僵硬，促进患侧肢体感觉输入、主动活动的早日出现,以被动活动患肢为主。活动顺序为从近端关节到远端关节,一般每日 2～3 次,每次 5 分钟以上,直至患肢主动活动恢复。同时,嘱患者头转向患侧,通过视觉反馈和治疗师言语刺激帮助患者主动参与。被动活动宜在无痛或少痛的范围内进行,以免造成软组织损伤。

1. **肩关节** 屈曲、外展、内收、内外旋等方向的训练应使肱骨呈外旋位,在正常关节活动范围,注意保护关节,不要过度用力拉扯,避免不必要的损伤。

2. **前臂** 易出现旋前挛缩(即旋后受限)。训练时,治疗师一手固定患者上臂下部,另一手握住腕部,缓慢地使前臂旋后。

3. **腕、手指关节** 训练时应充分对腕关节、掌指关节、指间关节进行伸展和屈曲,并注重拇指对指内收、外展方向的运动。

4. **髋关节** 保持髋关节的伸展能力非常重要,患者取仰卧位,充分屈曲健侧下肢的髋关节和膝关节,同时用另一只手向下方(床面方向)按压患侧膝关节,达到伸展患侧髋关节的作用。或患者取健侧卧位,治疗师一手固定患者骨盆,一手托患侧下肢,拉向后方(背侧),使髋关节后伸。髋外展内收:利用沙袋固定健侧膝部,使健侧下肢保持在轻度外展位,治疗者用双手托起患侧下肢,作外展内收运动。髋内外旋:患者取仰卧位,患侧髋关节屈曲,治疗者一手托起小腿做髋关节的内外旋运动。

5. **踝关节** 治疗者用一手托起膝部呈屈膝位,另一手握住足跟,同时用右前臂将足底向背伸方向运动,牵张跟腱。

6. **肩胛骨** 活动肩胛骨可在仰卧位、健侧卧位、坐位进行。治疗者一手托起患侧上肢,保持肩关节外旋位,另一手沿肩胛骨内侧缘使其向前上方运动,避免向后运动,以防肩关节回缩僵化。

(二) 翻身训练

定时翻身(每 2 小时一次)是预防压力性损伤的重要措施,并可促进全身反应和肢体活动,对患者十分重要。开始应以被动翻身为主,待患者掌握翻身动作要领后,由其主动完成。

向健侧翻身时,患者用健足从患侧腘窝处插入并沿患侧小腿伸展,将患足置于健足之上。取 Bobath 握手(双手十指交叉相握,患手拇指在上方),伸展肘关节,肩关节 90°屈曲位,上举后向左、右两侧摆动,利用躯干的旋转和上肢摆动的惯性向健侧翻身。

开始训练时,治疗师可辅助其骨盆旋转,协助完成翻身动作,或是辅助患侧下肢保持在髋、膝关节屈曲体位,使患者全足底平踏于床面,在此基础上利用上肢摆动的惯性完成翻身动作。一般患者通过数次训练大多可以掌握。

向患侧翻身时,取 Bobath 握手,伸展肘关节,肩关节 90°屈曲位上举,头转向患侧;健侧下肢屈曲,脚支撑床面并配合健侧上肢,借助惯性翻向患侧。治疗师可在健侧髋、膝部给予辅助,并注意保护患侧肩关节。

(三) 桥式运动(仰卧屈髋屈膝挺腹运动)

患者取仰卧位,上肢放于体侧,双下肢屈髋屈膝,足平踏于床面,伸髋使臀部抬离床面,维持此姿势并酌情持续 5～10 秒钟,注意过程中不要憋气。

1. **双侧桥式运动** 治疗师帮助患者将两腿屈曲,双脚在臀下平踏床面,让患者伸髋将臀部抬离床面,下肢保持稳定,持续 5～10 秒,必要时,治疗师可以帮助将患膝稳定住。
2. **单侧桥式运动** 当患者完成双侧桥式运动后,可让患者伸展健腿,患侧下肢支撑将臀部抬离床面。
3. **动态桥式运动** 在做双侧桥式运动时,双髋做内收内旋和外展外旋运动。或者双足做踏步运动。

(四)体位转移训练

1. **由卧位到床边坐位** 与卧位相比,坐位有利于躯干伸展,可促进身体和精神状态的改善,因此在临床允许的前提下,应尽早帮助患者坐起。

(1)从健侧坐起:患者取健侧卧位,患腿跨过健腿。用健侧前臂支撑自己的体重,头、颈和躯干向上方侧屈。用健腿将患腿移到床沿下。改用健手支撑,使躯干直立,完成床边坐起动作。如有困难,治疗师从健侧向患侧推其头部辅助完成。

(2)从患侧坐起:难度较从健侧坐起稍大,但对患者是更好的训练。要点是患侧卧位后利用患肢前臂支撑完成坐起。患者取患侧卧位,用健手将患臂置于胸前,提供支撑点。头、颈和躯干向上方侧屈。健腿跨过患腿,在健腿帮助下将双腿置于床沿下。用健侧上肢横过胸前置于床面支撑,侧屈起身。患者坐直,调整好姿势。治疗师可在其患侧支持他的头部,并帮助他向健侧直立。

2. **坐—站训练** 患者坐于床边。双足分开与肩同宽,双侧足底着地,两足跟落后于两膝,患者 Bobath 握手,双臂前伸,躯干前倾,抬头向前上方向,使重心前移,患侧下肢充分负重,臀部离开床面,双膝前移,双腿同时用力伸髋、伸膝站起,立位时双腿同等负重。治疗师也可从腰部辅助患者,并用自己的膝部抵住患者患侧膝部,以促进患者患侧膝关节伸展。可通过调节座位的高度进行坐—站转移的运动控制训练。完成动作的过程中,注意患者不得低头,起立后防止膝关节过伸或是伴有踝关节跖屈内翻的髋关节向后方摆动。

(五)平衡训练

1. **坐位平衡训练** 通过重心(左、右、前、后)转移进行坐位躯干运动控制能力训练,开始训练时应有治疗师在患侧给予帮助指导,酌情逐步减少支持,并过渡到日常生活活动。
2. **站立平衡训练** 通过重心转移进行站立位下肢和躯干运动控制能力训练,开始应由治疗师在患侧给予髋、膝部的支持,酌情逐步减少支持,注意在站立起始位双下肢应同时负重。患者可先扶持站立、平行杠内站立,逐渐脱离支撑,重心移向患侧,训练患侧的负重能力。能徒手站立后,再进行站立三级平衡训练。

(六)平行杠内行走

在患侧下肢能够适应单腿支撑的前提下可以进行平行杠内行走,为避免患侧伸髋不充分、膝过伸或膝软,治疗师应在患侧给予帮助指导,如果患足背屈不充分,可穿戴踝足矫形器,预防可能出现的偏瘫步态。

四、痉挛治疗

因痉挛会导致肌肉短缩、姿势异常、疼痛和关节挛缩,所以早期积极正确地干预和治疗显得尤为重要。临床常用 Ashworth 评分来评估脑卒中的痉挛程度。

脑卒中患者抗痉挛治疗的对照研究很有限,大多研究的结论是口服药物可缓解痉挛和疼痛,但没有明显功能改善的结果。肉毒毒素局部注射治疗在美国指南当中被作为 I 级推荐应用(针对上肢和下肢痉挛状态的推荐级别高于口服药物和其他治疗)。循证研究提示,肉毒毒素局部注射治疗脑卒中后上肢痉挛的疗效确切、安全性高,能有效改善肢体运动功能、肌肉紧张状态及生活质量。此外,每天数次体位摆放、被动伸展和关节活动度训练可以缓解痉挛,夹板疗法可作为抗痉挛无创治疗的辅助方法。徐文东团队发现,健侧 C7 神经移植术较单纯康复治疗显著改善了对侧患肢运动功能,并可改善肢体痉挛。外科方法(如选择性脊神经后根切断术或破坏脊髓背根入口区)亦可用于治疗痉挛,但是缺乏临床试验证据。

五、情绪障碍管理

脑卒中患者均需关注其脑卒中后可能的情绪障碍,需要全面评估患者的心理史,包括性格变化、心理情况、病前社会地位及工作情况。国内外指南均建议应用结构化的抑郁量表常规进行脑卒中后抑郁筛查,对脑卒中患者进行康复教育。我国临床常应用汉密尔顿焦虑量表及汉密尔顿抑郁量表进行脑卒中后焦虑、抑郁筛查。

脑卒中后抑郁或情绪不稳的患者除了可以常规应用抗抑郁药物治疗或心理治疗外,所有患者均应受到个体化的心理支持、健康教育等。心理治疗对神经功能的康复具有积极的促进作用,良好的心理治疗可引发患者的积极情绪,发挥正常心理防御机制,改善和清除抑郁症状。此外,循证证据表明,在脑卒中后抑郁的临床治疗中,针灸疗法安全有效,疗效优于抗抑郁药物治疗,且副作用小。此外,音乐疗法、放松疗法等均具有改善情绪的作用。

六、康复治疗新技术

康复机器人作为新兴技术可以引导患者肢体进行运动,加强训练中的管控,从而更快地建立出新的感觉-运动神经通路,以提高疗效。在常规康复训练的基础上使用下肢康复机器人辅助训练,可改善脑卒中患者的步行能力、平衡功能、下肢运动功能、下肢肌力及双侧伸膝肌群。目前关于康复机器人的临床研究大部分采用非随机对照研究,效果仍需高质量、大样本研究予以更深入的探讨。

脑卒中后运动康复是虚拟现实技术(virtual reality,VR)应用的关键领域之一。基于虚拟现实的主被动康复训练系统可大大增强康复训练对患者受损神经中枢的刺激,提高患者的训练效率和积极主动性,对运动步行康复治疗有效。越来越多的研究证实了虚拟现实技术在大多数脑卒中患者康复治疗中的有效性。

远程康复（telerehabilitation,TR）技术作为提供康复服务的另一种方式,通过信息和通信技术使医务人员与处于家庭中的患者建立联系,并在没有康复治疗师直接参与的情况下,实现患者在家中康复训练的可能。

（蔡西国　孙振双）

参考文献

[1] 张雅妮,刘爱玲,练涛.经颅直流电刺激在脑卒中后失语症康复中的应用[J].中西医结合心脑血管病杂志,2018,16(3):308-310

[2] 中国吞咽障碍康复评估与治疗专家共识组.中国吞咽障碍评估与治疗专家共识(2017年版)[J].中华物理医学与康复杂志,2018,40(1):1-10.

[3] 窦祖林.吞咽障碍评估与治疗[M].北京:人民卫生出版社,2017:58-97.

[4] 惠艳娉,席悦,张巧俊.脑卒中康复治疗进展[J].华西医学,2018,33(10):1295-1302.

[5] 徐换,郝赤子,郑俊,等.A型肉毒素治疗卒中后上肢痉挛疗效的meta分析[J].中国脑血管病杂志,2017,14(2):57-63.

[6] ZHENG M X,HUA X Y,FENG J T, et al. Trial of contralateral seventh cervical nerve transfer for spastic arm paralysis[J]. N Engl J Med,2018, 378(1):22-34.

[7] 周歆,任路,高媛媛,等.针刺对脑卒中后抑郁症患者抑郁状态改善的meta分析[J].中华中医药学刊,2018,36(12):2875-2879.

[8] 刘超猛,王梅子,张桂青.重复经颅磁刺激治疗脑卒中后抑郁效果的meta分析[J].华西医学,2018,33(10):1287-1294.

[9] 郑彭,黄国志.下肢康复机器人在脑卒中患者运动功能障碍中的应用进展[J].中国康复医学杂志,2017, 32(6): 716-719.

[10] 刘翠华,张盘德,崔伟,等.功能性电刺激同步虚拟现实训练对脑卒中患者步态的影响[J].实用医学杂志,2017,33(05): 846-847.

[11] 郭晓辉,王晶,杨扬,等.基于虚拟现实的下肢主被动康复训练系统研究[J].西安交通大学学报,2016,50(02):124-131.

[12] 高修明,夏媛,郭琳,等.基于视频互动的远程康复模式对脑卒中偏瘫患者疗效的研究[J].中国继续医学教育,2017,9(22):211-213.

第三节　脑卒中早期并发症的康复防治

脑卒中后如不积极进行有效的康复治疗,常伴发严重的并发症,包括压疮、吞咽障碍引起的误吸和呼吸道感染、泌尿系统感染、深静脉血栓形成、肩痛和肩手综合征等。良肢位管理、吞咽障碍管理、深静脉血栓防治对预防脑卒中早期并发症有重要作用,分述如下。

一、良肢位管理

良肢位管理是早期康复治疗中极其重要的方面。由于多数脑卒中患者在急性期患侧肢体主动活动不能或很弱，肌张力低，因此正确的体位与肢体摆放显得尤为重要。正确的体位可以抗痉挛、防关节脱位、挛缩，促进分离运动的出现。为增加患侧的感觉刺激，多主张患侧卧位，患侧卧位有利于患侧肢体整体伸展，可以控制痉挛的发生，又不影响健侧的正常使用。良肢位能预防和减轻上肢屈肌、下肢伸肌典型痉挛模式的出现和发展。

1. **患侧卧位** 此时头部要自然舒适，躯干稍向后倾，患侧上肢尽量前伸，将患肩拉出，避免受压和后缩；肘关节伸直，前臂旋后位，掌心向上；腕关节、指关节自然伸展；患侧髋关节伸展、膝关节微曲；健侧上肢自然放置于体侧；健侧髋、膝关节屈曲，迈向前侧，下垫一较长软枕，踝背屈 90°，整体呈迈步状。

2. **健侧卧位** 此体位是患者最舒适的体位，在躯干前放置一软枕，使躯干稍半侧卧位；患侧上肢下放一软枕，使上肢前屈 90° 放置软枕上，肘、腕、指各关节伸展，掌心向下，肩关节屈曲 100° 左右；患侧下肢迈到前侧，髋、膝关节自然屈曲，髋、膝、踝下方垫软枕，踝关节保持中立位，并防止踝关节内翻；健侧上肢自然舒适；健侧下肢髋、膝略微屈曲，自然放置。

3. **仰卧位** 患侧肩胛骨和骨盆下应垫薄枕，防止后缩，患侧上肢呈肩关节稍外展，肘、腕、指关节自然伸展，掌心向上；患侧下肢髋关节外侧放置一软枕，防止髋关节外旋，呈屈髋、屈膝，足踩在床面上（必要时给予一定的支持或帮助）或伸髋、伸膝、踝背屈 90°（足底可放支持物或置丁字鞋，但痉挛期除外，以免足底受刺激引发紧张性反射而加重足下垂）。

二、吞咽障碍管理

吞咽障碍是脑卒中患者的常见症状，是吸入性肺炎的危险因素，吞咽障碍是指吞咽过程的异常。由于下颌、双唇、舌、软腭、咽喉、食管括约肌或食管功能受损，不能安全有效地把食物由口送到胃内取得足够营养和水分的进食困难。急性脑卒中后吞咽障碍的发生率达50%～78%，是吸入性肺炎的危险因素，与患者死亡率和不良预后密切相关，需要高度重视。

脑卒中后吞咽障碍常见的并发症有以下几种。

1. **营养障碍和脱水** 脑卒中后吞咽障碍是营养不良的独立危险因素。营养不良容易引发多种并发症，不利于机体功能的恢复。脱水可导致患者意识障碍程度加深、发热、电解质紊乱等。脑卒中后早期识别吞咽功能障碍能够为营养管理提供决策依据。2019 年 AHA/ASA《急性缺血性卒中早期管理指南》中推荐急性脑卒中后入院 7 天内应该开始肠内营养。对于吞咽困难的患者，脑卒中早期（最初的 7 天内）给予鼻胃管管饲饮食，当预期不能安全吞咽会持续较长时间（大于 2～3 周）时，放置经皮胃造瘘导管是合理的。

2. **脑卒中相关性肺炎（stroke-associated pneumonia，SAP）** 其中，误吸是吞咽障碍最常见且最需要处理的并发症。食物或水、口腔内的分泌物等误吸入气管、肺部，可以引起窒息、肺炎等病理生理过程。脑卒中后意识障碍、吞咽功能障碍造成的误吸及脑卒中引起的免疫抑制被认为是 SAP 最主要的发病机制。40%～70% 的脑卒中患者会出现意识水平下降、吞咽障碍、保护性反射减弱、食管下括约肌功能下降、呼吸运动与吞咽运动的协调性下降、咳嗽反射减弱等,因此易使鼻咽部及口咽部的分泌物及胃内容物被误吸至肺内而发生 SAP。实施口腔卫生护理可以降低发生脑卒中后肺炎的风险,早期进行吞咽功能训练可以减少肺部并发症,将患者床头抬高 30°～45° 以预防 SAP。急性脑卒中后进行吞咽功能的早期筛查、评估和康复有助于降低 SAP 的发生率。

3. **心理与社会交往障碍** 因不能经口进食、佩戴鼻饲管等原因,患者不能参与正常的社交活动,容易产生抑郁、焦虑、失眠、社交隔离等精神心理障碍。患者大多数不能主动配合治疗,影响康复疗效。对于儿童患者可以出现语言、交流技巧发育迟滞或障碍。

(一)脑卒中后早期吞咽障碍的临床管理

吞咽障碍的管理是多学科共同参与的临床管理过程,核心内容包括筛查、评估和治疗 3 个部分。国际上多个指南指出,脑卒中患者吞咽管理应该遵循这 3 个步骤:①通过筛查初步确定能经口进食的患者(通过筛查),以及存在或可能存在吞咽障碍的患者(未通过筛查);②对于没有通过筛查的患者将由专业人员进一步进行吞咽功能的评估(包括临床床旁评估和仪器评估),以明确有无吞咽障碍及其程度、类型,制订治疗策略;③对吞咽障碍进行治疗,促进吞咽功能恢复,减少并发症,改善脑卒中结局。

1. **筛查** 目前国际上尚未对吞咽障碍筛查的介入时间做出明确规定,通常认为患者开始进食、饮水或者口服药物之前筛查吞咽困难是合理的,应由经专业训练的医务人员在入院 24 小时内进行筛查。目前国内常用的筛查方法如下。

(1)吞咽障碍简易筛查表(EAT-10):该问卷共包含 10 个项目,总分为 40 分,0 代表没有障碍,4 代表严重障碍。所得分数相加,总分≥3 分,需进行进一步的筛查;总分<3 分可排除吞咽障碍(表 7-1)。

表 7-1 吞咽障碍简易筛查表(EAT-10)

EAT-10					
1. 我的吞咽问题已经使我的体重减轻	0	1	2	3	4
2. 我的吞咽问题影响到我在外就餐	0	1	2	3	4
3. 吞咽液体费力	0	1	2	3	4
4. 吞咽固体食物费力	0	1	2	3	4
5. 吞药片(丸)费力	0	1	2	3	4
6. 吞咽时有疼痛	0	1	2	3	4
7. 我的吞咽问题影响到我享用食物的快感	0	1	2	3	4
8. 我吞咽时有食物卡在喉咙里的感觉	0	1	2	3	4
9. 我吃东西时会咳嗽	0	1	2	3	4
10. 我吞咽时感到紧张	0	1	2	3	4
总分					

（2）反复唾液吞咽测试(repetitive saliva swallowing test,RSST)：是一种评定吞咽反射能否诱导吞咽功能的方法。其方法是①被检查者原则上应采用坐姿，卧床时采取放松体位。②检查者将手指放在患者的喉结及舌骨处，让其尽量快速反复吞咽，甲状软骨上缘和舌骨随着吞咽运动越过手指，向前上方移动再复位，确认这种上下运动，下降时刻即为吞咽完成时刻。③观察30秒内患者吞咽的次数和动度。当患者口腔干燥无法吞咽时，可注入约1ml水后再让其吞咽。对于患者因意识障碍或认知障碍不能听从指令的，可在口腔和咽部做冷按摩，观察吞咽的情况和吞咽启动所需要的时间。

年龄为50～80岁的患者，30秒内完成5次；高龄患者（大于80岁）30秒内完成3次即可。动度是指甲状软骨上缘上方到达舌骨位置的移动距离，约2cm。

（3）洼田饮水试验：先让患者喝下2～3茶匙的水（每茶匙约5～10ml），观察患者是否有异常。若发生明显呛咳，直接判断饮水试验异常。若无异常，让患者像平常一样喝下30ml水，观察和记录饮水时间、有无呛咳及饮水状况等，并记录患者是否会出现下列情况，如啜饮、含饮、水从嘴唇流出、小心翼翼地喝等，并对其进行分级及判断（表7-2）。

表7-2 洼田饮水试验分级和判断标准

分级	判断标准
Ⅰ级：可一次喝完，无噎呛	正常：Ⅰ级，5秒内完成
Ⅱ级：分两次以上喝完，无噎呛	可疑：Ⅰ级，5秒以上完成；Ⅱ级
Ⅲ级：能一次喝完，但有噎呛	异常：Ⅲ、Ⅳ、Ⅴ级
Ⅳ级：分两次以上喝完，且有噎呛	
Ⅴ级：常常呛住，难以全部喝完	

2. 临床吞咽评估 临床吞咽评估(clinical swallow evaluation,CSE)是对确诊或疑似吞咽障碍的患者进行干预的必要部分。吞咽障碍的评估应在筛查结果异常之后24小时内尽快进行，是临床进一步制定决策的基础。CSE包括全面的病史评估、口颜面功能和喉功能评估、进食评估三个部分。

（1）全面病史评估：包括吞咽相关的病史评估，如患者的主诉、病史、服药史、疾病转归、医疗程序等一般情况；主观评估包括患者的精神状态、依从性、认知功能、沟通能力、目前营养状况、口腔卫生、呼吸功能、一般运动功能评估。其中患者本人和家属意愿也需要被纳入考量。

（2）口颜面功能评估：包括唇、面颊、下颌、软腭、舌等与吞咽有关的解剖结构的检查，包括组织结构的完整性、对称性、感觉敏感度、运动功能等。吞咽相关反射功能包括吞咽反射、咽反射、咳嗽反射等检查。喉功能评估包括音质、音量的变化，发音控制、范围，主动咳嗽、喉部清理、喉上抬能力等方面。

（3）进食评估：要求患者具备较好的认知功能，喉上抬幅度正常，具有保护气道的能力，有较好的体力及耐力，否则不建议进行此评估。同时，是否需要做进食评估也受当时条件的影响，包括容积-黏度吞咽测试(volume-viscosity swallow test,V-VST)和直接摄食评估。其中，V-VST简单、安全，所需准备材料较少，敏感性94%，特异性88%，主要用于吞咽障碍安全性和有效性的风险评估。测试时选择的容积分别为少量（3ml）、中量（5ml）和多量（10ml），稠度分为低稠度（水样）、中稠度（浓糊状）和高稠度（布丁状），按照不同组合，完成测试共需9口进食，观察患者吞咽的情况。根据安全性和有效性的指标判断患者进食有无风险，同时也可以帮助患者选择最安全有效的吞咽容积和稠度。而对有进食能力的患者，可以进行直接摄食评估，重点观察患者进食环境和姿势、一口量、进食的时间、吞咽时呼吸情况及适合患者安全吞咽的食物性状等。

3. 仪器评估　由于床旁评估的局限性，仪器评估可以帮助我们更加准确客观地明确诊断。常用的仪器评估有两种：吞咽造影录像检查（video fluoroscopic swallowing study，VFSS）和软式喉镜吞咽功能检查（flexible endoscopic evaluation of swallowing，FEES）。其中，VFSS是最常用的方法，是吞咽障碍检查和诊断的"金标准"。在X线透视下，针对口、咽、喉、食管的吞咽运动进行特殊造影，可以动态、全面记录整个吞咽过程。通过观察患者吞咽过程的侧位及正位成像，可对吞咽的不同阶段（包括口腔准备期、口腔推送期、咽期、食管期）的情况进行评估，也能对舌、软腭、咽部和喉部的解剖结构和食团的运送过程进行观察。在判断隐性误吸方面，VFSS具有至关重要的作用。在检查过程中，专业人员可以指导患者在不同姿势下（尤其是改变头部的位置时）进食不同性状的食物（如固体、糊状、水样物质等），确定适合患者安全有效吞咽的代偿方法。FEES是通过软式喉镜，在监视器直视下分别观察患者自然状态下平静呼吸、用力呼吸、咳嗽、说话和食物吞咽过程中鼻、咽部、喉（尤其是会厌、杓状软骨和声带等）的功能状况；了解进食时食团残留的位置及量，判断是否存在渗漏或误吸。FEES较VFSS能更好地反映咽喉部解剖结构及分泌物积聚情况，FEES检查无X线辐射，设备携带方便，可床边检查，使用率高，但是不能直接观察食团运送的全过程，不能直接观察环咽肌开放的情况，因此FEES对吞咽器官之间的协调性不能作出直观评估。VFSS和FEES各有所长，结合病例和技术条件可选择性应用，有条件的单位推荐二者结合应用，优势互补。

（二）吞咽障碍的治疗与管理

吞咽障碍治疗与管理的最终目的是使患者能够安全、充分、独立地摄取足够的营养及水分，避免误吸、营养不良及脱水，尽可能恢复正常进食。吞咽障碍的管理由多学科人员共同参与，根据患者吞咽功能筛查和评估结果共同制定。吞咽障碍的治疗包括治疗性方法和代偿性方法。

1. 治疗性方法　主要是通过间接（无食）训练及直接（有食）训练来改变吞咽的过程。

（1）间接训练：包括放松训练、呼吸训练、吞咽器官运动训练和口腔感觉训练等。

（2）直接训练

1）选择安静环境下进食，避免分心，可促进吞咽功能和减少误吸风险。

2）改进食物：最常见的是将固体食物改成泥状或糊状，固体食物经过机械处理使其柔软，质地更趋于一致，不容易松散，从而降低吞咽难度。脑卒中后急性期大部分吞咽障碍患者最容易误吸的是稀液体，在稀液体内加入增稠剂以增加黏度，可减少误吸，增加营养物质的摄入量。

3）放置食物位置：进食时应把食物放在口腔最能感觉食物的位置，且能促进食物在口腔中保持及输送。通常把食物放在健侧舌后部或健侧颊部。

4）个体化设定一口量：所谓一口量，即最适于吞咽的每次摄入量。对患者进行摄食训练时，如果过多，食物将从口中漏出或引起咽部残留导致误吸；过少，则会因刺激强度不够，难以诱发吞咽反射。一般先以少量试之（流质1～4ml），酌情增加。

5）调整进食速度：为减少误吸的危险，应调整合适的进食速度，前一口吞咽完成后再进食下一口，避免两次食物重叠入口的现象。

6）患者进食前后清洁口腔及排痰：吞咽障碍患者口腔及咽部感觉、反射差；环咽肌功能障碍使患者唾液无法进入食管，容易流进呼吸道；进食后残留在口腔及咽的食物容易随呼吸进入呼吸道，导致进食后潜在性肺部感染。因此，对于吞咽障碍患者，进食前后口腔与咽的清洁是预防肺部感染的重要措施。

2. 代偿性方法　代偿性方法是通过调整患者头或身体姿势，利用一些吞咽辅助方法，帮助患者安全有效地进食。包括：①姿势代偿。如头颈部旋转、侧方吞咽、低头吞咽、从仰头到点头吞咽、头部后仰吞咽、空吞咽与交互吞咽等。②吞咽辅助方法。如声门上吞咽法、超声门上吞咽法、用力吞咽法、门德尔松吞咽法等。

3. 其他方法　包括：①神经肌肉电刺激。可经过皮肤对颈部吞咽肌群进行低频电刺激，增强肌力和提高吞咽速度，从而改善吞咽功能。②康复心理疏导。良好的心理疏导可以减轻患者受呛咳、误吸影响而产生的紧张、悲观、厌食情绪。向患者及家属讲解疾病发生、发展、恢复过程，康复训练的目的、方法、注意事项，从生活、功能训练等各方面给予精心照顾和正确指导，减轻患者心理负担，使其积极配合并参与功能训练，早日恢复吞咽功能。

三、深静脉血栓防治

近年来，随着检查手段和治疗手段的进步，绝大多数脑卒中患者可以安全渡过急性期，其病死率逐渐下降，但其并发症——下肢深静脉血栓（deep vein thrombosis，DVT）的发生率却居高不下。脑卒中患者由于存在意识障碍需要长期卧床，且存在血液高凝状态及肌肉无收缩力等高危因素，更易发生DVT。瘫痪越重发生深静脉血栓的概率越大。脑卒中急性期患者一旦发生DVT，不仅会影响肢体功能的恢复，同时也增加了家庭和社会的经济负担，严重者甚至可能在DVT的基础上进一步发展为肺栓塞，造成肺循环障碍和呼吸功能严重受损，产生严重的后果。如何尽早防止脑卒中早期患者发生DVT，是早期患者康复过程中需要面对的重要问题。

2018年中华医学会发布的医院内静脉血栓栓塞症防治与管理建议指出，对于DVT低危患者可单独使用机械预防。因药物抗凝会增加患者出血的风险，尤其是脑卒中后出血转化或出血性脑卒中患者常因出血风险而不推荐使用药物预防。对脑卒中患者应从患者因素、基础疾病、合并用药及侵入性操作4个维度进行出血风险评估，出血风险降低后再采取药物预防联合机械预防。

2018年AHA/ASA发布的《急性缺血性卒中早期管理指南》、2018年加拿大心脏与卒中基金会（Heart and Stroke Foundation of Canada，HSFC）发布的脑卒中最佳实践建议中对药物预防 DVT 的疗效、安全剂量和使用时机尚不明确。

（一）机械预防

间歇充气压力泵（intermittent pneumatic compression，IPC）是一类利用机械充气的外力压迫下肢静脉、促进血液回流的装置，已被国内外指南强烈推荐为预防 DVT 的有效措施。有效性：IPC 能显著降低所有 DVT（包括无症状 DVT）的风险，且能显著提高 6 个月时的生存率，该证据被判定为高质量证据。安全性：IPC 也会明显增加皮肤破损的风险，但因为评估该转归指标时未使用盲法而被判定为低质量证据。

1. 开始使用 IPC 的时机　目前临床各指南和学者大多建议早期使用 IPC 进行干预，但由于已存在 DVT 的患者是使用 IPC 的禁忌证，所以需要采用影像学手段排除已存在 DVT 的患者，这势必会延迟 IPC 的启动时间。在临床实践中 IPC 预防脑卒中后 DVT 的开始时间选择各不相同，包括 24 小时内、72 小时内及 72 小时后等。因此，建议结合具体临床情况对脑卒中后 DVT 高危患者进行早期 IPC 预防。

2. 治疗方式的选择　目前，在临床护理实践中，IPC 预防脑卒中后 DVT 的治疗方式主要包括 24 小时持续治疗及间断使用。临床实践指南对二者的选择也无具体建议，有些学者虽进行了探索，但多为描述性研究。今后的研究可探索既能有效降低 DVT 发生风险亦可最大程度减少患者医疗费用及护理人员工作量的最佳治疗方式。

（二）医用梯度加压弹力袜

目前发布的脑卒中管理指南均不推荐急性缺血性脑卒中患者使用医用梯度加压弹力袜（graduated compression stockings，GCS），但指南所参考的 meta 分析数据缺乏 GCS 对最重要的转归指标（如生存、功能状态和有症状肺栓塞）的影响，仍需进一步开展大样本、高质量研究。同时，研究表明随访至脑卒中后 6 个月时，发现 GCS 组肺栓塞相关性死亡可降低 10%。因此，使用 GCS 预防脑卒中后 DVT 并非一定有害。

（三）药物防治

对于 DVT 高风险患者，推荐启动药物预防。主要包括抗血小板药、普通肝素、低分子量肝素、Xa 因子抑制剂等。在抗凝药选择方面，各国指南有所不同。ESO 指南推荐，对于无活动能力的缺血性脑卒中患者，如果降低 VTE 风险的获益足以抵消颅内及颅外出血风险的增高，应考虑使用普通肝素（5 000U，2～3 次 /d）或低分子量肝素进行预防性抗凝治疗，肾衰竭患者推荐使用普通肝素。2018 年 HSFC 发布的脑卒中最佳实践建议指出，对血肿无扩大且没有凝血障碍的出血性脑卒中患者，建议入院 48 小时内开始使用预防剂量的普通肝素、低分子量肝素皮下注射进行 DVT 预防。有研究显示，对出血性脑卒中患者，在 48 小时内启动药物预防不会增加颅内或颅外的出血概率。对因其他疾病已进行充分抗凝治疗的患者，应结合患者所合并疾病的治疗情况进行权衡，尽量避免与抗栓药物联合应用，以降低 VTE 预防的出血风险。

各指南的建议并不相同,但一致的是在药物预防过程中需动态评估预防的收益和潜在的出血风险,并征求患者和/或家属的意见。目前关于脑卒中 DVT 预防的药物使用疗程仅有少数研究提及,一般为 7～14 天,需针对患者的个体化情况确定药物剂量、预防开始时间和持续时间。

(四) 其他预防措施

1. **戒烟** 吸烟导致血管痉挛或收缩,血流阻力会增大,因此会造成血管壁损伤。若血液黏稠度进一步增加,就会加速各器官动脉粥样硬化,形成血栓。
2. **积极控制原发病** 老年人患有的高脂血症、冠心病等疾病对血管均有一定影响。
3. **保护静脉血管** 应选择大静脉进行穿刺,操作要轻巧熟练,避免损伤内膜,尽量避免反复穿刺、下肢穿刺和患侧穿刺;尽量使用静脉套管针;尽量避免使用对血管有刺激性的药物。
4. **主动或被动运动** 这是最主要的预防措施。卧床期间每 2 小时更换体位一次。避免膝下垫枕,抬高下肢高于心脏 20～30cm,避免过度屈髋。密切观察肢体皮温、色泽、水肿及足背静脉搏动情况。促进静脉血液回流。对于神志清楚的脑卒中患者,应协助其早期床上活动患肢。在病情允许的情况下,应帮助患者下床活动,以增加肌肉收缩力,促进静脉回流。对于昏迷患者,协助患者进行活动,并逐渐增加活动量,循序渐进。
5. **多饮水** 保持身体内的水分,降低血液黏稠度,促进血液循环,降低血栓形成的风险。
6. **食物的选择** 选择清淡低脂食物,多吃富含维生素、高蛋白、低脂饮食,如番茄、芹菜、木耳、海带等,这些食物均有利于稀释血液,预防血栓形成。

(蔡西国 孙振双)

参考文献

[1] 中国卒中吞咽障碍与营养管理共识专家组,中国卒中学会,国家神经系统疾病临床医学研究中心,等.中国卒中吞咽障碍与营养管理手册[J].中国卒中杂志,2019,14(11):1153-1169.
[2] 中华医学会神经病学分会,中华医学会神经病学分会神经康复学组,中华医学会神经病学分会脑血管病学组.中国脑卒中早期康复治疗指南[J].中华神经科杂志,2017,50(6): 405-412.
[3] 董漪,桂莉,郑华光.2019 AHA/ASA 急性缺血性脑卒中早期管理指南全面解读(下)[J].中国卒中杂志,2020,15(1):63-74.
[4] 中国卒中学会急救医学分会,中华医学会急诊医学分会卒中学组,中国老年医学学会急诊医学分会.卒中相关性肺炎诊治中国专家共识(2019 更新版)[J].中国急救医学,2019,39(12):1135-1143.
[5] 胡昔权.重视卒中后早期、全程康复治疗[J].中国卒中杂志,2020,15(7):695-699.
[6] 李正欢,宋雪利,刘昕,等.2019 年 NICE《大于 16 岁人群卒中和短暂性脑缺血发作的诊断和初期管理指南》解读(一)[J].中国全科医学,2020,23(16):1972-1976.
[7] 万桂芳,张庆苏.吞咽障碍康复治疗技术[M].北京:人民卫生出版社,2019.

[8] 窦祖林. 吞咽障碍康复指南 [M]. 北京：人民卫生出版社, 2020.
[9] 温红梅. 吞咽障碍评估技术 [M]. 北京：电子工业出版社, 2017.
[10] 中华医学会神经病学分会神经康复学组, 中华医学会神经病学分会脑血管病学组, 卫生部脑卒中筛查与防治工程委员会办公室. 中国脑卒中康复治疗指南（2011 完全版)[J]. 中国康复理论与实践, 2012,18(4):301-317.
[11] 中国脑梗死急性期康复专家共识组. 中国脑梗死急性期康复专家共识 [J]. 中华物理医学与康复杂志, 2016,38(1):1-6.
[12] 张通, 赵军, 白玉龙. 中国脑血管病临床管理指南（节选版）——卒中康复管理 [J]. 中国卒中杂志, 2019,14(8):823-831.
[13] 卒中患者吞咽障碍和营养管理专家组. 卒中患者吞咽障碍和营养管理的中国专家共识 (2013 版)[J]. 中国卒中杂志, 2013,8(12):973-983.
[14] 中国吞咽障碍康复评估与治疗专家共识组. 中国吞咽障碍评估与治疗专家共识（2017 版)第一部分评估篇 [J]. 中华物理医学与康复杂志, 2017,39(12):881-892.
[15] 中国吞咽障碍康复评估与治疗专家共识组. 中国吞咽障碍评估与治疗专家共识（2017 版)第二部分治疗与康复管理篇 [J]. 中华物理医学与康复杂志, 2018,40(1):1-10.
[16] 陈卓铭. 语言治疗学 [M].3 版. 北京：人民卫生出版社, 2018.
[17] 王如蜜. 成人吞咽障碍临床吞咽评估指导手册 [M]. 北京：北京科学技术出版社, 2018.

第八章 急性缺血性脑卒中血管内再通医疗质量控制与规范化培训

第一节 急性缺血性脑卒中血管内再通医疗质量现状

对于符合条件的大血管闭塞患者,血管内再通已被证实是安全和有效的。据估计,2020年中国每10万人口中仅有2.9人接受AIS血管内再通,手术数量远远低于大血管闭塞脑卒中的发生率,因此需要进一步增加AIS血管内再通的手术数量,同时AIS血管内再通的医疗质量提升也刻不容缓。

一、基于全国医疗质量数据抽样调查的急性缺血性脑卒中血管内再通数据现状分析

2019年1月1日—12月31日,国家卫生健康委员会医政医管局通过国家医疗质量管理与控制信息网(National Clinical Improvement System, NCIS)开展全国医疗质量数据抽样调查。全国共467家医院填报了AIS血管内再通数据,其中三级医院363家(77.73%),二级医院104家(22.27%);公立医院436家(93.4%),民营医院31家(6.6%);综合性医院467家(100%),专科医院0家(0%)。调查数据提示:AIS血管内再通医疗质量控制与管理工作的重点在公立三级综合性医院。

开展AIS血管内再通的467家医院相关医疗资源配置情况:神经介入编制床位数共11 956张,平均每家医院26张,中位数15张;神经介入实际开放床位数共13 524张,平均每家医院29张,中位数17张;神经介入DSA机器数量共894台,平均每家医院2台,中位数2台。能够独立完成神经介入手术的医师共2 414位,平均每家医院5位,中位数4位;神经介入手术护士共3 047位,平均每家医院7位,中位数4位;神经介入专业技师共2 560位,平均每家医院5位,中位数4位。

开展 AIS 血管内再通的 467 家医院 2019 年共收治发病 24 小时内脑梗死患者 291 060 人次,平均每家医院 623 人次,中位数 315 人次;共完成 AIS 血管内再通手术 19 780 台,平均每家医院 42 台,中位数 21 台。发病 24 小时内脑梗死患者血管内再通率为 6.80%。

二、基于医院质量监测系统的急性缺血性脑卒中血管内再通医疗质量安全情况分析

医院质量监测系统(hospital quality monitoring system,HQMS)全国三级医院病案首页数据分析显示,2016—2019 年全国 1 886 家公立三级医院收治脑梗死患者的数量缓慢增长(图 8-1),同期脑梗死患者血管内再通数量迅速增长(图 8-2),脑梗死患者血管内再通率也逐年迅速增长(图 8-3)。2019 年 HQMS 系统 1 886 家公立三级医院收治脑梗死患者 2 862 520 人次,完成血管内再通手术 17 246 台,脑梗死患者血管内再通率为 0.60%。与上文所述同期 NCIS 神经介入调查开展 AIS 血管内再通的 467 家医院比相差约 10 倍,说明需要进一步加强 AIS 血管内再通技术的推广和普及。

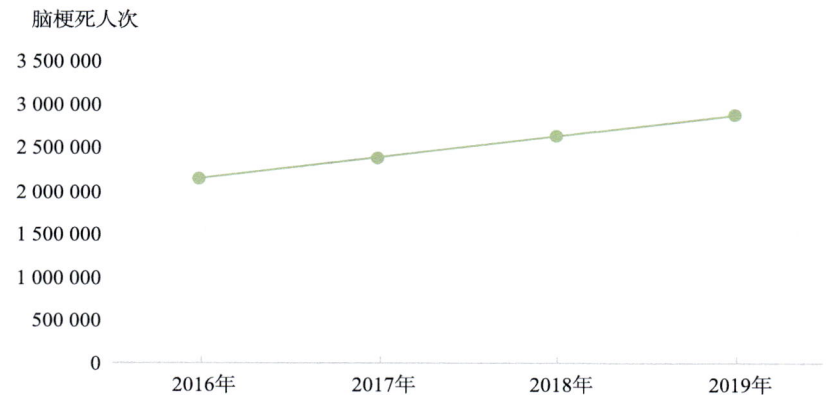

图 8-1 2016—2019 年医院质量监测系统全国公立三级医院收治脑梗死患者数量

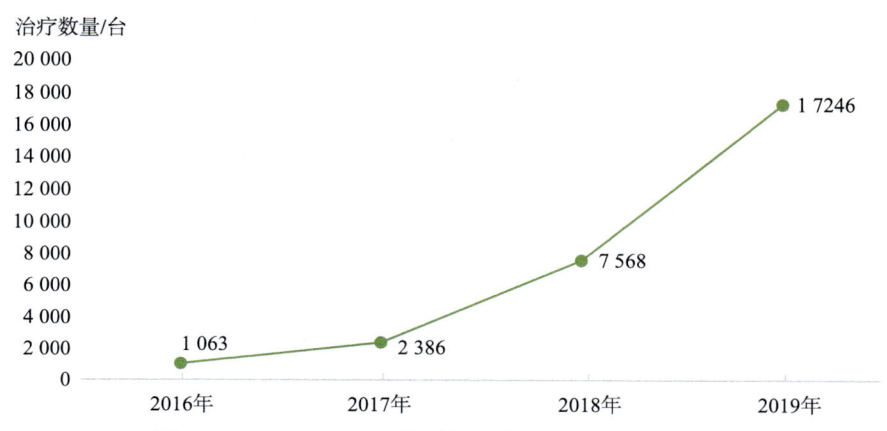

图 8-2 2016—2019 年脑梗死患者行血管内再通数量

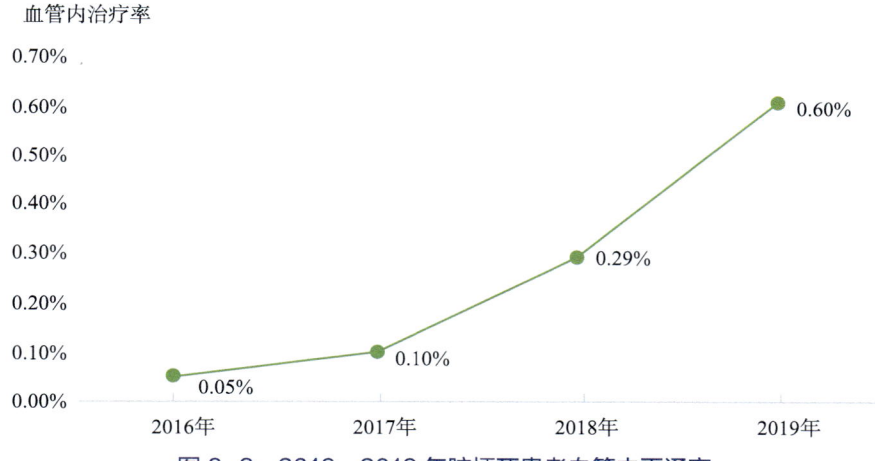

图 8-3 2016—2019 年脑梗死患者血管内再通率

HQMS 数据分析显示 2019 年全国 1 886 家公立三级医院 17 246 例脑梗死血管内再通患者的平均年龄（65.0±12.6）岁，中位数 66.0 岁[四分位距（interquartile range, IQR）56.0～74.0]；汉族为主（94.9%），男性居多（63.0%），绝大多数已婚（90.8%）。患者入院途径如图 8-4 所示，72% 的患者由急诊入院。住院时长平均为（16.0±17.3）天，中位数 13.0 天（IQR 7.0～19.0）。住院费用平均（115 594.0±57 533.1）元，中位数 104 378.4 元（IQR 81 672.5～134 984.5）。患者出院去向如图 8-5 所示，其中死亡/非医嘱离院率高达 20.6%，提示 AIS 血管内再通的医疗质量亟待加强。

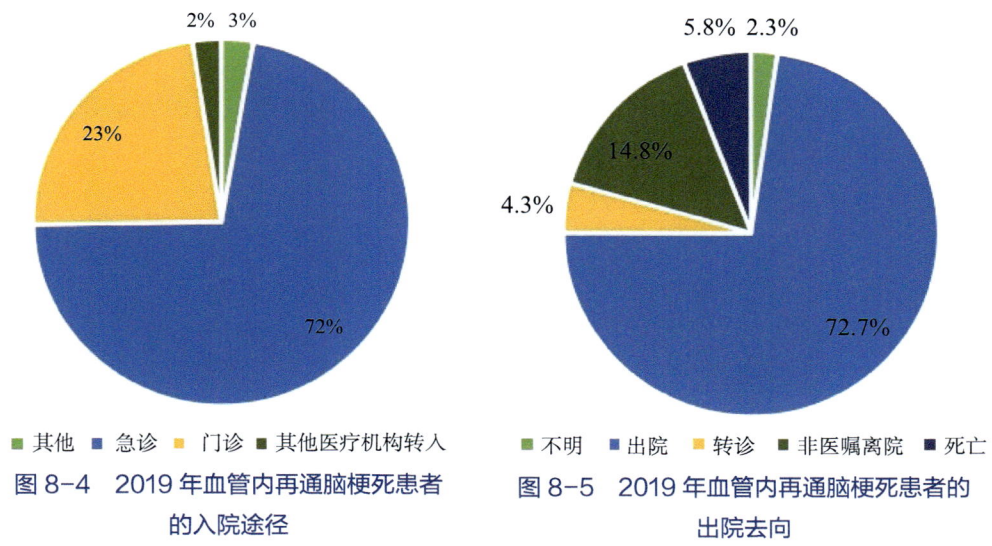

图 8-4　2019 年血管内再通脑梗死患者的入院途径

图 8-5　2019 年血管内再通脑梗死患者的出院去向

（李晓青　缪中荣）

第二节 急性缺血性脑卒中血管内再通医疗质量控制指标

为了加强 AIS 血管内再通的医疗质量管理,规范临床行为,促进医疗服务的标准化、同质化,国家卫生健康委印发《神经系统疾病医疗质量控制指标(2020年版)》(国卫办医函〔2020〕13号)重点强调了 AIS 血管内再通相关质量控制指标。各级各类医疗机构要充分利用相关质量控制指标开展质量管理与控制工作,不断提升医疗质量管理的科学化和精细化水平。各级卫生健康行政部门和相关专业质量控制中心要加强对辖区内医疗机构的培训和指导,采用信息化手段加强指标信息收集、分析和反馈,指导医疗机构持续改进医疗质量。以下为2020年版的 AIS 血管内再通医疗质量控制的具体指标。

1. **发病6小时内前循环大血管闭塞性脑梗死患者血管内再通率(NEU-STK-06)**

(1)定义:单位时间内,在发病6小时内行血管内再通的前循环大血管闭塞性脑梗死患者占同期发病6小时内到院的前循环大血管闭塞脑梗死患者总数的比例。

(2)计算公式

$$\text{发病6小时内前循环大血管闭塞性脑梗死患者血管内再通率} = \frac{\text{发病6小时内行血管内再通的前循环大血管闭塞性脑梗死患者数}}{\text{同期发病6小时内到院的前循环大血管闭塞脑梗死患者总数}} \times 100\%$$

(3)意义:反映医疗机构开展急性脑梗死血管内再通的能力。

2. **发病24小时内脑梗死患者血管内再通率(NEU-STK-18)**

(1)定义:单位时间内,发病24小时内行血管内再通脑梗死患者占同期收治发病24小时内脑梗死患者总数的比例。

(2)计算公式

$$\text{发病24小时内脑梗死患者血管内再通率} = \frac{\text{发病24小时内行血管内再通脑梗死患者数}}{\text{同期收治发病24小时内脑梗死患者总数}} \times 100\%$$

(3)意义:反映医疗机构发病24小时内脑梗死患者行血管内再通的现状,以及医疗机构脑梗死患者急救管理的质量。

(4)说明:血管内治疗包含动脉溶栓术、支架取栓术、血栓抽吸术、球囊扩张术和支架置入术。

(5)排除:发病24小时内仅行颅脑 DSA 检查,未实施血管内再通操作的脑梗死患者;发病24小时以上行血管内再通的脑梗死患者。

3. **发病24小时内脑梗死患者血管内再通术前影像学评估率(NEU-STK-19)**

(1)定义:单位时间内,发病24小时内脑梗死患者行血管内再通术前行影像学评估人数占发病 24 小时内脑梗死患者行血管内再通人数的比例。

（2）计算公式：

$$发病24小时内脑梗死患者血管内再通术前影像学评估率 = \frac{发病24小时内脑梗死患者行血管内再通术前行影像学评估人数}{同期发病24小时内脑梗死患者行血管内再通人数} \times 100\%$$

（3）意义：反映医疗机构发病 24 小时内脑梗死患者行血管内再通术前规范化影像学评估的现状。

（4）说明：术前影像学评估包含 ASPECTS 评分和多模式影像。ASPECTS 评分是一种基于 CT 检查的简单、可靠和系统的早期缺血改变评估方法，也可通过 CTP 及 MRI DWI 计算。多模式影像可基于 CTA、CTP 及多模式磁共振成像评估。

4. 发病 24 小时内脑梗死患者行血管内再通 90 分钟内完成动脉穿刺率（NEU-STK-20）

（1）定义：单位时间内，发病 24 小时内脑梗死患者行血管内再通者中，从入院至完成动脉穿刺时间（DPT）在 90 分钟内的患者所占比例。

（2）计算公式：

$$发病24小时内脑梗死患者行血管内再通90分钟内完成动脉穿刺率 = \frac{发病24小时内脑梗死患者行血管内再通从入院至完成动脉穿刺在90分钟内的人数}{同期发病24小时内脑梗死患者行血管内再通人数} \times 100\%$$

（3）意义：反映医疗机构对于发病 24 小时内脑梗死患者行血管内再通的流程管理水平。

5. 发病 24 小时内脑梗死患者行血管内再通 60 分钟内成功再灌注率（NEU-STK-21）

（1）定义：单位时间内，发病 24 小时内脑梗死患者行血管内再通者中，完成动脉穿刺至成功再灌注时间（PRT）在 60 分钟内的患者所占比例。

（2）计算公式：

$$发病24小时内脑梗死患者行血管内再通60分钟内成功再灌注率 = \frac{发病24小时内脑梗死患者行血管内再通完成动脉穿刺至成功再灌注时间在60分钟内的人数}{同期发病24小时内脑梗死患者行血管内再通人数} \times 100\%$$

（3）意义：反映医疗机构对于发病 24 小时内脑梗死患者行血管内再通的技术水平。

（4）说明：成功再灌注指改良脑梗死溶栓分级（mTICI）为 ≥ 2b 级。

6. 发病 24 小时内脑梗死患者行血管内再通术后即刻再通率（NEU-STK-22）

（1）定义：单位时间内，发病 24 小时内脑梗死患者行血管内再通者中，术后即刻脑血管造影提示靶血管成功再通的患者所占比例。

（2）计算公式：

$$发病24小时内脑梗死患者行血管内再通术后即刻再通率 = \frac{发病24小时内脑梗死患者行血管内再通术后即刻脑血管造影提示靶血管成功再通人数}{同期发病24小时内脑梗死患者行血管内再通人数} \times 100\%$$

（3）意义：反映医疗机构发病 24 小时内脑梗死患者行血管内再通的技术水平。

（4）说明：靶血管成功再通指脑血管造影显示成功再灌注，即 mTICI 分级为 ≥ 2b 级。

7. 发病 24 小时内脑梗死患者行血管内再通术中新发部位栓塞发生率（NEU-STK-23）

（1）定义：单位时间内，发病 24 小时内脑梗死患者行血管内再通者中，术中新发部位栓塞的患者所占比例。

（2）计算公式：

$$发病24小时内脑梗死患者行血管内再通术中新发部位栓塞发生率 = \frac{发病24小时内脑梗死患者行血管内再通术中发生新发部位栓塞人数}{同期发病24小时内脑梗死患者行血管内再通人数} \times 100\%$$

（3）意义：反映医疗机构发病 24 小时内脑梗死患者行血管内再通的技术水平。

（4）说明：术中新发部位栓塞指在血管内再通过程中，以前未受影响的区域发生新的栓塞，可能导致新的有症状的梗死，或需要对以前未受影响的血管进行额外治疗。

8. 发病 24 小时内脑梗死患者行血管内再通术后症状性颅内出血发生率（NEU-STK-24）

（1）定义：单位时间内，发病 24 小时内脑梗死患者行血管内再通者中，术后住院期间发生症状性颅内出血的患者所占比例。

（2）计算公式：

$$发病24小时内脑梗死患者行血管内再通术后症状性颅内出血发生率 = \frac{发病24小时内脑梗死患者行血管内再通术后住院期间发生症状性颅内出血人数}{同期发病24小时内脑梗死患者行血管内再通人数} \times 100\%$$

（3）意义：反映医疗机构发病 24 小时内脑梗死患者行血管内再通的临床结局。

（4）说明：症状性颅内出血指术后 CT 扫描显示颅内出血或蛛网膜下腔出血，神经功能缺损加重，即 NIHSS 评分增加 ≥ 4 分或死亡者。

9. 发病 24 小时内脑梗死患者行血管内再通术后 90 天 mRS 评估率（NEU-STK-25）

（1）定义：单位时间内，发病 24 小时内脑梗死患者行血管内再通者中，术后 90 天随访行 mRS 评估的患者所占比例。

（2）计算公式：

$$发病24小时内脑梗死患者行血管内再通术后90天mRS评估率 = \frac{发病24小时内脑梗死患者行血管内再通术后90天行mRS评估人数}{同期发病24小时内脑梗死患者行血管内再通人数} \times 100\%$$

（3）意义：反映医疗机构发病24小时内脑梗死患者行血管内再通的预后评估情况。

（4）说明：①术后90天随访包括电话随访、网络随访、门诊随访、再次住院。② mRS 评估方式参照《中国脑血管病临床管理指南》。

10. 发病24小时内脑梗死患者行血管内再通术后90天良好神经功能预后率（NEU-STK-26）

（1）定义：单位时间内，发病24小时内脑梗死患者行血管内再通并在术后90天行mRS评估的患者中，达到良好神经功能预后的患者所占比例。

（2）计算公式：

$$发病24小时内脑梗死患者行血管内再通术后90天良好神经功能预后率 = \frac{发病24小时内脑梗死患者行血管内再通并在术后90天行mRS评估达良好神经功能预后人数}{同期发病24小时内脑梗死患者行血管内再通并在术后90天行mRS评估的患者总数} \times 100\%$$

（3）意义：反映医疗机构发病24小时内脑梗死患者行血管内再通术后总体临床获益水平。

（4）说明：良好神经功能预后定义为 mRS 0～2 分。

11. 发病24小时内脑梗死患者行血管内再通术后死亡率（NEU-STK-27）

（1）定义：单位时间内，发病24小时内脑梗死患者行血管内再通者中，术后住院期间、术后90天死亡的患者所占比例。

（2）计算公式：

1）发病24小时内脑梗死患者行血管内再通术后住院期间死亡率（NEU-STK-27A）。

$$发病24小时内脑梗死患者行血管内再通术后住院期间死亡率 = \frac{发病24小时内脑梗死患者行血管内再通术后住院期间死亡人数}{同期发病24小时内脑梗死患者行血管内再通人数} \times 100\%$$

2）发病24小时内脑梗死患者行血管内再通术后90天死亡率（NEU-STK-27B）。

$$发病24小时内脑梗死患者行血管内再通术后90天死亡率 = \frac{发病24小时内脑梗死患者行血管内再通术后90天死亡人数}{同期发病24小时内脑梗死患者行血管内再通人数} \times 100\%$$

（3）意义：反映医疗机构发病24小时内脑梗死患者行血管内再通术后不良预后指标。

（4）说明：术后随访包括电话随访、网络随访、门诊随访、再次住院。术后住院期间死亡以病案首页信息为依据。

（李晓青　缪中荣）

第三节 急性缺血性脑卒中血管内再通医疗质量控制体系及平台

一、急性缺血性脑卒中血管内再通医疗质量控制体系

AIS 血管内再通的医疗质量提升需要行政部门、行业组织、医疗机构和医务人员密切合作、共同推进。

国家卫生健康委将"提高急性脑梗死再灌注治疗率"列为历年国家医疗质量安全改进目标。各级卫生健康行政部门要将年度目标作为重要抓手融入医疗质量安全管理工作,采取多种形式开展培训、交流和宣传,引导医疗机构围绕年度目标全面提高医疗质量安全管理意识,完善医疗质量安全管理组织架构和工作体系,做好 AIS 血管内再通医疗质量安全持续改进工作。

各级、各专业质量控制组织要将国家医疗质量安全目标改进工作作为核心工作任务,为 AIS 血管内再通医疗质量提升提供技术支撑。质量控制中心将通过卒中中心建设、规范化培训、医疗质量数据收集分析和反馈、质量控制调研考核认证、质量控制国际合作、宣传和经验交流等,实现 AIS 血管内再通医疗质量安全持续改进。

医疗机构承担 AIS 血管内再通医疗质量管理工作的主体责任,建立专门的工作小组或技术团队,具体负责组织实施和持续改进工作。积极创新工作机制和方式方法,注重破除原有管理模式的部门、学科壁垒和工作障碍,提倡多部门、多学科有效协同,制定符合本机构实际的管理组织架构、相关制度、工作机制和实施路径。尤其是要注重建立质量提升改进工作的调度和激励约束机制,充分调动相关管理人员和医务人员的积极性。

1. 医疗机构建立由急诊科、神经内科、神经外科、影像科、检验科、护理等相关部门组成的技术团队,并指定牵头部门。

2. 医疗机构制定符合本机构实际的急性脑梗死患者急救方案及标准化操作流程,进行院内规范化培训。保障医务人员随时到位,保障药品、设备、设施处于可用状态。

3. 不具备再灌注治疗能力的医疗机构要建立本机构急性脑梗死患者急救转诊方案及流程,尽可能完成在"一小时急救圈"内转诊。

4. 医疗机构建立 AIS 血管内再通的监测及评估机制,明确相关质量控制指标数据采集方法与数据内部验证程序,按季度进行本机构数据分析、反馈,建立激励约束机制。

5. 运用质量管理工具,查找并分析影响本机构实现该目标的因素,提出改进措施并落实。

二、国家卒中中心建设管理平台—卒中中心直报系统质量控制体系

（一）国家卒中中心建设管理平台简介

国家卫生健康行政部门高度重视脑卒中防治工作。2015年正式启动高级卒中中心建设工作，2016年，国家卫生计生委办公厅正式印发《医院卒中中心建设与管理指导原则（试行）》。2017年正式启动防治卒中中心建设工作。2018年，国家卫生健康委脑卒中防治工程委员会办公室发布《高级卒中中心现场指导评估指标（试行）》和《防治卒中中心现场指导评估指标（试行）》，标志着我国卒中中心建设从建设到考核的全流程规范化程度逐步提高。截至2020年12月，全国已经有示范高级卒中中心30家，高级卒中中心375家，高级卒中中心建设单位157家，综合防治卒中中心279家，防治卒中中心802家。

依据《中国卒中中心建设标准》及《关于加强卒中中心数据直报管理的通知》等文件要求，所有申请及已授牌的卒中中心，均需登录国家卒中中心建设管理平台，完成相关工作数据填报（包括AIS血管内再通技术质量控制指标）。

工作数据较全面地反映了各卒中中心卒中诊疗救治的综合能力，国家卫生健康委脑防委办公室根据工作数据的汇总、统计、分析，开展工作评估和排名，有力地提升各卒中中心持续开展工作的积极性。工作数据也为现场指导工作提供了科学依据，专家可有针对性地对各单位提出改进建议和意见，有力推动了卒中中心建设工作同质化开展。

（二）国家卒中中心建设管理平台质量控制反馈机制

国家卒中中心建设管理平台根据卒中中心每月脑卒中适宜技术直报病例数据（包括溶栓、介入取栓等技术的相关质量控制指标），汇总全国卒中中心数据，自动生成分别以国家、省市区、地级市、卒中中心为单位的质量控制报告，并向卒中中心等各级医疗及管理机构反馈，以促进医疗质量的改进。

（三）基于国家卒中中心建设管理平台质量控制体系的分析

1. 介入取栓治疗技术国内开展总体现状　国家卒中中心建设管理平台——卒中中心直报系统汇总2020年全年直报血管内再通病例共41 615例，其中来自高级卒中中心单位（含高级建设）共31 802例。对2020年全国高级卒中中心直报数据进行分析，介入取栓的开展数量呈现逐渐升高趋势，2月份病例数量明显下降，考虑到新冠疫情暴发对卒中中心医疗流程的短暂影响。卒中中心单位通过对流程的优化，该影响逐渐减弱，开展例数逐渐恢复，并呈总体逐渐递增的趋势（图8-6）。

各省对比的数据显示，介入取栓技术在全国各省之间的开展情况不均一，广东、河南、山东、江苏等省份开展较好，手术例数较多（图8-7），然而大部分省份仍在起步阶段。说明介入取栓技术仍需要通过加强培训等方式进一步推广和普及。同时，直接取栓的患者占比超过3/4，考虑与近年取栓技术相关的临床研究和指南的更新，以及大量在发病24小时内到院但超过IVT时间窗的患者获得介入取栓治疗相关。

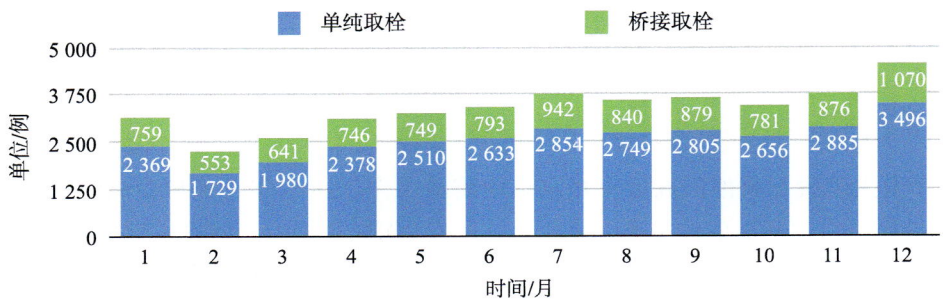

图 8-6　2020 年各月高级卒中中心介入取栓例数

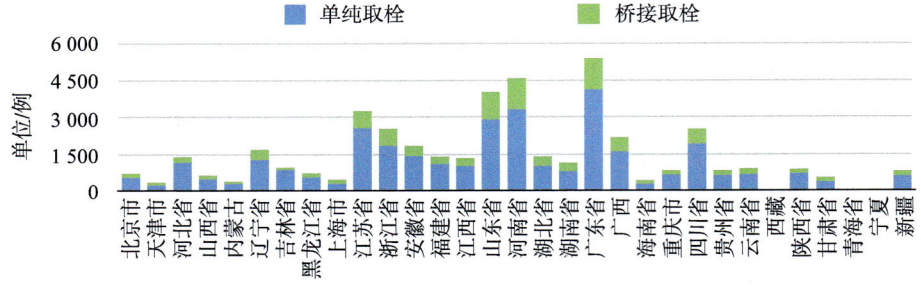

图 8-7　2020 年各省高级卒中中心介入取栓例数

2. 有关绿色通道效率质量控制指标分析

（1）介入取栓治疗患者 DPT（到院至动脉穿刺时间）中位数：介入取栓治疗，尤其是 IVT 后桥接取栓患者的 DPT 时间反映了院内绿色通道建设的综合水平，除急诊科对急性脑卒中患者的快速反应外，还涉及神经内科、神经介入科、影像科、介入室等多个科室之间的联动和流程优化。2020 年各季度全国 DPT 中位数时间维持在 100 分钟左右，第一季度的新冠疫情暴发并未使接受介入取栓治疗的患者 DPT 时间明显延长（图 8-8）。各省的数据显示，省份之间仍存在一定的差异（图 8-9）。

（2）介入取栓治疗患者 OPT（发病至动脉穿刺时间）中位数：随着近年取栓相关临床研究的进展和指南的更新，发病 6 小时以上、经多模式影像筛选的直接取栓病例逐渐增加。由于这些患者从发病至穿刺时间分布范围较大，因此针对绿色通道效率的质量控制指标，只统计桥接介入取栓患者的 OPT。全国高级卒中中心桥接介入取栓患者的 OPT 维持在 270 分钟左右（图 8-10）。然而，分省份的数据显示各省的 OPT 差异较大，个别省份 OPT 超过或接近 6 小时，这些数据显示部分地区院前急救、溶栓后桥接介入取栓治疗等流程欠通畅、不规范，需要进一步加强指南和治疗规范的推广以规范桥接治疗的流程（图 8-11）。

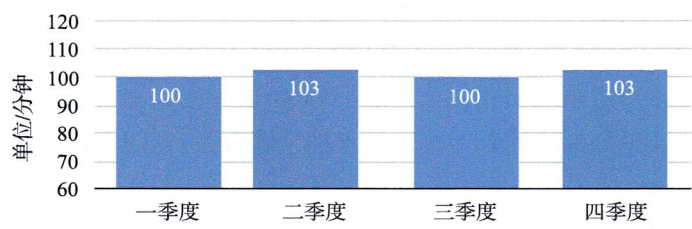

图 8-8　2020 年 4 个季度全国高级卒中中心介入取栓患者到院至动脉穿刺时间中位数

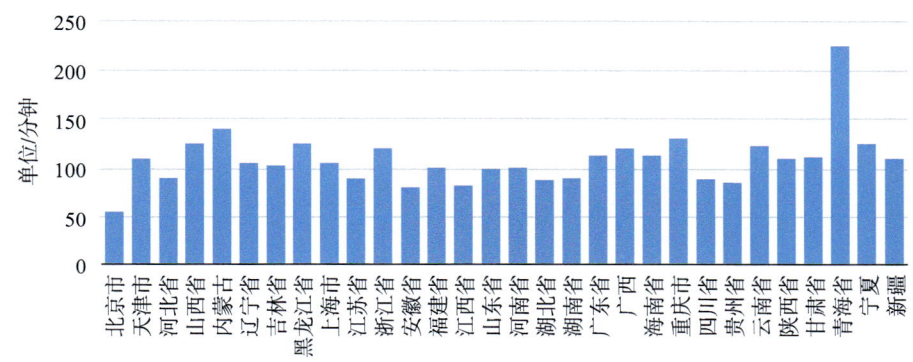

图 8-9　2020 年各省高级卒中中心介入取栓患者到院至动脉穿刺时间中位数

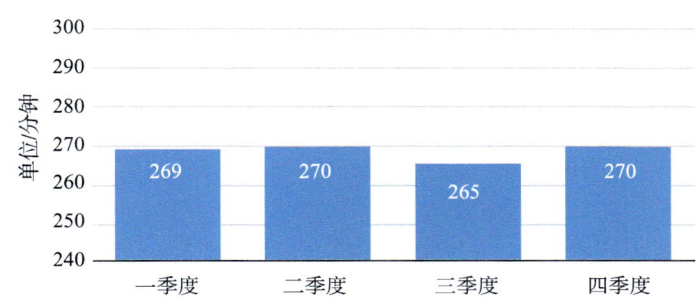

图 8-10　2020 年 4 个季度全国高级卒中中心介入取栓患者发病至动脉穿刺时间中位数

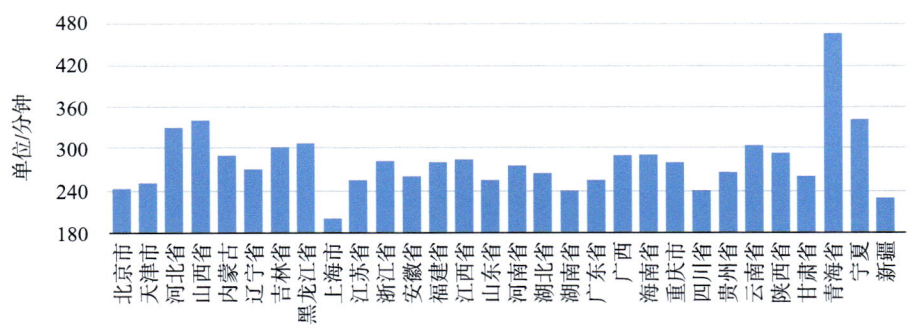

图 8-11　2020 年各省高级卒中中心桥接取栓患者发病至动脉穿刺时间中位数

（3）疗效及安全性质量控制指标

1）血管内再通率：及时的血管内再通和血流灌注恢复是影响急性脑梗死预后最重要的因素之一。成功的血管内再通是指原闭塞血管达到 mTICI 分级 ≥ 2b 级的再灌注。再通率为介入取栓治疗后 mTICI 分级 ≥ 2b 级的比例，为反映高级卒中中心介入取栓技术是否成熟的重要指标。2020 年全国高级卒中中心的介入取栓血管内再通率较平稳，维持在 85% 以上。各省数据显示，介入取栓血管内再通率存在明显差异，大部分省份再通率在 80% 以上，部分省份再通率较低（图 8-12），可能与该省份开展介入取栓时间较短、技术欠成熟有关，需要针对部分省份进一步加强介入取栓技术的培训和推广工作，提升脑卒中救治的同质化水平。

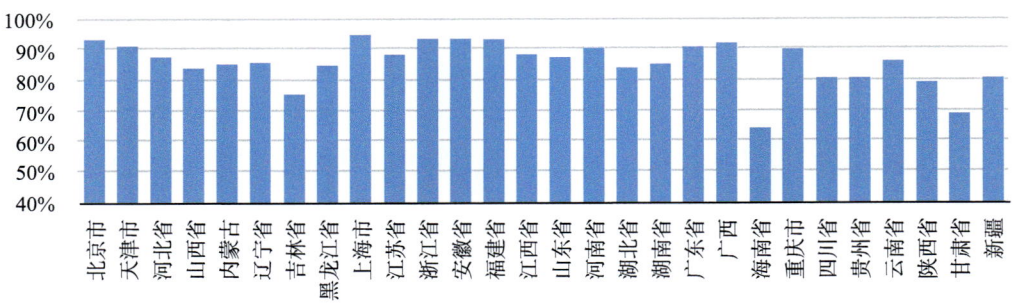

图 8-12 2020 年各省高级卒中中心介入取栓血管内再通率

2）并发症发生率：血管内再通的并发症是限制介入取栓技术开展的重要因素。通过改善绿色通道流程、规范取栓前基于影像学的患者筛选、加强围手术期患者管理、加强血管内再通技术培训等手段，可将并发症发生率降低并控制在合理的范围内。2020 年全国卒中中心的数据显示，取栓并发症控制在 15% 以下，并呈现逐渐降低的趋势，提示随着血管内再通技术的发展和普及，技术的成熟度逐步增长（图 8-13）。各省对比数据显示，大部分省份取栓并发症在 5%～15% 的范围内波动，但个别省份接近或超过 20%（图 8-14），提示部分省份开展血管内再通还不太成熟，并发症发生率较高，需要进一步加强规范化培训，以降低并发症的发生率。

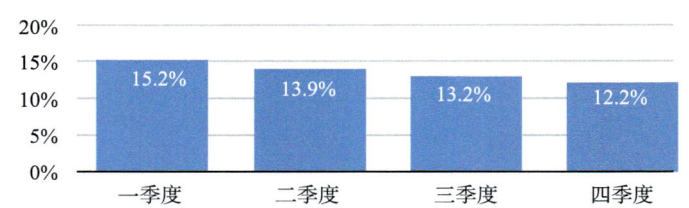

图 8-13 2020 年 4 个季度全国高级卒中中心介入取栓并发症发生率

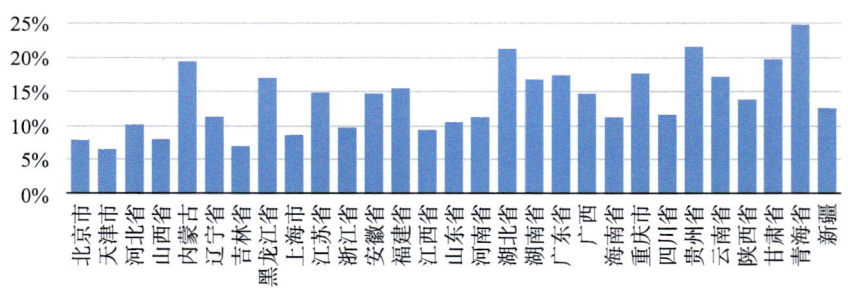

图 8-14 2020 年各省高级卒中中心介入取栓并发症发生率

3）院内死亡率：血管内再通患者的院内死亡率为该治疗技术安全性的重要质量控制指标。2020 年全国高级卒中中心介入再通患者住院登记死亡率为 4.79%，分省份数据显示，各省的死亡率存在差异（图 8-15）。由于住院登记死亡率影响因素复杂，各省的差异需要进一步分析。

总之,通过国家卒中中心建设管理平台——卒中中心直报系统收集全国卒中中心的病例直报数据并进行质量控制指标分析,可为 AIS 血管内再通技术的开展和培训提供下列支持:切实记录该技术在全国发展、优化及逐步成熟的趋势;实时监测该技术开展在不同地域、省份之间的差异(如开展的数量、质量控制指标等);对该技术开展的落后地区及薄弱环节进行精准培训及推广,促进其在全国规范化、同质化发展。

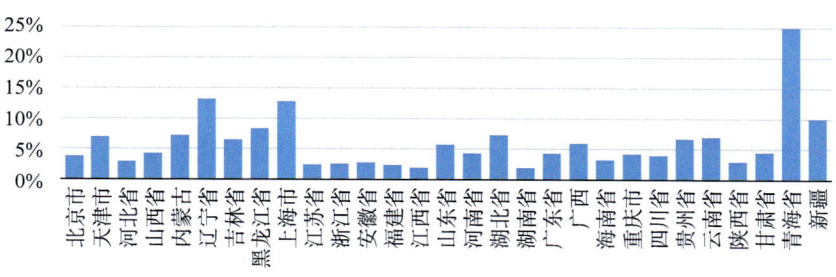

图 8-15　2020 年各省高级卒中中心介入取栓住院死亡率

三、中国急性缺血性脑卒中血管内再通质量控制登记平台

"中国急性缺血性组中血管内治疗质控登记平台"(图 8-16)是基于手机微信小程序和 PC 端的医疗质量数据采集、分析、反馈及管理平台。由国家神经系统疾病医疗质量控制中心及神经介入专业质控专家委员会监测和管理。目前收集到全国 239 家医院上报的 AIS 血管内再通 7 903 例,并于每月初在"神经介入在线"平台发布质量控制排行榜。

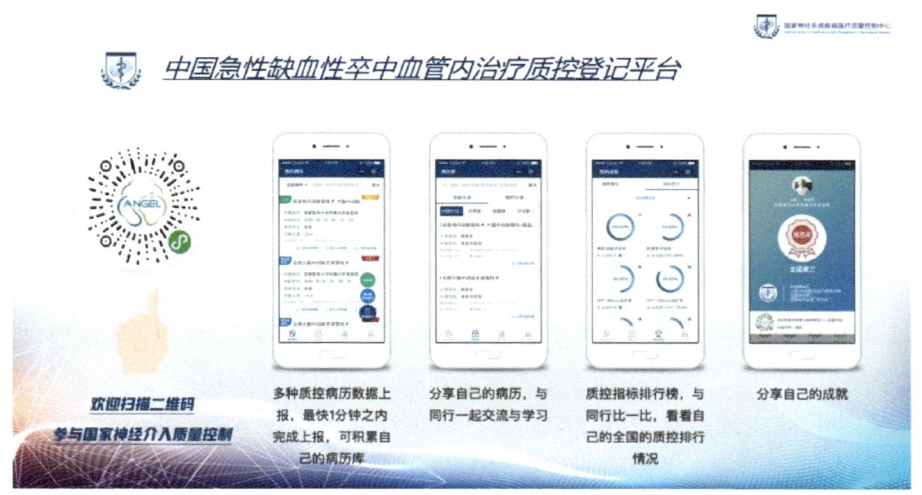

图 8-16　中国急性缺血性卒中血管内治疗质控登记平台

(李晓青　何毅华　曹　雷)

第四节 急性缺血性脑卒中血管内再通的规范化培训

AIS血管内再通的培训是一个系统工程,包括公众健康教育、院前急救培训、院内管理培训、神经介入医师培训和脑卒中治疗适宜技术规范化培训等。

一、院前急救

急救医疗服务的急救效率和质量是影响脑卒中患者预后的重要因素,加强相关急救人员的专业培训是提高脑卒中院前急救能力的必要前提。院前急救人员需熟知脑卒中的高危因素、临床表现、大血管闭塞性脑卒中的识别及急救流程规范。

脑卒中的院前正确识别有利于加快后续急救环节的反应、合适的现场处置和转运分流、缩短早期再灌注时间和提高再灌注治疗率。未能识别脑卒中可导致治疗延迟;相反,过度诊断脑卒中则会对卒中中心造成过度负担。院前识别大血管闭塞性脑卒中关系到转运决策,即是否直接将大血管闭塞性脑卒中患者送至能提供血管内再通的高级卒中中心。院前急救人员可以通过下列量表评估脑卒中的严重性、预测大血管闭塞性脑卒中:辛辛那提卒中分类评估工具(cincinnati stroke triage assessment tool,CSTAT)、急救现场脑卒中分诊评估指导(field assessment stroke triage for emergency destination,FAST-ED)、洛杉矶运动评分(Los Angeles motor scale,LAMS)、动脉闭塞快速评估量表(rapid arterial occlusion evaluation scale,RACE)、NIHSS量表等。对院前急救人员(包括调度人员)进行专业的培训和考核,以达到对院前脑卒中评估量表的正确掌握和应用,能够根据患者的症状、体征快速有效识别和评估脑卒中患者。脑卒中院前急救的诊疗常规、操作规范和时间指标也是急救人员培训的重要内容,熟练掌握诊疗规范应作为每个急救人员通过培训的重要考核指标。

对脑卒中急救人员的专业培训同样需要反复进行,持续强化遵循最新的脑卒中推荐指南及专家共识的培训将提高院前急救人员脑卒中认知素质及处置能力,也是缩短治疗延误、提高脑卒中救治质量的重要保障。

二、院内流程管理

AIS血管内再通的预后是时间依赖性的,院内流程管理培训是缩短治疗延误、提高脑卒中救治质量的重要保障。医疗机构制定符合本机构实际的急性脑梗死患者急救方案及标准化操作流程,进行院内规范化培训。院内流程管理培训重点在于脑卒中急救延误关键环节的优化培训(见第一章第二节院内流程建设)。

三、公众健康教育

公众健康教育的主要内容包括脑卒中早期表现、发生疑似脑卒中应拨打急救电话,以及了解早期溶栓、取栓的重要性和时间紧迫性。教育对象不仅应包括潜在的脑卒中高危人群，也应当包括其家人、照料者和公共服务人员。大众传播媒体是公众获得脑卒中信息的最有效途径。通过网络、广播、电视、报纸、宣传板、宣传册及讲座等多种形式定期对社区居民开展广泛的健康教育活动，让公众了解脑卒中的危险因素（包括高血压、糖尿病、心脏病、肥胖、血脂异常、吸烟、年龄等）和主要症状并树立正确的脑卒中急救意识（详见第一章第一节院外流程建设）。

四、神经介入医师培训

自 2015 年急诊血管内再通技术在国内外指南中获得最高级别证据推荐后，该技术近年来在我国也得到了迅速的推广应用。AIS 血管内再通的手术量目前已跃居我国神经介入排名榜首位，但与 AIS 血管内再通相关的并发症发生率和总量也成为了我国神经介入手术并发症的第一名。如何切实降低 AIS 血管内再通的并发症，已成为我国医疗界关注的焦点问题，急性缺血性脑卒中血管内再通技术的规范化培训是当前我国医疗界面临的重要课题。

毋庸置疑，从事急性缺血性脑卒中血管内再通工作的医师，需系统掌握脑卒中的临床诊疗知识和神经介入诊疗技术。针对从事再通工作医师的培训课程内容应涵盖急性缺血性脑卒中诊疗的最新研究进展、最新指南解读、急救流程建设、影像学评估和患者筛选、IVT 与桥接治疗、血管内再通策略、血管内再通技术及规范、并发症的预防和处理、围手术期管理、质量控制指标、再通工具和材料等。除了教学授课之外，尚需根据医师们已有的医学诊疗基础进行分层培训，如：体外模拟练习、取栓动物实验、手术观摩、病例讨论、在线答疑、小组讨论、一对一导师辅导、远程手术指导、卒中中心现场督导、长期取栓手术病例提交、公开毕业答辩等。因血管内再通理念、技术和工具日新月异，故对从事再通工作医师的培训需要持续优化提升，尚需建立质量控制体系，对从事该领域工作的医师和医疗中心进行有效的质量控制，以便为我国培训出大量能胜任该领域工作的医师，以切实提高急性大血管闭塞缺血性脑卒中患者的血管内再通率，并切实降低血管内再通的并发症和改善其临床预后。

五、脑卒中防治适宜技术规范化培训

近年来，我国脑卒中防治工作得到快速推进，取得一定成效，脑卒中防治适宜技术在临床得到广泛推广和运用。从全国脑卒中诊疗情况调查数据看，脑卒中防治适宜技术的发展也存在区域推广差异大、技术种类开展不均衡、人才梯队建设不同步等问题，严重制约着我国脑卒中防治工作的深入开展。脑卒中防治适宜技术规范化是指以目前国内外脑卒中防治技术的进展和临床经验的综合成果为基础，总结形成一套标准化、操作性强的脑卒中核心技术的操作流程和质量控制准则。通过制定标准化技术流程和参数，对脑卒中防治关键适宜技术进行统一规范，形成各中心共同遵守的，具有普遍性、可操作性和可重复性的技术依据。国家卒中中心网络的高效稳定运行，依赖于同质化的工作流程和标准。只有各级卒中中心遵循统一技术规范，才能最大限度地减少时间、地域和脑卒中救治人员能力差异造成的救治效果差别，让脑卒中患者无论何时、何地，均能得到规范的、标准的、同质化的诊治，从而提升脑卒中的救治效率。

1. **建立健全的培训机制**　为推进脑卒中防治工作进展，加强脑卒中防治适宜技术规范化培训，国家卫生健康行政部门发布了《医院卒中中心建设与管理指导原则（试行）》等文件，对脑卒中防治适宜技术和知识培训的工作内容、形式和考核等提出了明确要求。国家卫生健康委脑防委于 2012 年启动"脑卒中高危人群筛查和防治新技术推广项目"，2018 年发布"规范指导临床三年行动计划"纲领。有关项目在财政专项资金的支持下，开展脑卒中防治适宜技术知识、理念的专项培训，逐步实现脑卒中防治适宜技术的推广和技术人才培养工作的同质化、常态化及可持续化。

2. **编写发布相关规范教材**　为推动脑卒中规范化诊疗，提升脑卒中诊疗效果，国家卫生健康委脑防委组织专家编写《脑卒中健康管理》《脑卒中血管超声》《脑卒中内科治疗》《脑卒中外科治疗》《脑卒中康复治疗》《脑卒中专科护理》《脑卒中介入治疗》《脑卒中影像学评估》8 部脑卒中防治系列丛书和涵盖 24 个专业的《中国脑卒中防治指导规范》，出版教材紧跟国内外最新的研究进展和成果，内容贴近临床、实用性强，深受广大医务工作者欢迎。规范化的教材为保证培训内容规范、统一及实用打下了坚实的基础。

3. **设立适宜技术培训基地**　国家卫生健康委脑卒中防治工程委员会办公室于 2020 年 11 月已公布了我国首批 30 家脑卒中动脉取栓技术培训基地，同时制定了与培训基地相关的管理制度，要求每个培训基地均制定基地管理体系和年度培训计划，这非常有助于规范化推进我国取栓技术的培训。培训基地综合影响力高、卒中中心建设模式成熟、亮点突出，并具备良好的教学实力。各培训基地作为观摩和培训单位，将严格按照《中国卒中中心培训基地管理办法（试行）》有关要求，落实培训工作职责，为提升我国脑卒中防治工作的水平作出新的贡献。

（李晓青　何毅华　曹　雷）